改訂第2版

よくわかる
パーキンソン病
のすべて

編 集

北里大学 教授
水野美邦

和歌山県立医科大学 教授
近藤智善

PARKINSON

CLINICAL TEXTBOOK OF PARKINSON'S DISEASE

永井書店

■執筆者一覧

●編集

水野　美邦（北里大学医学部神経再生医療 教授）
近藤　智善（和歌山県立医科大学神経内科 教授）

●執筆者（執筆順）

金澤　章（順天堂大学医学部脳神経内科 非常勤講師、大妻女子大学人間関係学部人間福祉学科 教授）
森　秀生（順天堂大学医学部附属順天堂越谷病院神経内科 教授）
長谷川一子（独立行政法人国立病院機構相模原病院神経内科 医長）
近藤　智善（和歌山県立医科大学神経内科 教授）
水野　美邦（北里大学医学部神経再生医療 教授）
武田　篤（東北大学大学院医学系研究科神経・感覚器病態学講座神経内科学 准教授）
水田　英二（独立行政法人国立病院機構宇多野病院神経内科 医長）
家田　俊明（市立四日市病院神経内科 部長）
髙橋　一司（慶應義塾大学医学部神経内科 専任講師）
村田　美穂（独立行政法人国立精神・神経医療研究センター神経内科 診療部長）
坪井　義夫（福岡大学医学部神経内科 診療教授）
平田　幸一（獨協医科大学神経内科 教授）
岩波　正興（獨協医科大学神経内科）
鈴木　圭輔（獨協医科大学神経内科）
野村　哲志（鳥取大学医学部附属脳神経医科学講座脳神経内科）
井上　雄一（東京医科大学睡眠学講座 教授）
中島　健二（鳥取大学医学部附属脳神経医科学講座脳神経内科 教授）
柏原　健一（岡山旭東病院神経内科 部長）
山本　光利（香川県立中央病院神経内科 主任部長）
三輪　英人（和歌山県立医科大学神経内科 准教授）
丸山　哲弘（まるやまファミリークリニック 院長）（飯田市）
吉井　文均（東海大学医学部神経内科 教授）
中馬　孝容（滋賀県立成人病センターリハビリテーション科 部長）
眞野　行生（元北海道大学大学院医学研究科リハビリテーション医学 教授）
横地　房子（東京都立神経病院脳神経内科）

松本　英之（日本赤十字社医療センター神経内科）
宇川　義一（福島県立医科大学附属病院神経内科 教授）
織茂　智之（公立学校共済組合関東中央病院神経内科 部長）
石垣　泰則（医療法人社団泰平会 理事長、城西神経内科クリニック 院長）（静岡市）
久野　貞子（医療法人啓信会京都四条病院・京都きづ川病院パーキンソン病・神経難病センター センター長）
菊地　誠志（独立行政法人国立病院機構北海道医療センター 副院長）
田代　　淳（独立行政法人国立病院機構北海道医療センター神経内科）
久保紳一郎（順天堂大学医学部附属順天堂医院脳神経内科 准教授）
野村　芳子（瀬川小児神経学クリニック 副院長）（東京都千代田区）
林　　理之（はやし神経内科 院長）（京都市）
髙橋　裕秀（東海大学医学部神経内科 准教授）
波田野　琢（順天堂大学医学部脳神経内科）
波田野靖子（佐々木クリニック）（旭市）
大熊　泰之（順天堂大学医学部附属静岡病院脳神経内科 教授）
望月　秀樹（北里大学医学部神経内科 教授）
永井真貴子（北里大学医学部神経内科 講師）
服部　信孝（順天堂大学医学部脳神経内科 教授）
河尻　澄宏（順天堂大学医学部脳神経内科）

改訂第2版序文

　本書の初版が出たのが、平成16年1月であるから、それから既に7年以上が経過している。その間日本神経学会のパーキンソン病治療ガイドラインの改訂がなされ、本書にもできるだけそれを反映させるように努めた。そのため出版に時間がかかったことをお許し頂きたい。

　本書の初版の骨子は、パーキンソン病の非専門家でも本書に従って治療を行えば大きな間違いは起こさない、というものであった。第2版においてもそれを踏襲し、できるだけ平易にわかりやすい執筆を心がけて頂いた。

　本書の組み立ては、基本編、臨床応用編、基礎応用編からなるが、基本編では、パーキンソン病とはどのような病気であるかの解説と、パーキンソン病にみられるさまざまな運動症状、非運動症状とその治療法を述べてある。パーキンソン病の患者さんを診るときに何に気をつけ、どのように治療したらよいかの、いわばパーキンソン病診療の基本編である。

　臨床応用編は、パーキンソン病についてもう少し詳しく知りたい方のための部分として、歴史、疫学、予後とパーキンソン病の鑑別診断について頁を割いた。最後の基礎応用編は、さらにパーキンソン病について深く知りたい方のために、パーキンソン病の原因、遺伝性パーキンソン病、パーキンソン病の病態生理について解説して頂いた。

　パーキンソン病の患者さんは、心配症であり、神経質で、細かいことがとても気になるものである。よき相談相手となって診療してあげると、不安も消え、安心して毎日を過ごせるものである。本書がそのようなときに先生方の1つの指針になれば幸いである。

　平成23年8月

水野美邦

近藤智善

初版序文

　この度、永井書店から「パーキンソン病のすべて」という本の編集を依頼された。パーキンソン病治療の専門家でないひとにもわかりやすくという主旨であったので喜んでお引き受けした。パーキンソン病の頻度は高く（約1,000人に1人）、いろいろな臨床家に特徴的な神経症候、診断法、治療法などを知っておいて頂きたい。

　従来パーキンソン病は黒質線条体系の選択的障害による疾患と考えられてきたが、パーキンソン病患者の寿命が長くなるに従い、決して黒質線条体系のみの障害でないことが認識されてきた。例えばMeynertの基底核、前頭・側頭葉を中心とする大脳皮質、縫線核、迷走神経背側運動核をはじめとする自律神経系の諸核などの変化である。これらの病変は、認知機能障害、痴呆、うつ、自律神経症状などの原因となっている。まさに多系統萎縮の感がある。それに従い、治療も運動障害の治療のみならず、非運動症状の適切な治療の重要性が認識されている。これらの治療は、まだ十分なものがあるとはいえないが、これらをきめ細かく治療することは、患者のQuality of Lifeの改善に重要である。

　折りしも、日本神経学会の事業の1つとしてパーキンソン病治療ガイドラインの作成が決定され、平成12年8月から作業に入り、平成14年5月に終了した。この事業は、徹底的な文献調査によるエビデンスに基づいたパーキンソン病の治療ガイドラインを作成することであった。各抗パーキンソン病薬はもちろん、パーキンソン病に伴う問題症状の治療薬に至るまで、各薬物の有効性と安全性を検証した。それに基づき、具体的治療ガイドラインを作成した。本書は、そのガイドラインの作成に参画した委員を中心に、さらに何名かの執筆者にお願いして作成したものである。したがって本書の分担執筆者の頭の中には、パーキンソン病に関する最新知識が詰め込まれている。詳しい中にも、要点を強調したわかりやすい記述になっている。

　パーキンソン病の患者は、他の疾患の患者に比べて心配性で、神経質で、落ち込みやすい。できるだけ楽観的に接してあげることが大切である。医師の楽観的な説明や態度が患者のQuality of Lifeに影響するというデータがWHOの国際的な疫学調査で示されている。パーキンソン病の患者の生命予後は、L-ドーパの出現以来確かに改善し、一般人口の平均余命に近いところまできている。したがって、発病後の長い生活をいかに質のよいものにしてあげられるかが、治療者の腕にかかっている。本書が皆様の参考になることをひたすら願っている次第である。さらに本書を読みながらパーキンソン病の進展予防につながる治療薬開発のアイデアを練って頂ければ望外の幸せである。そのために、パーキン

ソン病の発症機序や家族性パーキンソン病などに関する記述を加えてある。世界の研究動向は、パーキンソン病の進展を阻止する治療法の開発とパーキンソン病患者の病気の進展をいかに客観的に評価するかという方向に向かっている。世界の進歩に遅れず、臨床研究・基礎研究を進めたいものである。

　平成16年1月

水野美邦
近藤智善

目 次

I. 基本編

1 パーキンソン病とはどんな病気か　　（金澤 章）　3
1. パーキンソン病はどのような症状で始まるか ― 4
2. できあがった病像はどのようなものか ― 7
3. 検査所見 ― 12
4. 診断基準 ― 13
5. 重症度評価スケール ― 17
6. 薬物治療を開始するのはいつか ― 22

2 パーキンソン病の責任病巣はどこか、またその進展様式は？　　（森 秀生）　26
1. パーキンソン病の責任病変 ― 26
2. パーキンソン病の病変の進展形式―Braak 仮説 ― 31

3 早期パーキンソン病の治療　　（長谷川一子）　35
1. パーキンソン病の治療に使われる薬物 ― 35
2. 早期パーキンソン病の治療方針―ガイドライン2002から2011へ：薬物療法を中心に ― 48
3. Evidence-Based Medicine (EBM) の応用と実践 ― 55
4. 神経保護は可能か ― 56

4 進行期パーキンソン病の治療（運動障害に対して）　　（近藤智善）　59
1. 対策のための基礎知識 ― 59
2. 薬剤の特徴 ― 61
3. 運動障害への対策 ― 64

5 パーキンソン病の非運動症状とその対策―総論　　（水野美邦）　72
1. 自律神経症状 ― 72
2. 嗅覚低下 ― 75
3. 睡眠障害 ― 75
4. 覚醒障害 ― 77
5. 感情障害 ― 77
6. 衝動制御障害とドパミン調節障害 ― 78
7. 精神症状 ― 79
8. 知的機能障害 ― 79

目次　i

6 嗅覚低下の原因とその対策 〈武田 篤〉 82

1. 嗅覚の特異性とその評価法 ― 82
2. パーキンソン病および関連疾患における嗅覚低下 ― 83
3. パーキンソン病の嗅覚障害の責任病変 ― 84
4. 早期診断への応用と今後の展開 ― 85
5. 嗅覚障害に対する対策 ― 86

7 便秘と食欲低下・吐き気の原因とその対策 〈水田英二〉 90

1. 便秘はなぜ起こるのか ― 90
2. 便秘の治療 ― 91
3. 食欲低下・吐き気 ― 92

8 低血圧・起立性低血圧・食事性低血圧の原因とその対策 〈家田俊明〉 94

1. パーキンソン病における低血圧 ― 94
2. 起立性低血圧の原因とその対策 ― 97
3. 食事性低血圧の原因とその対策 ― 99

9 排尿障害の原因とその対策 〈高橋一司〉 103

1. パーキンソン病の膀胱機能障害 ― 103
2. パーキンソン病患者にみられるその他の膀胱機能障害 ― 105
3. 検査 ― 106
4. 治療 ― 107

10 性機能障害の原因とその対策 〈村田美穂〉 112

1. パーキンソン病と性機能障害 ― 112
2. 性機能とドパミン系 ― 112
3. 性機能障害の治療 ― 113
4. 性欲亢進(hypersexuality) ― 114

11 発汗障害の原因とその対策 〈村田美穂〉 116

1. 発汗機能 ― 116
2. 発汗障害の評価 ― 116
3. パーキンソン病の発汗障害とその対策 ― 117

12 入眠障害・中途覚醒の原因とその対策 〈坪井義夫〉 119

1. パーキンソン病患者における睡眠障害の原因は多彩 ― 119
2. 睡眠障害に対する治療・対策の意味 ― 120
3. パーキンソン病の睡眠障害の対策 ― 120
4. 特殊な睡眠障害の対策 ― 122

13 むずむず脚症候群の原因とその対策 ──────────（平田幸一、岩波正興、鈴木圭輔）126
 1. 原因(病態生理) ────────── 126
 2. 治療 ────────── 129

14 レム睡眠行動異常症の原因とその対策 ──────────（野村哲志、井上雄一、中島健二）136
 1. レム睡眠行動異常症について ────────── 136
 2. レム睡眠行動異常症からパーキンソン病への進展 ────────── 139
 3. パーキンソン病に合併するレム睡眠行動異常症 ────────── 140
 4. パーキンソン病に合併するレム睡眠行動異常症の特徴 ────────── 141
 5. 臨床現場でのレム睡眠行動異常症スクリーニング ────────── 141
 6. レム睡眠行動異常症への対策 ────────── 141

15 覚醒障害の原因とその対策 ──────────（柏原健一）145
 1. 日中過眠 ────────── 146
 2. 突発的睡眠 ────────── 147
 3. 日中過眠、突発的睡眠と事故 ────────── 147
 4. 日中過眠、突発的睡眠と抗パーキンソン病薬 ────────── 149
 5. 対策 ────────── 149

16 うつの原因とその対策 ──────────（山本光利）152
 1. 疫学 ────────── 152
 2. 病態 ────────── 153
 3. 症状 ────────── 154
 4. パーキンソン病におけるうつの危険因子 ────────── 154
 5. 診断 ────────── 154
 6. 治療 ────────── 155

17 Apathyとanhedoniaの原因とその対策 ──────────（山本光利）157
 1. 定義 ────────── 157
 2. 症状 ────────── 158
 3. 頻度 ────────── 159
 4. 評価方法 ────────── 160
 5. 発現機序 ────────── 161
 6. 治療 ────────── 162

18 Dopamine dysregulation syndromeの原因とその対策 ──────────（三輪英人）165
 1. さまざまな行動障害 ────────── 165
 2. 行動障害の概念化における問題点 ────────── 169
 3. 診断と治療について ────────── 171

19 幻覚・妄想・興奮の原因とその対策 ──────────（丸山哲弘）174
 1. パーキンソン精神病の症状 ────────── 174

  2. パーキンソン精神病の発症頻度 ———————————————— 176
  3. パーキンソン精神病の原因、危険因子 ————————————— 178
  4. パーキンソン精神病の発現機序 ———————————————— 179
  5. パーキンソン精神病の治療指針 ———————————————— 181
  6. 抗パーキンソン病薬の減量・中止 ——————————————— 182

20 認知症の原因とその対策 〈吉井文均〉186

  1. 疫学 ————————————————————————————— 186
  2. レビー小体型認知症について ————————————————— 186
  3. パーキンソン病における認知症の危険因子 —————————— 187
  4. 臨床症状 —————————————————————————— 187
  5. 診断 ————————————————————————————— 189
  6. 検査 ————————————————————————————— 191
  7. 治療 ————————————————————————————— 192

21 パーキンソン病の非薬物療法 〈中馬孝容、眞野行生〉197

  1. Quality of life (QOL) の計り方 ———————————————— 197
  2. QOLに影響する因子とその改善 ——————————————— 199
  3. パーキンソン病に対するリハビリテーション ————————— 200

22 パーキンソン病の手術療法 〈横地房子〉211

  1. 定位脳手術の適応となる症例や症状 —————————————— 212
  2. 手術の実際 ————————————————————————— 216

23 その他の療法：rTMSとECT 〈松本英之、宇川義一〉224

  1. 反復経頭蓋磁気刺激療法 (rTMS) ——————————————— 224
  2. 電気痙攣療法 (ECT) ————————————————————— 229

24 MIBG集積低下の原因とその診断的意義 〈織茂智之〉234

  1. MIBG心筋シンチ —————————————————————— 234
  2. パーキンソニズムにおけるMIBG心筋シンチ —————————— 238
  3. レビー小体病におけるMIBG集積低下の原因 ————————— 241
  4. MIBG集積低下の診断的意義 ————————————————— 243

25 パーキンソン病に対する社会的資源 〈石垣泰則〉245

  1. 特定疾患（難病）——————————————————————— 245
  2. 身体障害者手帳 ——————————————————————— 247
  3. 介護保険 —————————————————————————— 249
  4. 障害者自立支援法 —————————————————————— 251
  5. 就労援助 —————————————————————————— 252
  6. 在宅療養支援診療所 ————————————————————— 253
  7. 住宅改修 —————————————————————————— 253
  8. 福祉用具援助 ———————————————————————— 254

Ⅱ. 臨床応用編

1 パーキンソン病の歴史、疫学、予後 ── (久野貞子) 259
 1. James Parkinsonによる本症の発見からL-ドパ治療へ ── 259
 2. パーキンソン病の疫学：有病率 ── 261
 3. パーキンソン病の予後 ── 264

2 パーキンソン病の鑑別診断 ── 268
1) 進行性核上性麻痺 ── (菊地誠志、田代 淳) 268
 1. 概念 ── 268
 2. 疫学 ── 269
 3. 臨床症状 ── 269
 4. 病理、病因 ── 271
 5. 診断、鑑別診断 ── 272
 6. 治療、予後 ── 275

2) 純粋無動症 ── (菊地誠志、田代 淳) 278
 1. 概念 ── 278
 2. 疫学、臨床症候 ── 278
 3. 診断、鑑別診断 ── 279
 4. 治療、予後 ── 279

3) 大脳皮質基底核変性症 ── (菊地誠志、田代 淳) 281
 1. 概念 ── 281
 2. 病理 ── 281
 3. 疫学、臨床症候 ── 282
 4. 診断、鑑別診断 ── 283
 5. 治療、予後 ── 285

4) 多系統萎縮症 ── (菊地誠志、田代 淳) 287
 1. 概念 ── 287
 2. 病理、病因 ── 287
 3. 臨床症候 ── 288
 4. 診断、鑑別診断 ── 289
 5. 治療 ── 292
 6. 予後 ── 292

5) 淡蒼球黒質ルイ体萎縮症 ── (菊地誠志、田代 淳) 295
 1. 概念 ── 295
 2. 病理 ── 295
 3. 臨床症候 ── 295
 4. 診断、鑑別診断 ── 296
 5. 治療、予後 ── 296

6) ハンチントン病 ……………………………………………………（久保紳一郎）297
1. 概念 ……………………………………………………………………………… 297
2. 臨床的特徴 ……………………………………………………………………… 297
3. 治療 ……………………………………………………………………………… 298

7) 前頭側頭葉変性症 …………………………………………………（久保紳一郎）299
1. 概念 ……………………………………………………………………………… 299
2. 臨床的特徴 ……………………………………………………………………… 300
3. 治療、予後 ……………………………………………………………………… 302

8) アルツハイマー病 …………………………………………………（久保紳一郎）303
1. 概念 ……………………………………………………………………………… 303
2. 臨床的特徴 ……………………………………………………………………… 304
3. 治療、予後 ……………………………………………………………………… 304

9) Spinocerebellar ataxia type 17（SCA17）………………………（久保紳一郎）306
1. 概念 ……………………………………………………………………………… 306
2. 臨床的特徴 ……………………………………………………………………… 306
3. 治療、予後 ……………………………………………………………………… 307

10) Machado-Joseph病／Spinocerebellar ataxia type 3（MJD／SCA3）
　…………………………………………………………………………（久保紳一郎）308
1. 概念 ……………………………………………………………………………… 308
2. 臨床的特徴 ……………………………………………………………………… 308
3. 治療、予後 ……………………………………………………………………… 309

11) Spinocerebellar ataxia type 2（SCA2）…………………………（久保紳一郎）310
1. 概念 ……………………………………………………………………………… 310
2. 臨床的特徴 ……………………………………………………………………… 310
3. 治療、予後 ……………………………………………………………………… 311

12) Pantothenate kinase 2欠損症 ……………………………………（野村芳子）312
1. 概念 ……………………………………………………………………………… 312
2. 病因 ……………………………………………………………………………… 312
3. 病理 ……………………………………………………………………………… 312
4. 臨床症候 ………………………………………………………………………… 313
5. 診断、鑑別診断 ………………………………………………………………… 314
6. 治療、予後 ……………………………………………………………………… 315

13) Wilson病 ……………………………………………………………（野村芳子）317
1. 概念 ……………………………………………………………………………… 317
2. 病因 ……………………………………………………………………………… 317
3. 病理 ……………………………………………………………………………… 318
4. 臨床症候 ………………………………………………………………………… 319
5. 診断、鑑別診断 ………………………………………………………………… 319
6. 治療、予後 ……………………………………………………………………… 320

14) 瀬川病 ………………………………………………………………（野村芳子）322
1. 概念 ……………………………………………………………………………… 322

2. 病因 ……………………………………………………… 322
  3. 病理 ……………………………………………………… 322
  4. 臨床症候 ………………………………………………… 323
  5. 診断、鑑別診断 ………………………………………… 324
  6. 治療、予後 ……………………………………………… 325

15) 血管障害性パーキンソニズム ……………………………（林 理之）327
  1. 概念 ……………………………………………………… 327
  2. 病因、病理 ……………………………………………… 327
  3. 疫学、臨床症候 ………………………………………… 328
  4. 診断、鑑別診断 ………………………………………… 329
  5. 治療、予後 ……………………………………………… 329

16) 薬物性パーキンソニズム …………………………………（林 理之）331
  1. 概念 ……………………………………………………… 331
  2. 病因、病理 ……………………………………………… 331
  3. 疫学、臨床症候 ………………………………………… 333
  4. 診断、鑑別診断 ………………………………………… 333
  5. 治療、予後 ……………………………………………… 334

17) 中毒性パーキンソニズム …………………………………（林 理之）335
  1. 概念 ……………………………………………………… 335
  2. 病因、病理 ……………………………………………… 335
  3. 臨床症候 ………………………………………………… 336
  4. 診断、鑑別診断 ………………………………………… 336
  5. 治療、予後 ……………………………………………… 336

18) 脳炎後パーキンソニズム …………………………………（高橋裕秀）338
  1. 嗜眠性脳炎 ……………………………………………… 338
  2. 嗜眠性脳炎後パーキンソニズム ……………………… 339
  3. 日本脳炎後パーキンソニズム ………………………… 340

19) 腫瘍性パーキンソニズム …………………………………（高橋裕秀）343

20) 外傷性パーキンソニズム …………………………………（高橋裕秀）344

21) 正常圧水頭症 ………………………………………………（高橋裕秀）345

3 パーキンソニズムと紛らわしい症状 ―――――（波田野琢、波田野靖子、大熊泰之）347
  1. 姿勢時振戦と本態性振戦 ……………………………… 347
  2. 前頭葉障害による歩行障害、動作緩慢 ……………… 353
  3. 両側錐体路障害による歩行障害 ……………………… 355

Ⅲ. 基礎応用編

1 パーキンソン病の原因　　（望月秀樹、永井真貴子）359
　1. パーキンソン病と遺伝子多型 ——— 359
　2. パーキンソン病における環境因子 ——— 360
　3. MPTPとパーキンソン病 ——— 361
　4. ミトコンドリア障害とパーキンソン病 ——— 364
　5. 酸化ストレスとパーキンソン病 ——— 367
　6. アポトーシス ——— 371
　7. パーキンソン病とサイトカイン ——— 375
　8. パーキンソン病と神経栄養因子 ——— 376

2 遺伝性パーキンソン病　　（服部信孝、河尻澄宏）379
　1. 遺伝性パーキンソン病の分類 ——— 379
　2. 遺伝性パーキンソン病の各論 ——— 380
　3. 遺伝性パーキンソン症候群をきたす疾患 ——— 384

3 パーキンソン病の病態生理　　（大熊泰之）389
　1. 振戦 ——— 389
　2. 固縮（筋強剛）——— 390
　3. 無動・動作緩慢 ——— 392
　4. 姿勢反射障害、歩行障害 ——— 396

I 基本編
Parkinson's Disease

パーキンソン病の診断と治療をまず学びたい人へ

1 パーキンソン病とはどんな病気か

はじめに

▶有病率
▶変性疾患

わが国のパーキンソン病の有病率は10万人に約150人といわれ、アルツハイマー病に次いで2番目に発生頻度の高い変性疾患（原因不明の進行性の神経疾患）である。高齢化社会を迎え今後その頻度はますます増加すると思われる。

ところでパーキンソン病（以下＝PD）のパーキンソンとは？ 肺炎、胃潰瘍、大腸癌といった病名は医療従事者でなくとも、なんとなくその疾患がどんな病気であるか想像がつく。ところがパーキンソン病、アルツハイマー病、クロイツフェルト・ヤコブ病など脳神経内科領域の病名には横文字（人名）が多く、家族や身の回りにこの病気の方がいなければ、想像もつかないであろう。

▶James Parkinson

パーキンソンとは？ 1817年、イギリスの開業医であり地質学者であったJames Parkinson（1755-1824）は、彼自身の経験した6症例の記述と考察を行い70頁足らずの"An Essay on the Shaking Palsy"と題した本にまとめた[1]。この疾患（振戦麻痺）は後にフランスの神経学者Charcotの提唱により、パーキンソン先生の名前をとってParkinson's disease（PD）と呼ばれるようになる。以後、中脳黒質の変性（原因不明で、神経細胞が徐々に壊れてゆく現象）に伴うドパミン代謝障害との関連が次第に解明され1つの疾患単位として確立する。すなわちPDは振戦、固縮（強剛）、無動症、姿勢反射障害を主症状とし、中高年齢者に好発、病理学的には黒質線条体ドパミン性神経細胞の変性ならびにレビー小体の出現が特徴である。PDではその経過中に、運動症状以外に嗅覚障害、睡眠障害、認知機能障害、精神症状、うつ状態、異常感覚、自律神経症状（起立性低血圧、排尿障害、性機能障害、消化管運動障害、発汗障害、ほか）などが出現する。これらを総称してPDの非運動症状と呼ぶ。運動症状がドパミン系の障害であるのに対し、非運動症状は症状により、ノルアドレナリン系、セロトニン系、アセチルコリン系といった広範囲にわたる神経伝達物質の異常が関与している。PDは遺伝的素因、環境因子双方の影響を受け、中脳黒質におけるミトコンドリア機能異常および酸化的ストレスが関与し、発症すると考えられ研究が進められているが、その発症機序は完全には解明されておらず、わが国では厚生労働省が定める特定疾患（難病）の1つに認定されている。

▶振戦
▶固縮（強剛）
▶無動症
▶姿勢反射障害
▶レビー小体
▶非運動症状

▶特定疾患

PDの約10%弱は遺伝子変異を原因として、家族性に発症する。その遺伝子座は、現在14ヵ所解明されており、いくつかは原因遺伝子として同定されている[2]。さらに2

つの遺伝子（α-synuclein、leucine-rich repeat kinase 2；LRRK2）[3]は家族性のみならず、孤発性のPDの発症に重要な役割を果たしていることが判明している。このように家族性PDの研究は単にその領域にとどまることなく、孤発性PDの発症機序の解明にとって重要な手がかりとなっている。

本章ではPDの症状、検査、診断基準、評価スケールを中心に解説を行う。

1 パーキンソン病はどのような症状で始まるか

▶ Hoehn & Yahr の重症度分類

PDの中核症状は振戦、固縮、無動症、姿勢反射障害といった運動症状である。このうち姿勢反射障害を認めれば後述するHoehn & Yahrの重症度分類のⅢ度であり、通常は進行期の症状といえる。PDの初発症状に関する大規模な統計は意外に少なく、古いものではHoehnとYahr[4]によるもの、その後のWardら[5]によるもの、わが国では柳澤によるもの[6]が知られており表1に示す。

1 振戦（tremor）

▶ 初発症状
▶ 振戦
▶ 安静時振戦

初発症状の頻度として最も高いのは振戦であり、振戦とはふるえのことである。筋肉が収縮していない安静時に目立つ「安静時振戦」が特徴で、毎秒4～6回（4～6Hz）の規則的なものである。初発症状として手または足に出現する場合は左側または右側といった一側性のことが多い。逆に一側性の4～6Hzの安静時振戦を認めればPDを強く疑わなくてはならない[6]。一側の手（足）に出現した振戦はやがて同側の足（手）にも認めるようになり、さらに進行すると対側の上下肢にも出現するようになる（ローマ字のN字または逆N字型の進展）（図1）。なお手に認める振戦は、しばしば母指と第二、三指をすり合わせるような形となり、その様子から「丸薬まるめ様（pill-rolling）」と形容される。

2 固縮（強剛）（rigidity）

一般に骨格筋はある程度の緊張状態を保っており、この緊張は筋トーヌスと呼ばれ

表1. パーキンソン病の初発症状

	Hoehn & Yahr（183例）	柳澤（287例）	Ward & Gibb（症例数不明）
振　　戦	70	58.2	63
歩行障害	11	24.0	
動作緩慢	10	20.9	
身体の硬さ	10	10.1	不明
構音障害	4	2.8	
その他		3.5	

（%、重複あり）

る。頸部、四肢関節を他動的に動かして受ける抵抗から筋トーヌスを評価する。健常な者を正常とすれば、筋トーヌスの亢進、または低下している病態がある。亢進状態には痙直（痙縮）と固縮（強剛）の2つがあり、前者は脳卒中などの麻痺の際にみられ、錐体路障害の一種である。これに対してPDを代表とする錐体外路の障害では屈筋、伸筋ともに亢進（硬さ）を認め固縮と呼ばれる。この筋肉に感じる抵抗感には持続的に一様に感じるものと、断続的にガクガクと感じるものとがあり、前者は鉛管様固縮（lead-pipe rigidity）、後者は歯車様固縮（cogwheel rigidity）と呼ばれる。PDではしばしば歯車様の固縮を認める。振戦と同様に固縮も一側の手（足）に出現し、やがて同側の足（手）にも認めるようになり、さらに進行すると対側の上下肢にも出現するようになる（図1）。なおrigidityの日本語訳として、日本神経学会神経学用語集(文光堂, 2008)では、硬直、強剛、固縮、強直を列記、解説として「当初パーキンソン病の症状としては「強剛」が用いられていたが、筋電図所見上「spasticity（痙性）」に対峙する用語として「rigidity（固縮）」を使用、その後臨床症状の「rigidity」の訳にも「固縮」も使用されるようになった」としている。また厚生労働省特定疾患治療研究事業の書類には「歯車様筋固縮」「筋強剛」の記載があり、「固縮」と「強剛」の用語統一はなされていないようである。

▶固縮（強剛）

▶鉛管様固縮
▶歯車様固縮

3 無動（症）（akinesia）

▶寡動症
▶動作緩慢
▶無動症

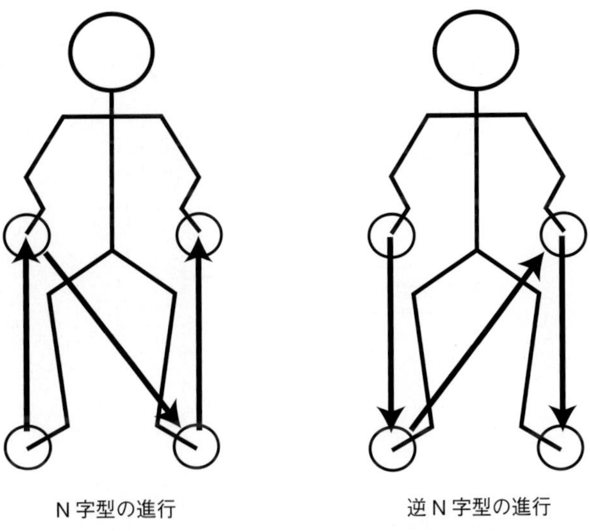

PD患者は運動麻痺がないにもかかわらず、自発的な動作が少なくなり、緩慢となり、やがて欠如する。この動作の減少を寡動症（hypokinesia）、動作の緩慢を動作緩慢（bradykinesia）、欠如を無動症（akinesia）と呼ぶ。一見無動症がないようにみえて

N字型の進行　　　　逆N字型の進行
図1. パーキンソン病運動症状の進行様式

▶ Unified Parkinson's Disease Rating Scale

　も母指と示指をできるだけ早く、大きくタップ（軽く叩く）する finger taps で障害を認めることがしばしばある。この finger taps は、後述する Unified Parkinson's Disease Rating Scale（UPDRS）の評価項目にもなっている。

❹ 姿勢反射障害

▶ 前屈前傾姿勢

▶ 後方突進現象

▶ Hoehn & Yahr の重症度分類

　PD患者の立位の姿勢は上半身を前屈し、上肢は軽く肘関節を屈曲させ前方に垂らし、膝も軽く曲げた前屈前傾姿勢（forward bent posture、stooped posture、または camptocormia）となる（図2）。患者に安静立位の姿勢をとらせ後方に軽く引くと体勢を立て直せずに、小走りに足を送ったり、倒れてしまう。この現象を後方突進現象（retropulsion）と呼び、出現すると Hoehn & Yahr の重症度分類Ⅲ度となる。同様な現象を前方方向、側方方向に認めればそれぞれ propulsion、lateropulsion と呼ぶ。

❺ 歩行障害

▶ marche á petit pas

　PDの初発症状の10〜25％に歩行障害を認め、歩行速度の遅延を認める。つまずきやすく、小刻み歩行（marche á petit pas）を認めることもある。歩行時の手の振りが少なくなるが、初期ではそれも左右どちらか一側である。

❻ 非運動症状：嗅覚障害、睡眠障害、便秘

▶ PDの三大症状

▶ 運動症状

　PD患者は上記の振戦、固縮、無動症（以上をPDの三大症状と呼ぶ）、歩行障害などの運動症状で病院を初めて訪れることが多い。しかし病歴を詳細に尋ねると、運動症状が出現する以前から、睡眠障害、便秘などの症状を呈していることがある。また初

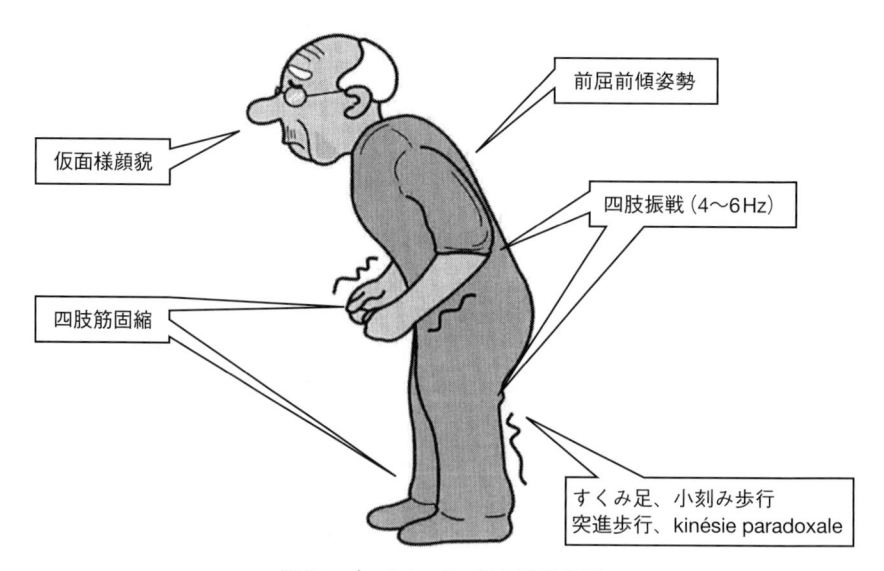

図2．パーキンソン病の運動症状

（仮面様顔貌／前屈前傾姿勢／四肢振戦（4〜6Hz）／四肢筋固縮／すくみ足、小刻み歩行　突進歩行、kinésie paradoxale）

▶非運動症状
▶Braakの仮説
▶レビー小体
▶α-synuclein

診時の検査で嗅覚の低下を認めることも多い。このように運動症状を呈する前に、非運動症状が存在する事実を説明する根拠として、近年しばしばBraakの仮説[7]が引用される。ドイツの病理学者Braakらは110例のPD脳を検索、レビー小体の病理学的進展様式を検討した。この結果レビー小体（α-synucleinが主成分）は、最初に嗅球と脳幹下部の延髄迷走神経背側運動核の2ヵ所に出現（病期分類ステージ1）し、青斑核、中脳黒質（ステージ3）と脳幹部を上行し、辺縁系を経て大脳皮質に拡がることを発見した。この仮説は嗅覚異常、睡眠障害が運動症状より先行する事実の裏づけとなる。ただしPD全例が同様な進行様式を呈するわけではなく、またレビー小体の意義（機能）に議論があり、この仮説には課題が残る（詳細は本書の「I-2. パーキンソン病の責任病巣はどこか、またその進展様式は？」を参照）。

明らかな認知機能障害や精神症状を初期から認める場合は他のパーキンソン症候群の鑑別が大切である。

2 できあがった病像はどのようなものか

PD経過中に認める可能性のある症状を表2に示す。

1 運動症状

① 振戦、固縮、無動症

前述した如く、一側の手または足から出現した振戦、固縮は進行すると対側にも認

▶三大症状
▶四大症状

表2. パーキンソン病の経過中に認める諸症状

1. 運動症状
   三大症状：振戦、固縮、無動症
   四大症状：上記三大症状＋姿勢反射障害
   歩行障害：小刻み歩行、すくみ足
   (運動合併症：症状の日内変動とジスキネジア)[*1]
2. 非運動症状
   嗅覚障害
   睡眠障害、覚醒障害
   認知機能障害
   (精神症状)[*2]
   気分障害：うつ状態
   ドパミン調節異常症候群：衝動制御障害、反復常同行動
   自律神経症状：(起立性低血圧)[*2]、排尿障害、性機能障害、消化管運動障害、発汗障害
3. その他
   (悪性症候群)[*3]
   疲労

[*1] L-ドパ長期服薬により、[*2] PD自体あるいは抗PD薬の影響により、[*3] 抗PD薬の急激な変更か他の要因が加わり、各々生じる可能性がある。

めるようになる。この際もその強弱にしばしば左右差を認め、先に出現した側に強く認めることが多い。無動症も明らかになる頃には、顔の表情は乏しくなり仮面様顔貌(masked face)と呼ばれ、瞬きも少なくなる。言語は単調で小声(small voice)となり、書字では文字が小さくなる(micrographia)。自動的な嚥下運動が少なくなると、流涎を認める。

▶ 仮面様顔貌
▶ 小声
▶ micrographia

❷ 姿勢反射障害、歩行障害

上記の前屈前傾姿勢(図2)が明らかとなり、突進現象(pulsion)を認めるようになると転倒しやすくなる。歩行の第一歩が出にくくなり(start hesitation)、歩幅は狭く小刻み歩行となり(marche á petit pas)、徐々に速足(突進歩行、festination)となる。また狭い場所や方向転換時には足がすくんでしまい(すくみ足、frozen gait)、この際転倒してしまうこともある。このすくみ足に対して、「1、2、1、2」と声をかけたり(聴覚のキュー)、床に歩幅に合わせてテープを貼ってあげる(視覚のキュー)としばしば解消される。この現象を矛盾性運動(kinésie paradoxale)と呼ぶ。歩行時の手の振りは両手で減少、消失する。

▶ 突進現象
▶ start hesitation
▶ marche á petit pas
▶ 突進歩行
▶ すくみ足
▶ 聴覚のキュー
▶ 視覚のキュー
▶ 矛盾性運動

なお起立時に著しく体幹が屈曲し、臥位によって改善する症例を経験するが、この一群を bent spine syndrome(脊柱彎曲症候群)[8]と呼ぶ。また"首下がり(dropped head)"[9]と呼ばれる、首が著しく前屈して日常生活に支障をきたす症状が存在する。

▶ 脊柱彎曲症候群
▶ 首下がり

❸ 特殊な徴候、現象

a. Myerson徴候

健常者の眉間を、被検者に見せないようにハンマーあるいは指で軽く叩くと、両側の眼輪筋の収縮を認めるも、瞬きとなっても数回で停止する。これに対してPD患者では叩打中に瞬きを続ける。これを Myerson徴候と呼ぶ。

▶ Myerson 徴候

b. Westphal現象

PD患者の足首を、他動的にゆっくりと背屈した際に前脛骨筋の腱の隆起(持続的な緊張)が生じる現象を Westphal現象と呼ぶ。

▶ Westphal 現象

❹ 症状の日内変動とジスキネジア

PDの治療に関しては、別項で詳細に記載されるが、その大きな柱は高齢者と認知症の合併者、あるいは運動症状改善の必要性が高い場合は、早期からL-ドパ製剤主体に、それ以外は早期はドパミンアゴニストで開始し、進行期にはL-ドパ製剤が加えられる点である。いずれにしても長期のL-ドパ製剤の服薬により症状の日内変動を認めるようになる。Wearing off現象とは、L-ドパの薬効時間が短縮し、L-ドパ服用後数時間

▶ L-ドパ
▶ ドパミンアゴニスト
▶ wearing off現象

を経過するとL-ドパの効果が消退する現象をいう。患者は薬が切れるのを自覚する。No on現象は、L-ドパを服用しても効果発現が得られない現象、delayed on現象は効果発現に時間を要する現象をいう。On-off現象はL-ドパの服薬時間に関係なく症状がよくなったり(on)、悪くなったり(off)する現象をいう。

症状の日内変動とともに長期L-ドパ服薬により問題になるのはジスキネジアである。ジスキネジアとは非律動性不随意運動の1つで、顔面、体幹、四肢のいずれにも出現し得る。非律動性不随意運動には舞踏運動、アテトーゼ、バリズム、ジストニーなどがあるが、薬物によるジスキネジアはこれらが混在してみられたり、どれかに類似した形態をとる。ドパミンの血中濃度が高いときに出現するpeak-dose dyskinesiaとL-ドパの血中濃度の上昇期と下降期に二相性に出現するdiphasic dyskinesiaがある。なおPD症状の日内変動とジスキネジアを合わせて運動合併症(motor complications)と呼ぶ。

▸ no on 現象
▸ delayed on 現象
▸ on-off 現象
▸ ジスキネジア

▸ motor complications

2 非運動症状

① 嗅覚障害

▸ 嗅覚障害

嗅覚障害[10]を主訴とする患者は必ずしも多くないが、嗅覚検査を施行すると高頻度に異常を認める。においの識別の障害(なんのにおいかわからない)が特徴といわれている。

② 睡眠障害

▸ 睡眠障害
▸ 覚醒障害
▸ Restless Legs 症候群
▸ REM睡眠行動異常症

PDでは、しばしば睡眠障害(sleep disturbance)あるいは覚醒障害(arousal disturbances)を合併する。前者には夜間頻回覚醒(light fragmented sleep)、睡眠期呼吸障害(sleep related breathing disorders)、Restless Legs症候群(下肢のムズムズするような感覚障害に伴い、両足をこすったり伸ばしたり縮めたりして落ち着きなく動かす状態で、安静時に強く活動時に軽減し夜間に増強する症候群)、REM睡眠行動異常症、non-REM睡眠に関連した異常行動などが知られている[11]。

③ 認知機能障害

▸ 知能障害

本章のはじめに記述したPDの原著"An Essay on the Shaking Palsy"の冒頭でパーキンソンは"the senses and intellects being uninjured"と記載、この病気では知能障害は起こさないと明言している。しかしその病態の解明に伴う治療の進歩により、天寿がまっとうできるようになると、PDでは明らかな認知症がなくとも、病気の進行に伴い多くの症例で認知機能の障害をきたすようになる。

▸ 認知症

PDにおける認知症の発症率は報告によりかなりバラツキがみられる。これは1つに

▶レビー小体型認知症

▶遂行機能障害

は何をもって認知症と定義したかにもよる。少なくとも早期から認知症を認めるときはアルツハイマー病（Alzheimer's disease；AD）の合併や、レビー小体型認知症（dementia with Lewy bodies；DLB）を代表とする他のパーキンソン症候群を疑う。PDの認知機能障害の本質は遂行機能障害であり、加齢現象に加え運動障害が両側に拡大する頃に遂行機能障害を生じると考えられる[12)-14)]。

④ 精神症状：幻覚・妄想

認知機能障害を伴う長期経過のPD患者で、L-ドパやドパミンアゴニストにより誘発された幻覚・妄想状態が出現しやすい[15)]。また幻覚・妄想に導かれた異常行動を伴い、興奮することもある。

⑤ うつ状態

▶うつ状態
▶うつ病
▶apathy
▶anhedonia

PD患者の一部にうつ状態を伴う。近年WHOが中心となって行った世界規模の調査では、PD患者の約50%にうつの合併がみられ、それらは生活の質（QOL）低下の一因となるといわれる。PDの治療が不十分であったり、生活環境に問題がある場合も少なくない。うつ状態の原因を明確にすることが必要であり、いわゆるうつ病（major depression）の合併との鑑別が大切である。PDのうつ状態の中核症状は、apathy（感情鈍麻）とanhedonia（快感消失）といわれる。後者は日常生活の食事、運動、性的行為において、心地よいと思う気持ち（快感）が得られないことである。これに対しPDでは、いわゆるうつ病で認める罪業感や自殺企図は少ないようである。

▶ドパミン調節異常症候群

⑥ Dopamine dysregulation syndrome（DDS：ドパミン調節異常症候群）

▶DDS（dopamine dysregulation syndrome）
▶病的賭博

▶衝動制御障害
▶punding

PDの中に必要量を超えてドパミンを要求、服用する症例がいる。このうち気分障害（うつ状態、躁状態）、強迫行動、衝動行為、暴力行為などの日常社会生活に支障をきたす病的な状態をDDS（dopamine dysregulation syndrome）[16)17)]と呼ぶ。実際に認められる行動異常として病的性行動亢進（pathological hypersexuality）、病的賭博（pathological gambling：日常社会生活に悪影響が生じても賭博を止められない状態）、強迫性買い物（compulsive buying）、強迫性過食（compulsive eating）、爆発性攻撃行動（explosive aggressive behavior）、自傷行為（self-injury behavior）などの報告があり、これらを衝動制御障害（impulsive control disorders；ICD）と呼ぶ。また"punding"と呼ばれる反復性の常同行動（固執的な反復行動）を認めることもある。これは、例えば1日中部屋の片づけを繰り返したり、同じような物をたくさん収集したりすることである。DDSは、PD患者への治療の過程（ドパミン補充療法）で生じる

7 自律神経症状

▶起立性低血圧

a. 起立性低血圧
PD自体あるいはL-ドパ、ドパミンアゴニストのいずれでも起立性低血圧を起こし得る。

▶排尿障害

b. 排尿障害
頻尿、切迫尿意と動作緩慢が加わって起こる失禁が多く、排尿開始困難や尿閉は稀である。

▶性機能障害

c. 性機能障害
男性に関しては勃起障害(erectile dysfunction；ED)が起こり得る。その原因として薬物の影響、自律神経障害、うつ状態などがある。逆にL-ドパ、ドパミンアゴニストで治療中の患者の一部に性行動の亢進がみられる。なお女性に関しての研究は皆無である。

d. 消化管運動障害
▶便秘
▶麻痺性イレウス

便秘と、抗PD薬服用による吐き気・嘔吐がある。また進行例では麻痺性イレウスを起こすことがある。

e. 発汗障害
▶発汗障害

発汗障害を生じる場合がある。

3 その他

1 悪性症候群

▶悪性症候群

悪性症候群は高熱、錐体外路症状、自律神経症状、意識障害など多彩な症状を呈し最初は抗精神病薬の副作用として報告された。その後抗PD薬の突然の中止や、抗PD薬の投与変更がないのに悪性症候群を生じることも知られている。後者は抗ドパミン作用をもつ他の薬剤の変更、発熱や脱水症状などの影響と考えられる。

2 疲労

▶疲労

PD患者に疲労(fatigue)の訴えが多いことは、以前より指摘されていたが、その原因は必ずしも明らかではなかった。後述する非運動症状を評価するためのスケール(PD NMS QUESTIONNARIE)を用いた研究[18]では、疲労はすべての非運動症状との間に相関があり、QOL低下に関与することが判明した。またわが国におけるParkinson Fatigue Scaleを用いた調査[19]でも、PD患者の41%に過度の疲労を認め、QOLの低下と有意に関連するため、睡眠障害の治療を含めた治療的介入が必要としている。

▶Parkinson Fatigue Scale

3 検査所見

1 一般血液検査・髄液検査

明らかな異常は認めない。逆に異常があれば他の疾患や合併症の鑑別が必要である。

2 うつ状態・認知機能検査

▶認知機能テスト

PDでは前述の如く、経過中に認知機能障害やうつ状態をきたすので、認知機能テストやうつ状態の評価を行う。うつ状態のスクリーニングとして、Hamilton Rating Scale for Depression（HAM-D）、ZungのSelf-Depression Scale（SDS）がしばしば用いられる[20]。注意すべき点は、これらのスケールの得点のみから安易にうつ病（major depression）と診断してはいけない。認知機能のスクリーニングとして改訂長谷川式簡易認知症評価スケール（HDS-R）、またはMini-Mental State Examination（MMSE）は必須である[14]。これらで認知症が疑われる場合は可能ならばWechsler Adult Intelligence Scale改訂版（WAIS-R）を代表とする知能検査を施行する。またPDの認知機能障害の中核症状である遂行機能障害の有無を確認する方法として、Wisconsin Card Sorting Test（WCST）、The Frontal Assessment Battery（FAB）などの遂行機能検査を施行する[21]。

▶遂行機能障害

3 脳画像検査

PDに特異的な頭部CT、MRIの所見はない。すなわちPDでは年齢相応の脳の萎縮を認めるが、確定診断には頭部CT、MRIは使用できない。PDの診断は、主として病歴、臨床症状、抗PD薬の反応を総合して行うが、CTやMRIといった脳画像検査は他のパーキンソン症候群との鑑別のために意義がある。

▶脳画像検査

▶単一フォトン断層撮影（SPECT）
▶ポジトロン断層撮影（PET）

単一フォトン断層撮影（single photon emission tomography；SPECT）またはポジトロン断層撮影（positron emission tomography；PET）のある施設では、ドパミン系の神経伝達機能が評価される。PDではドパミンニューロンの節前機能が著明に低下しているが、節後機能はよく保たれている[22]。またPETを用いた脳のブドウ糖の代謝測定[23]は、他の変性によるパーキンソン症候群との鑑別診断の補助診断に有効である。

4 その他：MIBG心筋シンチグラフィ

▶MIBG

MIBG（meta-iodobenzylguanidine）はノルエピネフリンの類似物質で、交感神経末端にてノルエピネフリンと同様な集積、放出機序を有するため、^{123}I-MIBGを用い

て、心筋の交感神経機能を評価することができる[24]。PDでは臨床的な自律神経障害の有無にかかわらず、MIBG心筋シンチグラフィで高率にMIBGの集積が低下する[25]。

▶ MIBG心筋シンチグラフィ

4 診断基準

▶ 診断基準

専門医が診察を行えば、PDの診断はそれほど困難でないこともあり、普遍的なPDの診断基準は存在しない。

わが国では、旧厚生省特定疾患・神経変性疾患調査研究班のPD診断基準（表3）[26]がある。これは安静時振戦、無動、固縮、姿勢・歩行障害のうち1つ以上があり、症状に左右差があり、抗PD薬による治療が有効であることが概要である。また他の神経

▶ 無動
▶ 固縮

表3. 厚生省特定疾患・神経変性疾患研究班パーキンソン病診断基準（1995年）

Ⅰ．自覚症状
　(1) 安静時のふるえ（四肢または顎に目立つ）
　(2) 動作がのろく拙劣
　(3) 歩行がのろく拙劣
Ⅱ．神経所見
　(1) 毎秒4～6回の安静時振戦
　(2) 無動・寡動：仮面様顔貌
　　　　　　　　低く単調な話し声
　　　　　　　　動作の緩徐・拙劣
　　　　　　　　臥位からの立ち上がり動作など姿勢変換の拙劣
　(3) 歯車現象を伴う筋固縮
　(4) 姿勢・歩行障害：前傾姿勢
　　　　　　　　　　歩行時に手の振りが欠如
　　　　　　　　　　突進現象
　　　　　　　　　　小刻み歩行
　　　　　　　　　　立ち直り反射障害
Ⅲ．臨床検査所見
　(1) 一般検査に特異的な異常はない
　(2) 脳画像（CT、MRI）に明らかな異常はない
Ⅳ．鑑別診断
　(1) 脳血管障害のもの
　(2) 薬物性のもの
　(3) その他の脳変性疾患

〈診断の判定〉次の①～⑤のすべてを満たすものを、パーキンソン病と診断する
　① 経過は進行性である
　② 自覚症状でいずれか1つ以上がみられる
　③ 神経所見でいずれか1つ以上がみられる
　④ 抗パーキンソン病薬による治療で、自覚症状・神経所見に明らかな改善がみられる
　⑤ 鑑別診断で、上記のいずれでもない
〈参考事項〉診断上、次の事項が参考となる
　① パーキンソン病では神経症候に左右差を認めることが多い
　② 深部反射の著しい亢進、Babinski徴候陽性、初期からの高度の認知症、急激な発症はパーキンソン病らしくない所見である
　③ 脳画像所見で、著明な脳室拡大、著明な大脳萎縮、著明な脳幹萎縮、広範な白質病変などはパーキンソン病に否定的な所見である

徴候、臨床検査上異常がないこと、他のパーキンソン症候群が鑑別できることにも言及している。

北米ではしばしばCalneら[27]の基準が引用される。PDの初期では診断は難しく誤診は避けることができないことより、彼らは臨床上 possible、probable、definite PD と分けて診断基準を設けた(**表4**)。① Possible PDは振戦、固縮、寡動症のうち1つが存在し姿勢反射障害は非特異的であり含めない。振戦は最近になって生じ、安静時または姿勢時のもの、② Probable PDは主症状の振戦、固縮、寡動症、姿勢反射障害のうち2つ、または左右差のある安静時振戦、固縮、寡動症のうち1つが存在するもの、③ Definite PDは安静時振戦、固縮、寡動症、姿勢反射障害のうち3つ、または安静時振戦、固縮、寡動症のうち左右差がある1つを含む2つが存在するもの、である。この診断基準では画像診断は含まないが、definite PDは上記旧厚生省班会議の診断基準の神経所見の項目と本質的に同じである。ただし発症初期患者の診断には不十分である。

▶ 振戦
▶ 姿勢反射障害

英国では英国 Brain BankのPD診断基準(**表5**)[28]があり、これに基づいた臨床診断と病理診断を対比したHughesら[29]の報告がある。この報告によれば、100例のPDと臨床診断された剖検脳を検索したところ、その正解率は76%、誤診率24%であった。誤診例は進行性核上性麻痺(PSP)6例、多系統萎縮症(MSA)5例、AD 6例、脳血管障害3例、黒質の単純萎縮2例、脳炎後のパーキンソン症候群1例、正常1例であった。この診断基準では無動症が最も重要な徴候とされているが、無動症はPDのみの特徴とは言い難く、また振戦のみの病初期の患者は除外されてしまう問題点がある。なおレビー小体のない黒質変性症は臨床上鑑別は不可能である。

▶ 無動症
▶ レビー小体

柳澤[30]は病初期における診断を確実にするために、症候、検査、治療効果など診断基準の項目を重症度に応じて点数化し合計点を出しPDの診断を確実、疑い、否定の3群に分けることを提案している(**表6**)。

上記の診断基準はしばしば使用され、論文にも引用されるが、そのほかにもいくつかの独自の診断基準がある[31]。

最後に順天堂大学脳神経内科で使用されている診断基準を**表7**[31]に示す。これは、臨床所見、抗PD薬の効果の有無、画像所見、二次性パーキンソン症候群の除外項目からなる。特徴は黒質線条体の障害に特異的である安静時振戦に重きをおいている点である。

以上、種々の診断基準を総合的にみると、PDと診断するための要点、①前記の主症状(安静時振戦、固縮、無動、姿勢反射障害)のうち少なくとも2つが存在すること、②L-ドパまたはドパミンアゴニストにて明らかな症状の改善を認めること、③頭部CTまたはMRIの所見に原則として明らかな異常を認めないこと、④感染、薬物や中毒などによるパーキンソン症候群を除外できること、となる。

表4. Categories of idiopathic parkinsonism

Ⅰ. Clinically possible IP. The presence of any one of the salient features : tremor, rigidity, or bradykinesia. Impairment of postural reflexes is not included because it is too nonspecific. The tremor must be of recent onset, but may be postural or resting.

Ⅱ. Clinically probable IP. A combination of any two of the cardinal features : resting tremor, rigidity, bradykinesia, or impaired postural reflexes. Alternatively, asymmetrical resting tremor, asymmetrical rigidity, or asymmetrical bradykinesia are sufficient.

Ⅲ. Clinically definite IP. Any combination of three of the features : resting tremor, rigidity, bradykinesia, or impairment of postural reflexes. Alternatively sufficient are two of these features, with one of the first three displaying asymmetry.

(文献27)による)

表5. British Brain Bankの診断基準

Step 1 : Diagnosis of parkinsonian syndrome
・Bradykinesia
・And at least one of the follwing muscular rigidity
4〜6Hz rest tremor
postural instability

Step 2 : Exclusion criteria for Parkinson's disease
・History of repeated strokes
・History of repeated head injury
・History of definite encephalitis
・Oculogyric crisis
・Neuroleptic treatment at onset of symptoms
・More than one affected relatives
・Sustained remission
・Strictly unilateral features after 3 years
・Supranuclear features after 3 years
・Supranuclea gaze palsy
・Cerebellar sign
・Early severe autonomic involvement
・Early severe dementia
・Babinski sign
・Presence of cerebral tumor or communicating hydrocephalus
・Negative response to large doses of levodopa
・MPTP exposure

Step 3 : Supportive prospective criteria (Three or more required for diagnosis of definite Parkinson's disease)
・Unilateral onset
・Rest tremor present
・Progressive disorder
・Persistent asymmetry affecting side of onset most excellent response (70〜100%) to levodopa
・Severe levodopa response for 5 years or more
・Clinical course of 10 years or more

(文献28)による)

なお若年性パーキンソン症候群、家族性PDの診断については本書の別項で詳細に記述されるが、従来の診断基準では不十分であり個々の疾患概念の理解が必要である。

表6. パーキンソン病の診断基準案

項　目		点　数
家族歴	同一疾患あり	－2
発病経過	いつとはなしに発症、緩徐進行	＋1
	急性発症	－2
臨床症候	パーキンソン症候	
	静止時振戦	＋2
	左右差あり	＋1
	筋固縮	＋2
	左右差あり	＋1
	無動	＋1
	姿勢反射障害	＋1
	運動失調	－2
	錐体路徴候	－1
検査所見・脳画像（CT、MRI）	大脳萎縮　高度	－2
	中等度	－1
	軽度	0
	大脳白質・基底核の多発性病変	－2
	脳幹萎縮	－1
治療への反応	L-ドパ有効	＋2
	抗パーキンソン病薬無効	－2
合計点		
	判　定　　＋5以上	確　実
	＋1〜＋4	疑　い
	0以下	否　定

（文献30）より一部改変）

表7. パーキンソン病の診断基準（順天堂大学脳神経内科）

臨床所見、画像所見、治療所見、除外項目すべてを満たす場合が definite、画像所見を欠く場合を probable とする。

1. 臨床所見
   次のうちどちらかが存在する
   (1) 安静時振戦
   (2) 歯車様固縮、動作緩慢、姿勢反射障害のうち少なくとも2つ
2. 治療所見
   L-ドパ製剤またはドパミンアゴニストにて明瞭なパーキンソン症状の改善がある、または安静時振戦に対して抗コリン薬が著効を示す（L-ドパが無効と判定するためには、DCI併用でL-ドパ製剤を1日600 mgまで増量する必要がある）
3. 画像所見
   MRIが原則として正常、ただし、軽度〜中等度の大脳皮質萎縮、軽度の脳室拡大はあってもよい（CTのみの場合は、probableとする）
4. 除外項目
   (1) 脳炎、神経梅毒、重篤な頭部外傷、一酸化炭素中毒、マンガン中毒、二硫化炭素中毒、MPTPへの曝露の既往がない
   (2) 診断時点でパーキンソニズムを起こす薬物の影響がない

学問的な研究でレビー小体型認知症やShy-Drager症候群を除外したい場合、除外項目のところに、病初期・中期の高度の認知症、自律性膀胱・起立性低血圧などの自律神経症候、などを適宜追加して使用するとよい。
またレビー小体陰性の黒質単純萎縮の症例を除外するためには、若年発症の家族例を除外すればよいが、この場合レビー小体陽性の家族例も除外されてしまうことに注意。

（文献31）より一部改変）

5 重症度評価スケール

▶ Hoehn & Yahr の重症度分類

▶ Unified Parkinson's Disease Rating Scale

▶ 特定疾患

▶ 生活機能障害度

▶ UPDRS
▶ MAO-B阻害薬
▶ COMT阻害薬

▶ Hoehn & Yahr の修正重症度分類

1967年に発表[4]され国際的に最も普及し、PDの診察にあたり欠くことのできない評価スケールはHoehn & Yahrの重症度分類(表8)である。I度は症状が一側、II度は両側性、III度は姿勢反射障害の存在、IV度は日常生活で一部介助が必要、V度は全介助が必要な状態である。臨床症状が少々改善してもHoehn & Yahrの重症度は変わらないことから、Unified Parkinson's Disease Rating Scale (UPDRS) 発表時[32]にModified Hoehn & Yahrの重症度分類(表9)も発表されている。いずれも患者の大まかな状態を知るうえで有用な指標であるが下肢機能に重点がおかれているのが特徴である。前述の如く、わが国ではPDを厚生労働省が定める特定疾患(難病)の1つに認定している。その対象者はPDのうち、Hoehn & Yahr重症度のstage III以上かつ、表10に示す生活機能障害度のII～IIIの者である[33]。

ところでHoehn & Yahrの重症度分類は普遍的な素晴らしい評価スケールであるが、目が粗いことにより薬物治療、外科治療の評価の際には不十分である。このため40年以上にわたり多くのPDの評価スケールが発表されている[31]。代表的なものを表11に示す。UPDRS発表以前で比較的使用頻度が高かったスケールはNorthwestern University Disability Scale (NUDS)[34]、Webster Scale[35]、Schwab & England Scale[36]、Columbia University Rating Scale (CURS)[37]である。NUDSは主要症候のほかにADLの障害度に重きをおいている。Webster ScaleはPDの主症状を中心に10項目を各々4段階で評価し使いやすいが目が粗く、評価項目も少なく必ずしも十分ではない。Schwab & England Scaleは全介助の状態を0%、完全自立を100%としADLを10段階で評価するスケールである。CURSはPDの症候30項目、L-ドパの神経系副作用6項目を5段階で評価するものでUPDRSが出現するまで国際的に最も使用されL-ドパの評価をはじめ、bromocriptine、pergolideなどの治験段階で用いられている。

新しい抗PD薬の評価、あるいは既存薬物の長期効果、外科治療効果を評価する際には正当性(validity)、信頼性(reliability)のある国際的に通用する評価スケールが必要である。この点で最も普及した評価スケールはUPDRS[32]である。ドパミンアゴニスト(ropinirole、cabergoline、pramipexole)、モノアミン酸化酵素B (MAO-B) 阻害薬(selegiline)、COMT阻害薬(tolcapone)など多くの治験、手術成績の評価にUPDRSは使用されている。オリジナルのUPDRSは4つのパートからなり、1部は精神機能、行動および気分、2部は日常生活動作、3部は運動機能検査、4部は治療の合併症である。そして原著[32]では5部としてHoehn & Yahrの修正重症度分類(表9)を、

表8. Hoehn & Yahrの重症度分類

Hoehn & Yahr 分類	症 状
Stage Ⅰ	症状は一側性で機能的障害はないか、あっても軽度
Stage Ⅱ	両側性の障害はあるが、姿勢保持の障害はない
Stage Ⅲ	立ち直り反射に障害がみられ、活動は制限されるが、自力での生活が可能
Stage Ⅳ	重篤な機能障害を有し、自力のみの生活は困難となるが、支えられずに歩くことはどうにか可能
Stage Ⅴ	立つことは不可能となり、介護なしにはベッド、車いすの生活を余儀なくされる

表9. Hoehn & Yahrの修正重症度分類

0	＝ パーキンソニズムなし
1	＝ 一側性パーキンソニズム
1.5	＝ 一側性パーキンソニズム＋体幹障害（neck rigidityなど）
2	＝ 両側性パーキンソニズムだが平衡障害なし
2.5	＝ 軽度両側性パーキンソニズム＋後方突進があるが自分で立ち直れる
3	＝ 軽〜中等度のパーキンソニズム＋平衡障害、肉体的には介助不要
4	＝ 高度のパーキンソニズム、歩行は介助なしでどうにか可能
5	＝ 介助なしでは、車いすまたはベッドに寝たきりで介助でも歩行は困難

表10. 生活機能障害度（厚生労働省：特定疾患治療研究事業）

Ⅰ度：日常生活、通院にほとんど介助を要しない
Ⅱ度：日常生活、通院に部分的介助を要する
Ⅲ度：日常に全面的な介助を要し、独立では歩行起立不能

表11. 主なパーキンソン病の重症度スケール

スケール名	発表者	対象治験薬・手術
Northwestern University Disability Scale（NUDS）	Canter, et al (1961)	ブロモクリプチン
New York University Rating Scale（NYURS）	Alba, et al (1968)	ペルゴリド
Webster Scale	Webster (1968)	ブロモクリプチン
Schwab and England Scale	Schwab and England (1969)	Thalamotomyの評価
Columbia University Rating Scale（CURS）	Yahr, et al (1969)	L-ドパ、ブロモクリプチン、ペルゴリド
Cornell University Rating Scale（Conell-UCLA）	McDowell, et al (1970)	L-ドパ
King's College Hospital Rating Scale	Parkes, et al (1970)	アマンタジン
Unified Parkinson's Disease Rating Scale（UPDRS）	Fahn, Elton and UPDRS Development Committee (1987)	セレギリン、トルカポン、ロピニロール、カベルゴリン、プラミペキソール、持続性L-ドパ
Japan Parkinson's Disease Rating Scale	Nakanishi and Mizuno, et al (1988)	ブロモクリプチン、改訂版にてペルゴリド、タリペキソール

表12. Unified Parkinson's Disease Rating Scale (UPDRS) Part Ⅲ（日本語訳）の一部分

安静時振戦（左手）	0＝なし 1＝ごくわずかでたまに出現する程度 2＝軽度の振幅で持続的に出現しているか中等度の振幅で間欠的に出現する 3＝中等度の振幅で、大部分の時間出現している 4＝大きな振幅の振戦が、大部分の時間出現している
手の動作時振戦または姿勢振戦（左）	0＝なし 1＝動作時に出現する軽度の振戦 2＝動作時に出現する中等度振幅の振戦 3＝動作時および姿勢保持で出現する中等度振幅の振戦 4＝高度の振戦で、食事動作が障害される振戦
固縮（左上肢）：（安静座位で検査、歯車現象の有無は無視）	0＝なし 1＝軽微な固縮、または他の部位の随意運動で誘発される固縮 2＝軽〜中等度の固縮 3＝高度の固縮だが関節可動域は正常 4＝著明な固縮があり、正常可動域を動かすには困難を伴う
歩 行	0＝正常 1＝歩行は緩慢、小刻みで引きずることもあるが、加速歩行や前方突進はない 2＝困難を伴うも1人で歩けるが、加速歩行、小刻み歩行、前方突進がみられることもある 3＝高度の歩行障害で介助を要する 4＝介助があっても歩けない

また6部にSchwab and England Activities of Daily Living Scaleを合わせて収録している。UPDRSの基本は5段階評価法であり、欠点はやや長く評価に30分程度かかることであるが、最もよく普及した理由は原著および他者によりそのvalidity、reliabilityの評価作業が十分に施行されているためである。

表12にPDの中核症状である運動症状の経過をみるうえで大切な、日本語版UPDRSの第3部の一部分を示した。なお文献31)にオリジナルUPDRSの原文と日本語訳をすべて示したので参照して頂ければ幸いである。

開発から20年余が過ぎ、PDの臨床の場で広く使用されてきたUPDRSではあるが、その長年の使用過程において欠点や曖昧さが指摘されてきた。例えばPDの運動症状の評価に重きがおかれており、非運動症状に対する評価が十分ではない。また評価者のための使用解説が一部わかりにくい点も指摘されていた。そこでMovement Disorder SocietyではMDS-UPDRSとして改訂版を発表した[38)-40)]。Ⅰ部は日常生活上の非運動症状の評価であり、Ⅱ部は日常生活活動の評価である。そしてⅢ部は運動機能検査の評価で、振戦に関する設問に改良が認められる。そして最後にHoehn & Yahr重症度の記載がある。Ⅳ部は運動合併症に関する評価で、5段階の評価スケールに統一された。表13に改訂版MDS-UPDRSの全評価項目を示す。

▶改訂版MDS-UPDRS

MDS-UPDRSのもう1つの大きな変更点は、評価方法の基準である。表14に従来のUPDRSの評価基準との対比を示す。この基準変更によりPDの初期段階での評価

表13. MDS-UPDRS（改訂版）評価項目：スコアシート

Part Ⅰ：日常生活上の非運動症状

1) 認知機能障害
2) 幻覚および精神症状
3) うつ状態
4) 不安感
5) 無関心
6) ドパミン調節異常症候群の特徴
7) 睡眠障害
8) 日中の眠気
9) 痛みおよび他の感覚障害
10) 排尿障害
11) 便秘
12) 立ちくらみ
13) 疲労感

・質問票の記入者：患者、介護者、両者のいずれか？

Part Ⅱ：日常生活活動

1) 会話
2) 唾液とよだれ
3) 咀嚼と嚥下
4) 摂食動作
5) 着替え
6) 手洗い、入浴ほか
7) 書字
8) 趣味ほか
9) 寝返り
10) 振戦
11) ベッドからの起き上がり
12) 歩行とバランス
13) すくみ

・服薬の有無、評価中の患者の状態は on か off か？
・L-ドパ製剤服薬の有無、服薬の場合は何分前か？

Part Ⅲ：運動機能検査

1) 会話
2) 表情
3) 固縮（頸部）
4) 固縮（右、左上肢それぞれ）
5) 固縮（右、左下肢それぞれ）
6) 指タッピング（右、左手それぞれ）
7) 手の運動（右、左手それぞれ）
8) 回内回外運動（右、左手それぞれ）
9) 爪先のタッピング（右、左足それぞれ）
10) 下肢の敏捷性（右、左脚それぞれで）
11) 椅子からの立ち上がり
12) 歩行
13) すくみ足
14) 姿勢の安定性
15) 姿勢
16) 運動全体の自発性
17) 姿勢時振戦（右、左手それぞれ）
18) 動作時振戦（右、左手それぞれ）
19) 安静時振戦振幅（右、左手それぞれ）
20) 安静時振戦振幅（右、左下肢それぞれ）
21) 安静時振戦振幅（口唇・下顎）
22) 安静時振戦の恒常性

・評価中のジスキネジアの有無、ジスキネジアがある場合はそれが評価の妨げになったか？
・Hoehn & Yahrの重症度は何度か？

Part Ⅳ：運動合併症

1) ジスキネジアの出現時間
2) ジスキネジアの生活への影響
3) off状態の時間
4) 運動症状変動の生活への影響
5) 運動症状変動の出現の法則性
6) 痛みを伴うoff時のジストニア

がより充実した。例えばⅢ部の上肢の姿勢時振戦に対する評価項目でも、具体的な評価の仕方を説明（身体の前方にまっすぐに腕を伸ばし、手のひらを下に向け、手首はまっすぐに伸ばし、指はお互いに触れないように広げた姿勢を10秒間保持させ、この姿勢での振戦の最大の振幅を観察する）、左右それぞれを別々に評価する。その評価スケールを**表15**に示す。

今後は改訂版MDS-UPDRSが従来のUPDRSに代わり、臨床の現場で普及するであろう。

既に指摘したように、PDの評価といえば、以前は運動症状に対する評価が中心であ

表14. UPDRS評価スケールの判断基準

MDS-UPDRS（改訂版）	オリジナルのUPDRS
0 = normal（症状なし、正常状態）	0 = normal
1 = slight（わずかな障害のみ）	1 = mild
2 = mild（軽度の障害のため支障をきたす）	2 = moderate
3 = moderate（明らかな障害を認める）	3 = severe
4 = severe（障害により機能を消失）	4 = marked

表15. MDS-UPDRS（改訂版）の姿勢時振戦（上肢）の評価スケール

0 = normal（振戦なし）
1 = slight（振幅が1cm以下の振戦がある）
2 = mild（振幅が1～3cmの振戦がある）
3 = moderate（振幅が3～10cmの振戦がある）
4 = severe（振幅が少なくとも10cmはある振戦がある）

表16. PDQ-39の構成要素と質問数

構成要素	質問数
運動機能	10問
日常生活活動	6問
情緒安定性	6問
烙印*	4問
社会的援助	3問
認知機能	4問
コミュニケーション	3問
身体的不具合	3問

*疾患があることによる精神的な負い目のこと

表17. パーキンソン病の非運動症状に対する主なスケール

PD NMS QUESTIONNARIE	この1ヵ月に経験した、消化器症状、排尿障害など、12カテゴリーの非運動症状に関する30の質問に対してYes or Noで答える
The Parkinson fatigue scale	疲労に関する16の質問に対してYes or Noで答える
The Parkinson's disease sleep scale	睡眠または眠気に関する15の質問よりなり、各々10cmのスケール上の最悪0～症状なし10のどこかにマーク。睡眠障害がまったくないとトータル150となる

NMS：Non-Motor Symptoms（非運動症状）

▶非運動症状
▶疲労のスケール
▶睡眠のスケール
▶PDQ-39
▶日本版PDQ-39
▶非運動症状

った。しかし非運動症状に対する関心の高まりに伴って、そのスケール[18]も開発されている。MDS-UPDRSの非運動症状のスケールや、PD NMS QUESTIONNARIEから得られたデータをもとに、米国ではPDの非運動症状の治療ガイドラインが作成されている[41]。さらに前述の如くPDの疲労のスケール[42]や睡眠のスケール[43]も作成されている。またPD患者の生活機能障害やQOLを把握するための尺度PDQ-39が翻訳され、わが国でも信頼性評価を得ている[44]。**表16**に日本版PDQ-39の構成要素と質問数を示す。また**表17**にPDの非運動症状に関する主なスケールを示す。

6 薬物治療を開始するのはいつか

▶MAO-B阻害薬

　PDの治療をどの時点で開始するかについての統一した見解は得られていない。神経細胞保護のためにPDの診断がつき次第、MAO-B阻害薬またはドパミンアゴニストの投薬開始を行うことを推奨する考えもある[45]。

▶PDの治療ガイドライン

　日本神経学会では平成12年7月、PD治療ガイドライン作成専門委員会（委員長：水野美邦）を設置し、evidenced-based medicine (EBM) に基づいたPDの治療ガイドラインを作成し、平成14年5月の日本神経学会総会で公表した[46]。このガイドラインは「PDにより日常生活に支障が出始めた段階で、速やかにドパミンアゴニスト（高齢者と、認知症の合併者はL-ドーパ）から治療を開始する」という基本方針である。その解

▶神経保護作用

説として「ガイドラインを作成した時点では、実験系で神経保護作用を示す報告は多いが、PD患者に対して明らかな神経細胞保護効果を証明できた抗PD薬はなかった。しかし、その後PD患者でドパミンアゴニストであるプラミペキソール、ロピニロールをL-ドーパと比較して神経細胞保護効果の存在を示唆する報告があった。ただしこれらの調査でも、プラセボ群との比較がないので、PDの自然経過に対してこれらの薬物に神経細胞保護効果があるかがまだ不明である。したがってこれらのデータから診断がついたらすぐドパミンアゴニストを開始すべきであると結論できるかどうかに関しては、まだガイドライン作成委員会では十分には検討していない」としている。

　このオリジナルのPD治療ガイドラインおよび詳細な解説は『パーキンソン病治療ガイドライン　マスターエディション』[47]でご覧頂ける。このガイドラインでは、上記神経細胞保護作用のある薬物があるか、否かの問題以外にも、いくつかの課題が残った[48]。例えば認知症がない非高齢者に対しても、現実には少量のL-ドパから処方する専門医も少なくない。また抗コリン薬や塩酸アマンタジンのように、PDの諸症状に有効であるが、経過中どの段階で使用するのが最も効果的であるかはエビデンスに乏しい。また発表時点では非運動症状に対する薬物の評価は必ずしも十分ではなかった。

　そしてこのガイドライン公表後、わが国では現在までに4つの抗PD薬 (pramipexole, ropinirole, entacapone, zonisamide) が新たに承認され、さらにわが国では未認可ながら欧米で評価の高い抗PD薬も登場した。一方ドパミンアゴニストの一部（麦角系）に心臓弁膜症という重大な副作用の報告もなされた（これらの詳細は本書の該当項目を参照）。さらに基礎研究の進歩、非運動症状に対する関心の高まりなども認める。このような状況下で、平成20年日本神経学会ではPDガイドライン改訂委員会（委員長：高橋良輔）を再編成し、改訂作業[49]を行い平成23年4月に改訂版「パーキンソン病治療ガイドライン2011」を公表した[50]。このガイドラインは、第Ⅰ編、第Ⅱ編

の2部構成となっており、前者はオリジナルのガイドラインの「各抗パーキンソン病薬および治療法の有効性と安全性」と同じ形式で、その追補版となっている。また後者は臨床疑問（クリニカル・クエスチョン）に対して、系統的なエビデンスに基づいて推奨する治療、対策を示す形式になっており、42の臨床疑問にまとめられている。本書の治療の項も、この改訂版を参考に記述されると思う。この改訂版ガイドラインでは、「パーキンソン病の治療は、症状の程度、日常生活の不自由さ、職業を勘案して開始する」としている。そして「(1) ドパミンアゴニストまたはL-ドパにより治療を開始することを原則とし、いずれを用いるかは、年齢、運動症状の程度、合併症などの患者背景による。(2) 非高齢者で精神症状・認知機能障害を呈していない場合は、ドパミンアゴニストで開始し、効果が不十分な場合はL-ドパを併用する。(3) 高齢者、精神症状・認知機能障害のある場合など安全性に特に注意が必要な場合、あるいは運動症状改善の必要性が高い場合は、L-ドパで治療を開始する」としている。ただし、早期（初期）からL-ドパを使用する場合、将来起こり得る運動合併症を見据えて、他の補助剤との併用などによりその使用量を抑えるのか（例えば1日量300mgまでなど）どうかの指示はなく、各自の判断に委ねられている。今後も既存の抗PD薬の比較試験が必要な状況と思われる。

　PDの根治的な治療方法がない現状では、PD治療ガイドラインを熟知したうえで個々の患者の社会的な背景などを十分に考慮し、長期的な視野に立って治療を開始することが大切である。

〈金澤　章〉

【文献】

(1) 水野美邦：I 臨床編；1. Parkinsonの生涯とパーキンソン病の発見．パーキンソン病ハンドブック，改訂第2版，水野美邦（編），pp1-5，中外医学社，東京，2007．

(2) 水野美邦，服部信孝：パーキンソニズムを主とする疾患．神経内科ハンドブック，第4版，水野美邦（編），pp938-971，医学書院，東京，2010．

(3) Satake W, Nakabayashi Y, Mizuta I, et al：Genome-wide association study identifies common variants at four loci as genetic risk factors for Parkinson's disease. Nat Genet 41：1303-1307, 2009.

(4) Hoehn MM, Yahr MD：Parkinsonism；onset, progression, and mortality. Neurology 17：427-442, 1967.

(5) Ward CD, Gibb WR：Research diagnostic criteria for Parkinson's disease. Advances in Neurology 53, Streifler MB, Korczyn AD, Melamed E (eds), pp245-249, Raven Press, New York, 1990.

(6) 柳澤信夫：内科診療の進歩；パーキンソン病の長期治療．日内会誌77：1378-1382, 1988.

(7) Braak H, Tredici KD, Rüb U, et al：Staing of brain pathology related to sporadic Parkinson's disease. Neurobiol Aging 24：197-211, 2003.

(8) Djaldetti R, Mosberg-Galili R, Sroka H, et al：Camptocormia (Bent Spine) in Patients With Parkinson's Disease；Characterization and Possible Pathogenesis of an Unusual Phenome-

non. Mov Disord 14:443-447, 1999.
(9) 藤本健一：パーキンソン病における首下がり症状．パーキンソン病；臨床の諸問題，山本光利（編），pp118-128，中外医学社，東京，2006.
(10) Doty RL, Deems DA, Stellar S：Olfactory dysfunction in parkinsonism；A general deficit unrelated to neurologic signs, disease stage, or disease duration. Neurology 38：1237-1244, 1988.
(11) Askenasy JJM：Approaching disturbed sleep in late Parkinon's disease；First step toward a proposal for a revised UPDRS-Parkinsonism & Related. Disorders 8：123-131, 2001.
(12) 金澤　章，水野美邦，楢林博太郎：パーキンソン病における Executive Function（遂行機能）の障害；Hoehn & Yahrの重症度分類，加齢との関連．臨床神経41：167-172, 2001.
(13) 金澤　章，水野美邦，楢林博太郎：Reply from the authorパーキンソン病における Executive Function（遂行機能）の障害；Hoehn & Yahrの重症度分類，加齢との関連．臨床神経42：58, 2002.
(14) 金澤　章：パーキンソン病における認知機能；認知機能検査法と解釈．パーキンソン病，認知と精神医学的側面，山本光利（編），pp182-196，中外医学社，東京，2003.
(15) 金澤　章：高齢者パーキンソン病の実践的薬物療法精神症状と対策．Geriatric Medicine 40：1249-1253, 2002.
(16) Evans AH, Katzenschlager R, Paviour D, et al：Punding in Parkinson's Disease；Its Relation to the Dopamine Dysregulation Syndrome. Mov Disord 19：397-405, 2004.
(17) Evans AH：パーキンソン病と衝動制御障害，dopamine dysregulation syndromeおよび punding．Parkinson's disease 2009，山本光利（編），pp88-97，アルタ出版，東京，2009.
(18) Chaudhuri KR, Martinez-Martin P, Brown RG, et al：The Metric Properties of a Novel Non-Motor Symptoms Scale for Parkinson's Disease；Results from an International Pilot Study. Mov Disord 22：1901-1911, 2007.
(19) Okuma Y, Kamei S, Morita A, et al：Fatigue in Japanease Patients Parkinson's Disease；A Study Using Parkinson Fatigue Scale. Mov Disord 24：1977-1983, 2009.
(20) 筒井末春：うつ病のスクリーニングテスト．うつ病治療の新しい展開；SSRIを中心に，筒井末春（編），pp46-52，ライフ・サイエンス，東京，1999.
(21) 金澤　章：遂行機能．見て診て学ぶやさしい神経内科ビジュアルテキスト，pp10-13，永井書店，大阪，2009.
(22) Antonini A, Leeders KL, Vontobel P：Complementary PET studies of striatal neuronal function in the differential diagnosis between multiple system atrophy and Parkinson's disease. Brain 120：2187-2195, 1997.
(23) Eidelberg D, Moeller JR, Spetsieris P, et al：The metabolic topography of Parkinsonism. J Cereb Blood Flow Metab 14：783-801, 1994.
(24) 竹田　寛：Ⅱ．画像診断でわかるもの；4．核医学検査．綜合臨牀50（増刊号）：1204-1208, 2001.
(25) 織茂智之：Parkinson病の心筋 MIBG．神経内科47：147-152, 1997.
(26) 厚生省特定疾患・神経変性疾患調査研究班（班長：柳澤信夫）：1995年度研究報告書．p22, 1996.
(27) Calne DB, Snow BJ, Lee C：Criteria for diagnosing Parkinson's disease. Ann Neurol 32：S125-S127, 1992.
(28) Gibb WRG, Lees AJ：The relevance of the lewy body to the pathogenesis of idiopathic Parkinson's disease. J Neuro Neurosurg Psychiatr 51：745-752, 1988.
(29) Hughes AJ, Daniel SE, Kilford L, et al：Accuracy of clinical diagnosis of idiopathic Parkinson's disease；a clinico-pathological study of 100 cases. J Neuro Neurosurg Psychiatr 55：181-184, 1992.
(30) 柳澤信夫：パーキンソン病の診断基準と鑑別診断．治療76：56-64, 1994.
(31) 金澤　章：Ⅰ 臨床編；8．診断基準と評価スケール．パーキンソン病ハンドブック，水野美邦（編），pp58-75，中外医学社，東京，2001.
(32) Fahn S, Elton RL, and Members of The UPDRS Development Committee：Unified Parkinson's disease rating scale. Recent Developments in Parkinson's disease Volume Ⅱ, Macmillan Healthcare Information, Fahn S, Marsden CD, Goldstein M (eds), pp153-163, 293-305, Florham

(32) Park, New Jersy, 1987.
(33) 金澤　章：パーキンソン病の医療及び，福祉と介護．介護福祉71：79-93，2008．
(34) Canter GJ, de La Torre R, Mier R：A method for evaluating disability in patients with Parkinson's disease. J Nerv Ment Dis 133：143-147, 1961.
(35) Webster DD：Critical analysis of the disability in Parkinon's disease. Mod Treat 5：257-282, 1968.
(36) Schwab RS, England AC：Projection technique for evaluating surgery in Parkinon's disease. Third symposium on Parkinson's disease, Gillingham FJ, Donaldson IML（eds），pp152-157, E.& S. Livingstone LTD, Edinburgh and London, 1969.
(37) Yahr MD, Duvoisin RC, Schear MJ, et al：Treatment of Parkinsonism with levodopa. Arch Neurol 21：343-354, 1969.
(38) Goetz CG, Tilley BC, Shaftman SR, et al：Movement Disorder Society-Sponsored Revision of the Unified Parkinson's Disease Rating Scale（MDS-UPDRS）；Scale Presentation and Clinimetric Testing Results. Mov Disord 23：2129-2170, 2008.
(39) Poewe W：パーキンソン病統合評価尺度（UPDRS）改定版の概要．Parkinson's disease 2009，山本光利（編），pp78-87，アルタ出版，東京，2009．
(40) 近藤智善：New MDS-UPDRS．最新医学 65：856-860，2010．
(41) Zesiewicz TA, Sullivan KL, Arnulf I：Practice Parameter；Treatment of nonmotor symptoms of Parkinson disease. Neurology 74：924-931, 2010.
(42) Brown RG, Dittner A, Findley L, et al：The Parkinson fatigue scale. Parkinsonism Relat Disord 11：49-55, 2005.
(43) Chaudhuri KR, Pal S, Di Marco A, et al：The Parkinson's disease sleep scale；a new instrument for assessing sleep and nocturnal disability in Parkinson's disease. J Neurol Neurosurg Psyciatry 73：629-635, 2002.
(44) 河本純子，大生定義，長岡正範，ほか：日本人におけるParkinson's Disease Questionnaire-39（PDQ-39）の信頼性評価．臨床神経 43：71-76，2003．
(45) Olanow CW, Watts RL, Koller WC：An algorithm（decision tree）for the management of Parkinson's disease（2001）；treatment guidelines. Neurology 56（Suppl5）：s1-s88, 2001.
(46) 水野美邦，大熊泰之，菊地誠志，ほか：パーキンソン病治療ガイドライン2002．臨床神経 42：430-494，2002．
(47) 日本神経学会「パーキンソン病治療ガイドライン」作成小委員会：パーキンソン病治療ガイドラインマスターエディション．医学書院，東京，2003．
(48) 金澤　章：本邦におけるパーキンソン病治療ガイドライン．脳の科学（2004年増刊号：パーキンソン病のすべて）：377-383，2004．
(49) 伊東秀文，高橋良輔：変貌する疾患概念と治療ガイドライン；改訂版の取り組み．最新医学 65：791-798，2010．
(50) 日本神経学会（監），「パーキンソン病治療ガイドライン」作成委員会（編）：パーキンソン病治療ガイドライン2011．医学書院，東京，2011．

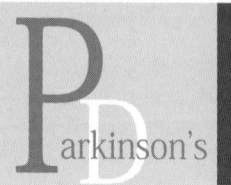

2 パーキンソン病の責任病巣はどこか、またその進展様式は？

▶PDの四大症状

はじめに　パーキンソン病（PD）は振戦、固縮、寡動、姿勢反射障害の四大症状に象徴されるように、運動障害疾患として捉えられてきた。しかし、近年、運動症候以外のいわゆる非運動症状も呈することに注目が集まってきた。非運動症状には便秘、起立性低血圧、排尿障害といった自律神経障害から、睡眠障害、レム睡眠行動異常症（RBD）、認知症、うつ症状などの睡眠異常、認知・精神症状や嗅覚低下や痺れ、痛みなどの感覚障害など多岐にわたる症状がある。このように多彩な症状に関心が向けられるようになってきたことに対応して、PDの病理変化も従来注目されてきた運動症候の責任病変である黒質の病変以外にも、自律神経系や脳幹部の諸核や扁桃体、マイネルト基底核などの大脳深部の神経核、大脳皮質など多くの部位の変化にも注目が集まっている。このような病変の拡がりに関心が向けられるとともに、病変の拡がりを時間的な病気の進展によって説明しようとしたのが最近話題になっているBraakらが提唱したPDの病変の進展様式に関する仮説である。本章ではこれらの点を取りあげる。

1 パーキンソン病の責任病変

1 運動症状の責任病変としての黒質の変化

1 肉眼でわかる変化

運動症候とのかかわりで最も重要な病変は中脳にある黒質での神経細胞の脱落である。中脳は脳幹の一番上（吻側）に位置している。正常の黒質は肉眼でみるとその名のとおり黒い帯としてみられる（図1-a）。黒質は緻密層と網状層に分けられるが、緻密層にある神経細胞の多数はメラニン色素をもっており、このため黒質は黒色を呈する。PDではこの黒質の神経細胞の脱落が起きるため、黒質の黒色調が薄くなる（図1-b）。脳幹で黒質と同様にメラニン色素をもった神経細胞がみられる部位が橋にある青斑核である。青斑核は正常では黒い点としてみられるが、PDでは青斑核のメラニン色素をもった神経細胞が脱落するため、黒色の色調が薄くなる。神経細胞の脱落が高度の場合は青斑核が肉眼ではどれかわからない場合がしばしばある。

▶黒質
▶緻密層
▶網状層
▶メラニン色素

▶青斑核

この黒質と青斑核の黒色の色調が薄くなる(脱色素)のがPDの患者の脳を肉眼でみてわかる所見である。他の脳の部位ではPDによる変化は肉眼ではみられない。したがって、脳を肉眼で観察して、黒質と青斑核の脱色素がみられて、他の部位には変化がみられなければPDの可能性がかなり高い。

❷ 顕微鏡でみてわかる変化

▶緻密層
▶メラニン含有神経細胞

PDでは黒質の緻密層のメラニンをもった神経細胞(メラニン含有神経細胞)が脱落している。正常では黒質の緻密層は多数のメラニン含有神経細胞がみられるが(図2-a)、PDではメラニン含有神経細胞が少なくなっている(図2-b)。緻密層には、少数だがメラニン色素をもたない非色素性神経細胞もあるが、この細胞はメラニン含有細胞に比べて脱落の程度は軽い[1]。また神経細胞の脱落に対する反応としてグリア細胞の1つであるアストロサイトが増殖してみられる。緻密層の中でも腹外側部領域で神経細胞の脱落がより強く、その領域から神経細胞脱落が始まると考えられている[2,3]。

PDの脳を顕微鏡で観察すると、黒質とともに肉眼で脱落がわかる青斑核や、それ以外に延髄の迷走神経背側核でも神経細胞脱落が必ずといっていいほどみられる。

❸ 黒質の神経細胞脱落がもたらす神経伝達物質の変化

黒質の緻密層のメラニン含有神経細胞は突起(軸索)を線条体(被殻、尾状核)まで出しており、黒質と線条体をつないでいる。黒質と線条体とのシナプスで情報の伝達を担っている化学物質―神経伝達物質―がドパミンである。ドパミンは黒質の神経細胞の中でチロシンよりドパを経て合成されるが、黒質の神経細胞脱落により、神経伝達物質のドパミンが減ったドパミン欠乏状態をPDでは呈している。このドパミン欠乏に対し、ドパミンの前駆物質であるL-ドパを投与することによりPDの運動症状を軽減することが、現在でもPD治療の大きな柱である。

▶ドパミン

❹ 顕微鏡でみたときのもう1つの変化―レビー小体

神経細胞脱落のほかに黒質などではレビー小体という封入体がみられる。

▶レビー小体

レビー小体はヘマトキシリン・エオジン染色で神経細胞の中に赤く染まる(好酸性)丸い封入体である(図3-a)。古くからPDに特徴的な所見として考えられておりPDの病理診断の際に重視される所見である。黒質、青斑核、迷走神経背側核などの脳幹の神経細胞にみられるものが典型で脳幹型と呼ばれ、赤い部分の周囲には染色されない縁取り(ハロー)がみられる。これに対し大脳皮質や扁桃体にみられるレビー小体はヘマトキシリン・エオジン染色で神経細胞体が赤みがかるか、あるいはピンク色に染まりやや膨らんだようにみられる(図3-b)。縁取り(ハロー)ははっきりしない。このよ

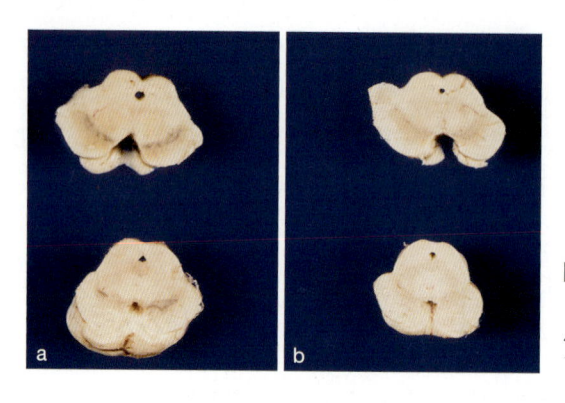

図1. 正常の中脳（a）とパーキンソン病の中脳（b）
パーキンソン病では黒質の色調が薄くなっている。

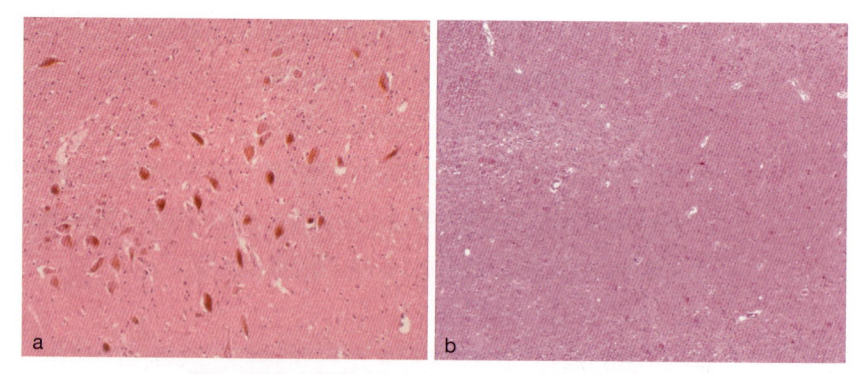

図2. 正常の黒質（a）とパーキンソン病の黒質（b）

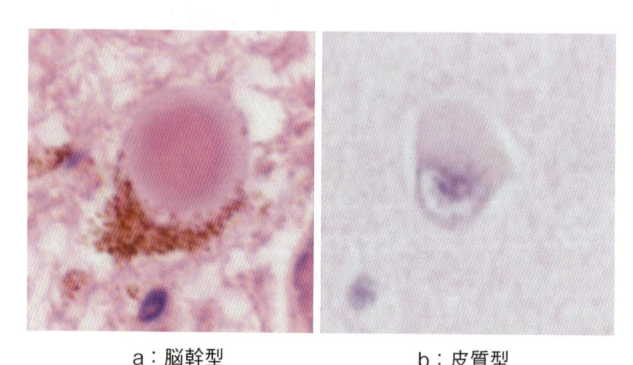

a：脳幹型　　　　b：皮質型
図3. レビー小体

▶ α-シヌクレイン

うな大脳皮質などにみられるレビー小体は皮質型と呼ばれる。
　レビー小体の主な構成成分はα-シヌクレインである。そのためα-シヌクレインに対する抗体を用いた免疫組織化学によりレビー小体は明瞭に染色される（図4-a）。特に脳幹型のレビー小体ではハロー部分がよく染色されることが多い（図4-b）。レビー小体を構成するα-シヌクレインはリン酸化されていると考えられ、そのためリン酸化

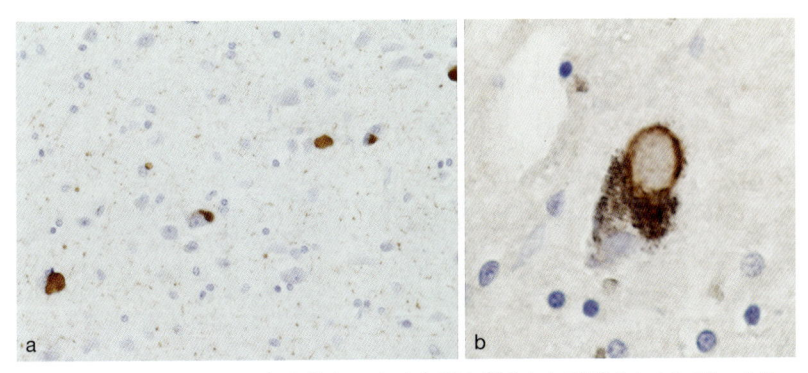

図4. α-シヌクレイン免疫染色による大脳皮質（a）と黒質（b）のレビー小体

シヌクレインの抗体でよく染色される。またレビー小体はユビキチン化されていて、ユビキチンに対する抗体でも染色される。

α-シヌクレインやユビキチンを用いての免疫染色では、通常の組織染色であるヘマトキシリン・エオジン染色の標本でみる以上に多くのレビー小体が容易に観察される。

またユビキチンやα-シヌクレインの免疫染色により、大脳皮質にα-シヌクレインの蓄積がみられる例では、海馬のCA2～3の領域や大脳皮質に神経突起と考えられる構造が染色され、レビー突起（Lewy neurites）と呼ばれる。

▶レビー突起

⑤ 偶発性レビー小体病（incidental Lewy body disease）

▶偶発性レビー小体病

生前にはPD運動症状が明らかでなく、PDの診断がなされていないのに死後剖検されて脳を検索するとレビー小体が脳にみられる例が時にある。このような例は偶発性レビー小体病（incidental Lewy body disease）と呼ばれている。レビー小体が加齢によって出現したものである、あるいはPDの発症前の状態であるとの解釈がなされている。

❷ 非運動症状の責任病変

① 自律神経系病変

● a. 心血管系―交感神経系

▶交感神経

心臓の交感神経は脊髄を出て傍脊柱交感神経節で神経細胞を乗り換え、傍脊柱交感神経節の軸索（節後線維）は心臓まで達する。PDでは傍脊柱交感神経節と節後神経線維共にα-シヌクレインの蓄積がみられ、交感神経の神経細胞の脱落と節後神経線維の脱落がみられる。α-シヌクレインの蓄積は節後線維の方が傍脊柱交感神経節よりも早く、また節後線維の脱落も交感神経の神経細胞脱落よりも先にみられるという[4]。PDではMIBG心筋シンチグラフィでは取り込みの低下がみられ、補助診断に用いら

れているが、心筋の交感神経節後線維の脱落は、PDでのMIBG心筋シンチグラフィの取り込み低下の病理学的背景と考えられている。

b. 消化管系―副交感神経系

▶副交感神経系

PDでは便秘がよくみられ、しかも運動症状に先行することがある。延髄にある迷走神経背側核は体幹の内臓（肺、心臓、食道、胃、腸）へ分布する副交感神経の節前線維を出す。PDでは必ずといっていいほど迷走神経背側核の神経細胞の脱落があり、レビー小体もみられる。腸管の副交感神経節は腸管の壁内にあり、腸壁の筋間内に分布し腸の蠕動運動に関連するアウエルバッハ神経叢と腸壁の粘膜下層に分布し分泌吸収に関連するマイスネル神経叢がある。マイスネル神経叢よりもアウエルバッハ神経叢の方がレビー小体はみられやすく、特に下部食道のアウエルバッハ神経叢はレビー小体の好発部位である[5]。

▶アウエルバッハ神経叢

▶マイスネル神経叢

c. ノルアドレナリン系―青斑核

▶ノルアドレナリン

青斑核は神経伝達物質ノルアドレナリンを産生しその線維は大脳皮質、小脳、脊髄などに広範に投射する。PDではほぼ全例で青斑核の神経細胞脱落がみられ、残っている神経細胞にはレビー小体がみられる。PDでノルアドレナリンの前駆物質であるドロキシドパが投与されることがあるが、その病理学的背景は青斑核の脱落である。

d. アセチルコリン系

① マイネルト基底核

▶マイネルト基底核

マイネルト基底核は大脳基底核の淡蒼球の腹側に位置する神経核で、アセチルコリンを神経伝達物質として、神経線維を大脳皮質に広範に投射している。マイネルト基底核が注目されるようになったのはアルツハイマー病（AD）で認知症の原因がマイネルト基底核の神経細胞の脱落による大脳皮質のアセチルコリンの減少によるものであるとするコリン仮説の登場であった。PDでもマイネルト基底核ではレビー小体がみられ、神経細胞脱落もみられる。ADの場合と同様にマイネルト基底核の神経細胞の脱落が、PDの認知症の解剖学的背景とする論文もある。

② 脚橋被蓋核

▶脚橋被蓋核

下部中脳被蓋にある脚橋被蓋核にはアセチルコリン作動性の神経細胞とGABA作動性の神経細胞があり、黒質、大脳基底核、大脳皮質に広範に投射する上行線維と脊髄に下行する線維があり、認知機能と移動（locomotion）の両方に関与しているといわれている。コリン作動性の神経細胞にレビー小体が出現する。

e. 嗅神経系

▶嗅神経系

PDでは嗅覚の低下がしばしばみられ、時にはPDの初期からあるいは運動症状に先行して嗅覚が低下することが知られている。

嗅神経系は鼻粘膜にある嗅細胞から始まるが、嗅細胞の突起の集まりである嗅神経

は篩板を貫いて嗅球にある神経細胞とシナプスを形成する。嗅球の後方は索状の嗅索になる。

▶前嗅核

嗅索には神経細胞群が散在し前嗅核と呼ばれる。前嗅核はヒトでの発達は悪い。嗅索から扁桃体周辺の大脳皮質や扁桃体（皮質内側核群）へと嗅覚の伝導路は至る。
前嗅核にはレビー小体が出現する。

f. 扁桃体

▶扁桃体

扁桃体は嗅覚の伝導経路であるが、それ以外に体性感覚、視覚、聴覚などの感覚系からも入力を受け、前運動野などの新皮質や辺縁系、自律神経系に投射している。
扁桃体でもレビー小体はよくみられる。行動や自律神経系の異常に関与している可能性がある。

g. 大脳皮質

大脳皮質では嗅内野、経嗅内野、帯状回といった辺縁系にレビー小体がみられやすいが、他の側頭葉皮質、中心前回を含む前頭葉、頭頂葉にもレビー小体は出現する。特に認知症を伴ったPDでは大脳皮質に多数のレビー小体が出現する。

▶脳幹型
▶辺縁型
▶新皮質型（びまん型）
▶レビー小体型認知症（DLB）
▶認知症

レビー小体の分布により、レビー小体が専ら脳幹にのみにみられる脳幹型、脳幹に加えて大脳辺縁系にもみられる辺縁型、さらに大脳皮質にも広範に出現する新皮質型（びまん型）に分ける分類がレビー小体型認知症（DLB）の病理分類で提唱されている[6]。この分類はPDにも当てはまる。PDで認知症を伴った症例では、大多数は新皮質型か辺縁型である。

2 パーキンソン病の病変の進展形式—Braak仮説

1 Braak仮説の概要

▶Braak

今まで述べてきたようにPDでのレビー小体の分布はPDの運動症状の責任病変となる黒質のみではなく、末梢自律神経から脳幹、大脳辺縁系、大脳皮質と広範にわたっている。かつては黒質の病変のみが注目されていた。しかし、近年ドイツの解剖学者Braakらはレビー小体の出現の頻度から、PDの病変は嗅神経系と下部脳幹の延髄から始まり、脳幹の病変は脳幹を上行し、大脳に拡がるように進展するとの仮説を提起して注目を集めた。脳幹の病変は延髄から橋被蓋、中脳へと脳幹を上行し、さらに、マイネルト基底核と辺縁系から新皮質へと拡がるとするものである。このような考えは嗅覚低下や便秘、レム睡眠行動異常症（RBD）といった非運動症状が、運動症状に先行してしばしばみられることが知られるようになった時期と重なって、それに対応する病理的変化として注目されるようになった。

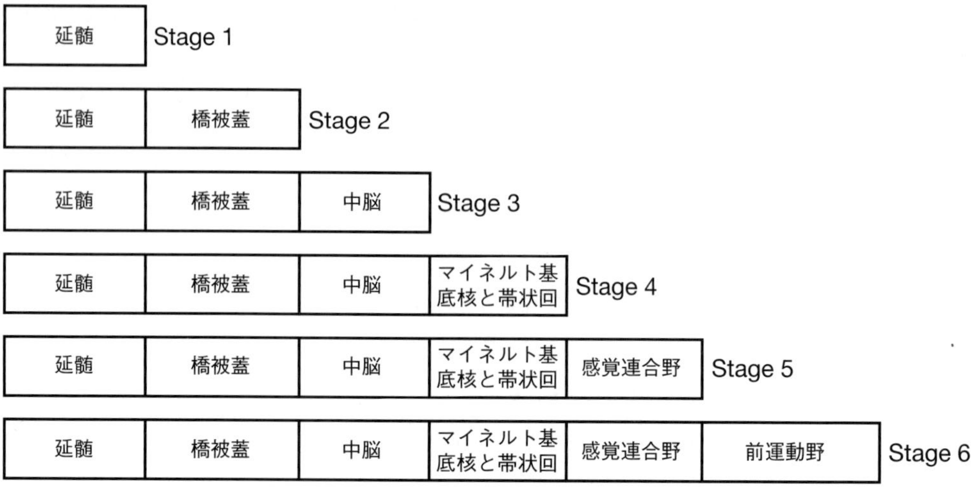

```
延髄  Stage 1
延髄 | 橋被蓋  Stage 2
延髄 | 橋被蓋 | 中脳  Stage 3
延髄 | 橋被蓋 | 中脳 | マイネルト基底核と帯状回  Stage 4
延髄 | 橋被蓋 | 中脳 | マイネルト基底核と帯状回 | 感覚連合野  Stage 5
延髄 | 橋被蓋 | 中脳 | マイネルト基底核と帯状回 | 感覚連合野 | 前運動野  Stage 6
```

図5. BraakらのStage分類

2 Braakらはどのような研究から仮説を組み立てたか

　Braakらがこのような仮説を提唱するようになったもとには、PDと偶発性レビー小体病の剖検例でのレビー小体の分布をみた彼らの研究がある[7]。Braakらは41例のPDと、69例の偶発性レビー小体病でのレビー小体の分布を調べた結果、延髄にみられた群、延髄と橋被蓋にみられた群、延髄と橋被蓋と中脳にレビー小体がみられた群、これらに加えてマイネルト基底核と中間皮質（帯状回）にみられた群、さらに感覚連合野、前頭前野の新皮質にもみられた群、そしてさらに前運動野の新皮質までみられた群に分けられた。彼らは各群をstage 1からstage 6まで命名した（図5）。彼らの説によると原則としてレビー小体の分布はその前のstageのレビー小体の分布を含んで、順番をもって拡がっていくことになる。すなわち、嗅球（前嗅核）と脳幹下部の延髄から病変が始まり、脳幹下部の病変は徐々に脳幹を上行し、黒質に至る。その後、帯状回、連合野、そして二次、一次新皮質に至る。

　BraakらのStage分類を簡略化して、代表的な部位をまとめると**表1**のようになる。なお各ステージの詳細は**表2**に示してある。

▶ 嗅球
▶ 延髄

表1. BraakらのStage分類

Stage 1	延髄（迷走神経背側核）、前嗅核
Stage 2	橋被蓋（青斑核）
Stage 3	中脳（黒質）、扁桃体
Stage 4	中間皮質（帯状回）
Stage 5	連合野
Stage 6	二次、一次新皮質

表2. Braak仮説での各Stageにレビー小体が出現する部位

Stage 1	Stage 4
延髄	扁桃核（皮質核、基底外側核）
迷走神経背側核	視床（髄板内核群、正中核群）
網様体	側頭葉の前内側面の中間皮質
嗅球、前嗅核	海馬CA2
Stage 2	島回と膝下野
Stage 1に加えて	前帯状回
下位縫線核	腹側前障
大細胞性網様体神経核	Stage 5
青斑核	感覚連合野
Stage 3	前頭前野
Stage 2に加えて	嗅内野
扁桃体（中心核）	海馬CA1、CA3
嗅結節、梨状皮質	Stage 6
扁桃周囲皮質	感覚連合野
内側嗅内野	前運動野
黒質緻密部	一次感覚野
Edinger-Westphal核	一次運動野
傍小脳脚核	
上位縫線核	
結節乳頭核	
大細胞性前脳核（マイネルト基底核）	
脚橋被蓋核	

(Braak H, Del Tredici K：Neuroanatomy and pathology of sporadic Parkinson's disease. Springer, Berlin, 2009による)

③ Braak仮説の検証

　Braak仮説に対しいくつかの追試の報告がなされている。追試の方法はBraakらの方法と同様で、PDや偶発性レビー小体病の剖検例でレビー小体の分布を調べ、あるstageで出現する部位にレビー小体がみられた場合に、その前までのstageで出現する部位にレビー小体がみられているかということをみている。例えばPDの臨床診断例であれば、黒質にレビー小体がみられるstage 3の場合は、stage 1でレビー小体がみられる延髄の迷走神経背側核、stage 2でみられる橋の青斑核にもレビー小体がみられれば、Braak仮説に合った例と判断される。当初出された追試の報告は大体の例ではBraakの仮説に一致するとしている[8]。Parkkinenら[9]は248例のレビー小体がみられた剖検例のうち、83%の例はBraakらのstageのいずれかに当てはまると報告している。ただし、この研究で注目されるもう1つの点はstage 5の25～30%、stage 6の50%にしか認知症や錐体外路症状はみられていなかったことである。これらの例は臨床症状を呈しない偶発性レビー小体病の中にstage 5、6と広範にレビー小体が出現する例が多くみられることを示唆している。広範なレビー小体の出現のみでは臨床症状を呈しないことを意味する。

　また別の脳バンクでの報告[10]ではBraak仮説に一致する例は半数で、それ以外に29

▶扁桃体

%では扁桃体に主にみられる例で、17%では高いstageである部位にレビー小体がみられているのに、低いstageの部位にはみられない例であった。

4 Braak仮説の意義と今後の課題

　Braak仮説が新鮮な衝撃を学界にもたらしたのは、①黒質以外の病変が先行するという考えで、これは最近注目されているPDでは非運動症状が先行するという数々の報告と一致する。②PDのような変性疾患では病変の出現はランダムではなく、一定の規則性があるという主張が基底にある。③α-シヌクレインの蓄積は脳の中で次々と"伝播"していく可能性を示唆する点である。最後の一見唐突にみえる発想は最近の患者脳に移植された正常組織にもα-シヌクレインの蓄積がみられ、α-シヌクレインの蓄積はプリオン蛋白のように伝播するのではないかとする考えを先取りしたものであった。

　Braak仮説はこのようにエポック・メイキングの可能性はあるが、しかしながらあくまでまだ仮説の段階であって、どれだけ事実と合っているかは今後多方面で検討されなければならない。

〈森　秀生〉

【文献】

(1) Hirsch E, Graybiel AM, Agid YA : Melanized dopaminergic neurons are differentially susceptible to degeneration in Parkinson's disease. Nature 334 : 345-348, 1988.
(2) Fearnley JM, Lees AJ : Ageing and Parkinson's disease ; substantia nigra regional selectivity. Brain 114 : 2283-2301, 1991.
(3) Damier P, Hirsch EC, Agid Y, et al : The substantia nigra of the human brain ; II. Patterns of loss of dopamine-containing neurons in Parkinson's disease. Brain 122 : 1437-1448, 1999.
(4) Orimo S, Uchihara T, Nakamura A, et al : Axonal alpha-synuclein aggregates herald centripetal degeneration of cardiac sympathetic nerve in Parkinson's disease. Brain 131 : 642-650, 2008.
(5) Wakabayashi K, Takahashi H, Takeda S, et al : Parkinson's disease ; the presence of Lewy bodies in Auerbach's and Meissner's plexuses. Acta Neuropathol 76 : 217-221, 1988.
(6) McKeith IG, Dickson DW, Lowe J, et al : Diagnosis and management of dementia with Lewy bodies ; third report of the DLB Consortium. Neurology 65 : 1863-1872, 2005.
(7) Braak H, Del Tredici K, Rub U, et al : Staging of brain pathology related to sporadic Parkinson's disease. Neurobiol Aging 24 : 197-211, 2003.
(8) Bloch A, Probst A, Bissig H, et al : Alpha-synuclein pathology of the spinal and peripheral autonomic nervous system in neurologically unimpaired elderly subjects. Neuropathol Appl Neurobiol 32 : 284-295, 2006.
(9) Parkkinen L, Pirttila T, Alafuzoff I : Applicability of current staging/categorization of alpha-synuclein pathology and their clinical relevance. Acta Neuropathol 115 : 399-407, 2008.
(10) Zaccai J, Brayne C, McKeith I, et al : Patterns and stages of alpha-synucleinopathy ; Relevance in a population-based cohort. Neurology 70 : 1042-1048, 2008.

PD 3 早期パーキンソン病の治療

1 パーキンソン病の治療に使われる薬物

　パーキンソン病(PD)の治療で使用されている薬物は多岐にわたる。PDの運動症状改善に作用する薬物のみに限っても、**図1**に示すように作用機序により、L–ドパ製剤、ドパミンアゴニスト（ドパミン受容体作動薬）、ドパミン放出促進薬、モノアミン酸化酵素B(MAO-B)阻害薬、カテコール-O-メチル転移酵素(COMT)阻害薬が主たる治療薬で、補助薬として抗コリン薬、ノルアドレナリン補充薬、複数の作用機序が想定されているゾニサミドなどがある（**図1、表1、2**）。進行期になるとこれに、自律神経系に作用する薬物、精神・神経系に作用する薬物などが加わる。自律神経系は細分すると排尿機能に作用する薬物、起立性低血圧に作用する薬物、消化管蠕動に関与する薬物、排便機能に関する薬物などに分けられる。ここでは早期PDから使用される薬

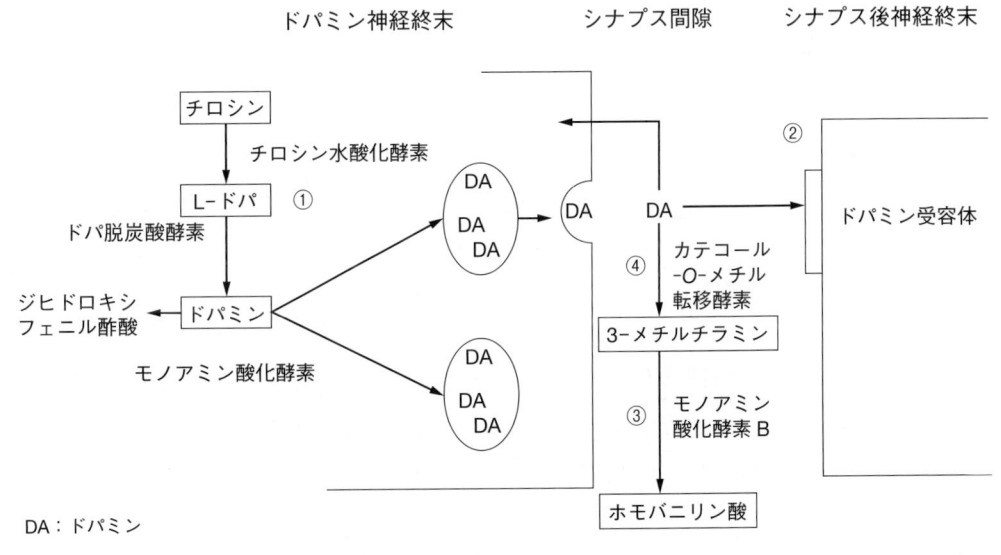

図1. ドパミン作動神経終末と関連するシナプス後ドパミン受容体の模式図
ドパミンの合成と代謝経路を示す。丸で囲まれた番号は抗パーキンソン病薬の作用点である。
①L–ドパ、②ドパミンアゴニスト、③MAO-B阻害薬、④COMT阻害薬
⑤ドパミン放出促進薬（⑥抗コリン薬、⑦ノルアドレナリン作動薬は作動部位が異なる）

表1. パーキンソン病の主な治療薬

分類	一般名	商品名	剤型	維持量
L-ドパ、およびDCIとの合剤	L-ドパ、L-ドパ+DCI（カルビドパもしくはベンセラジド）	ドパストン ドパール	250mg、粉末	600～1,500 (3,000) mg
		メネシット ネオドパストン	100mg、250mg	150～600 (800) mg
		マドパー	100mg	150～600 (800) mg
		ECドパール ネオドパゾール		150～600 (800) mg
ドパミン受容体刺激薬（ドパミンアゴニスト）	ブロモクリプチン	パーロデル	2.5mg	7.5～15.0 (22.5) mg
	ペルゴリド	ペルマックス	50μg、250μg	300～1,500 (2,250) μg
	タリペキソール	ドミン	0.4mg	1.2～3.6mg
	カベルゴリン	カバサール	0.25mg、1mg	2～3mg
	ロピニロール	レキップ	0.25mg、1mg、2mg	6～15mg
	プラミペキソール	ビ・シフロール	0.125mg、0.5mg	0.75～4.5mg
抗コリン薬	トリヘキシフェニジル	アーテン	2mg、粉末、注射液	2～6mg
	ビペリデン	アキネトン	1mg	1～4mg
	ピロヘプチン	トリモール		2～8mg
	プロフェナミン	パーキン		40～600mg
	マザチコール	ペントナ		12mg
	メチキセン	コリンホール		15mg
ドパミン放出促進薬	塩酸アマンタジン	シンメトレル	50mg、100mg	100～300mg
モノアミン酸化酵素阻害薬	セレギリン	エフピー	2.5mg	2.5～10mg
カテコール-O-転換酵素阻害薬	エンタカポン	コムタン	100mg	～1,600mg
ノルアドレナリン前駆物質	ドロキシドパ	ドプス	100mg、200mg、細粒	300～900mg
その他	ゾニサミド	トレリーフ	25mg	25mg

物の特徴について以下に列挙する。

1 L-ドパ製剤[1)-3)]

1 概要

　L-ドパはドパミンの前駆物質で80％のPD患者の症状軽減に有用である。腸管粘膜のドパ脱炭酸酵素（dopa decarboxylase）によりL-ドパはドパミンに変換されるが、多くは体循環により失活する。L-ドパとドパ脱炭酸酵素阻害薬との合剤は、L-ドパの体循環での分解を抑制し、末梢性副作用を減少する。よって、L-ドパは末梢性ドパ脱炭酸酵素阻害薬（わが国ではカルビドパ（carbidopa）、ベンセラジド（benserazide）の双方、米国ではカルビドパ、ヨーロッパではベンセラジド）との合剤として一般に使用されている。わが国ではカルビドパとL-ドパの合剤（カルビドパ：L-ドパ、10：100、25：250）が、メネシット®、ネオドパストン®として、ベンセラジドとの合剤（ベンセ

▶ドパ脱炭酸酵素阻害薬
▶カルビドパ
▶ベンセラジド

表2. 抗パーキンソン病薬の後発品一覧

分類	一般名	商品名	製薬メーカー
L-ドパ、およびDCIとの合剤	L-ドパ＋カルビドパ	カルコーパ	共和
		ドパコール	ダイト-扶桑＝マルコ
		パーキストン	小林化工
		レプリントン	辰巳
	L-ドパ＋ベンセラジド	マドパー	中外
		ECドパール	協和発酵キリン
ドパミン受容体刺激薬（ドパミンアゴニスト）	ブロモクリプチン	アップノールB	高田-塩野義
		パルキゾン	メディサ-キッセイ
		パドパリン	寿＝日研
		パーロミン	ダイト-扶桑
		メシル酸ブロモクリプチン	小林薬学＝日医工
		エレナント	ヘキサル＝科薬
		コーパデル	共和
		デパロ	東和
		パロラクチン	富士製薬
		プロスペリン	沢井
		メーレーン	辰巳
	ペルゴリド	ベセラール	沢井
		ペルゴリド	
		ペルゴリン顆粒	
		メシル酸ペルゴリド	メルク
	カベルゴリン	カベルゴリン	
抗コリン薬	トリヘキシフェニジル	ピラミスチン	山之内
		トレミン	シェリングプラウ
		塩酸トリヘキシフェニジル	オルガノン
		パキソナール	高田
		ストブラン	大洋
		セドリーナ	第一
		トリフェジノン	共和
		トリヘキシン	ファルマー
		パーキネス	東和
	ビペリデン	アキリデン	共和
		タスモリン	三菱ウェルファーマ
		ビカモール	シェーリング
	メチキセン	塩酸メチキセン	ファルマー
		メチキサート	扶桑
ドパミン放出促進薬	塩酸アマンタジン	アテネジン	鶴原
		アマゾロン	沢井
		グランザート	CHO-長生堂
		シキタン	全星
		トーファルミン	ファルマー
		ボイダン、ボイダンD	イセイ
		ルシトン	辰巳
		ロティファミン	大洋

ラジド：L-ドパ、25：100)はマドパー®、ネオドパゾール®、ECドパール®として使用可能である。一般的には10/100mgもしくは25/100mgを、1錠もしくは半錠、1日3回食後投与で開始し、漸増し10/100mg錠を1日3回から4回に増量する。L-ドパ服用の原則はわが国では食後としているが、薬効が減弱した場合には、吸収効率を高めるために空腹時に使用することもある。

❷ L-ドパのPDの進行抑制効果

　ドパミンによる神経細胞毒の増加をきたすという仮説のもとに、早期のL-ドパ導入が黒質線条体神経細胞死を助長するかという論議がある。障害のない黒質線条体神経細胞にはL-ドパは有害ではないとされるが、PDのように障害がある神経細胞に対してはどうであろうか？　これらに対する臨床でのエビデンスを得るために、β-CITを用いたSPECTやF-DOPAによるPETによって線条体の取り込み量の検討が進められた(ELLDOPA study)[4]。これらの検討では、正常対照に比較してPDの進行例では線条体での核種の取り込みが減少するので、核種の取り込み量は病状の進行を反映すると考えられている。ELLDOPA studyではL-ドパ投与量とこれらの核種の取り込み量との関係で、L-ドパ投与量と核種の取り込み量の減少との関係が、ほぼ逆相関の関係にあることが示された。すなわち、L-ドパ少量投与であれば、PETやSPECTで示される線条体の核種の取り込みの減少効果が少なく、大量投与では取り込み量の減少率が大きいという結果であった。L-ドパ投与は本検討では線条体病変の進行を促すと理解されるデータであったが、一方、臨床的には、L-ドパ投与後の症状軽減効果がL-ドパ投与中止後も約1ヵ月持続することが示された[4]。臨床効果と画像所見結果との乖離についてはさまざまな論議を呼び、SPECTやPETによる検討結果に対する投与薬物と核種との薬物競合の関連、検査法についての確実性validityの検討がなされていないこと、病状の進展をみる検査としての蓋然性そのものが問題点として挙げられた。この臨床検討ではL-ドパ投与量による核医学的な変化と、臨床像での病状改善効果と問題症状発生率などについての検討がさらに長期間にわたり積み重ねられていく予定とされ、L-ドパの安全性、有効性がさらに示されていくものと思われる。現時点ではドパミンアゴニストの運動問題症状(後述)抑制効果とL-ドパの症状軽減効果との兼ね合いにより、患者の臨床像を考慮して、L-ドパの投与量は治療開始時には多くとも1日300mg以下に抑制しておくのが肝要といえる[4]。

❸ L-ドパ製剤の副作用

　L-ドパの一般的な早期副作用は嘔気、嘔吐、起立性低血圧で、時に不整脈が生じる。異常運動(ジスキネジア、dyskinesia)や静止困難(アカシジア、akathisia)、昏迷はL-

ドパの投与開始後数日で、用量依存性に生じる傾向がある。ジスキネジアは日中みられることが多く、血漿L-ドパ濃度がピークに達するとき、もしくはある一定の濃度に達したときに生じる。これらのL-ドパ血漿濃度とジスキネジア発現の関係がある可能性を踏まえ、投薬はジスキネジアのプロファイルにより決定する。すなわち、ジスキネジアがある一定のL-ドパの血中濃度以上であるときのみに生じる場合は、1日投与量を血中濃度の観点から補正する。血中濃度のピークとジスキネジア発現が関連している場合には、1日投与量を減量することが有用である。

　L-ドパ療法の後期副作用は長期L-ドパ投与症候群とも呼ばれる。これはドパミン神経終末の減少に伴って生じるとも考えられ、L-ドパそのものの副作用であるかについては論議がある。長期L-ドパ投与症候群にはさまざまな運動問題症状（motor complication）が含まれ、日内変動 wearing off 現象（服薬時間との関連から予測がつく、薬物濃度と関係した運動症状の改善 on や増悪 off）や no on 現象（服薬してもなかなか無動などの運動症状の軽快が得られない）、on-off 現象などからなる。On-off 現象とは予測できない突然生じる一過性の高度の無動で、しばしば日中にみられ、服薬スケジュールとは明らかな関係がない。これらの運動問題症状は on 時（peak-dose）、off から on に移行する（end-of-dose）際にジスキネジアやジストニアを伴うことも少なくない。ジスキネジアは薬物濃度の高い時期に多くは舞踏運動様に、その他、薬物濃度が上昇する際や低下する際には激しい振戦様の不随意運動として認められる。舞踏運動の場合にはADLはさほど障害されず、また、患者の不快感の訴えも少ないが、振戦様ジスキネジアはADLを阻害することが多く、痛みを伴うこともある。薬物濃度が低下した際にはジストニアもみられ、早朝に多く morning dystonia と呼ばれる。これらは主として足にみられる。Wearing off 現象の対処はL-ドパの血中濃度を一定にする方策（continuous dopamin stimulation；CDS）が有用であり、服用間隔を短くすること、食事の1時間前にL-ドパを服用すること、活動時の蛋白摂取量を抑えること（長分枝アミノ酸とL-ドパの血液への移行と血液から脳への能動移送での競合を抑えるため）、もしくはドパミン作動薬を加えることでコントロールすることが可能である。モノアミン酸化酵素B阻害薬（monoamin oxidase B inhibitor；MAO-B-I）であるセレジリン（selegiline）（朝食および昼食時にそれぞれ2.5～5mg）を加えることは、ドパミンの分解を抑制すること、もしくはセレジリン自体の抗PD作用により有用である。その他、カテコール-O-メチル転移酵素阻害薬（cathecol-O-methyltransferase inhibitor；COMT-I）によるドパミン代謝抑制もL-ドパ濃度の維持に有用である。なお、薬物動態からCOMT-IはL-ドパと同時に服用する必要がある。その他、L-ドパの持続的経静脈投与や経十二指腸投与、もしくは経胃投与なども海外では実施されており、有用とされている。なお、海外ではL-ドパの徐放剤も市販されている。その他

にも、早期吸収型L-ドパなどが臨床応用のため検討されている。L-ドパの後期副作用についての対処法の詳細は次章に譲る。

2 ドパミンアゴニスト[1)-3)]

1 概要

ドパミンアゴニストはドパミン受容体を直接刺激することにより症状を軽快する。わが国で使用可能なドパミンアゴニストは麦角（エルゴタミン）誘導体がブロモクリプチン（bromocripitine）、ペルゴリド（pergolide）、カベルゴリン（cabergoline）、非麦角誘導体がタリペキソール（talipexole）、プラミペキソール（pramipexole）、ロピニロール（ropinirole）である。現在、非麦角誘導体の貼付剤であるロチゴチン（rotigotine）が厚生労働省へ申請中である。表3にドパミンアゴニストの薬理学的特徴を示す。表3に示すようにドパミンアゴニストの主作用部位はD_2受容体で、作用時間はL-ドパに比較して長時間作用である。なお、各薬物間の作用強度などの直接比較試験はない。

▶麦角誘導体
▶非麦角誘導体

ドパミンアゴニストの吸収や中枢神経内での分布は、L-ドパよりも安定しており、酵素によって活性体に変換される必要もない。ドパミンアゴニストは単独、もしくは低用量のドパミン製剤との併用療法（L-ドパ製剤10/100 mg合剤もしくは25/100 mg合剤1錠1日3回投与と併用）で使用される。ドパミンアゴニスト単独投与、もしくは1日300 mg以下のL-ドパ合剤との併用療法の方が、単剤のL-ドパ投与時や大量のL-ドパ投与療法よりも治療効果を持続させ、後期問題症状である長期L-ドパ投与症候群の発現を低下させることがそれぞれ示されている。これらについては各薬物の項で述べる。

2 PDの進行抑制効果

ドパミンアゴニストの神経細胞保護作用については試験管内での検討がある。これらはドパミン作動神経の培養系を用いた検討で、L-ドパの毒性がドパミンアゴニストを投与することにより減弱することから、ドパミンアゴニストはL-ドパ毒性に対し保護作用があること、抗オキシダント作用、受容体を介した抗アポトーシス作用を有す

表3. ドパミンアゴニストの種類と薬理学的特徴

agonist	Tmax (hr)	$T_{1/2}$ (hr)	D_1	D_2	D_3	D_4	D_5	$5-HT_{1/2}$	$α_{1/2}$
ブロモクリプチン	2.7	6	±	2+	+	+	+	+	+
ペルゴリド	1〜3	15〜42	+	3+	4+	+	+	0	0
タリペキソール	2.3	5	0	2+	2+	2+	0	0	2+
カベルゴリン	1.9	43	±	3+	?	?	?	0	0
ロピニロール	2.1	5.1	0	2+	4+	+	+	0	0
プラミペキソール	1〜2.7	7〜11	0	2+	3+	2+	?	0	+

るとされる。しかし、実際に生体内でドパミンアゴニストに神経保護作用があるかについては明らかではない。生体内でのドパミンアゴニストの神経保護作用の有無については、前述したL-ドパと同様、β-CITを用いたSPECT[5]とF-DOPAによるPET[6]の報告がある。前者はParkinson study groupが行った早期PDに対するプラミペキソールとL-ドパの長期試験の一部で、β-CIT SPECTによりドパミントランスポーターの密度の変化を定量化してロピニロールとL-ドパを比較した試験である。これによるとプラミペキソール治療群の方がL-ドパ治療群に比較してドパミントランスポーターの濃度の低下が軽度であった。すなわち、これはプラミペキソール群の方がL-ドパ群に比較してドパミン神経終末の減少の程度が軽度であることを反映しているので、プラミペキソールにはドパミン神経保護作用があると結論できるとしている。一方のロピニロールもほぼ同様の結果で、これらに対する反論はL-ドパの項に述べたとおりで、今後さらに詳細な臨床データが必要と考えられている。

❸ 副作用

　ドパミンアゴニスト全般にみられる副作用として、幻覚および妄想が挙げられる。これらは老齢PDで発現頻度が高く、高齢者や知的機能障害が認められるPD症例での使用には留意する必要がある。

　麦角誘導体であるブロモクリプチン、ペルゴリド、カベルゴリンについては心・血管系の収縮作用に基づく末梢循環不全や心血管障害、胸水貯留、肺線維症、後腹膜線維症、心弁膜線維症などがある。心弁膜線維症については近年注目され、ペルゴリド、カベルゴリンで心弁膜線維症を生じる危険性が高いことが明らかとなった。これを踏まえ、わが国ではこれらの薬物を第一選択薬としないこと、PDのコントロールに麦角系ドパミンアゴニストを投与開始もしくは継続投与を行う場合には、心聴診を行うこと、胸部X線撮像、心超音波検査によるモニタリングを行うことが勧告された。なお、カベルゴリンについては用量依存性に心弁膜線維症が生じることが明らかとされたため、1日最大投与量は3mg以内となった。心弁膜症など線維症と麦角製剤との関連では、5-HT$_{2A}$受容体との関連が指摘されており、今後の薬物開発との観点からも注目すべきである。

　一方、非麦角誘導体ドパミンアゴニストは心・血管系への副作用は少ないが、睡眠発作や日中過眠の頻度が高いこと、幻覚などの精神症状が惹起されやすいことが指摘されている。睡眠発作(sleep attack)は作業中(特に問題となるのは運転中など)に生じる急速な睡眠である。睡眠発作は事故の原因ともなり得るため、ヨーロッパでは使用についての勧告がなされている。睡眠発作についてはEpworth Sleepiness Scale (ESS)などによるスクリーニングの有用性も示されている[7]。日中過眠と睡眠発作との

▶睡眠発作

▶Epworth Sleepiness Scale

関連では、日中過眠がない症例でも睡眠発作が生じることが報告されており、より留意が必要である。海外学会、EMEAおよび日本神経学会では抗PD薬は、①PDにおける睡眠障害はPDそのものとドパミンアゴニストとの相互作用により強調された病態であること、②どのドパミンアゴニストであっても程度の差はあるものの過眠を伴うこと、③薬物併用（L-ドパを含む）はそれを悪化させること、④睡眠発作もドパミンアゴニストそれぞれに程度の差はあるものの共通した事象であること、ただし睡眠発作はロピニロール、プラミペキソール、次いでカベルゴリンで多くみられること、⑤日中過眠と睡眠発作のエピソードは運転やADLを阻害する要因である、としている。わが国の厚生労働省は前兆のない睡眠発作および過眠が服薬により生じることを患者に説明すること、服用した場合には自動車の運転、機械の操作、高所作業など危険を伴う作業に従事することを禁止している。

　過眠や睡眠発作の危険因子として男性、ADL（運動機能）低下、投薬量が多いことなどがあり、薬物併用でより頻度が増すことが報告されている。また、睡眠時無呼吸、REM睡眠行動異常症（RBD）の合併、わが国では頻度が少ないがむずむず脚症候群（RLS）の合併も危険因子として挙げられる。

　さらに近年では衝動性行動制御障害（impulsive control disorders；ICD）が非麦角系ドパミンアゴニストの使用で頻度が高いことも明らかとされた。ICDは男性、ギャンブルなどの家族歴がある場合に頻度が高く、非麦角系ドパミンアゴニストを使用する際には考慮する必要がある。

4 各論

a. ブロモクリプチン

　初めに市販されたドパミンアゴニストは麦角誘導体のブロモクリプチン（bromocriptine）である。ブロモクリプチンはD_2作動薬で、2.5mg錠1錠、もしくは半錠で開始し、約1ヵ月かけて有効域まで漸増する。維持量は1日量7.5〜15.0（22.5）mgで、1日3回投与する。Montastrucら[8]によりブロモクリプチンの単独投与はL-ドパに比較して、長期L-ドパ投与症候群のうち運動問題症状（wearing off現象、no on現象、on-off現象、ジスキネジアなど）の発現を減少させることが示された。治療薬としては早期PD、および進行期PDの運動症状を改善するが、薬理学的効果は他のドパミンアゴニストに比較して若干劣る。また、高齢PDを対象とした有効性、安全性に関する検討はないが、幻覚などの精神症状がL-ドパに比較して発現しやすく、留意して使用すべきである。

b. ペルゴリド

　ペルゴリドも麦角製剤で、D_1とD_2受容体に作用する。0.05mg/日で投与を開始し、

効果が認められるまで増量する。多くは1日量0.3〜2.25mgである。なお、わが国の健康保険ではペルゴリド単独での使用は保険では認められていない。ブロモクリプチンよりも運動症状改善効果が強いとされる。

早期PD治療薬としてペルゴリドは単独療法薬として、薬理学的強度がL-ドパとの相同性があり、また、L-ドパの減量効果も有している。なお、ブロモクリプチン同様、早期治療薬として運動問題症状の抑制効果についても認められる[9]。

進行期PDにおいては、無動の軽減などの運動症状改善効果、運動問題症状、特にoffの軽減に有効である。また、他剤が無効となっても約3割の症例でペルゴリドが有効であることが、偽薬もしくはブロモクリプチンとの二重盲検法で示されている。なお、ペルゴリドによるジスキネジアの誘発もあり、これに対してはL-ドパの減量により対処する。

高齢PD症例についてのペルゴリドの安全性に関する検討もあり、明らかな知的障害が認められない場合には幻覚などの精神症状発現もなく、ペルゴリドは高齢PDの症状軽減にも有効であるとされる。

c. タリペキソール

タリペキソールはわが国でのみ使用されている非麦角誘導体のドパミンD_2作動薬で、アゼピン誘導体である。有効性についてはレベルIbの論文は中西らの報告にのみ限られる。

早期PDに対する効果としては有効性がブロモクリプチンに勝り、眠気のコントロールが可能な症例については有効な薬物である。また、進行期PD患者に対する対症効果では、重症度の軽い症例について、wearing off現象の軽減効果がある。なお、PD進展予防効果の検討はない。

d. カベルゴリン

麦角誘導体D_2作動薬で、前述した3者よりも長時間作用であることが特徴である。カベルゴリンは肝で主として代謝され、代謝酵素系としてはP450系酵素のうちCYP2C18、2D6、3A4の関与が示唆されるので、マクロライド系抗生物質の併用によりカベルゴリンの代謝が阻害され、副作用が発現しやすくなる可能性がある。

早期PD患者に対する対症効果はL-ドパにやや効力は劣るが、60%の症例で有効である。Rinneらによれば[10]、カベルゴリンによる治療開始は、L-ドパの使用を遅らすことができ、運動問題症状の発現は有意に減少できたとされる。なお、エビデンスレベルは低いが、わが国の単独療法での結果でも改善率は53.3%であった[11]。

進行期PDの運動問題症状の治療薬としては、カベルゴリンはoff時間の短縮について有効である。Offの程度が軽快する傾向があり、"底上げ効果"とも表現される。なお、カベルゴリンは1日1回朝服薬が原則であるが、分割投与の有用性の検討や神経保

護作用についてのヒトでの検討が求められている。

e. プラミペキソールおよびロピニロール

プラミペキソールとロピニロールは第二世代のドパミンアゴニストで非麦角系である。第一世代のドパミンアゴニストよりもより有効で、より副作用が少ないとされるが、ブロモクリプチンやペルゴリドとの直接比較試験は少なく不確かである。非麦角誘導体なので、先端紅痛症、血管攣縮、胸膜、後腹膜線維症は少ない。しかし、双方とも起立性低血圧、倦怠感、睡眠障害、末梢浮腫、便秘、悪心、ジスキネジア、昏迷などのドパミンアゴニストに共通な副作用を生じ得る。非麦角系ドパミンアゴニストで最も問題となるのは睡眠発作と日中過眠で、過度のもしくはコントロール不能の傾眠が生じた場合は、投与の中断が望ましい。ドパミンアゴニストの副作用の項で述べたようにわが国ではこれらの薬物の服薬下での運転や機械作業、危険作業は禁止されている。また、繰り返しになるが、病的賭博、病的買い物、病的性欲亢進、pundingなどのICDが惹起される頻度がL-ドパや麦角系ドパミンアゴニストよりも高く、投与に際し留意する必要がある。

プラミペキソールはアミノベンズチアゾール(aminobenzthiazol)誘導体で選択的D_3受容体刺激薬であるが、セロトニンH_2受容体および5-HT_{1A}、$α_2$受容体への親和性も認められる。ドパミン受容体へは低用量でシナプス後D_2受容体刺激作用を、高用量では軽度のD_1受容体刺激作用を示す。また、PDに関連する感情障害にも有用である[12]。プラミペキソール投与は0.125mgを1日3回で開始し、漸増する。通常の1日投与量は1.5〜4.5mgである。プラミペキソールは消化管で速やかに吸収され、2時間で血中濃度が最大に達し、腎臓で代謝される。よって、腎不全患者では1日投与量を減じる必要がある。

プラミペキソールはPDの早期治療薬[13]および、進行期PDの治療薬として[14,15]、L-ドパとの同等性が示されている。進行期PD治療薬としてはoff時間の短縮と軽症化、L-ドパの減量が認められ、有効性が高いとされる。

ロピニロールは選択的D_2受容体刺激薬で、軽症および進行期PDに効果がある。0.25mg錠を1日3回で開始し、漸増する。平均維持量は6〜12mgとされるが平均投与量に関する情報が不足している[16]。ロピニロールはCYP1A2により代謝される。単独治療薬としてADL維持効果と運動問題症状の予防効果については大規模長期試験が行われ、有効性が示された[17]。また、進行期PDに対してはoff時間の短縮、L-ドパの減量効果がある[18]。

f. その他のドパミンアゴニスト

現在でもさまざまな新しいドパミンアゴニストが評価されつつあり、新しい投与法、例えば、皮下注入法や経皮投与が、臨床症状の安定化を導くために開発されてきてい

る。わが国では非麦角誘導体であり、かつ、貼付剤であるロチゴチンの臨床試験が終了し、臨床応用に向け申請中である。ロチゴチンは1回の貼付で血中濃度が24時間持続するため、現在のcontinuous dopamine stimulationの概念に合致した薬剤であり、欧米では既に臨床で使用されている。PDのコントロールに有用であるが、貼付部位反応があり、皮膚反応に留意して使用する必要がある。

皮下注射法としてはアポモルフィン（apomoruphin）の間欠的注射法がある。現在、wearing off現象におけるoff時の対処薬として臨床試験中である。皮下注射のため、短時間で薬効が発現し、offへの対処が可能である。

3 抗コリン薬[1-3]

抗コリン薬の作用機序は正確には不明であるが、線条体のD_1およびD_2神経終末への、コリン作動性介在ニューロンの抑制を介すると考えられている。抗コリン薬、特に非選択的ムスカリン作動薬はしばしば振戦のコントロールに有用とされるが、他の薬物と比較して明らかに抗コリン薬が有効であるとのエビデンスはない。

歴史的な薬物でさまざまな製剤［例えば、トリヘキシフェニジル（trihexyphenidyl）、ビペリデン（biperiden）、プロフェナミン（profenamine）など］が使用できる。維持量は**表1**に示したとおりである。副作用は口渇、便秘、尿閉、かすみ目で、狭隅角緑内障は悪化する可能性がある。副作用のうちで最も問題となるのは知的機能への影響である。可逆的とされてはいるが、抗コリン薬が認知機能（特に、実行機能、近時記憶など）を低下させるとするさまざまな方法による検討結果が示されている[19]。特に老人では幻覚、妄想、錯乱の発現に注意する必要がある[20,21]。最近、抗コリン薬と認知機能障害との関連が報告された[22]。

また、症例によっては口から頬部にジスキネジアを生じることもある。上述したエビデンスから、現時点では抗コリン薬は老齢PDに対しては使用を控えるべきといえる。

4 塩酸アマンタジン[1-3]

アマンタジン（amantadine）はA型インフルエンザウイルス治療薬として開発された薬物である。偶然、抗PD作用（内因性ドパミンの遊離を促進する）を有することが明らかとなり、治療薬として用いられるようになった。また、最近では抗グルタミン酸作用を合わせて示すことも明らかとなり[23]、神経保護作用の観点から[24]、もしくはジスキネジアの治療薬[25]としても用いられている。

▶ 神経保護作用

▶ ジスキネジアの治療薬

アマンタジンは単独か、他の抗PD薬と組み合わせて使用するが、PDの主要徴候すべてに有用である。薬理学的効果は一時的とするもの、持続性とするものがあり、結論は出ていない。

比較的少ない副作用として、落ち着きのなさ（restlessness）、幻覚、錯乱、不眠などが挙げられる。末梢性の副作用として、網状皮疹、下肢（特に足首より下）の浮腫、心伝導異常も知られている。平均投与量は100～150mgであるが、ジスキネジアの治療量としては300mg以上が勧められ、この場合は精神症状の発現に留意して使用する必要がある。また、アマンタジンは腎排泄薬のため、高齢者に投与する際には薬物濃度が上昇する可能性があるので、注意が必要である。

5 モノアミン酸化酵素（MAO-B）阻害薬[1)-3)]

セレギリン（selegiline）のような選択的MAO-B阻害薬はドパミンによる酸化的傷害を減弱し、疾患の進行を緩徐化するとされるが、この効果に対する証拠は不完全である。また、セレギリンにはMAO-B阻害作用を介する以外にも、代謝産物であるデスメチルセレギリン（desmethylselegiline）に由来するとされる神経保護効果も指摘されている。これらは生化学的にグルタチオン、スーパーオキサイド・デイスムターゼ、BCL-2などを介する抗アポトーシス作用を介した神経保護作用とされる[26)]。これらの神経保護作用を有するとの生化学的性質により、さまざまな検討が行われた。多施設大規模検討の結果から、セレギリンは無治療PD患者のL-ドパによる対症療法を必要とする時期を遅らせることが可能なので、PDの増悪を遅らせると示唆された。しかし、セレギリン自体が弱い抗PD作用を有していることが、その後明らかとされた[27)]。セレギリンの中枢神経系における半減期は40日とされるため、臨床治験にあたっては、セレギリンの中止後の臨床症状判定時期に留意する必要も同時に指摘された。つまり、セレギリン自体の抗PD効果、半減期が長いことなどを考慮すると、観察された効果の根拠は不確実である。このため、神経保護を目的としたセレギリンの使用は、末期もしくは非常に老齢な患者でない場合に、薬理学的効果が不確かであることを示して、患者が納得したうえで使用すべきである。なお、わが国ではセレギリンの単独使用は認可されていない。

▶抗アポトーシス作用

セレギリンの標準投与量は2.5～5mgで、朝、および昼に二分して服用する。セレギリンはこの投与量では、非選択的モノアミンオキシダーゼ阻害薬による「チーズ効果」を示さない。しかし、メペリジン（meperidine）、三環系薬剤、セロトニン再取込み阻害薬とは急性の中毒性相互作用を生じ得るので、これらを投与されている患者には処方すべきではない。また、セレギリンはアンフェタミン（amphetamine）およびメタアンフェタミン（methamphetamine）に代謝され、不安や不眠を認めることもある。セレギリンの投与下で時にジスキネジアの発現をみることがあるが、この場合はL-ドパの作用を増強したことによるため、セレギリンを減量、中止する。なお、セレギリンは当初、抗うつ薬として開発されているが、PDで使用される1日10mg以下では、

明らかな抗うつ効果は認められない[28]。また、一時セレギリン投与はPDの死亡率を増す[29]との報告がなされたが、その後訂正されている[30]。

上述したように、セレギリンは早期PDに対し、神経保護効果の如何にかかわらず弱い抗PD作用を有し、また、L-ドパの投与開始時期を遅延させる可能性があるため有用とされる。進行期PDに対してはL-ドパの代謝を阻害するため、運動問題症状のうち、wearing off現象を軽快する。

最近、MAO-B阻害薬であるラサジリン（rasagiline）が海外では使用されるようになった。薬理学的効果はセレギリンとほぼ同様とされる。わが国でも臨床試験が企画されている。

6 COMT阻害薬[1)-3)]

トルカポン（tolcapone）やエンタカポン（entacapone）のような選択的なCOMT阻害薬は、L-ドパの3-*O*-メチルドパ（methyldopa）への変換を抑制する（L-ドパと能動輸送担体を競合する）ことにより、血液脳関門を通過するL-ドパの量を増大させ、L-ドパ治療の効果を増強する。PDの病態の観点からみると、L-ドパの投与量の抑制効果、L-ドパの血中濃度の安定化作用による運動問題症状の抑制が認められるため、神経保護もしくは病状安定効果がある。トルカポンは末梢性および中枢性のCOMTの阻害を、エンタカポンは末梢性阻害作用を示す。薬効機序からみて、これらの薬物は単独で使用する意味はない。臨床薬理学的には両者共にL-ドパの半減期を50％、AUCを75％増加させる[31]。このため、L-ドパの血中濃度が安定化し、L-ドパの血漿レベルの変動により生じるとされるwearing off現象などが軽快化する。

この予測される薬理学的効果を二重盲検試験でみると、トルカポンとエンタカポンの両者でon時間の延長とoffの軽減が認められた[32)33)]。すなわち、L-ドパによる日内変動のある患者にとって、薬理効果を円滑化、"on"時間を延長、1日L-ドパの投与量を減少することに有用である。

両者とも速やかに腸管から吸収され、血漿蛋白質と結合し、分泌排泄される前に代謝される。トルカポンはエンタカポンよりもやや薬理効果が強く、より長時間作用型で、1日300 mg分3で投与する。一方、エンタカポンはL-ドパ合剤と同時に1回100 mgずつ、効果が弱い場合には1日200 mgずつ服用する。なお、わが国ではエンタカポンのみが使用可能で、トルカポンは後述するような肝毒性のため、わが国では市販されていない。

副作用はL-ドパの作用増加に基づくジスキネジアが多く、このためCOMT阻害薬の導入にあたっては、初めの48時間のジスキネジア、悪心、昏迷のような合併症を予防するために、L-ドパ製剤の1日投与量は30％まで減量することが勧められている。

他の副作用は、下痢、腹痛、起立性低血圧、睡眠障害、着色尿である。急性肝不全がトルカポンを投与中1〜3％の症例で生じる。一過性の肝由来酵素の上昇は稀ではない。エンタカポンにはトルカポンのような肝毒性は報告されていない。

7 ゾニサミド

わが国で有効性が報告された薬物で[34]進行期PDのoff時間の短縮効果が示されている。作用機序は明確ではないが、MAO-B阻害作用、tyrosine hydroxylaseの活性亢進、t-typeカルシウムチャネル阻害作用などが想定されている。臨床試験から、ゾニサミドは25〜50mgで運動症状改善、50〜100mgでoff時間短縮作用が見い出されたが、わが国での使用用量は25mgである。25mgでは問題となる副作用は報告されていない。

8 開発中の薬物[1)-3)]

実験的な研究ではドパミンアゴニスト以外にも神経保護作用が想定される薬物について、検討が進められている。グルタミン酸拮抗薬がPDに有用であることが示唆され、臨床研究が実施されている。黒質線条体ドパミン神経細胞に影響するGM1ガングリオシドやさまざまな神経栄養因子についても、欧米で試験が進行中である。

2 早期パーキンソン病の治療方針―ガイドライン2002から2011へ：薬物療法を中心に[1)-3)35)-39)]

1 ガイドライン2002作成の背景

PDは人口の高齢化に伴って有病率が増すため、PDの長期予後を考慮した治療方針の決定が望まれている。L-ドパは前述したようにPDの治療薬として最も有効な薬物であるが、治療に伴いさまざまな長期L-ドパ投与症候群をきたす。このため、「日本神経学会パーキンソン病治療ガイドライン2002」ではPDの治療戦略としては、いかに、長期L-ドパ投与症候群の発現を抑制するかに主眼をおいている。長期L-ドパ投与症候群のうち運動問題症状については**表4〜6**に示すように、L-ドパでPDの治療を開始した場合に、治療開始後5年で20％以上の症例が運動問題症状を呈する。これら運動問題症状を発現した症例の検討から、運動問題症状はL-ドパの投与量が多いほど、PDの発症年齢が若いほど、合併症として発現しやすいことが明らかとされた。このため、QOLを維持しながら、いかに少量のL-ドパ投与量にとどめるかに留意しながら治療を行っている現状にある。

▶ 運動問題症状

表4. 運動問題症状の頻度

	cases	L-ドパ投与量	yrs	頻度	症状
Rajput (1984)	34	3.4g	5	10%	fluctuations
				25%	dyskinesia
Fahn (1987)			1	10%	fluctuations
			5	50%	fluctuations
Caraceni (1991)	125	449mg	4	29%	fluctuations
	125	403mg	6	60%	fluctuations
Nakanishi (1992)	124	400mg	5	32%	fluctuations
				10%	dyskinesia
Koler (1999)	187	426mg	5	21%	fluctuations

Rajputらの報告のみがL-ドパ単剤、ほかはDCI合剤(mg)を使用している。
Fahnらの報告ではL-ドパ投与量の記載が明確ではない。

表5. 長期L-ドパ投与に伴うL-ドパ投与量と運動問題症状の発現との関係

L-ドパ投与量	400～800mg	＞950mg
運動問題症状	35～58%	65～80%
Peak dose dyskinesia	41～64%	23～88%

(Werner Poewe, ADPD, 2001)

表6. 発症年齢と運動問題症状の発生頻度

		40歳未満発症PD	40歳以上発症PD
例数		25	25
罹病期間(年)		9.1±3.5	9.1±3.4
Hohen & Yahr		2.96±0.80	2.98±0.85
L-ドパ使用期間(年)		7.28±2.52	7.28±2.46
L-ドパ維持量(mg/日)		608±285	605±269

		dyskinesia	fluctuations	dyskinesia	fluctuations
L-ドパ使用年数	6ヵ月	20%	24%	8%	4%
	1年	28%	36%	8%	16%
	3年	72%	64%	28%	28%
	5年	96%	80%	64%	44%

(Kostic, et al, 1991 より一部改変)

図2に2002年の日本神経学会の治療指針とNeurologyに掲載されたOlanowらのPDの治療指針を示す。両者とも初期治療は、できるだけドパミンアゴニストで開始することを推奨している。ドパミンアゴニストはL-ドパに比較して運動症状改善効果に劣ること、投与早期に消化器系の副作用が多く脱落例が少なくないこと、幻覚などの精神症状を惹起しやすいこと、薬価が高く患者の負担が大きいことなどの短所がある。これにもかかわらず、ドパミンアゴニストでPD治療を開始することが推奨されているのは、表7に示すようなエビデンスが提出されているからにほかならない。表7に示す臨床試験は、未治療PD症例を対象としたL-ドパとドパミンアゴニストとのランダム化二重盲検試験である。どの臨床試験もドパミンアゴニストで治療を開始した群は、運動症状を改善するのに十分なアゴニスト量を投与しながら経過観察し、効果が不十

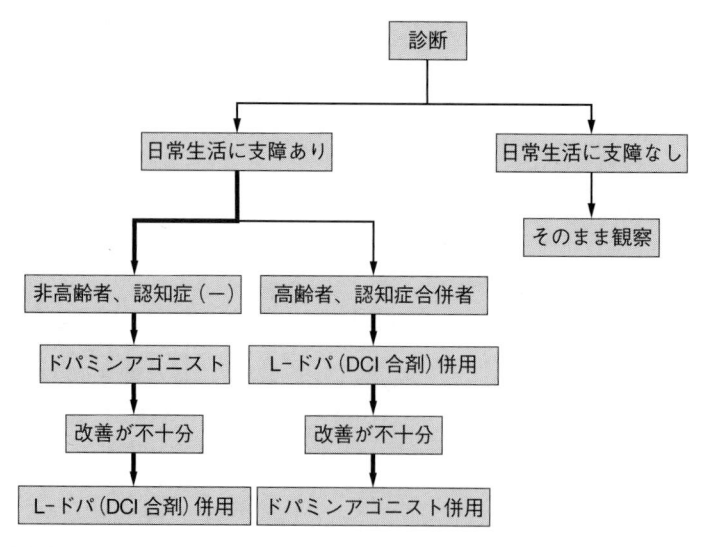

(1) 高齢者の目安：70〜75歳以上
(2) ドパミンアゴニストを使用する場合：ドンペリドン30mg（分3、毎食前）の併用可
(3) L-ドパを開始する場合：モノアミン酸化酵素B阻害薬を同時に併用可
(4) 第一選択薬としての抗コリン薬、塩酸アマンタジンも可

図2-a. 早期PDの治療ガイドライン（日本神経学会治療ガイドライン2002）

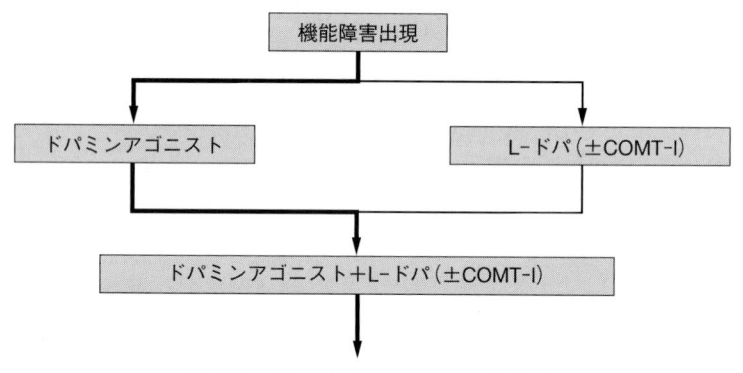

図2-b. Olanowらの治療指針（2001）

分となった場合にL-ドパを追加投与して運動機能を維持するという方法で実施している。これらの試験はエンドポイントを運動問題症状の発現としている。これらの臨床試験の結果から、ドパミンアゴニストで治療を開始した群の方が、L-ドパで治療を開始してエンドポイントに達した症例数の比率より少なく、アゴニストによる運動症状改善効果はL-ドパと同等であること、運動問題症状の発現を遅らせる、もしくはL-ドパ投与量を抑える効果があることが示された。どの臨床試験においてもL-ドパで治療開始した群はL-ドパの投与量がアゴニスト群よりも多く、これが運動問題症状の発生率に関与していることは否めない。わが国のPDへのL-ドパの1日平均投与量の統計はないが、おそらく300mg前後と思われ、また、高度のジスキネジアを呈している症

表7. 早期PD治療開始薬剤をドパミンアゴニスト（DA）、もしくはL-ドパ（LD）とした場合の運動問題症状の発現率の比較

DA		ブロモクリプチン	ペルゴリド	カベルゴリン	プラミペキソール	ロピニロール
報告者		Montastruc	Oertel	Rinne	PSG	Rascol
報告年		1994	2002	1999	2000	2000
観察期間（年）		5	3	3.6 (mean)	2	5
対照薬		LD	LD	LD	LD	LD
DA投与量（mg）		52±5	3.23 (mean)	3 (mean)	2.78 (mean)	16.5±6.6
上乗せLD量（mg）		471±46	0	*	264	427±221
対照群LD量（mg）		569±47	504 (mean)	500 (mean)	509	753±398
エンドポイント		MC	MC	MC	MC	ジスキネジア
エンドポイントに達した症例（%）	DA＋LD群	56 (4.5±0.6年)	7.5	22.5	28	20.3 (214週)
	LD群	90 (2.9±0.6年)	11.5	34.3	51	45.5 (104週)

PSG：Parkinson Study Group　DA：dopamine agonist　LD：L-DOPA　MC：motor complications
薬剤投与量は運動能力改善効果をほぼ一定にした状態を保つように漸次増量している。
DAで開始した場合は増量では十分な運動能力改善効果が得られなくなった時点でLDを上乗せして継続試験を行っている。
＊43%の症例がL-ドパの上乗せがなされているが投与量については記載がない。

例は比較的少ない印象がある。これはわが国で多くなされていると推定される少量L-ドパ投与で治療を開始し、臨床症状の軽快を得た後、症状の増悪によりドパミンアゴニストを加えていく治療法による可能性も挙げられる。この治療法に関して運動症状改善効果、運動問題症状発現率、病状の進行抑制効果などについてのエビデンスは明らかではない。しかし、米国のELLDOPA studyの結果によれば、わが国でなされている少量L-ドパ投与にドパミンアゴニストを加えていく方法は、有用な方法であると推定できる。

なお、ドパミンアゴニストは現在わが国では6種類の薬物が使用可能であるが、これらのドパミンアゴニスト間で薬効の差異や特徴を比較したエビデンスはなく、PDの症状や重症度とアゴニスト選択に関する明瞭な基準はない。また、ガイドラインには薬物の費用に関する配慮は省かれているため、現実に治療を行ううえではある程度の対価的考慮も必要である。

2 ガイドライン2002発表後の変化、有害事象の報告

日本神経学会PD治療ガイドライン2002が発表されてから、現在までに早期PDの治療開始についてドパミンアゴニストを優先する治療が行われてきていたが、その後薬剤各論で述べた如く、麦角系ドパミンアゴニストでは心弁膜症が、非麦角系ドパミンアゴニストでは日中の過眠や睡眠発作が重大な副作用として注意が喚起された。これらの結果、副作用の項目でも述べたが、麦角系ドパミンアゴニストは原則として第一選択薬としないこと、非麦角系ドパミンアゴニストは運転や機械の操作、危険作業

を禁止するなどの勧告がなされた。さらに、最近ではドパミンアゴニストの欲動制御障害なども報告されるに至った。このため、現実には治療開始薬としては現時点では使用がしにくい状況となってきた。

　また、ガイドライン2002の方針に従い、治療の均質化が得られたが、一部L-ドパ使用を回避する傾向が医師、患者双方でみられるようになり、パーキンソン症状のコントロールが不十分な症例も散見するようになった。このため、「日本神経学会パーキンソン病治療ガイドライン2011」では治療開始薬はL-ドパかドパミンアゴニストのいずれかとすること、高齢者ではL-ドパで開始すること、社会生活を送るうえで仕事内容などを考慮した治療薬選択を推奨している（図3）[39]。

3 ガイドライン2011での変更点

① 早期PD治療開始について

　L-ドパが治療に導入された当初から、治療薬の選択や治療時期に関して検討された。わが国では加瀬ら[40]および、印藤ら[41]、Markhamらの検討から[42]、治療開始時の重症度は軽い方が治療効果がよいとの結果が報告されていた。近年ELLDOPA study[4]の結果から、適切なL-ドパ投与は症状改善効果を維持すること、早期から治療薬を投与した方がよりよい症状改善効果を示された。さらに、delayed study[43)44)]による、治療薬の開始を試験開始早期に開始する先行治療開始群と24週遅れて治療を開始する遅延治療開始群（同2mg）に分けた検討から、先行治療開始群の方がUPDRSの改善効果が遅延治療開始群に比較して良好であること、遅延治療開始群は先行治療開始群に症状改善効果が劣ることが明らかとされた。これらの結果を勘案し、ガイドライン2011では「パーキンソン病の治療は、症状の程度、日常生活の不自由さ、職業を勘案して開始する。治療の開始を遅らせることで長期予後が改善されることはない。（グレードB）」としている。

② 未治療のパーキンソン病の治療開始薬はどのようにするか

　ガイドライン2002以降、前述したドパミンアゴニストの副作用の報告などがあり、運動合併症発現を抑制するような治療法の実施が難しい事例が散見するようになった。このため、海外の治療ガイドラインも加味した、より実態に合った早期治療のガイドラインを策定することとなった。同時に、ガイドライン2011の早期PD患者治療アルゴリズム作成にあたっては、患者のQOLを維持することを重視し、運動症状の改善、治療薬の長期的な有用性、安全性、服用のしやすさに着目し、患者のPDの病状や合併症、患者のライフスタイル（仕事内容も含む）、価値観、社会的要求度を加味した治療法の選択を目指している。図3に示すように、日常生活や社会生活に支障がある場

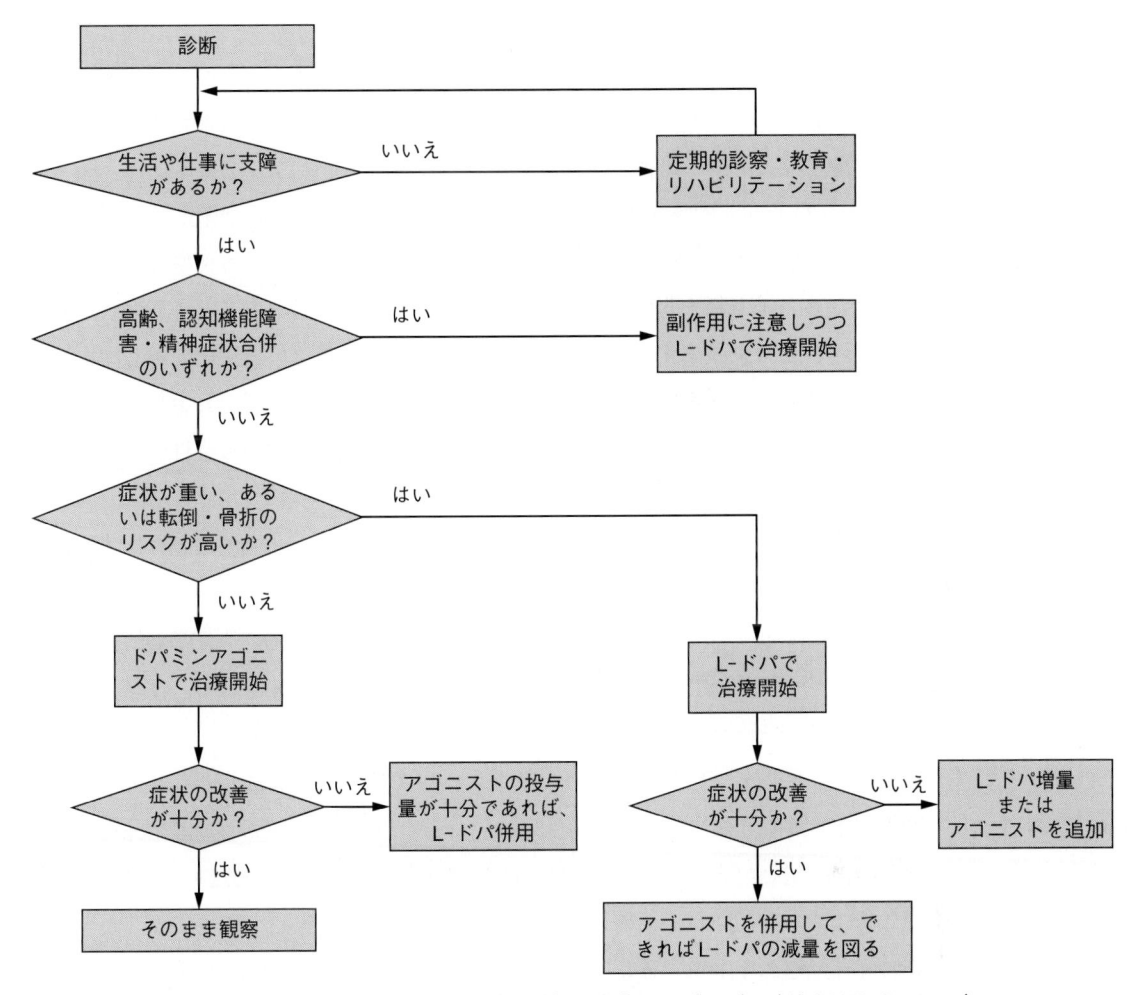

```
          ┌─────────┐
          │  診断   │
          └────┬────┘
               │
          ╱─────────╲      いいえ    ┌──────────────┐
         ╱ 生活や仕事に ╲──────────→│ 定期的診察・教育・│
         ╲ 支障があるか？╱            │ リハビリテーション │
          ╲─────────╱               └──────────────┘
               │ はい
               ↓
         ╱───────────╲    はい    ┌──────────────┐
        ╱ 高齢、認知機能障 ╲─────────→│ 副作用に注意しつつ │
        ╲ 害・精神症状合併 ╱          │ L-ドパで治療開始  │
         ╲ のいずれか？  ╱            └──────────────┘
          ╲───────────╱
               │ いいえ
               ↓
         ╱───────────╲   はい     ┌──────────────┐
        ╱ 症状が重い、ある ╲────────→│  L-ドパで    │
        ╲ いは転倒・骨折の ╱          │  治療開始    │
         ╲ リスクが高いか？╱           └──────┬───────┘
          ╲───────────╱                   │
               │ いいえ                        ↓
               ↓                         ╱─────────╲  いいえ  ┌──────────┐
      ┌──────────────┐                 ╱ 症状の改善 ╲────────→│ L-ドパ増量 │
      │ ドパミンアゴ   │                 ╲ が十分か？ ╱          │ または    │
      │ ニストで治療開始 │                  ╲─────────╱           │ アゴニストを追加│
      └──────┬───────┘                     │ はい               └──────────┘
             │                              ↓
             ↓                      ┌──────────────────┐
       ╱─────────╲  いいえ  ┌────────┐│ アゴニストを併用して、│
      ╱ 症状の改善 ╲─────────→│アゴニストの投与││できればL-ドパの減量を図る│
      ╲ が十分か？ ╱          │量が十分であれば、│└──────────────────┘
       ╲─────────╱            │L-ドパ併用    │
             │ はい             └────────┘
             ↓
       ┌──────────┐
       │ そのまま観察 │
       └──────────┘
```

図3. パーキンソン病初期（未治療患者）の治療アルゴリズム（ガイドライン2011）

(「パーキンソン病治療ガイドライン」作成委員会（編）：パーキンソン病治療ガイドライン2011．日本神経学会（監），p77，医学書院，東京，2011より一部改変)

合には治療を速やかに開始すること、認知機能障害や精神症状の合併の有無、症状の重症度を加味して薬剤を選択することが推奨されている。ガイドライン2002と同様に治療開始後の運動合併症の発現リスクを軽減するためには、ドパミンアゴニストでの治療開始が望まれるものの、当面の症状改善を優先させる特別な事情や、危険作業従事者、運転を頻繁に行う職種などではL-ドパで治療を開始するという選択肢を設けている。いずれにせよ、早期からのL-ドパ大量療法は運動合併症を早期に発現させる可能性があり、L-ドパの必要量が多いことが想定される場合には、速やかにL-ドパ・ドパミンアゴニストの併用療法とするべきである。また、発症年齢が若いほど運動合併症発現が早く、また、頻度も高いことから、可能であればドパミンアゴニストでの治療開始、事情がある場合でもL-ドパの投与量を抑えていくことが寛容である。

4 一般療法と非薬物療法

　PDは罹病期間が長い疾患であるため、薬物療法のみならず、一般身体状態や精神面での管理、社会活動の維持についても留意して治療を開始する必要がある。多くの症例では、PD発症と同時に便秘や軽症のうつ状態を示している。便秘はPDの自律神経症状として最も多い。軽症の便秘の場合は、通常の便秘に対する指導と同じく、運動を勧めたり、緩下剤を服用したり、繊維質の多い食事を勧めることで対処できる。しかし、イレウスを併発する場合には、イレウスに準じた食事療法に変更していく必要がある。イレウスは進行期PDに生じる合併症ではなく、早期にも生じ得ることにも留意する。自律神経症状で次に問題となるのは、低血圧傾向や起立性低血圧、排尿障害であるが、これらについては自律神経症状に関する章を参照されたい。

　発症早期から問題になるのは精神症状のうち、うつ状態と治療の副作用で問題となる睡眠発作である。うつ状態についてはPD発症当初では、PDという"難病"に罹患したことによるうつ状態と、本来のうつ状態とが混在していることが多い。このため、PDはコントロール可能な"難病"であることを教育する必要もある。これらのうつ状態は薬物療法を開始し、運動機能が回復することによって解消していくことが多い。運動機能が回復しても持続するうつ状態については、精神療法とともに薬物療法も必要となる。睡眠発作については問診が最も重要であるため、ESS[7]に準じた問診を行い、睡眠発作が疑われるときには、速やかに薬物の中止、もしくは変更する必要がある。

　このほかに早期PDの治療に際しては、発症前の社会生活を継続すること、必要に応じて運動療法を併用することにも留意する。また、PDについての教育とともに、社会資源に関する知識を伝えることも重要である。

5 手術療法について

　手術療法についての詳細は別章に譲るが、さまざまな情報の氾濫の社会にあってPDの発症早期よりインフォームする必要がある。現時点での手術療法は進行期PDの問題症状のコントロールに主眼がおかれているが、振戦が高度の症例や、薬物療法に非耐性の症例では発症早期であっても手術の適応となる。また、L-ドパ節約やPDの進行抑制の面からは発症早期の脳深部刺激療法(deep brain stimulation；DBS)を勧めていく方向性も示されており、これについては近い将来に結論を得ることが期待されている。

3 Evidence-Based Medicine(EBM)の応用と実践

▶EBM

　EBMとは本来、医学研究の成果（エビデンス）をもとに、医師の経験や医療現場の状況、患者の病状や個別性の3つの事象に配慮した医療を行うための一連の行動指針とされる[44]。EBMは客観的な根拠をもとに、患者中心の医療を目指しており、臨床判断の根拠としてのエビデンスを得ながら行う医療である。現在、EBMというと専門家の意見や、患者の価値観や要求などよりも、research evidenceが重視される傾向があるが、本来のEBMとはこのresearch evidenceをもとに、患者の個別性にその治療法が適応するかを、医師の専門性をもった判断により実践する医療である。

　EBMの手順を**図4**に示す[45]。手順を解説すると、ある症状に対する治療法に関する疑問が生じた場合に、疑問は抽象的であってはならず、具体性を有した疑問にする。次いで、この疑問を対象とした患者の個別性に合わせ、どのような治療法を採ると、何に比較して、どのくらい優れているかを判断していくための、エビデンスを得ていく。つまりPDの早期治療を例に挙げると、例えば60歳前半の事務職の男性がPDを発症した場合、どのくらい障害が強度であるので、どのくらい社会活動を行っているので、どのくらい運動能力を改善する必要があるか、合併症はないか、その患者がどのような価値観を有しているかを基礎データとしたうえで、どの治療法を選択すると他の治療法を選択した場合よりも、何についてどのくらい有用かを検索し、エビデンスを得たうえでその患者への適応性を判断して治療法を選択する。文献検索にあたっては、常に批判的吟味を行うことが重要で、そのエビデンスが十分な客観性を有しているかを常に念頭におく。十分な客観性を有するエビデンスとは、先入観を排除するために二重盲検・無作為割付（double-blinded, random controlled trial；RCT）で得

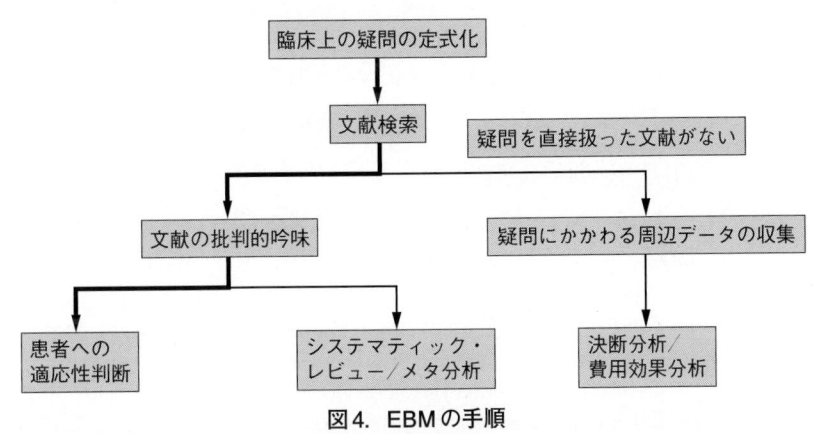

図4. EBMの手順

（福井次夫：Evidence-based Medicineの手順と意義. 日内会誌 87：2122-2134, 1998による）

られた臨床成果（エビデンス）：レベル1bをもとに得られる情報であることが多い。この得られたエビデンスを集積したデータはメタアナリシスとされ、情報としての価値が高く、レベル1a studyと呼ばれる。一般に、さまざまな臨床データが同じプロトコールでなされることは少ないため、常にメタアナリシスデータが十分に得られるとは限らない。いずれにしても、研究のデザイン（臨床研究の対象の普遍性、患者のコンプライアンスの差異、医療者の診療能力の差異について）は常に批判的な文献の吟味を行う必要がある。また、論文採択のバイアスに対する配慮も必要である。それが論文に採択されるということは、その論文に一般常識と若干異なった知見が示されていること、先端的な知見であること、大規模臨床データであることなどが重視されやすいという、編集者側のバイアスである。したがって、常識的な知識と理解されていても、エビデンスとなる論文が存在しないような事態も生じ得る。すなわち、EBMを実践していくにはエビデンスに対する批判的な立場を常に保持していること、患者の価値観を傾聴しながら、他の専門家の意見も傾聴しつつ、自己の専門性を高めながら、実際の診療にあたることが必要である。

　日本神経学会のガイドラインはEBMの手順で診療ガイドラインを作成したものである。PDについては2008年の時点で得られた臨床治験をもとに作成したガイドラインであるため、現在進行中の臨床研究などにより、治療方針が変化していく可能性は大きい。臨床治験はあくまでも統計データであるため、個別性に合わせた治療法の選択が必要であり、画一的な医療を目指したガイドラインではない点に留意する必要がある。これらのガイドラインの上手な使用法とは、臨床治験で得られたガイドラインに治療法を強制されるものではなく、診療にあたって参考として用いていくのが本来の姿である。

4 神経保護は可能か

　神経保護療法については、それぞれの薬物の項で述べた。真の神経保護作用を有する薬物療法は現時点ではないが、開発中の薬物に期待したい。

（長谷川一子）

【文献】

(1) Olanow CW, Watts RL, Koller WC：An algorithm (decision tree) for the management of Parkinson's disease (2001)；treatment guidelines. Neurology 56 (Suppl 5)：2001.
(2) A tasc force commissioned by The Movement Disorder Society：Management of Parkinson's disease；An evidence-based review. Mov Disord 17 (Suppl 4)：2002.
(3) 日本神経学会治療ガイドライン Ad Hoc 委員会：パーキンソン病治療ガイドライン2002. 臨床神経学 42：428-494, 2002.

(4) Fahn S, Parkinson study group : Results of the Elldopa (earlier vs later levodopa) study. Mov Disord 17 : S13-S14, 2002.
(5) Parkinson study group : Dopamine transporter brain imaging to assess the effect of pramipexole vs levodopa on Parkinson disease progression. JAMA 287 : 1653-1661, 2002.
(6) Whone AL, Remy P, Davis MR, et al : The REAL-PET study ; slower progression in early Parkinson's disease treated with ropinirole compared with L-dopa. Neurology 58 (Supple 3) : A82-A83, 2002.
(7) Johns MW : A new method for measuring daytime sleepiness ; the Epworth sleepiness scale. Sleep 14 : 540-545, 1991.
(8) Montastruc JL, Rascole O, Rascol A : Comparison of bromocriptine and levodopa as first line treatment of Parkinson's disease ; results of a three year prespective randomized study. Rev Neurol 146 : 144-147, 1990.
(9) Oertel WH, Wolters E, Sampaio C, et al : Pergolide versus levodopa monotherapy in early Parkinson's disease patients ; The PELMOPET study. Mov Disord 21 (3) : 343-353, 2006.
(10) Rinne UK, Bracco F, Chouza C, et al : Early treatment of Parkinson's disease with carbegoline delays the onset of motor complications ; Results of a double-blind levodopa controlled trial. The PKDS009 Study Group. Drug 55 (Supple 1) : 3-30, 1998.
(11) 柳沢信夫，古和久幸，水野義邦，ほか：CG-101（カベルゴリン）のパーキンソン病 L-DOPA 非併用例に対する臨床的有効性の検討；メシル酸ブロモクリプチンを対照とした第Ⅲ相多施設二重盲検試験．臨床医薬 12：3719-3755，1996．
(12) Corrigan MH, Denahan AQ, Wright CE, et al : Comparison of pramipexole, fluoxetine, and placebo in patients with major depression. Depress Anxiety 11 : 58-65, 2000.
(13) Parkinson study group : Pramipexole vs Levodopa as initial treatment for Parkinson disease. JAMA 284 : 1931-1938, 2000.
(14) Pinter MM, Pogarell O, Oertel WH : Efficacy, safety, and tolerance of the non-ergoline dopamine agonist pramipexole in the treatment of advanced Parkinson's disease ; a double blind, placebo controlled, randomized, multicentre study. J Neurol Neurosurg Psychiatry 66 : 436-441, 1999.
(15) Wermuth L and the Danish Pramipesole study group : A double-blind, placebo-controlled, randomized, multi-center study of pramipexole in advanced Parkinson's disease. Eur J Neurol 5 : 235-242, 1998.
(16) Clarke CE, Deane KHD : Ropinirole for levodopa-induced complications in Parkinson's disease. Cochran Liberary, Issue 3, 2000.
(17) Rascol O, Brooks DJ, Korczyn AD, et al : A five-year study of the incidence of dyskinesia in patients with early Parkinson's disease who were treated with ropinirole or levodopa ; 056 Study Group. N Engl H Med 342 : 1484-1491, 2000.
(18) Lieberman A, Olanow CW, Sethi K, et al : A multicenter trial of ropinirole as adjunct treatment for Parkinson's disease ; Ropinirole Study Group. Neurology 51 : 1057-1062, 1997.
(19) Bedard MA, Pillon B, Dubois B, et al : Acute and longterm administration of anticholinergics in Parkinson's disease ; specific effects on the subcortico-frontal syndrome. Brain Cognition 40 : 289-313, 1999.
(20) Smet YD, Ruberg M, Serdaru M, et al : Confusion, dementia and anticholinergics in Parkinson's disease. J Neurol Neurosurg Psychiatry 45 : 1161-1164, 1982.
(21) Dubois B, Pillon B, Lhermitte F, et al : Cholinergic deficiency and frontal dysfunction in Parkinson's disease. Ann Neurol 28 : 117-121, 1990.
(22) Campbell NL, Boustani MA, Lane KA, et al : Use of anticholinergics and the risk of cognitive impairment in an African American population. Neurology 75 : 152-159, 2010.
(23) Kornhuber J, Weller M, Schoppmeyer K, et al : Amantadine and memantine are NMDA receptor antagonists with neuroprotective properties. J Neurol Transm 43 (Suppl) : 91-104, 1994.
(24) Beal MF : exitotoxicity and nitric oxide in Parkinson's disease pathogeneisis. Ann Neurol 44 (Suppl 1) : S110-S114, 1998.
(25) Verhagen Matman L, Del Dotto P, van den Munckhof P, et al : Amantadine as treatment for

dyskinesias and motor fluctuations in Parkinson's disease. Neurology 50 : 1323-1326, 1998.
(26) Carlire GW, Chalmers-Redman RM, Tatton NA, et al : Reduced apoptosis after nerve growth factor and serum withdrawal ; conversion of tetrameric glyceraldehydes-3-phosphate dehydrogenase to a dimmer. Mol Pharmacolo 57 : 2-12, 2000.
(27) Parkinson study group : Impact of deprenyl and tocopherol treatment on Parkinson's disease in DADATOP subjects not requiring levodopa. Ann Neurol 39 : 29-36, 1996.
(28) Parkinson study group : Effect of deprenyl on the progression of disability in early Parkinson's disease. N Eng J Med 321 : 1364-1371, 1989.
(29) Lees AJ on behalf of the Parkinson's disease research group of the United Kingdom : Comparison of therapeutic effects and mortality data of levodopa and levodopa combined with selegiline in patients with early, mild Parkinson's disease. Br Med J 311 : 1602-1607, 1995.
(30) Olanow WC, Myllyla VV, Sotaniemi KA, et al : Effect of selegiline on mortality in patients with Parkinson's disease ; A meta-analysis. Neurology 51 : 825-830, 1998.
(31) Nutt JG, Woodward WR, becker RM, et al : Effect of peripheral catechol-o-methylferase (COMT) inhibition on the pharmacodynamics of levodopa in parkinsonian patients. Neurology 44 : 913-919, 1994.
(32) Rajput AH, Martin W, Saint-Hilaire MH, et al : Tolcapone improves motor function in parkinsonian patients with the "wearing-off" phenomenon ; a double-blind, placebo-controlled, multicenter trial. Neurology 49 : 1066-1071, 1997.
(33) Rinne UK, Larsen JP, Siden A, et al : Entacapone enhances the response to levodopa in parkinsonian patients with motor fluctuations ; Nomecomt Study Group. Neurology 51 : 1309-1314, 1998.
(34) Murata M, Hasegawa K, Kanazawa I : Zonisamide improves motor function in Parkinson disease ; a randomized, double-blind study. Neurology 68 : 45-50, 2007.
(35) National institute for health and clinical excellence : Parkinsons's disease diagnosis and management in primary and secondary care. NICE, London, 2006.
(36) Olanow CW, Stern MB, Sethi K : The scientific and clinical basis for the treatment of Parkinson disease (2009). Neurology 72 (Suppl 4) : S1-S136, 2009.
(37) Goetz CG, Poewe W, Rascol O, et al : Evidence-based medical review update ; Pharmacological and surgical treatments of Parkinson's disease ; 2001 to 2004. Mov Disor 20 : 523-539, 2005.
(38) Horstink N, Tolosa E, Bonuccelli U, et al : Review of the therapeutic management of Parkinson's disease ; Report of a joint task force of the European Federation of Neurological Societies and the Movement Disorder Society-European section. Part 1 ; early (uncomplicated) Parkinson's disease. Eur J Neurology 13 : 1170-1185, 2006.
(39) 「パーキンソン病治療ガイドライン」作成委員会(編):パーキンソン病治療ガイドライン2011. 日本神経学会(監), 医学書院, 東京, 2011.
(40) 加瀬正夫, 新城之介, ほか:Parkinson病に対するLevodopa療法, 10年間の治療経過;27施設における239例の調査結果から. 神経進歩25:737, 1981.
(41) 印藤利勝, 高橋 昭:パーキンソン病における長期L-dopa療法の効果の推移とL-dopa療法開始時期に関する検討;122例の14年間の分析から. 臨床神経26:363, 1986.
(42) Markham CH, Diamond SG : Evidence to support early levodopa therapy in Parkinson disease. Neurology 31 : 125, 1981.
(43) Olanow CW, Rascol O, et al : A double-blind, delayed-start trial of rasagilin in Parkinson's disease. N Engl J Med 361 : 1268, 2009.
(44) Hauser, et al : Poster presentation at ICPD, 2005.
(45) Haynes RB, Devereaux PJ, Guyatt GH : Physicians' and patients' choices in evidence based practice. BMJ 324 : 1350, 2002.
(46) 福井次矢:Evidennce-based Medicineの手順と意義. 日内会誌87:2122-2134, 1998.

4 進行期パーキンソン病の治療（運動障害に対して）

はじめに パーキンソン病(PD)は、パーキンソニズムそのものが直接生命に危険を及ぼす疾患ではないとされているが、主たる症状が何か（振戦か無動か）、意欲を含む広い意味の認知機能低下の有無、薬剤反応性、年齢など、さまざまな要素によって、発症以後の経過や生活の質(QOL)は異なる。また、患者ごとの病状に応じた医師の適切なアドバイスの有無は患者のQOLを左右するだけでなく、必要な薬剤の用量にまで影響を及ぼすという報告もある。

PDの病期は、病気が発症して治療を開始する初期、治療合併症（wearing off現象やジスキネジアなど主として運動症状）の対策が必要で、なんとか対応が可能な中期、ドパミン作動性治療を行っても症状のコントロールが十分できずさまざまな治療の工夫が必要になる進行期に分けることができる。

前章で詳述され、読者は既に理解しておられるとおり、初期治療とは中期に発現する運動合併症の発現を遅くするための方策であるといえ、そのための治療エビデンスは多い。中期以後の問題に対する治療エビデンスは乏しく、基本的には初期治療のエビデンスに準じて行うしかないが、病気の進行に伴って生じる安全治療域の狭小化に対する配慮が一層必要になる。進行期に問題となる運動症状の1つにすくみ足があるが、ドロキシドパの治療エビデンスあるだけで、確実に有効といえる薬はない。

運動合併症に対する外科的対応については、別章で述べられるので、本章では薬物療法のみについて述べる。

1 対策のための基礎知識

まず、中期、進行期の対策について述べる前に、これらの病期で出現しやすい運動合併症（wearing off現象やジスキネジア）の発現機序と、その対策として用いられる薬剤とそれを使用する意図の背景を理解しやすくするための基本的な事項について概説したい。

1 L-ドパ補充療法とwearing off現象[1]

PDにおけるパーキンソニズムは主として、黒質のドパミン神経細胞の変性に伴い、

その神経終末の主な投射先である線条体のドパミン欠乏が原因と考えられている。黒質の神経細胞の変性は発症前から始まっていて、発症時には線条体ドパミン神経終末の密度は既に50％程度に低下しているとされているが、以後も、治療の有無にかかわらずドパミン神経終末は減少し続ける。

　ドパミンは血液中のチロシンを出発にしてドパミン神経内で酵素的にL-ドパ、ドパミンへと合成が進むが、PDではチロシンをL-ドパに変換する酵素（チロシン水酸化酵素＝ドパミン合成を調節している酵素）の活性が神経の変性によって低下し、チロシンを出発とするドパミン合成が十分に進まず、ドパミン欠乏が生じる。一方、L-ドパをドパミンに変換する芳香族L-アミノ酸脱炭酸酵素（AADC）活性はPD脳では比較的保たれており、L-ドパからドパミンへの変換は行われる。L-ドパはアミノ酸であり脳への移送システムにより脳に移行できるが、末梢でL-ドパから変換されたドパミンはアミンであるため脳に移行できない。これがPDでL-ドパを用いたドパミン補充療法が行われる原理である。

　末梢投与されたL-ドパは脳に移送され、ドパミン神経に取り込まれ、ドパミンに変換され、ドパミン神経に保存され、ドパミン神経の興奮によって神経終末からシナプス間隙に放出され作用を発揮する。

　PDでは、病気の進行に伴ってドパミン神経終末はさらに減少し、L-ドパの取り込み能やドパミンの保持能は低下してくる（血中のL-ドパ濃度変化に伴う脳内のL-ドパ濃度の変動を干渉したり、ドパミンとして保存する能力の低下）。L-ドパの血中半減期は90分未満であり、経口摂取したL-ドパは、血中でピークに達した後、速やかに消失する。しかしドパミン神経終末の機能がある程度保たれていると、L-ドパとしての神経への取り込みや、ドパミンの保存能は保たれているので、効果は持続的となる。例えば1日3回、食後にL-ドパを服薬しても、L-ドパの効果は持続的となることが期待できる。しかし、病気が進行した患者ではドパミン神経終末が減少し、ドパミン保持能が極端に低下した結果、血中L-ドパの変動がそのまま効果持続時間の短縮として反映されるようになる（wearing off現象、end of doseジストニアなど）。したがって、なんらかの方法によってドパミン受容体を持続的に刺激することが、その対策となる。

　またL-ドパの脳への移送は、L-ドパと競合するアミノ酸の存在によって影響されるので、仮にL-ドパの血中濃度が一定でも、食事など血中アミノ酸濃度を上昇させる要素があればL-ドパの脳への取り込みが競合・抑制され、症状の悪化を招くことがある。

2 ジスキネジアの発現仮説[1]

▶ジスキネジア

　ジスキネジアは線条体のドパミン受容体以後の神経回路の活動異常と考えられている。

4 ● 進行期パーキンソン病の治療（運動障害に対して）

上述のように病気の進行によるドパミン保持能の低下した状態で血中半減期の短いL-ドパの投与を行うと、ドパミン受容体は、L-ドパ血中濃度の高い時間帯には刺激され、低い時間帯には刺激されない状態が生じる（間欠的なドパミン受容体刺激、wearing off現象の状態でもある）。このような受容体の刺激が行われるとドパミン受容細胞である線条体内の中型 spiny neuronsでは、細胞内の二次メッセンジャーを介した興奮性アミノ酸（グルタミン酸）受容体の感受性を制御することができず、大脳皮質からくるグルタミン酸の興奮性伝達が増強された状態のままとなり、ジスキネジアが発現しやすくなると考えられている[2)3)]。また、D_2受容体のみの刺激よりはD_1受容体刺激ないしD_1、D_2受容体同時刺激の方がジスキネジアが出現しやすいことも動物実験結果からいわれている[1)]。

なお、ジスキネジアにはL-ドパ効果のピーク時一峰性に生じるタイプ（peak-doseジスキネジア）と効果の始まりと終わりに二峰性に生じるタイプ（diphasicジスキネジア）があるが、後者については機序が明らかではない。

ジスキネジア対策も基本的にはwearing off対策と同様、持続的なドパミン受容体刺激を図ることが、基本的な対策の1つとなる。ただし、後述するCOMT阻害薬の早期からの併用試験の成績からは、L-ドパよりも血中半減期がはるかに長いドパミンアゴニストを併用した患者の方がむしろジスキネジアの発現時期が早く、L-ドパ量に換算した総薬剤用量の高いこともジスキネジア発現の要因になることが示唆されている[4)]。すなわち、間欠的な受容体刺激（これはL-ドパ療法の欠点である）を避けることだけではなく、ドパミン作動性治療薬の総換算用量も低くする必要があることになる。

2 薬剤の特徴

1 L-ドパ[5)]

L-ドパ製剤には、L-ドパ単剤と芳香族L-アミノ酸脱炭酸酵素阻害薬（DCI）のうちカルビドパまたはベンセラジドを配合した2種類のL-ドパ/DCI配合剤がある。L-ドパ単剤とL-ドパ/DCI配合剤の違いは、後者がL-ドパの末梢臓器でのドパミンへの変換を防止することでL-ドパの用量が約1/5に節約できることと末梢血でのドパミン濃度を下げ、上部消化管症状（吐き気、食欲低下など）や循環器症状（動悸や顔面紅潮など）の頻度を低くするための製剤であることである。

▶ L-ドパ

L-ドパは、1969年の大量療法の報告以後広く使用されてきており、今日行われているような大規模臨床試験と比較できるような有効率や、症状改善率、安全性に関するデータはないが、現在用いることのできる抗PD薬の中で、最も症状改善度や有効率

が高く、安全性も高い薬剤とみなしてよい。

▶血中濃度半減期

　欠点としては、既に述べたように血中濃度半減期が1時間強と短いこと、したがって、病気が進行しドパミン神経のドパミン保持能が低くなった患者では運動合併症が生じやすいことが挙げられる。また、アミノ酸であるため、食事由来の他のアミノ酸濃度によって吸収や脳への移行など体内利用率が左右されやすいこと、酸に易溶性で、十二指腸が主な吸収部位であるため効果に胃酸や胃の排泄時間の影響が出やすいこと

▶生物学的利用率

などが挙げられる。経口服薬ではさまざまな要因によってL-ドパの生物学的利用率が低下し、効果も不安定になることから、L-ドパを胃瘻を介して空腸内に挿入したチューブから直接L-ドパ製剤を注入する治療法(デュオドーパ)も海外では用いられている[6]。

2 ドパミンアゴニスト[7]

▶ドパミンアゴニスト
▶ブロモクリプチン
▶ペルゴリド
▶カベルゴリン
▶ロピニロール
▶プラミペキソール

　ドパミンアゴニストには薬剤の化学構造の基本骨格から麦角系と非麦角系の2種類が区別される。麦角系ドパミンアゴニスト(ブロモクリプチン、ペルゴリド、カベルゴリン)には、心臓弁膜の線維症が生じる危険性(ブロモクリプチンにはデータがない)がいわれていて、ペルゴリド、カベルゴリンを第一選択薬としないこと、1日用量を3mg以下に抑えることが求められている。一方、非麦角系ドパミンアゴニスト(ロピニロール、プラミペキソール)では、共に突発性睡眠の危険性が問題となっていて「警告」として注意が喚起されている。

▶血中濃度半減期

　ドパミンアゴニストは上記の薬剤ごとに作用時間は異なるものの、血中濃度半減期はL-ドパと比べてはるかに長く、L-ドパと比べて力価は弱いものの、持続的なドパミン受容体刺激という意味ではある程度有用と考えられる。PDの中期や進行期でみられる運動合併症対策としてL-ドパ治療下にある症例への追加併用や、L-ドパとドパミン作動薬併用下にある症例での別のドパミンアゴニストへの変更や同じドパミンアゴニストの増量が、一種の底上げ効果としてwearing off現象のoffの改善に役立つ。L-ドパ治療下で出現したwearing off現象に対してドパミンアゴニストを併用し、off時間の短縮またはoff時の症状の軽減を得たとする報告は多い。ただし、ドパミンアゴニストの追加併用は、ドパミン作用を増強または延長させる薬剤(L-ドパ、後述のセレギリン、エンタカポンなど)の用量・用法の変更がない限り、ジスキネジアを出現しやすくする方向への配剤であることを念頭においておく必要がある。

3 モノアミン酸化酵素B阻害薬[8]

▶モノアミン酸化酵素B

　ドパミンの代謝にはアミノ基を取り除く酸化的脱アミノ(モノアミン酸化酵素B；MAO-B)経路とカテコールの水酸基にメチル基を付けて不活化する(カテコール-O-メチル転移酵素；COMT)経路の2つがある。

▶セレギリン

MAO-B阻害薬として、わが国では、セレギリンが市販されている。セレギリンは細胞外に放出されたドパミンの脱アミノ反応を抑制し、シナプス間隙でのドパミン濃度を高める。その効果はL-ドパの約30%増量に匹敵する効果といわれていて、細胞外ドパミン濃度を高く維持する方向で作用する。セレギリン口腔内溶解錠を用いた試験ではoff時間が、セレギリン併用前と比べて約2.2時間短縮されている（プラセボ0.6時間）ことが認められると報告されている。

4 カテコール-O-メチル転移酵素阻害薬[9]

▶カテコール-O-メチル転移酵素
▶エンタカポン

エンタカポンはドパミンのカテコールの3位水酸基にメチル基を付けて不活化する（カテコール-O-メチル転移酵素；COMT）。エンタカポン自体は、なんら抗パーキンソン作用のない薬剤であるが、末梢でのL-ドパ代謝を抑制し、L-ドパ血中濃度の半減期を延長することでL-ドパの効果時間を延長させる。L-ドパ/DCI単回服薬時の血中濃度半減期はエンタカポン100mgの同時併用によって約33%延長し、L-ドパのピーク濃度の上昇はみられない。また、臨床試験では、エンタカポンのL-ドパ製剤との同時服薬によって、on時間の延長が1日約1.4時間得られている。

このようにL-ドパ治療へのエンタカポン同時服薬はL-ドパの血中からの消失を遅くし、L-ドパ＋エンタカポンの服薬と服薬の間の谷間のL-ドパ濃度（トラフ値）は高くなるためoffの症状を緩和するのに役立つ。しかし、服薬回数が多い場合には、上昇したトラフ値の上に次の服薬のL-ドパ血中濃度推移が重なることになり、L-ドパピーク濃度の過剰な上昇によって中枢性副作用（ジスキネジアや幻覚・妄想など）を出す恐れがある。

早期PDを対象とし、L-ドパ/DCI服薬群を対象として、L-ドパ/DCI＋エンタカポン服薬群とのジスキネジア発現時期に関する比較を行った試験がある（STRIDE-PD試験）。目的はL-ドパ/DCI＋エンタカポンを3.5時間間隔で1日4回服薬する用法でL-ドパ血中濃度の変動を和らげ、ドパミン受容体の持続的刺激を図ることで、運動合併症が防止されるかどうかを検証するためであった。L-ドパ増量が必要な場合には、決められた1回L-ドパ量を増やすことになっていた。その結果は、L-ドパ/DCI＋エンタカポンを服薬した患者群の方が、L-ドパ/DCI服薬患者よりも、ジスキネジア発現の時期が早かった。一方、wearing off現象の出現は低頻度であった。すなわち、この試験におけるL-ドパ/DCI＋エンタカポン服薬スケジュールでは、持続的なドパミン受容体刺激を得るほどの安定したL-ドパ供給が難しいこと、また、その背景調査から、L-ドパ以外の併用薬（特にドパミンアゴニスト）を含めたL-ドパ換算用量が高い患者にジスキネジアが出現しやすいことが明らかとなった。さらにドパミンアゴニスト併用ないしはL-ドパトラフ値が高く維持できたことが、wearing off現象軽減に役立った可

能性が考えられる。

これらのことから、エンタカポン併用に限らず、運動合併症防止のためには、抗PD薬全体として薬剤調節を考える必要があることがわかる。また、ドパミンアゴニストはL-ドパと比較すれば、効果の程度は不十分であるにしても、ドパミン受容体を持続的に刺激し、L-ドパ効果のトラフ、ピーク共に効果増強の方向に底上げする作用があることがわかる。

5 ゾニサミド[10]

▶ゾニサミド

ゾニサミドの抗パーキンソン作用の発現機序として、T型カルシウムチャネル阻害作用、チロシン水酸化酵素発現・活性上昇、ドパミン放出増加、中等度のMAO-B阻害作用などが関与していると考えられているが、まだよくわかっていない。

ゾニサミドは、現在抗PD薬として保険収載されているのは25 mg/日の用量であるが、1日用量25 mg、50 mgで運動症状に有効、50〜100 mgでwearing off現象のoffを短縮させるという試験結果が出ている。

6 アマンタジン[11]

▶アマンタジン

アマンタジンはグルタミン酸 N-Methyl-D-Aspartate (NMDA) 受容体に対する拮抗作用があり、ジスキネジア発現機序で述べた線条体におけるグルタミン酸作用に拮抗し、ジスキネジアを抑制する方向に作用すると考えられている。

7 ドロキシドパ[12]

▶ドロキシドパ

ドロキシドパは天然にはない人工アミノ酸で、AADCの作用によりL-ノルエピネフリンになる。PDの運動症状とノルエピネフリンとの関係はよくわかっていないが、同症ではノルエピネフリン神経が変性することやその合成酵素ドパミンβ水酸化酵素活性が剖検脳や脳脊髄液で低下することが知られている。

わが国における二重盲検試験ではHoehn-Yahr重症度III以上で突進現象のある症例のすくみ足に有意な改善が認められている。

3 運動障害への対策

1 Wearing off対策

Wearing off対策に関する、治療エビデンスを踏まえた対策が、パーキンソン病治療ガイドライン2011で述べられている(図1)[13]。

4 ● 進行期パーキンソン病の治療（運動障害に対して）

```
                    ┌─────────────┐
                    │ wearing off │
                    └──────┬──────┘
                           ↓
            ┌──────────────────────────────┐
            │ L-ドパを1日3〜4回投与、または │
            │ ドパミンアゴニストを開始・増量・変更*1 │
            └──────────────┬───────────────┘
                           ↓
                  ┌─────────────────┐
                  │ ジスキネジアがあるか？ │
                  └────┬───────┬────┘
                   いいえ      はい
                    ↓           ↓
        ┌──────────────┐  ┌─────────────────────────┐
        │ エンタカポン    │  │ L-ドパ1回量を減量しエンタカポン併用 │
        │ セレギリンまたは │  │ または                    │
        │ ゾニサミド*2併用 │  │ ゾニサミド*2併用           │
        └──────┬───────┘  └────────────┬────────────┘
               └──────────┬─────────────┘
                          ↓
              ┌──────────────────────┐
              │ L-ドパの頻回投与*3 および │
              │ ドパミンアゴニスト増量・変更 │
              └──────────┬───────────┘
                         ↓
                   ┌──────────┐
                   │ 手術療法   │
                   └──────────┘
```

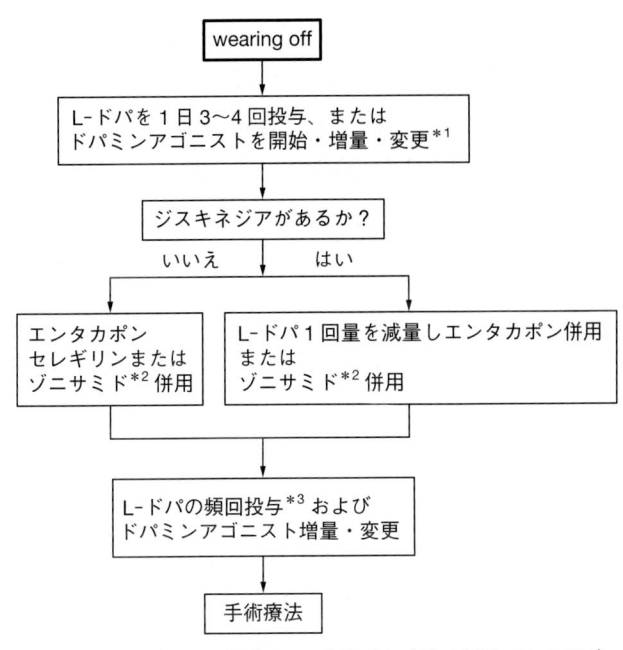

図1. wearing offの治療アルゴリズム（ガイドライン2011）

*1：wearing off出現時は、投与量不足の可能性もあるので、L-ドパを1日3〜4回投与にしていない、あるいはドパミンアゴニストを十分加えていない場合は、まず、これを行う。
*2：ゾニサミドは25mgではoff症状の改善を、50〜100mgでoff時間の改善を認めた。現在保険で認められているのは25mgのみである。
*3：1日5〜8回程度
（「パーキンソン病治療ガイドライン」作成委員会（編）：パーキンソン病治療ガイドライン2011．日本神経学会（監），p107，医学書院，東京，2011による）

❶ エンタカポンの併用

▶エンタカポン

　エンタカポンはL-ドパ/DCIの1回服用につき100mgをL-ドパ/DCIと同時服薬する。効果がみられないときはエンタカポン1回200mg服薬が認められている。L-ドパ/DCIの服薬回数の多い場合は、先に述べたように、1日の後半ほどL-ドパのトラフ値の上昇に伴うL-ドパのピーク値の上昇が生じる可能性があり、ジスキネジアが発現する場合はL-ドパ/DCI 1回用量の減量が必要な場合もあることを念頭においておく。

　進行した症例で安全治療域が狭くなっている症例では、精神症状発現を含めた注意が必要である。副作用対策としては、L-ドパの減量と同様、ドパミンアゴニストの併用が既にある場合はその減量、セレギリンの併用がある場合にはその減量や中止も対策となり得る。

❷ セレギリンの併用

▶セレギリン

　セレギリンは不可逆的にMAO-B蛋白に結合するため服薬中止後もセレギリンの結合した酵素蛋白がターンオーバーされるまで効果は漸減しながら持続する。したがっ

て、副作用が生じてその緊急の対策としてセレギリンを緊急に減量・中止したとしても、すぐにはその効果がなくなることはない。ラットの実験成績では薬剤中止後も2週間程度はドパミン代謝に影響が及んでいることが示唆されている[14]。

L-ドパ/DCI治療やドパミンアゴニスト併用などが行われている患者に、wearing off現象対策として用いると、offの程度の改善やoff時間の短縮が得られる。しかし、セレギリンを追加併用することで、ドパミン作用が増強されるため、中枢のドパミン作動性副作用が生じることがある。殊に進行例では、安全治療域が狭くなっている症例が多いので注意が必要である。

③ ドパミンアゴニストの併用または増量、変更

▶ドパミンアゴニスト

ドパミンアゴニストの作用時間は、先述のようにL-ドパと比べて極めて長く、持続的である。したがってドパミンアゴニストの効果を学術的でなく表現すると、症状全般を軽減させる方向に底上げする効果といえる。すなわち、wearing off現象のon、off共に改善する。ただし、ドパミンアゴニストは、罹病期間が短い軽症症例に有効率が高く、進行例では低いとされており、中期ないし進行期におけるドパミンアゴニストの併用の場合、L-ドパのトラフにおける効果不足を補うような考え方になる。**表1**にドパミンアゴニストのL-ドパ換算力価を示す[15]。

安全性についても、L-ドパと比べると劣る。**表2**にL-ドパとドパミンアゴニストの比較を示す[16]。殊に高齢者では注意して用いる必要がある。

表1. ドパミンアゴニストの特徴

薬剤名	受容体親和性	血中半減期	L-ドパ/DCI換算力価	L-ドパ併用時の平均用量（日本の臨床試験結果）
L-ドパ/DCI	D_1, D_2	<1.5	100mg	—
bromocriptine	D_2 (D_1部分阻害)	2.9	10mg	12～17mg
pergolide	D_1, D_2	15～42	1mg	0.94mg
cabergoline	(D_1), D_2	43	2mg	2.9mg
ropinirole	D_2	5	9mg	3.24mg
pramiopexole	D_2	7.7	2mg	7.12mg

表2. L-ドパとドパミンアゴニストとの比較

	L-ドパ	ドパミンアゴニスト	エビデンスレベル
運動症状の改善効果	優れている	L-ドパに比べてやや劣る	II
認知機能障害や精神症状がない場合の安全性	同等かやや優れる	L-ドパに比べて同等かやや劣る	I
高齢者、認知機能障害のある場合の安全性	優れている	L-ドパに比べて劣っている	V
将来の運動合併症のリスク	長期治療した場合、運動症状の日内変動やジスキネジアを生じるリスクが相対的に高い	将来、運動合併症を生じるリスクが相対的に低い	I

4 ● 進行期パーキンソン病の治療（運動障害に対して）

　各ドパミンアゴニストの市販後調査からみた平均用量は低く、臨床試験で有意な改善を得た用量の約1/2の1日用量で使用されている現状がある。Wearing off現象の改善を目標とした臨床試験成績では、どのドパミンアゴニストも、それぞれの平均用量の投与で、有効率が50〜60％であることから、薬剤の特性を活かし切った用量とはなっていない現状がある。

　ドパミンアゴニストの日常平均用量の低い理由として、配剤の比重がL-ドパ製剤にあるか、副作用発現を心配して低い用量にとどめる、などが推測される。維持量の決定は、あくまでも効果、副作用を臨床的に観察しながら決めるのであるから、単に用量が試験成績どおりである必要はないが、ドパミンアゴニストの底上げ効果を期待して投与開始・増量する場合には、各ドパミンアゴニストのL-ドパ換算用量を念頭において行いたい。その際L-ドパとドパミンアゴニストの効果はある程度相加的と考え、ジスキネジアが出現ないし増悪する場合にはL-ドパまたはL-ドパ効果を増強させる薬剤（MAO-B阻害薬やCOMT阻害薬）の減量を図ればよい。

▶幻覚
▶妄想
▶眠気
▶末梢浮腫

　ドパミンアゴニストはL-ドパと比べて幻覚・妄想など精神症状や、眠気、末梢浮腫などの副作用が生じやすいが、これらの副作用が生じた場合は、上の限りではない。

▶ゾニサミド

❹ ゾニサミド

　Wearing off現象に対するゾニサミドの使用は、offの程度の改善は得られるが、off時間の改善は1日25mgの用量では確認されていない。またwearing offの程度は改善してもジスキネジアの増悪は認められていない。

　L-ドパ抵抗性の振戦に有効なことがあるので、振戦の目立つ症例では使用してみるとよい。

❺ L-ドパの頻回服薬

　L-ドパの頻回服薬はwearing offを解決する最も確実な方法といえる。

　進行例では極端にいえば、血中のL-ドパが有効濃度以上の時間帯でのみ有効ということになる。L-ドパの血中濃度半減期は用量にかかわらず一定であるので、その効果はL-ドパ1回服薬量と生物学的利用率によって変化する。L-ドパの生物学的利用率は、先述のように、さまざまな因子の影響を受けるため、毎回服用ごとに期待どおりの効果が発揮されるとは限らない。L-ドパの血中濃度を維持できるように飲み継ぐことになるため、日中活動時間帯は2〜3時間の間隔で服薬する事態もあり得る。L-ドパ用法が煩雑であることや、1回服薬量次第では、1日のL-ドパ用量が多くなりがちになることが、この方法の欠点である。進行例では安全治療域が狭くなっているため、有効濃度を維持する一方で、幻覚・妄想、ジスキネジアなどL-ドパが副作用発現閾値を超え

た結果出現する中枢性副作用にも注意する必要がある。

❷ On-off 対策

薬剤の効果時間とは無関係な急激に起こる症状の悪化、改善を on-off という。その成立機序はドパミン神経終末の保持能低下（節前の異常）に加えて、節後の機能異常が加味された状態が推定されている。患者に詳細に服薬との関係を問診すると wearing off 現象と理解してよい場合もある。その場合は wearing off 対策を行う。

On-off の治療に関するエビデンスはほとんどないが、わが国で行われたセレギリンの二重盲検試験では有意な改善が認められている[8]ので試してみるとよい。

❸ No on と delayed on 対策

▶ L-ドパ

L-ドパの吸収が主な要因と考えられている。L-ドパは先に述べたように、胃酸、胃通過時間（胃からの排出）に影響を与えるさまざまな因子、吸収の場（十二指腸）で競合するアミノ酸の存在で効果発現に影響を受ける。

No on、delayed on は上のような要因によって L-ドパの吸収（血中への移行）が遅れる（または低下する）ことによって生じる。したがってその対策は、L-ドパがより早く吸収されるための工夫、すなわち、L-ドパの空腹時服薬、懸濁液服用、制吐剤（ナウゼリン）併用、1回服薬量の増加などが役立つ。

❹ Off-period ジストニア

▶ off-period ジストニア

Off-period ジストニアは薬剤の L-ドパの効果短縮に伴って off 期に出現する症状である。Off-period ジストニアは日中でも生じることがあるが、最も多いのは夜半から早朝にかけて生じる早朝ジストニアである。

その対策は wearing off 現象同様にドパミン作動性薬剤の持続・延長を図ることがその対策となる。すなわち、ドパミンアゴニストの追加、増量、エンタカポン、セレギリン、ゾニサミドの追加併用などがある。早朝のジストニアの場合には L-ドパよりは作用時間が長いドパミンアゴニストを就寝前に用いるか、早朝覚醒時に L-ドパを服用する方法もある。

❺ ジスキネジア対策（図2）[17]

① ドパミン作動性薬剤使用の考え方

▶ ジスキネジア

ジスキネジアに対する対策は wearing off 現象に対する対策と基本的には類似している。一般に、運動合併症の出現を、PD の治療経過の中の時系列でみてみると、まず wearing off 現象が出現し、さらに経過を経てジスキネジアが出現するようになる場合

4 ● 進行期パーキンソン病の治療(運動障害に対して)

```
    生活に支障となる peak-dose ジスキネジア
                    ↓
             セレギリンを中止
                    ↓
             エンタカポンを中止
                    ↓
        L-ドパ1回量を減らして頻回投与
                    ↓
   L-ドパ1日総量を減らして不足分をドパミンアゴニストで補充
                    ↓
             アマンタジンを追加
                    ↓
                 手術療法
```

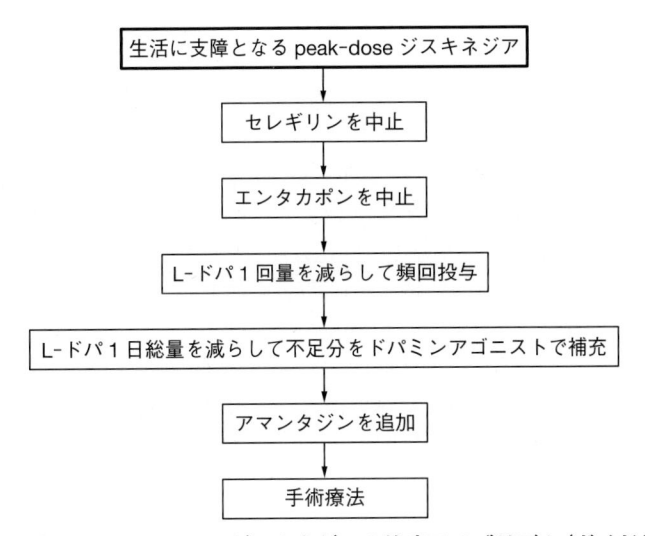

図2. 生活に支障となる peak-dose ジスキネジアの治療アルゴリズム(ガイドライン2011)
(「パーキンソン病治療ガイドライン」作成委員会(編):パーキンソン病治療ガイドライン2011. 日本神経学会(監), p119, 医学書院, 東京, 2011による)

が多い。ジスキネジア(peak-doseジスキネジアの場合)の出現は併用薬の如何にかかわらず、ほとんど血中L-ドパ濃度の過剰な上昇ないし補助薬併用によるドパミン作動性薬剤過多がかかわっており、対策としてはL-ドパまたは併用薬のL-ドパ換算用量を低めに設定する方向の用量調整が行われる。このような場合、ジスキネジアが軽減してもwearing off現象のoffの悪化が引き起こされる可能性がある。臨床的にはoffの出現もジスキネジアの出現も避けたいわけで、wearing offとジスキネジアの発現機序を考えると、持続的に有効閾値以上、副作用発現閾値未満にL-ドパ換算用量を調節することになる。すなわち、2つの運動合併症への対策は、共通の考え方に立って行うことになる。

❷ アマンタジン

▶アマンタジン

アマンタジンはグルタミン酸NMDA受容体に対する拮抗作用があり、ジスキネジア発現機序で述べた線条体におけるグルタミン酸作用に拮抗し、線条体中型spiny neuronsの興奮性を抑制的に調節し、ジスキネジアを抑制する方向に作用する。

ジスキネジア対策として本薬を投与する場合には1日用量として150～300mgは用いる。アマンタジンは腎排泄される薬剤であることから腎機能(腎濾過率)の低下がみられる場合、中枢神経系の副作用が出やすいので、高齢者では注意が必要である。

❻ すくみ足対策(図3)[18]

▶すくみ足

Wearing off現象のoff期に出現するすくみ足はoff対策を行うことが一番の対策で

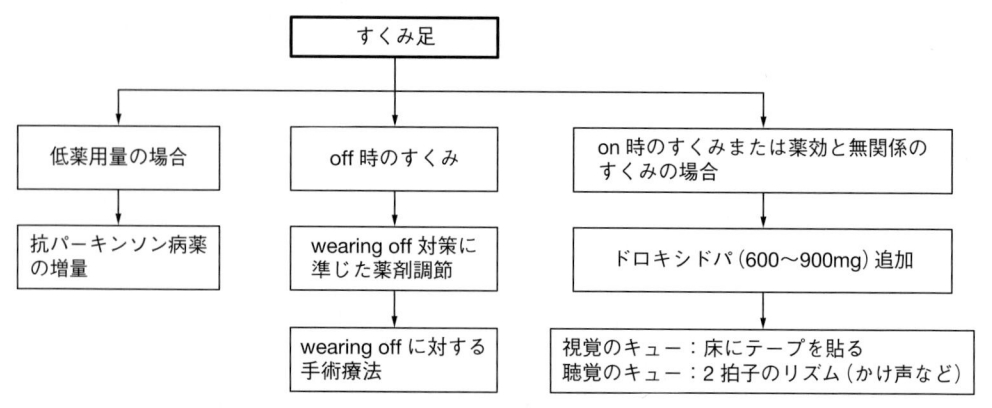

```
                          ┌─────────┐
                          │ すくみ足 │
                          └────┬────┘
         ┌─────────────────────┼─────────────────────┐
   ┌─────────────┐      ┌─────────────┐      ┌──────────────────────┐
   │ 低薬用量の場合 │      │ off 時のすくみ │      │ on 時のすくみまたは薬効と無関係の │
   └──────┬──────┘      └──────┬──────┘      │ すくみの場合            │
          │                    │              └──────────┬───────────┘
   ┌──────┴──────┐      ┌──────┴──────┐      ┌──────────┴───────────┐
   │ 抗パーキンソン病薬 │      │ wearing off 対策に │      │ ドロキシドパ(600〜900mg) 追加 │
   │ の増量      │      │ 準じた薬剤調節  │      └──────────┬───────────┘
   └─────────────┘      └──────┬──────┘                 │
                        ┌──────┴──────┐      ┌──────────┴───────────┐
                        │ wearing off に対する │      │ 視覚のキュー:床にテープを貼る │
                        │ 手術療法      │      │ 聴覚のキュー:2拍子のリズム(かけ声など) │
                        └─────────────┘      └──────────────────────┘
```

図3. すくみ足の治療アルゴリズム(ガイドライン2011)
(「パーキンソン病治療ガイドライン」作成委員会(編):パーキンソン病治療ガイドライン2011. 日本神経学会(監), p115, 医学書院, 東京, 2011による)

あり、改善される。しかし、on期にもみられるすくみ足の治療は大変難しい。すくみ足を訴える患者には、まずよく問診しoff期に出現するものでないかどうかを確認する。さらに治療レベルが低過ぎないかL-ドパなど抗PD薬を増量してみる。

▶ドロキシドパ

ドロキシドパは、唯一すくみ足に対する臨床試験を経て認可された薬剤であるが、有効率は低い(Hoehn-Yahr Ⅲ以上で姿勢反射障害のある患者のすくみ足の中等度改善以上が38%、プラセボ20%)。

▶アマンタジン

アマンタジンには大規模試験のエビデンスはないが、特に有効な薬剤がないことや、部分的に症状が改善したという報告はあるので、試してみる価値はある。

On期に出現するすくみ足は、薬物治療で十分な効果が得られない場合が多い。そのような場合、跨ぐ目印となるテープを通路に貼る、ステッキの下端に目印となるL字型に突起を付ける、音刺激(2拍子がよい)を与える、リズミカルな振動刺激を皮膚に伝える、など外界からのキューが、すくみ足からの脱出に役立つので、それらを導入する。またシルバーカートや歩行補助用具を導入する。

すくみ足のある患者は、罹病期間が長く、病気が進行している場合が多い。したがって高齢化に伴った身体機能の低下や、無動・姿勢反射障害などのパーキンソニズムのために立位でいたり歩行する機会や時間が短くなっており、運動器官に廃用性の要素が加わっている可能性が高い。これらに対するリハビリテーションを併用することも重要である。

おわりに　病中期から進行期にかけてみられる運動合併症の主なものについて、主として薬剤による対応を述べた。

対策を立てる際の基本は、患者の不具合をよく聴取し理解すること、対策を場当た

り的でなく病態機序の基本から考えること、薬剤介入結果をよく自分で評価し修正を加えることにあると考えられる。

(近藤智善)

【文献】

(1) Nutt JG:Pharmacokinetics and pharmacodynamics of levodopa. MovDisord 23(Suppl 3):S580-S584, 2008.
(2) Picconi B, Bagetta V, Ghiglieri V, et al:Inhibition of phosphodiesterases rescues striatal long-term depression and reduces levodopa-induced dyskinesia. Brain 134(Pt 2):375-387, 2011.
(3) López de Maturana R, Sánchez-Pernaute R:Regulation of corticostriatal synaptic plasticity by G protein-coupled receptors. CNS NeurolDisord Drug Targets 9(5):601-615, 2010.
(4) Stocchi F, Rascol O, Kieburtz K, et al:Initiating levodopa/carbidopa therapy with and without entacapone in early Parkinson disease;the STRIDE-PD study. Ann Neurol 68(1):18-27, 2010.
(5) 「パーキンソン病治療ガイドライン」作成委員会:L-ドパ. パーキンソン病治療ガイドライン2011, 日本神経学会(監), pp2-4, 医学書院, 東京, 2011.
(6) Stocchi F, Vacca L, Ruggieri S, et al:Intermittent vs continuous levodopa administration in patients with advanced Parkinson disease;a clinical and pharmacokinetic study. Arch Neurol 62(6):905-910, 2005.
(7) 「パーキンソン病治療ガイドライン」作成委員会:ドパミンアゴニスト. パーキンソン病治療ガイドライン2011, 日本神経学会(監), pp5-26, 医学書院, 東京, 2011.
(8) 「パーキンソン病治療ガイドライン」作成委員会:モノアミン酸化酵素B(MAOB)阻害剤. パーキンソン病治療ガイドライン2011, 日本神経学会(監), pp27-31, 医学書院, 東京, 2011.
(9) 「パーキンソン病治療ガイドライン」作成委員会:カテコール-O-メチル基転移酵素(COMT)阻害薬;エンタカポン. パーキンソン病治療ガイドライン2011, 日本神経学会(監), pp32-37, 医学書院, 東京, 2011.
(10) 「パーキンソン病治療ガイドライン」作成委員会:ゾニサミド. パーキンソン病治療ガイドライン2011, 日本神経学会(監), pp43-44, 医学書院, 東京, 2011.
(11) 「パーキンソン病治療ガイドライン」作成委員会:アマンタジン. パーキンソン病治療ガイドライン2011, 日本神経学会(監), pp35-37, 医学書院, 東京, 2011.
(12) 「パーキンソン病治療ガイドライン」作成委員会:ドロキシドパ. パーキンソン病治療ガイドライン2011, 日本神経学会(監), pp40-42, 医学書院, 東京, 2011.
(13) 「パーキンソン病治療ガイドライン」作成委員会:CQ2-2 wearing off, on-off, no on, delayed onなどの運動症状の日内変動の治療はどうするか. パーキンソン病治療ガイドライン2011, 日本神経学会(監), pp106-110, 医学書院, 東京, 2011.
(14) Adachi K, Miwa H, Kusumoto H, et al:Effects of subchronic treatment with selegiline on L-DOPA-induced increase in extracellular dopamine level in rat striatum. J Pharmacol Sci 101(4):286-292, 2006.
(15) 藤本健一, 村田美穂, 服部信孝, ほか:大規模患者調査で明らかになった日本におけるParkinson病薬物治療の実態;Parkinson病患者の服薬状況および疾患・治療に対する意識調査. Brain and Nerve 63(3):255-265, 2011.
(16) 「パーキンソン病治療ガイドライン」作成委員会:CQ1-8 未治療パーキンソン病の薬物治療は何で開始すべきか. パーキンソン病治療ガイドライン2011, 日本神経学会(監), pp73-78, 医学書院, 東京, 2011.
(17) 「パーキンソン病治療ガイドライン」作成委員会:CQ2-5 ジスキネジアの治療はどうするか. パーキンソン病治療ガイドライン2011, 日本神経学会(監), pp118-122, 医学書院, 東京, 2011.
(18) 「パーキンソン病治療ガイドライン」作成委員会:CQ2-4 すくみ足の治療はどうするか. パーキンソン病治療ガイドライン2011, 日本神経学会(監), pp114-117, 医学書院, 東京, 2011.

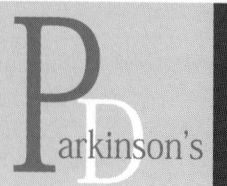

PD 5 パーキンソン病の非運動症状とその対策——総論

はじめに　パーキンソン病（PD）は、振戦、固縮、無動、姿勢反射障害を四大症候とし、黒質緻密相ドパミン含有神経細胞の変性を主病変とする疾患ではあるが、近年の研究により、黒質が障害されるずっと前から嗅覚、自律神経系などが障害され、徐々に脳幹をさかのぼるように病変が進み、黒質が障害されて初めて上記四大症候が出現することが明らかとなっている[1]。病変は黒質にとどまらず、さらに上行してMeynert基底核、扁桃体、大脳皮質と進み、幻覚、妄想、知的機能低下などをきたす。これらの症状は、患者のQOL低下の一因ともなっている。したがって診察時は運動症状のみに目を奪われるのではなく、非運動症状についても質問し、改善できる点があれば改善するような注意が必要である。神経系を末梢から中枢へとみてゆくと、PDの非運動症状は表1のようにまとめられる。

1　自律神経症状

▶便秘

1　便　秘

形態的バックグラウンドとして迷走神経背側運動核は迷走神経の起始核であり、PDにおいて細胞脱落のみならずレビー小体の最もよくみられる核の1つである。PDはここから始まるといわれる[1]。迷走神経障害の結果、消化管のトーンは下がり、消化管の

表1．PDの非運動症状

| 1. 自律神経症状
　便秘
　食欲低下とやせ
　めまい
　低血圧
　起立性低血圧
　食事性低血圧
　頻尿
　排尿障害
　性機能障害
　発汗
　心筋MIBG uptake障害 | 2. 嗅覚低下
3. 睡眠障害
　レム睡眠行動異常症
　ノンレム睡眠行動異常症
　むずむず脚症候群
　入眠障害
　中途覚醒
　睡眠時無呼吸
4. 覚醒障害
　Excessive daytime sleepiness
　Sudden onset of sleep | 5. 感情障害
　うつ状態
　Apathy
　Anhedonia
6. 幻覚・妄想
7. 衝動抑制障害とドパミン調節障害
8. 知的機能障害 |

通過時間が長くなり、便秘に陥る。便は固くなり、排便のためにいきむ力も入りにくくなる。したがって便秘の治療には、下剤を処方するのみではうまくゆかないことが多く、消化管の運動を亢進させる薬物の併用が大切である。これにはモサプリドとドンペリドンがあり、モサプリドには便秘を改善させるというエビデンスがあるが[2]、ドンペリドンにはない。しかし、モサプリドのみで駄目な場合は、併用を試みてもよいであろう。排便は最低3日に1回はほしい。便秘の問題は、本書「I-7. 便秘と食欲低下・吐き気の原因とその対策」(90頁参照)に詳述されている。

2 めまい・低血圧・起立性低血圧

▶ めまい
▶ 低血圧
▶ 起立性低血圧

PDになると血圧が下がる傾向がある。めまいはそのためと考えられるが、回転性のものではなく立った拍子にクラッとするようなdizziness、あるいは意識を失いそうになるfaintnessである。起立により血圧がさらに低下して起立性低血圧になることがあり(収縮期30mmHg以上、拡張期15mmHg以上)、この場合は失神することがある。PDの低血圧は、交感神経の障害が主因と考えられるが、さらに大動脈弓の圧受容器baroreceptorを介する血圧調節機構の障害の関与もある。この反射弓の求心路は迷走神経、遠心路は中枢および末梢の交感神経系である。PDでは早期から心臓へゆく交感神経系に障害がみられ、この場合低血圧となっても反射性の頻脈がみられない。PDの低血圧、起立性低血圧の機序にはその他L-ドパなど抗PD薬の影響も考えられる。

▶ 食事性の低血圧

もう1つは食事性の低血圧である(postprandial hypotension)。これは食事中に血圧が下がり、食事が終わる頃になると横にならないではいられない症状である。胃に食物が入ることで内臓の血液量が増え、体循環の低血圧に対処する機構の障害で起きると考えられる。1つはbaroreceptorを介する血圧調節の障害、もう1つは元来血圧が低いため、さらなる低血圧に対する耐性の減少ではないかと推定できる。低血圧は本書「I-8. 低血圧・起立性低血圧・食事性低血圧の原因とその対策」(94頁参照)に詳述されている。

3 排尿障害

▶ 排尿障害

PDの排尿障害は、大部分頻尿である。これは初期の症状ではないので、便秘や低血圧とは異なった発症機序を有すると考えられる。排尿反射を抑えているのは、脳幹から仙髄に下降する自律神経線維であるが、さらに上位前頭葉、視床下部からの抑制がある。どこで障害されているかはっきりしないが、少なくともこの下降性抑制線維の障害で、排尿反射が亢進して頻尿が起きると考えられる[3]。頻尿は夜間に起きることが多く、次いで昼間も夜も、次いで昼間のみの頻尿である。

排尿障害は、仙髄を介する排尿反射の障害で、排尿に時間がかかる現象であるが、

PDでは極めて稀である。進行すると無動が強く、トイレに間に合わず失禁をすることがあるが、排尿障害の失禁ではない。排尿障害については、本書「I-9. 排尿障害の原因とその対策」(103頁参照)に詳述されている。

4 性機能障害

PDでどのくらい存在するのかについては調査が進んでいない。患者も医師もそれに触れたがらない傾向があるためであろう。疾患本来の症状であるのか、薬の副作用であるのかも十分解析できていない。時々みられるのは勃起不全である。したがってPDではインポテンツになる頻度が高いのではないかと推定される。この問題は本書の中で「I-10. 性機能障害の原因とその対策」(112頁参照)に詳述されている。

5 発 汗

▶発汗

PDでは下着がぐっしょりになるほどの発汗発作を起こすことがある。Wearing offのある患者ではoff時に多いが、薬にかかわりなく発汗発作をみる場合もある。発汗発作は暑さに関係なく、冬でもみられる。Wearing offのある患者ではon時にはあまり発汗がなく、off時にそれを代償するような機序で発汗するのではないかとも考えられる。発汗の機構は視床下部の刺激が、中枢の交感神経を通って、胸髄側核でニューロンを変え、交感線維となって汗腺を支配する。汗腺に関しては、節前・節後線維共にアセチルコリン支配である。発汗に関しては、本書「I-11. 発汗障害の原因とその対策」(116頁参照)に詳述されている。

6 心筋 MIBG uptake の障害

▶心筋 MIBG

心筋へゆく交感神経節後線維は病初期より障害される。これを視覚化したのが心筋MIBG scintigraphyで、PDではMIBGの取り込み低下がみられる。多系統萎縮症では末期に低下することがあるが、進行性核上性麻痺では正常である。その他の二次性パーキンソニズムでも正常であり、これが低下するのはほぼPDとレビー小体型認知症に限られる。すなわちレビー小体の存在と深く相関しており、PDの診断に極めて有用な検査である[4]。ただ、PDでも初期には正常にとどまることがあり、正常でも臨床的にPDが考えられるときは、3年程度の間をおいて再検する必要がある。このテーマは、本書「I-24. MIBG集積低下の原因とその診断的意義」(234頁参照)に詳述されている。

2 嗅覚低下

▶嗅覚低下

　嗅覚低下は嗅球・嗅神経へのα-シヌクレインの沈着と関係があるとされている。嗅神経は、鼻粘膜に分布している嗅上皮に始まり、前頭蓋窩に入って嗅球に入り、ニューロンを変えて嗅神経を後方に向かう。嗅球ならびに嗅神経の神経細胞にα-シヌクレインの沈着が報告されている[5]。嗅覚に関しては本書「I-6. 嗅覚低下の原因とその対策」(82頁参照)に詳述されている。

3 睡眠障害

▶睡眠障害

1 入眠障害

▶入眠障害

　いわゆる寝つきの悪さである。PDで特に多いわけではない。病気や将来に対する不安や、家庭内のコンフリクトなど、精神的原因が多いが、腰痛、ジストニアなど合併症や進行例での副所見が原因となることもある。多くの患者は寝つきはよいが、途中で目が覚め、その後眠れないという訴えを示す。入眠障害に対しては、zolpidem(マイスリー®)、zopiclon(アモバン®)など、非ベンゾジアピン系のものを使用するとよい。癖になるからと嫌う患者もいるが、夜間の熟眠は日中の症状の改善に大切であることを話し、自然に睡眠薬を忘れるようになるまで飲み続けるよう指導する。

2 中途覚醒

▶中途覚醒

　就眠後2～3時間経つと目が覚める現象である。目が覚める原因は、トイレが多いが、そのほかに夜間のoffで寝返りができずに身体の不快感で目が覚める場合、off時のジストニアを生じ痛みで目が覚める場合、発汗発作で目が覚める場合、特に原因がなく目が覚める場合がある。夜間の覚醒も2回くらいまではやむを得ないと思うが、それを超える場合は治療が必要である。トイレで目が覚める場合は、就寝前にsolifenacin(ベシケア®)、tolteridone(デトルシトール®)などを服用しておくとよい。off時のジストニアや寝返りができずに目が覚める場合は、就寝前にドパミンアゴニストを1～2錠服用する(pramipexole 0.5～1mgまたはropinirole 2～4mg)。特に原因がなく目が覚める場合は、就寝前に催眠薬を服用する。発汗は下着を替えるしかない。目が覚めてもすぐ寝つける場合は問題ないが、その後眠れない場合は、夜間目が覚めたときに、超短時間作用型の睡眠薬triazolam(ハルシオン®)0.125～0.25mgを服用する。入眠障害、中途覚醒については本書「I-12. 入眠障害・中途覚醒の原因とそ

の対策」(119頁参照)に詳述されている。

▶むずむず脚症候群

3 むずむず脚症候群

布団に入ると足がむずむずしてきて足の趾を動かさないではいられなくなる症候群である。入眠困難の原因となることがある。PDとの合併は高い。就寝前に少量のドパミンアゴニスト(pramipexole 0.05～0.5 mg)を服用することから始める[6]。なお本項目に関しては、本書において「I-13. むずむず脚症候群の原因とその対策」(126頁参照)に詳述されている。

▶レム睡眠行動異常症

4 レム睡眠行動異常症

レム睡眠中四肢はhypotoniaとなり、夢をみても声を出したり、手足を動かしたりできないのが普通であるが、PDにおいてはhypotoniaとならず、夢の内容に従って大声を出したり、手足を動かしたりすることが少なくない。レム睡眠行動異常症は、橋の青斑核周辺の障害で起きるとされ[7]、PDの運動症状に先立ってみられることが少なくない。確定診断には終夜ポリグラフィーにてREM without atoniaを証明することであるが、病歴を聞くのみでもある程度の予測はつく。怖い夢をみて大声を上げる状態から、手足を動かしてタオルを蹴飛ばしたり、壁を蹴飛ばしたり、ベッドパートナーにパンチしたり、蹴飛ばしたりする行動がみられることがある。レム睡眠行動異常症は、L-ドパなど抗PD薬の治療を始めると改善傾向を示すが、それでも強く残る場合は就寝前にclonazepam(0.5～2 mg)を服用するとよい。本項目については、本書において「I-14. レム睡眠行動異常症の原因とその対策」(136頁参照)に詳述されている。

5 ノンレム睡眠行動異常症

睡眠中夢遊病者のように布団を離れ、台所で飲食をしたり、その辺を歩き回ったりしてまた布団に帰って眠る現象である。本人はその間のことを覚えていない。この現象がレム期に起きているか、ノンレム期に起きているかは、終夜ポリグラフィーをとらないとわからない。

6 睡眠時無呼吸

睡眠中10秒以上の無呼吸が続き、1時間に5回以上無呼吸がある場合、本症と診断する。薬物でよいものはなく、p-PAP (persistent positive airway pressure)使用が進められる。

4 覚醒障害

1 Excessive daytime sleepiness

昼間眠気に襲われることはPDでは珍しくない。特に食後や午後襲われる。抗PD薬はいずれも眠気を起こすが、中でもドパミンアゴニスト、特に非麦角系は眠気を起こす作用がかなりある。L-ドパにもその作用はある。また進行例では、PDそのものによる過度の眠気もみられる。眠気に対しては、トランキライザーなどの併用があれば、これを中止し、夜間ぐっすり眠ることが先決である。夜間不眠があれば、睡眠薬を使用する。昼間の眠気に対しては著効を示す薬物はない。Caffein、modafinilなどが試される。Methylphenydeate（リタリン®）もよいが麻薬扱いになったので使用は制限される。

2 Sudden onset of sleep (SOS)

眠気の前駆症状なしに、突然眠り込む現象である。車の運転中起きると事故につながる危険がある。抗PD薬を飲みながら運転する場合、然るべき注意を与え、最初は配偶者に同乗してもらい、その危険がないかどうか検証することが大切である。長時間のドライブは避けた方がよい。特に非麦角系アゴニストを開始する際は注意する。本書においては「I-15. 覚醒障害の原因とその対策」（145頁参照）に詳述されている。

5 感情障害

1 うつ状態

PDへのうつの合併は高い（5〜25 %）。PDのうつの発症には、セロトニンの低下のみならず、ノルアドレナリンやドパミン低下も関与している。内因性うつの合併は少ないがある。PDのうつは、内因性うつ病に比べて、不安が前景に立ち、不眠や集中力低下を訴える一方、罪の意識や自分を責める傾向は低いといわれる[8]。PDのうつは、本人の自覚が低く、QOL低下の一因となるので、主治医が聞き出すことが大切である。治療は三環系抗うつ薬と選択的セロトニン再取込み阻害薬が使用されるが、エビデンスがあるのは三環系である[9]。うつの問題については、本書「I-16. うつの原因とその対策」（152頁参照）に詳述されている。

▶Apathy

2 Apathy

　Apathyは、意欲、興味、関心がなくなり、無欲状態で1日を過ごす現象である。うつ状態や認知症がある場合、apathyがみられることがあるが、PDではこれらがなくてもapathyになることがある。責任病巣や治療について関心のもたれる領域である。本書においては「I-17. Apathyとanhedoniaの原因とその対策」(157頁参照)に詳述されている。

▶Anhedonia

3 Anhedonia

　Anhedoniaは、普通の人が喜びを感じるような出来事、現象に遭遇しても喜びを感じない現象である。やはりPDでみられることがあり、本書では「I-17. Apathyとanhedoniaの原因とその対策」(157頁参照)に詳述されている。

▶衝動制御障害
▶ドパミン調節障害

6 衝動制御障害とドパミン調節障害

　衝動制御障害 (impulse control disorder) はDSM-IVに定義されており、intermittent explosive disorder、pathological gambling、kleptomania (窃盗癖)、pyromania (放火癖)、tricolillomania (抜毛癖)、not otherwise specifiedに分類されている。一方PDの治療過程では、L-ドパ濫用、性衝動亢進、病的賭博、病的買い物、過食、punding、躁状態、気分動揺などが起きることがあり、治療薬の濫用とpundingはドパミン調節障害、性衝動亢進、病的賭博、病的買い物、過食は衝動制御障害と考えられる[10]。これらの症状は、L-ドパまたはドパミンアゴニストの過剰で起きることが多く、若年者、元来そのような性格傾向をもったものに起きやすいとされている。Pundingは、細かいものを机の引き出しから出したり入れたりを繰り返す動作をいい、アンフェタミン中毒患者にみられた現象である。Pundingとはスウェーデンの俗語で「まぬけ、でくの坊」といった意味である。細かい絵をひたすら描き続けるような動作がみられることもある。PundingはL-ドパの使い過ぎのことが多く、L-ドパを減らしてドパミンアゴニストで治療することが第一歩である。その他の症状はドパミンアゴニストが誘因となることが多いので、アゴニストを減らしてL-ドパを中心に治療を進めてゆく。この問題については、本書の中で「I-18. Dopamine dysregulation syndromeの原因とその対策」(165頁参照)に詳述されている。

▶精神症状

7 精神症状

▶幻覚

　　幻覚、妄想、興奮、錯乱などがある。幻覚は最初、後ろに人がいるような気がするとか、夜間トイレに行くときに動物が廊下にうずくまっている、などのことが多い。これらの幻覚はすぐ消える。これらの幻覚は、本人が幻覚であることを意識している限り、治療の対象とはならない。もう少し進むと夜起きたとき、柱の時計が人の顔に見えたり、カーテンが人の影に見えたりすることがある。これもすぐ消える。本人が幻覚であることを意識している限り治療はしなくてもよい。治療の対象になるのは、もう少し続く幻覚で、昼間出ることもあり、主に夜間に出ることもある。本人が怖がったり、幻覚につられた行動異常を示すときは治療の対象になる。稀ではあるが、昼間物語のような幻覚が眼前に広がり、色がついていることもある。Peduncular hallucinosisに似た幻覚である。これが治療の対象になるかどうかは、はっきりしない。幻覚に対する治療は、治療薬を減量する、抗コリン薬、モノアミン酸化酵素B (MAO-B) 阻害薬、塩酸アマンタジン、COMT阻害薬、ドパミンアゴニストの順で減量ないし中止し、最後はL-ドパのみで治療する。減量が難しいときは、ドネペジル、クエチアピンなどを試すとよい。

▶妄想

　　妄想は、誤った信念である。例えば財布が見つからないと盗られたと確信して警察に電話をする、夫に女がいると信じて夫をなじる、これに幻覚が加わり、ベッドに寝ている女の人が見える場合もある。妄想は治療の対象になる。まず最後に加えた薬物を中止し、抗コリン薬、MAO-B阻害薬、塩酸アマンタジン、COMT阻害薬、ドパミンアゴニストの順に中止し、最後はL-ドパのみにて治療を継続する。それでもよくならない場合は、ドネペジル、クエチアピンなどを併用する。幻覚も妄想も薬物がきっかけになることはあるが、むしろ病気の進展がその発症に重要であるとされている[11]。

　　興奮・錯乱は、妄想に誘われ反社会的行動、乱暴な行動、正常人では理解できない行動に走る現象で、妄想と興奮・錯乱の治療が必要である。精神症状については、本書の中で「I-19. 幻覚・妄想・興奮の原因とその対策」(174頁参照)に詳述されている。

▶知的機能障害

8 知的機能障害

▶遂行機能

　　PDの知的障害は、遂行機能の障害が先に起きるといわれる。遂行機能とは、いくつかのステップからなる動作・行為などを順番を立てて考え、それを順序よく遂行する機能である。スクリーニングテストとしては、verbal fluency testがよく使われる。動物の名前や、"か"で始まる言葉などをできるだけたくさん挙げてもらうテストであ

る。動物であれば、身の回りにいる動物から始め、野山にいる動物、動物園で見かける動物、アフリカの原野にいる動物など、概念を次々にシフトさせていって思い出さねばならないが、PDでは身の回りの動物を言うと、なかなか次のジャンルへ進んでゆけない。遂行機能は前頭葉の機能とされている。進行すると記銘力も低下し、視空間認知障害も出現する[12]。

　PDの認知障害の責任病巣は、Meynert基底核と大脳皮質と考えられる。大脳皮質にはα-シヌクレインが沈着し、皮質型のレビー小体も出現する。PDの認知障害は、死亡までの累積合併率でみると80%を超える。進行例では、精神状態に日内変動・週内変動がみられるのも特徴で、よい日もあれば、ボーッとして反応が悪く、睡眠傾向を示す悪い日も存在する。PDの認知障害の治療には、ドネペジルが使用される。

　PDD（Parkinson's disease with dementia；PDを伴う認知症）とDLB（dementia with Lewy bodies；レビー小体型認知症）の関係について一言述べると、定義により、PDDははっきりとしたPDの上に認知症が加わる状態、DLBは、認知障害が先行するか、認知障害とパーキンソニズムがほぼ併行して出現する状態とされている[13]。いわゆるone year ruleは研究面においては残すが、臨床診断の場面では除かれている[13]。この両者が同じ疾患なのか、別の疾患なのかについては議論が絶えないが、心理学的検査、画像所見、病理所見では両者を分けることができない。違いはどちらが先に出るかのみである。認知症が先に出ることから、脳から病変が始まるのではないかとの意見もあるが、DLBでは、末梢自律神経障害、睡眠行動異常など脳幹の障害は高頻度に起きており、運動症状は黒質病変が50%を超えないと出現しないことを考えると、病変の進行が異なるとも言い切れない。筆者は同じ疾患ではないかとの印象をもっている。認知障害の問題については、本書の中で「I-20. 認知症の原因とその対策」（186頁参照）に詳述されている。

おわりに　以上、PDの非運動症状について概略を述べたが、これらの問題は患者とdiscussionしていると、誰しも自然に理解できる事柄である。そのような知識をもって文献にあたると、個々の症状に対する問題点、病態生理、治療法などを系統的に理解できる。非運動症状は気がついて治療すれば、患者のQOLをかなり高めることができる。またPDの病態生理を知るうえでも大変興味ある領域である。個々の解説を読んで理解を深めて頂きたい。

（水野美邦）

【文献】

(1) Braak H, Del Tredici K, Rub U, et al：Staging of brain pathology related to sporadic Parkin-

son's disease. Neurobiol Aging 24 : 197-211, 2003.
(2) Liu Z, Sakakibara R, Odaka T, et al : Mosapride citrate, a novel 5-HT$_4$ agonist and partial 5-HT$_3$ antagonist, ameliorates constipation in parkinsonian patients. Mov Disord 20 : 680-686, 2005.
(3) Winge K, Fowler CJ : Bladder dysfunction in Parkinsonism ; Mechanisms, prevalence, symptoms, and management. Mov Disord 21 : 737-745, 2006.
(4) Orimo S, Uchihara T, Nakamura A, et al : Axonal α-synuclein aggregates herald centripetal degeneration of cardiac sympathetic nerve in Parkinson's disease. Brain 131 : 642-650, 2008.
(5) Goldstein DS, Sewell LT, Holmes C : Association of anosmia with autonomic failure in Parkinson disease. Neurology 74 : 245-251, 2010.
(6) Quilici S, Abrams KR, Nicolas A, et al : Meta-analysis of the efficacy and tolerability of pramipexole versus ropinitole in the treatment of restless legs syndrome. Sleep Med 9 : 715-726, 2008.
(7) Boeve BF, Silber MH, Saper CB, et al : Pathophysiology of REM sleep behaviour disorder and relevance to neurodegenerative disease. Brain 130 : 2770-2788, 2007.
(8) Starkstein SE, Prziosi TJ, Forrester AW, et al : Specificity of affective and autonomic symptoms of depression in Parkinson's disease. J Neurol Neurosurg Psychiatry 53 : 869-873, 1990.
(9) Miyasaki JM, Shannon K, Voon V, et al : Practice parameter ; Evaluation and treatment of depression, psychosis, and dementia in Parkinson disease (an evidence-based review) ; Report of the quality standards subcommittee of the American Academy of Neurology. Neurology 66 : 996-1002, 2006.
(10) O'Sullivan SS, Evans AH, Lees AJ : Dopamine dysregulation syndrome ; An overview of its epidemiology, mechanisms and management. CNS Drugs 23 : 157-170, 2009.
(11) Gilade N, Treves A, Paleacu D, et al : Risk factors for dementia, depression and psychosis in long-standing Parkinson's disease. J Neural Transm 107 : 59-71, 2000.
(12) Emry M, Aarsland D, Brown R, et al : Clinical diagnostic criteria for dementia associated with Parkinson's disease. Mov Disord 22 : 1689-1707, 2007.
(13) McKeith IG, Dickson DW, Lowe J, et al : Diagnosis and management of dementia with Lewy bodies, Third report of the DLB consortium. Neurology 65 : 1863-1872, 2005.

PD 6 嗅覚低下の原因とその対策

1 嗅覚の特異性とその評価法

　最近の研究から、人類では約350種類、げっ歯類では実に1,000種類を超える嗅覚受容体が存在すること[1]、1つの嗅上皮細胞には1つの受容体のみが発現しており[2]、それぞれの受容体（＝嗅上皮細胞）が複数のセットで対象の立体構造を認識することにより特定の匂いとして知覚されるらしいこと[3]などが解明されてきた。こうしたメカニズムにより、比較的嗅覚系が退化しているといわれている人類でさえ、1万種類前後の嗅覚物質を識別できるとされている[1]。しかしながら、嗅覚について客観的・定量的に評価する方法論はいまだ確立していない。例えば類似した知覚系である味覚であれば、甘味、辛味、酸味、苦味、旨味の5つの基準味覚とその受容体が同定されているが、嗅覚の評価をするうえでの基準嗅覚は何種類でどのような物質が適当かといったごく基本的なことがいまだまったく解明されていないのが現状である。

　嗅覚検査法には大きく匂いを感じる限界点を調べる検知閾値検査とそれが何であるか判別する能力を調べる識別覚検査があり、一般に前者の方が鋭敏である。一方で後者は匂いに対する中枢の認知機能を含めた評価となる。世界的に最も広く用いられている嗅覚検査法が UPSIT (University of Pennsylvania Smell Identification Test)[4] である。UPSITでは日常生活でよく経験する代表的な匂い（40種類）を封入した使い捨ての試験紙を用意し、それを使用直前にスクラッチして発する匂いが何であるかの回答を求めることにより識別覚を評価する検査法である。これに対してドイツのグループから提案された嗅覚評価法である Sniffin-Sticks[5] では、フェルトペン状の容器の中に嗅覚刺激物質を封入し、検知域値と識別覚を共に評価できる。本邦でも検知域値と識別覚を同時に評価できるＴ＆Ｔオルファクトメーターが独自に開発された[6]が、操作が煩雑であるのが欠点である。むしろわが国では静脈性嗅覚検査の1つであるアリナミンテストが広く普及している[7]が、経静脈的な嗅覚物質投与が嗅覚受容体をどのように刺激するか不明の点が多いこと、また定量性に乏しいことから国際的にはあまり一般的とはいえない。こうしたそれぞれの欠点を補うべく最近わが国で開発された OSIT-J (Odor-Stick Identification Test for Japanese) は日本人に馴染みの嗅素で

▶ UPSIT (University of Pennsylvania Smell Identification Test)

▶ Sniffin-Sticks

▶ OSIT-J (Odor-Stick Identification Test for Japanese)

構成された識別覚の評価法で、操作が比較的簡便で経時的な劣化も少ないといった長所もあり現在広く普及している。最近の研究でOSIT-Jを用いることで日本人パーキンソン病(PD)患者の嗅覚障害を適切に評価できることも示されている[8]。

2 パーキンソン病および関連疾患における嗅覚低下(表1)

　PDにおける嗅覚低下を最初に記載したのはAnsariとJohnsonである[9]。彼らはAmooreらによって考案されたアミルアセテートを用いた検知域値測定法をPD患者の評価に応用し、年齢対照に比し有意($p<0.05$)に嗅覚域値が上昇していることを報告した。その後、識別覚もPD患者においてやはり低下しており、それは罹病期間や治療内容、知的機能障害には関連しないことが報告された[9]。またUPSITを用いた検討から、嗅覚低下は嗅覚刺激物質の種類によらないこと、特定のパーキンソン症状の程度、認知機能や全般的な重症度とも関連しないことも報告された[9]。本邦からも種々の嗅覚検査法を用いた検討から、やはりPDにおける嗅覚の有意な低下が報告された[8)10]。ドイツのグループはSniffin-Sticksを用いてやはり類似の結果を報告している[11]。このように、これまでの検討から概ねPDと診断された7〜8割以上の症例で明らかな嗅覚低下、特に識別覚の低下を指摘できることが確認されてきた[9]が、興味深いことにそのうちの7割の症例では嗅覚低下は事前に自覚されていなかった[12]。すなわち嗅覚低下は日常臨床の場で想像以上に見過ごされている可能性が高い。これに対して、味覚はPDにおいて保たれることが報告されている[13]。

　嗅覚低下は必ずしもPDに特異的ではなく、関連した神経変性疾患において広く観

▶ Sniffin-Sticks

表1. パーキンソン病および関連疾患における嗅覚低下

疾患	嗅覚低下	文献番号
パーキンソン病	++	9)
レビー小体型認知症	++	18) 19)
アルツハイマー病	+	16) 17)
多系統萎縮症	+	11) 21)
皮質基底核変性症	−	21)
進行性核上性麻痺	−	21) 22)
血管障害性パーキンソニズム	−	23)
MPTP誘発性パーキンソニズム	−	24)
若年性パーキンソニズム (PARK2)	−	25)
REM睡眠行動異常症	+	20)
むずむず脚症候群	−	28)
本態性振戦	−	26) 27)

察されるとの指摘もある[14)15)]。実際、臨床的にはアルツハイマー病（AD）においても嗅覚低下がみられることが報告されてきた[16)17)]が、病理学的検討から嗅覚低下はADの病理変化の程度に依存せず、むしろ随伴するレビー小体の出現に関連していることが示唆され[18)]注目されている。臨床的にも、びまん性レビー小体病との比較においてADの嗅覚低下はより軽度であるという[19)]。一方で、同じくレビー小体出現が病態に関連することが知られているREM睡眠行動異常症では病初期から嗅覚低下がみられることが最近報告された[20)]。反面、同じくシヌクレイノパチーに分類される多系統萎縮症でも嗅覚が障害されるが、その程度はPDほど顕著ではなかった[11)21)]。さらに、同じくパーキンソン症候群を呈する進行性核上性麻痺[22)]、血管障害性パーキンソニズム[23)]、MPTP誘発性パーキンソニズム[24)]や家族性パーキンソニズムで最も頻度の高いPARK2[25)]においては嗅覚低下があまり目立たないことも報告されている。一方、症候学的にPDとの関連が指摘されている本態性振戦[26)27)]やむずむず脚症候群[28)]においても嗅覚低下はあまり顕著でないことが知られてきた。すなわち嗅覚低下はシヌクレイノパチー、中でもレビー小体の出現する神経変性疾患に比較的特異的にみられる症候である可能性が高い。

3 パーキンソン病の嗅覚障害の責任病変

　こうしたPD関連疾患での検討結果をまとめると、嗅覚低下が一連のパーキンソン症候と関連した部分症状としてではなく、むしろ病理学的なレビー小体出現と密接にかかわっている可能性が示唆される。以前よりPDにおける嗅球でのレビー小体出現が指摘されてきたが、最近Braakらによる詳細な剖検脳の検討から、レビー小体出現はPD発症のごく早期から黒質障害に先行して、その第一段階として迷走神経背側核と嗅球に最初に出現し、その後脳内他部位に拡がっていくという病期進行仮説が提唱された[29)30)]。両者に共通して、腸管・鼻腔といった外界に近い中枢神経部位であることはPDの病因論における外因説との関連でも興味がもたれる[31)]。また最近の研究では両者共に哺乳類成人脳での神経再生が示唆されている限られた部位に属する[32)]ことも極めて興味深い。いずれにしてもこうした病理学的な裏づけから、嗅覚低下はレビー小体出現と極めて密接に関連した特異症状であることが示唆される[19)]。レビー小体の主たる構成蛋白である α-シヌクレインは、正常嗅上皮細胞に強く発現している[33)]ことが知られており、発症早期からの嗅球変性と密接に関連することが示唆される。

▶嗅球

　嗅球における神経構築の変化が生じることもPD剖検脳で報告されている[34)]。嗅上皮ニューロンの軸索を丹念に検討した結果、嗅球において異所性の糸球体類似構造形成がみられるという[34)]。このことは単にレビー小体が形成されるのみならず、嗅覚処

理系に属する神経細胞の変性脱落が実際に生じていることを示す。一方で、PDにおける扁桃体の神経変性はよく知られている[30]が、詳細な検討から、神経細胞の変性脱落は特に扁桃体の皮質内側核群に強いことが報告された[35]。この部分は一次嗅覚野に属し、嗅覚と情動や記憶を関連づける重要な中継点と考えられている。こうした皮質内側核群変性の程度はPDの罹病期間とあまり関連せず、比較的早期から顕著にみられる[35]が、これもまた発症早期から嗅覚障害が完成することと矛盾しない。fMRIや脳波を用いた研究ではPD患者で匂い刺激に対する嗅覚関連脳領域の反応性が低下していることが示されており[36)37)]、voxel-based morphometryを用いた最近の研究でも嗅覚低下のある早期PD患者で扁桃体および一次嗅覚野の体積減少を認めることが報告されている[38]。われわれもFDG-PETを用いた検討で早期PD患者の嗅覚障害が中枢の嗅覚伝導路を含めた広範な脳領域の糖代謝異常と関連しているという結果を得ている[39]。これらの結果からは、早期PDにおける嗅覚障害は嗅球のみの障害によるものではなく、扁桃体を中心とした中枢の嗅覚情報処理システムへの病理進展の影響も受けていることが強く予想される。これはPDにおける嗅覚低下については識別覚の低下がより顕著であるというわれわれの結果（未発表データ）ともよく一致する。これらの脳領域のうち、どの部位の機能障害がPDの嗅覚障害に最も影響しているかについては、今後さらなる検討が必要である。

▶ voxel-based morphometry

4 早期診断への応用と今後の展開

このように嗅覚低下は発症早期からかなり特異的に出現することが明らかとなってきたこともあり、嗅覚の評価を含めることでPD早期診断の精度を上げる試みがなされてきた[40]。早期PDの運動症候による診断精度は概ね8割程度[41]といわれているが、例えば手首の運動機能評価に、UPSITによる嗅覚評価とうつ状態の評価を組み合わせることにより9割程度まで高めることができる可能性がある[42]。すなわちPDの早期診断における補助的検査法として現在検討されているMRI検査やMIBG心筋シンチグラムに比し、嗅覚検査の診断寄与率は遜色ないばかりか、むしろ高い可能性がある。

さらに無症候例の剖検脳で観察されるレビー小体（incidental Lewy bodies）が臨床的なPD発症に先行するとするBraak仮説[30]が正しいとすると、最も早期から障害される迷走神経背側核と嗅球に関連した症候は、PDの正確な早期診断のみならず発症前診断にも役立つ可能性がある。実際、迷走神経機能障害と関連すると考えられる便秘はPDに先行するとの報告[43]があるが、嗅覚低下についてもこうした観点からいくつかの検討がなされてきた。PD患者の血縁者において嗅覚低下が判明した25例中4例でβ-CIT-SPECTによる黒質線条体のドパミン機能低下が検出されたが、同一シリー

▶ incidental Lewy bodies
▶ Braak仮説

ズの嗅覚正常例では異常が検出されなかった[44]。SPECT結果が異常であった4例中2例はその後の観察期間中に実際にPDを発症しているが、この結果は嗅覚障害が発症前のリスク因子となっていることを強く示唆する。他方、より遺伝的浸透率が高いと思われる双子による検討では、7年以上前に行われた嗅覚検査の結果はPD発症を的確に予想できなかった[45]ことから、嗅覚異常がPDに先行するのは7年未満と考えられる。一方で、嗅覚低下を主訴として医療機関を訪れた患者のうち、他の器質的疾患を除外できた30症例(特発性嗅覚低下例)について、経頭蓋超音波検査を施行したところ約1/3(11例)でPDに特徴的とされる黒質障害のサイン(同部のエコー信号増強)を認めたとの報告[46]も注目される。実際、PD患者の血縁者で嗅覚低下が確認された症例の2年間の前向き調査で10%のPD発症が確認されており[47]、嗅覚検査は十分に発症前診断に寄与できると考えられる[48]。実際、PDや認知症を伴わない高齢男性2,267例に対して8年間のフォローアップを行ったところ、そのうち35例がPDを発症し、ベースラインで嗅覚低下を認めた群では最初の4年以内でのPD発症リスクが有意に高かったとの報告もある[49]。これらの結果からは、嗅覚障害はPD発症の重要なリスク因子であり運動症状出現の数年前(おそらく4年以内)から生じていることが強く示唆された。現在、発症前PD患者のスクリーニング法の実用化に向けて大規模研究による検討が始まっている。1例としては、PDの1親等以内の親族8,640例のうちUPSITで嗅覚障害を認めた1,035例に対してβ-CIT-SPECTを行い黒質線条体系のドパミン機能異常を認めた104例を追跡する Parkinson-Associated Risk Syndrome (PARS) studyが現在進行中であり[50]、今後の報告が待たれる。

▶ Parkinson-Associated Risk Syndrome(PARS) study

5 嗅覚障害に対する対策

　PDの嗅覚低下に対する治療法は確立していない。チロシン水酸化酵素に対する免疫組織化学染色による検討から、PD症例では嗅球におけるドパミン細胞がむしろ増えていることが示唆された[51]が、このことはドパミン補充治療が嗅覚障害に無効であるとするこれまでの報告[52)53)]と矛盾しない。またL-ドパ治療による運動機能のon/offと嗅覚検知域値は関連しなかったことから、嗅覚障害はドパミン不応性の症状の1つであることも確認された[52]。一方で最近、PDにおける嗅覚低下が中枢神経系のコリン系の活動性と密接に関連しているとの報告がされた[54]が、これは扁桃体を含んだ辺縁系の機能障害が嗅覚低下と密接に関連していることを示唆する最近の機能画像研究の結果[37)-39)]と矛盾しない。こうしたことから、抗コリンエステラーゼ薬などによるコリン系の刺激は嗅覚低下に対して治療効果をもつ可能性が示唆される。

　PDにおける嗅覚低下が最初に報告されてから30年が経過した。この間に嗅覚系の

理解が飛躍的に進んだことと相俟って,当初は随伴症候の1つに過ぎないと考えられていたPDにおける嗅覚障害が,レビー小体を伴うPDに密接に関連した症候であり,病初期のみならず運動機能障害の発症前から検出可能であることが証明されてきた.また嗅覚低下は他の非運動症候,特に認知機能障害と密接に関連していることも明らかになりつつある.嗅覚評価は今後のPD診療において欠かせないものとなってゆくであろう.

(武田 篤)

【文献】

(1) Mombaerts P : Genes and ligands for odorant, vomeronasal and taste receptors. Nature Reviews Neuroscience 5 : 263-278, 2004.
(2) Serizawa S, Miyamichi K, Sakano H : One neuron-one receptor rule in the mouse olfactory system. Trends in Genetics 20 : 648-653, 2004.
(3) 森 憲作(編):分子を感じる;感覚の分子生物学.細胞工学 21 : 1418-1452, 2002.
(4) Doty RL, Shaman P, Dann M : Development of the University of Pennsylvania Smell Identification Test ; a standardized microencapsulated test of olfactory function. Physiology & Behavior 32 : 489-502, 1984.
(5) Kobal G, Klimek L, Wolfensberger M, et al : Multicenter investigation of 1,036 subjects using a standardized method for the assessment of olfactory function combining tests of odor identification, odor discrimination, and olfactory thresholds. European Archives of Oto-Rhino-Laryngology 257 : 205-211, 2000.
(6) 塩川久子:基準嗅覚検査に関する基礎的研究;オルファクトグラムの作製と嗅覚域値の年齢的分布.日本耳鼻咽喉科学会会報 78 : 1258-1270, 1975.
(7) 古川 仞(編):ニオイの臨床.医学のあゆみ 197 : 523-554, 2001.
(8) Iijima M, Kobayakawa T, Saito S, et al : Smell identification in Japanese Parkinson's disease patients ; using the odor stick identification test for Japanese subjects. Intern Med 47 : 1887-1892, 2008.
(9) 武田 篤,菅野重範,長谷川隆文:パーキンソン病における嗅覚異常.パーキンソン病;臨床の諸問題,山本光利(編), pp272-280, 中外医学社,東京, 2006.
(10) Murofushi T, Mizuno M, Osanai R, et al : Olfactory dysfunction in Parkinson's disease. ORL ; Journal of Oto-Rhino-Laryngology & its Related Specialties 53 : 143-146, 1991.
(11) Muller A, Mungersdorf M, Reichmann H, et al : Olfactory function in Parkinsonian syndromes. Journal of Clinical Neuroscience 9 : 521-524, 2002.
(12) Doty RL, Deems DA, Stellar S : Olfactory dysfunction in parkinsonism ; a general deficit unrelated to neurologic signs, disease stage, or disease duration. Neurology 38 : 1237-1244, 1988.
(13) Sienkiewicz-Jarosz H, Scinska A, Kuran W, et al : Taste responses in patients with Parkinson's disease. Journal of Neurology, Neurosurgery & Psychiatry 76 : 40-46, 2005.
(14) Liberini P, Parola S, Spano PF, et al : Olfaction in Parkinson's disease ; methods of assessment and clinical relevance. Journal of Neurology 247 : 88-96, 2000.
(15) Hawkes C : Olfaction in neurodegenerative disorder. Movement Disorders 18 : 364-372, 2003.
(16) Doty RL, Reyes PF, Gregor T : Presence of both odor identification and detection deficits in Alzheimer's disease. Brain Research Bulletin 18 : 597-600, 1987.
(17) Lehrner JP, Brucke T, Dal-Bianco P, et al : Olfactory functions in Parkinson's disease and Alzheimer's disease. Chemical Senses 22 : 105-110, 1997.
(18) McShane RH, Nagy Z, Esiri MM, et al : Anosmia in dementia is associated with Lewy bodies

(19) rather than Alzheimer's pathology [see comment]. Journal of Neurology, Neurosurgery & Psychiatry 70 : 739-743, 2001.
(19) Westervelt HJ, Stern RA, Tremont G : Odor identification deficits in diffuse lewy body disease. Cognitive & Behavioral Neurology 16 : 93-99, 2003.
(20) Stiasny-Kolster K, Doerr Y, Moller JC, et al : Combination of 'idiopathic' REM sleep behaviour disorder and olfactory dysfunction as possible indicator for alpha-synucleinopathy demonstrated by dopamine transporter FP-CIT-SPECT. Brain 128 : 126-137, 2005.
(21) Wenning GK, Shephard B, Hawkes C, et al : Olfactory function in atypical parkinsonian syndromes. Acta Neurologica Scandinavica 91 : 247-250, 1995.
(22) Doty RL, Golbe LI, McKeown DA, et al : Olfactory testing differentiates between progressive supranuclear palsy and idiopathic Parkinson's disease. Neurology 43 : 962-965, 1993.
(23) Katzenschlager R, Zijlmans J, Evans A, et al : Olfactory function distinguishes vascular parkinsonism from Parkinson's disease. Journal of Neurology, Neurosurgery & Psychiatry 75 : 1749-1752, 2004.
(24) Doty RL, Singh A, Tetrud J, et al : Lack of major olfactory dysfunction in MPTP-induced parkinsonism. Annals of Neurology 32 : 97-100, 1992.
(25) Khan NL, Katzenschlager R, Watt H, et al : Olfaction differentiates parkin disease from early-onset parkinsonism and Parkinson disease. Neurology 62 : 1224-1226, 2004.
(26) Busenbark KL, Huber SJ, Greer G, et al : Olfactory function in essential tremor. Neurology 42 : 1631-1632, 1992.
(27) Louis ED, Bromley SM, Jurewicz EC, et al : Olfactory dysfunction in essential tremor ; a deficit unrelated to disease duration or severity [see comment]. Neurology 59 : 1631-1633, 2002.
(28) Adler CH, Gwinn KA, Newman S : Olfactory function in restless legs syndrome. Movement Disorders 13 : 563-565, 1998.
(29) Braak H, Del Tredici K, Rub U, et al : Staging of brain pathology related to sporadic Parkinson's disease. Neurobiology of Aging 24 : 197-211, 2003.
(30) Braak H, Ghebremedhin E, Rub U, et al : Stages in the development of Parkinson's disease-related pathology. Cell & Tissue Research 318 : 121-134, 2004.
(31) Braak H, Rub U, Gai WP, et al : Idiopathic Parkinson's disease ; possible routes by which vulnerable neuronal types may be subject to neuroinvasion by an unknown pathogen. Journal of Neural Transmission 110 : 517-536, 2003.
(32) Bauer S, Hay M, Amilhon B, et al : *In vivo* neurogenesis in the dorsal vagal complex of the adult rat brainstem. Neuroscience 130 : 75-90, 2005.
(33) Duda JE, Shah U, Arnold SE, et al : The expression of alpha-, beta-, and gamma-synucleins in olfactory mucosa from patients with and without neurodegenerative diseases. Experimental Neurology 160 : 515-522, 1999.
(34) Hoogland PV, van den Berg R, Huisman E : Misrouted olfactory fibres and ectopic olfactory glomeruli in normal humans and in Parkinson and Alzheimer patients. Neuropathology & Applied Neurobiology 29 : 303-311, 2003.
(35) Harding AJ, Stimson E, Henderson JM, et al : Clinical correlates of selective pathology in the amygdala of patients with Parkinson's disease. Brain 125 : 2431-2445, 2002.
(36) Masaoka Y, Yoshimura N, Inoue M, et al : Impairment of odor recognition in Parkinson's disease caused by weak activations of the orbitofrontal cortex. Neurosci Lett 412 : 45-50, 2007.
(37) Westermann B, Wattendorf E, Schwerdtfeger U, et al : Functional imaging of the cerebral olfactory system in patients with Parkinson's disease. J Neurol Neurosurg Psychiatry 79 : 19-24, 2008.
(38) Wattendorf E, Welge-Lussen A, Fiedler K, et al : Olfactory impairment predicts brain atrophy in Parkinson's disease. J Neurosci 29 : 15410-15413, 2009.
(39) Baba T, Takeda A, Kikuchi A, et al : Association of olfactory dysfunction and brain

metabolism in Parkinson's disease. Movement Disorders 26(4) : 621-628, 2011.
(40) Becker G, Muller A, Braune S, et al : Early diagnosis of Parkinson's disease. Journal of Neurology 249(Suppl 3) : III/40-48, 2002.
(41) Hughes AJ, Daniel SE, Kilford L, et al : Accuracy of clinical diagnosis of idiopathic Parkinson's disease ; a clinico-pathological study of 100 cases [see comment]. Journal of Neurology, Neurosurgery & Psychiatry 55 : 181-184, 1992.
(42) Montgomery EB Jr., Koller WC, LaMantia TJ, et al : Early detection of probable idiopathic Parkinson's disease ; I. Development of a diagnostic test battery. Movement Disorders 15 : 467-473, 2000.
(43) Abbott RD, Petrovitch H, White LR, et al : Frequency of bowel movements and the future risk of Parkinson's disease. Neurology 57 : 456-462, 2001.
(44) Berendse HW, Booij J, Francot CM, et al : Subclinical dopaminergic dysfunction in asymptomatic Parkinson's disease patients' relatives with a decreased sense of smell. Annals of Neurology 50 : 34-41, 2001.
(45) Marras C, Goldman S, Smith A, et al : Smell identification ability in twin pairs disconcordant for Parkinson's disease. Movement Disorders 20 : 687-693, 2005.
(46) Sommer U, Hummel T, Cormann K, et al : Detection of presymptomatic Parkinson's disease ; combining smell tests, transcranial sonography, and SPECT. Movement Disorders 19 : 1196-1202, 2004.
(47) Ponsen MM, Stoffers D, Booij J, et al : Idiopathic hyposmia as a preclinical sign of Parkinson's disease. Annals of Neurology 56 : 173-181, 2004.
(48) Stern MB : The preclinical detection of Parkinson's disease ; ready for prime time? [see comment] [comment]. Annals of Neurology 56 : 169-171, 2004.
(49) Ross GW, Petrovitch H, Abbott RD, et al : Association of olfactory dysfunction with risk for future Parkinson's disease. Ann Neurol 63 : 167-173, 2008.
(50) Marras C, Lang A : Invited article ; changing concepts in Parkinson disease ; moving beyond the decade of the brain. Neurology 70 : 1996-2003, 2008.
(51) Huisman E, Uylings HB, Hoogland PV : A 100% increase of dopaminergic cells in the olfactory bulb may explain hyposmia in Parkinson's disease. Movement Disorders 19 : 687-692, 2004.
(52) Quinn NP, Rossor MN, Marsden CD : Olfactory threshold in Parkinson's disease. Journal of Neurology, Neurosurgery & Psychiatry 50 : 88-89, 1987.
(53) Roth J, Radil T, Ruzicka E, et al : Apomorphine does not influence olfactory thresholds in Parkinson's disease. Functional Neurology 13 : 99-103, 1998.
(54) Bohnen NI, Muller ML, Kotagal V, et al : Olfactory dysfunction, central cholinergic integrity and cognitive impairment in Parkinson's disease. Brain 133 : 1747-1754, 2010.

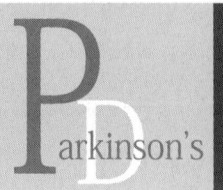

7 便秘と食欲低下・吐き気の原因とその対策

はじめに パーキンソン病(PD)に伴ってみられる消化管機能障害によって、便秘・食欲低下・吐き気がみられる。これらの症状は、James Parkinsonが初めてこの病気を記載したときから知られている[1]。しかし、消化管機能障害に対しては比較的最近まで注目を集めなかった。抗PD薬の開発により、運動症状が比較的よくコントロールされてきたことにより、近年その他の問題症状が目立ってきたため、消化管機能障害も研究が進むようになった。1991年のEdwardsらの報告[2]では、PD患者において66%に排便障害、24%に悪心がみられたとしている。これらの症状の頻度と相関がみられたのは、罹病期間と重症度のみで、年齢・性差・食物内容・薬剤は関連がなかったという。

1 便秘はなぜ起こるのか

▶便秘

便秘は、最も頻度の高いPDの合併症で、発病の初期より現れることが多い。PD患者では消化管全体においての内容物の通過が遅い。すなわち、咀嚼・嚥下・胃から小腸への送り出し・小腸の動き・排便などすべての消化管運動の遅延がみられる。その原因の1つとして自律神経の障害が指摘されている。

脳幹自律神経核や消化管のAuerbach神経叢内にLewy小体を伴う神経細胞の変性・脱落が認められている[3]。しかし、自律神経障害のみですべて説明できるわけではない。便秘に影響を及ぼす因子として、身体的運動量の減少・食物や水分の摂取量不足・腹筋や横隔膜の運動機能低下による便の排出障害・括約筋の機能異常なども存在する。PD患者は対照者に比較して有意に、水分摂取量が少ないとする報告があり、便秘発症・増悪の一因と考えられる。

・メ モ・

ハワイにおける日系米人の疫学調査では、便秘のある人でPDの発病率が高いと報告されている。本邦からはPD患者の消化管神経叢にLewy小体が出現していることが早くから指摘されていた。Braakらは、このような消化管自律神経に病変が始まり、延髄背側を経て上行し、中脳黒質へ進展し、PDの運動障害が発現し、大脳へと変性が進展する仮説を提唱している。

▶抗コリン薬
▶抗うつ薬

抗PD薬の副作用として便秘が起こることもよくあることである。ほとんどの抗PD薬は多かれ少なかれ便秘を悪化させる。特に抗コリン薬は消化管での副交感神経遮断作用により便秘に悪影響を及ぼす。PDでは合併するうつ症状に対して、抗うつ薬が処方されていることも多く、便秘を悪化させていることがある。

PD患者における便秘の原因として消化管運動低下以外に排便時の骨盤底筋と肛門括約筋の協調運動障害に伴う排便障害が報告されている。治療としてアポモルヒネの皮下注射やボツリヌス毒素の筋肉内注射の有効性が報告されている。

2 便秘の治療

PD患者の便秘は重度ではないとする報告[4]もあるが、イレウスに至るような重篤な症例に遭遇することもあり、注意が必要である。消化管運動障害はL-ドパの吸収障害をきたすことが多く、便秘を改善することでパーキンソン症状が見違えるように改善することを経験する。

便秘の管理に関しては、食事内容に対しての注意、運動の必要性、薬物療法の順で指導を行う。

食事内容の注意としては、食物繊維を多く摂り（海藻・野菜・豆類・きのこなど）、水分摂取を増やすこと、腸内細菌叢を改善させる食品（乳酸飲料・牛乳・納豆など）の摂取を行う。

・コツ・

PD患者は、便秘を改善させるためいろいろ食材の工夫をしている。便秘改善に役立ったとして教えてもらったのは、生のパイナップルを毎日食べること。もう1つはモズクを朝晩1パックずつ毎日食べることであった。もう1つはバナナ。バナナは胃内でL-ドパ分解を促進し、PDでは勧めないことになっているが、一部に便秘によいのでどうしても食べたいという患者がいる。便秘に有効というなら食べてもよいと考える。

適当な運動を行うことで腸管蠕動を促すことができる。食事・睡眠など規則正しい生活を行うことも排便習慣をつけるのによい。

可能であれば抗コリン薬や抗うつ薬を中止することが必要である。

PDにみられる便秘に対する薬物治療に関しては十分なエビデンスは得られていないが、経験的に緩下剤（塩類下剤、刺激性下剤）、消化管運動促進剤、漢方薬、浣腸剤などが使用されている（表1）。

▶クエン酸モサプリド

クエン酸モサプリドは消化管内の5-HT$_4$受容体に作用することによりアセチルコリン遊離を促進する。D$_2$受容体阻害作用を有しないためPDの運動症状には影響しない。

表1. 便秘に対する薬物治療

塩類下剤	酸化マグネシウム
大腸刺激性下剤	センノシド、センナ、大黄、アロエ、ピコスルファートナトリウム
	ビサコジル、炭酸水素ナトリウム・リン酸二水素ナトリウム配合剤
5-HT₄受容体作動薬	クエン酸モサプリド
オピアト作動薬	マレイン酸トリメブチン
漢方薬	大建中湯、大黄甘草湯
ビタミン剤	パントテン酸
浣腸剤	グリセリン
その他	ポリカルボフィルカルシウム

14例のパーキンソン症候群患者に投与され、3ヵ月間内服継続ができた13例全例で便秘の改善を認めたという[5]。

▶大建中湯

大建中湯に含まれるhydroxy-β-sanshoolは下部消化管内でのアセチルコリン遊離を促進することにより、消化管機能を改善し、PD患者の便秘を改善するとされる[6]。

▶ポリカルボフィルカルシウム

ポリカルボフィルカルシウムは強い吸水性を有し、腸内でゲル化することにより便の水分バランスを調整する薬剤である。過敏性腸症候群に使用される薬剤である。PD患者に2週間投与することにより排便回数の増加、便性状の軟化、残便感の現象がみられたという[7]。

3 食欲低下・吐き気

▶悪心
▶嘔吐

悪心・嘔吐は抗PD薬の副作用としてよく知られた症状であるが、胃の運動障害はPDに直接伴う症状として頻度が高いと指摘されている[8]。進行期PDでは、胃電図において安静時・食後の胃運動が低下している。

▶逆流性食道炎

近年高齢者における逆流性食道炎が注目されている。PD患者でも逆流性食道炎の合併が多い印象がある。PDではその前屈姿勢のために上腹部が圧迫されている。食後に抗PD薬を服用している患者では、食事の時間には薬効が切れて前屈姿勢がより悪化していることがある。このために、食欲低下・吐き気を起こすことがある。高齢女性の患者では脊椎の圧迫骨折を伴うことが多く、より前屈姿勢が強い。

L-ドパの効果に直結して症状の変動の激しい患者では、胃から小腸への送り出しの遅延は薬効コントロールに大きな障害となる。ドンペリドンなど胃の蠕動促進薬がパーキンソン症状の日内変動に有効であるとされる[9]。

（水田英二）

【文献】

(1) Parkinson J : An Essay on the Shaking Palsy. Whittingham and Rowland, London, 1817.
(2) Edwards LL, Pfeiffer RF, Quigley EMM, et al : Gastrointestinal symptoms in Parkinson's disease. Mov Disord 6 : 151-156, 1991.
(3) Wakabayashi K, Takahashi K, Ohama E, et al : Parkinson's disease ; An immunohistochemical study of Lewy-body containing neurons in the enteric nervous system. Acta Neuropathol 79 : 581-583, 1990.
(4) Krogh K, et al : Clinical aspects of bowel symptoms in Parkinson's disease. Acta Neurol Scand 117 : 60-64, 2008.
(5) Liu Z, et al : Mosapride citrate, a novel 5-HT$_4$ agonist and partial 5-HT$_3$ antagonist, ameliorates constipation in parkinsonian patients. Mov Disord 20 : 680-686, 2005.
(6) Sakakibara R, et al : Dietary herb extract dai-kenchu-to ameliorates constipation in parkinsonian patients (Parkinson's disease and multiple system atrophy). Mov Disord 20 : 261-262, 2005.
(7) 山下太郎, ほか : Parkinson病患者の便秘症状に対するpolycarbophil calciumの効果. 神経治療 23 : 445-449, 2006.
(8) Evans MA, Broe GA, Triggs EJ, et al : Gastric emptying rate and the systemic availability of levodopa in the elderly parkinsonian patient. Neurology 31 : 1288-1294, 1981.
(9) Soykan I, Sarosiek I, Schifflet J, et al : The effect of chronic oral domperidone therapy on gastrointestinal symptoms and gastric emptying in patients with Parkinson's disease. Mov Disord 12 : 952-957, 1997.

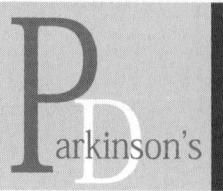

PD 8 低血圧・起立性低血圧・食事性低血圧の原因とその対策

はじめに

パーキンソン病（PD）の診療において、低血圧や種々の原因による低血圧発作はしばしば遭遇する病態である。しかし、James Parkinsonが"An essay on the shaking palsy"を著した1817年当時は血圧を簡便に測定することはできず、日常臨床で血圧が測定されるようになるには von Basch による血圧計の発明[1]や、Korotkoff による聴診法の確立[2]などを待たねばならなかった。

その後、1925年に Bradbury と Eggleston が起立性低血圧を報告[3]し、1960年代後半L-ドパによる薬剤性低血圧[4]が注目され始め、1977年には食事性低血圧が症例報告された[5]。このようにして、血圧の恒常性の破綻という病態が臨床医に認識されるようになってきた。

本章では、PD患者の日常生活に大きな影響を与える低血圧と起立性低血圧、食事性低血圧について日常臨床の視点から概説する。

1 パーキンソン病における低血圧

1 診断基準

低血圧の基準は、収縮期圧で100 mmHg以下の場合をいうことが多い[6]。低血圧では、高血圧とは異なり、無症候であっても他の疾患の危険因子となるというエビデンスはないので、この基準も高血圧における意味合いの診断基準ではないことに注意すべきである。

2 原　因

PDにおいては循環血漿量の低下[7]と、末梢血管抵抗の減弱[8]が指摘され、低血圧の原因と考えられている。その一方で、PDには、血圧変動の亢進や消失、臥位高血圧などがあり、その実態は多様である[9]。

また、二次性低血圧としては、心疾患や内分泌疾患などによる低血圧の合併にも注意しなければならないが、特にPDの場合には抗PD薬をはじめとする薬剤性低血圧が重要である。**表1**に薬剤性低血圧をきたす代表的な治療薬をまとめた。

▶薬剤性低血圧

表1. 薬剤性低血圧を起こし得る降圧薬以外の主な薬剤

薬効分類	一般名	薬効分類	一般名
ドパミン・プロドラッグ	L-ドパ（合剤を含む）	四環系抗うつ薬	塩酸マプロチリン
ドパミン受容体刺激薬	メシル酸ブロモクリプチン		マレイン酸セチプチリン
	メシル酸ペルゴリド		塩酸ミアンセリン
	カベルゴリン	異環系抗うつ薬	塩酸トラゾドン
	塩酸タリペキソール	SSRI	マレイン酸フルボキサミン
	塩酸プラミペキソール	SNRI	塩酸ミルナシプラン
	塩酸ロピニロール	抗精神病薬	ハロペリドール
NMDA受容体拮抗薬	塩酸アマンタジン		オキシペルチン
MAO-B阻害薬	塩酸セレギリン	非定型抗精神病薬	リスペリドン
末梢COMT阻害薬	エンタカポン		フマル酸クエチアピン
抗コリン薬	塩酸メチキセン		オランザピン
抗ヒスタミン薬	塩酸プロメタジン	気管支喘息・脳血管障害改善薬	イブジラスト
三環系抗うつ薬	塩酸イミプラミン		
	塩酸ノルトリプチリン	前立腺肥大症の排尿障害改善薬	塩酸タムスロシン
	塩酸アミトリプチリン		シロドシン
	塩酸クロミプラミン	勃起不全治療薬	クエン酸シルデナフィル
	塩酸バルデナフィル		塩酸バルデナフィル

3 対 策

1 低血圧を発見する

臥位での血圧測定はもちろんのことだが、24時間自由行動下血圧測定（ambulatory blood pressure monitoring；ABPM）や家庭血圧の継続的な記録からも多くの情報が得られる。血圧のみではなく、どのような状況でどのような症状が出現し、どのように影響を与えているかを記録することも重要である。

▶ABPM

2 低血圧を予防する

PDの治療において注意しなければならないのは、治療薬として用いられるL-ドパ、ドパミン受容体刺激薬、MAO-B阻害薬、COMT阻害薬などはいずれも低血圧を誘発する可能性をはらんでいるという点である。患者のADLだけでなくQOLにも配慮し、抗PD薬によるパーキンソニズムの改善と副作用としての低血圧症状とを天秤にかけながら、適切な処方を心がける必要がある。

次に注意すべき点は日頃から水分や塩分を十分に摂取することである。また、下肢に弾性包帯を巻いたり、弾性ストッキングを着用したりする物理療法にも効果がある。

❸ 低血圧を治療する

症状がなくても治療の必要のある高血圧とは異なり、低血圧の場合は症状がない場合には血圧そのものの治療よりも、原因となる病態の診療の方が重要であることが多い。

『パーキンソン病治療ガイドライン』[10]（以下、ガイドライン）では、起立性低血圧の治療として種々の薬剤が記載されているが、これらの薬剤はベースラインとしての血圧を高めに維持することによって起立性低血圧をきたしても極端な低血圧に至らないようにすることを期待する治療なので本項で触れる。

▶塩酸ミドドリン

低血圧に使用される薬物を**表2**に示した。塩酸ミドドリンは国内での使用量は通常8mgだが、十分な効果が得られない場合は増量を試みる。また、夜間就寝中の高血圧を避けるため、朝昼の2回投与を推奨している。ほかに血管収縮作用のある薬剤としてドロキシドパが、水分・塩分保持作用のある薬剤としてフルドロコルチゾンも使用される。

▶ドロキシドパ
▶フルドロコルチゾン
▶臥位高血圧

これらの治療では臥位高血圧（収縮期血圧180mmHg以上）に注意する。必要に応じて入院させてモニタで監視するか、ABPMで日内変動を診ながら維持量を設定する。コントロールの困難な症例は心血管イベントをきたす可能性が高いので、あらかじめ患者とその家族に十分な説明を行う必要がある。

表2. パーキンソン病の起立性低血圧に使用される薬物

分類/一般名		作用機序	維持量	禁忌
交感神経刺激作用を有する薬剤	塩酸ミドドリン	選択的α₁刺激薬	8〜16mg	甲状腺機能亢進症、褐色細胞腫
	メチル硫酸アメジニウム	ノルアドレナリンの再取込みを拮抗阻害	10〜20mg	高血圧症、甲状腺機能亢進症、褐色細胞腫、閉塞隅角緑内障、残尿を伴う前立腺肥大症
	ドロキシドパ	ノルアドレナリン・プロドラッグ	300〜900mg	閉塞隅角緑内障、妊婦、カテコラミン製剤を投与中の患者、重篤な末梢血管病変
	塩酸エチレフリン	心拍出量は増加、末梢血管抵抗は減弱	15〜30mg	甲状腺機能亢進症、高血圧症
血管収縮作用をもつ上記以外の薬剤	メシル酸ジヒドロエルゴタミン	血管収縮作用により起立性低血圧を改善	1〜3mg	末梢血管障害、閉塞性血管障害、狭心症、冠動脈硬化、重篤な肝機能障害、敗血症、妊婦
鉱質副腎皮質ホルモン	酢酸フルドロコルチゾン*	鉱質副腎皮質ホルモンによる水分保持作用	0.1〜0.3mg	高血圧症、感染症、消化性潰瘍、精神病、後嚢白内障、緑内障、血栓症、最近行った内臓の手術創、急性心筋梗塞

*わが国では低血圧症あるいは起立性低血圧症は適応症に含まれていない。

2 起立性低血圧の原因とその対策

1 診断基準

▶起立性低血圧

　起立性低血圧においては「能動的起立負荷またはhead-up tilt試験（60°以上）3分以内に収縮期血圧で20mmHgまたは拡張期血圧で10mmHg以上の血圧低下」という1995年の国際自律神経学会の基準[11]が一般的に用いられているが、起立負荷の方法に関しては特に定められていない。また、この基準では「収縮期血圧で30mmHgまたは拡張期血圧で15mmHg以上の血圧低下をきたした場合には自律神経不全」とし、特に重度の循環調節障害として捉えている[12]。

　年齢を一致させた正常群、一次性自律神経不全の3群（純粋自律神経不全・多系統萎縮症・PDを伴う自律神経不全）[12]と自律神経不全を伴わないPDにおいて、head-up tilt試験を施行すると、図1に示すように、血圧は正常群ではわずかに上昇するが、一次性自律神経不全の3群ではいずれも著明に、古典的なPDにおいては軽度ながら低下する[13]。

2 原　因

▶ノルアドレナリン

　PDにおける起立性低血圧の原因としては血漿ノルアドレナリン濃度の基礎値の低下、起立負荷による反応性の低下が考えられている。起立性低血圧を伴わないPD患者においても安静時ノルアドレナリン濃度は軽度低下しているが、起立性低血圧を伴うPD患者においてはさらに低値である[14)15)]。また、起立負荷によってノルアドレナリン濃度は正常では5分以内に約2倍に上昇するが、起立性低血圧を伴わないPD患者ではその60％程度にとどまり、起立性低血圧を伴うPD患者においては極めて低い[16]。

　また、起立性低血圧においても抗PD薬の影響は無視できない[16)17)]。

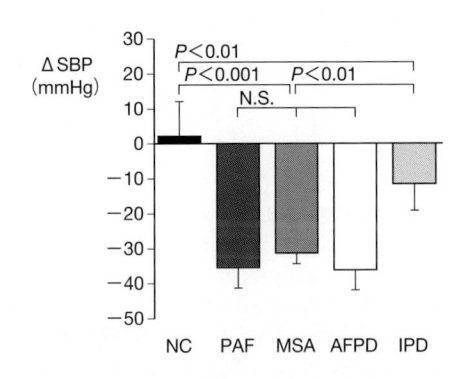

図1. 起立負荷時の血圧低下
正常群（NC）、純粋自律神経不全症（PAF）、多系統萎縮症（MSA）、パーキンソン病を伴う自律神経不全症（AFPD）と自律神経不全症を伴わないパーキンソン病（IPD）におけるhead-up tilt試験後の収縮期血圧の変化。自律神経不全症の3群ではいずれも著しい起立性低血圧を呈するが、IPDにおける血圧変化は軽度にとどまった。

3 対　策

① 起立性低血圧を発見する

血圧変動をきたす種々の要因を排除するため、体位変換試験の前には少なくとも10分以上の臥位安静が望ましい。その方法には、能動的起立試験[18]と tilt-table などを用いて他動的に起立負荷を加える head-up tilt 試験[19]とがある。

▶ 能動的起立試験

▶ head-up tilt 試験

血圧の測定には、観血的方法や容積補償法（フィナプレス法）が推奨されることが多いが、日常臨床の現場においてはトノメトリ法による連続測定で十分である。

▶ ノルアドレナリン静注試験

▶ 交感神経節後性障害

必要に応じて、起立前後のノルアドレナリン血中濃度の変化[20]を検討したり、ノルアドレナリン静注試験[21]を行ったりして、交感神経節後性障害を確認する。

・メ　モ・　［起立性低血圧と MIBG 心筋シンチグラフィ］

▶ MIBG 心筋シンチグラフィ

MIBG 心筋シンチグラフィは心臓交感神経機能を評価する方法[22]であり、PDにおける H/M 比の低下は特徴的である。しかし、H/M 比の低下は必ずしも起立性低血圧とは相関しない。

その原因は、起立性低血圧症においては心臓交感神経機能障害よりも末梢血管における交感神経機能障害の方が血圧に及ぼす影響が大きいからである[23]。H/M 比が心臓交感神経機能障害の指標であるのに対し、脱神経性過敏は末梢血管における交感神経節後性障害の指標である。

そこで、PD 患者において、起立テスト、MIBG 心筋シンチグラフィ、ノルアドレナリン静注試験を施行したところ、起立テストにおける血圧変動は、MIBG 心筋シンチグラフィの H/M 比とは相関しなかったが、ノルアドレナリン静注試験における脱神経性過敏とは相関した（図2）[23]。

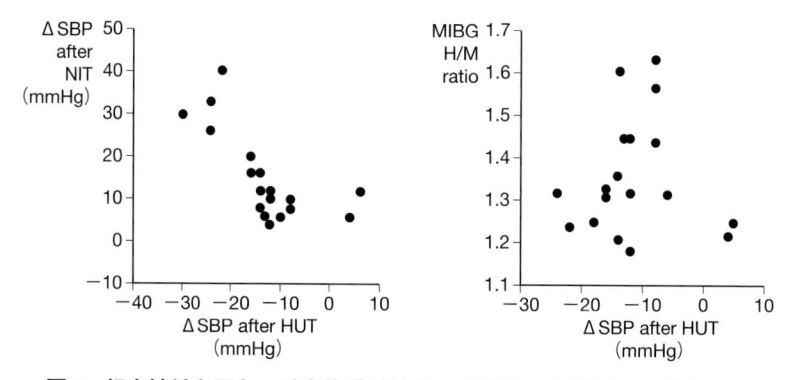

図2. 起立性低血圧とα受容体感受性および MIBG 心筋シンチグラフィ
パーキンソン病患者における head-up tilt 試験後の収縮期血圧の変化（ΔSBP after HUT）を、ノルアドレナリン静注試験後の収縮期血圧の変化（ΔSBP after NIT）（左）・MIBG 心筋シンチグラフィにおける H/M 比（MIBG H/M ratio）（右）と比較した。ΔSBP after HUT はΔSBP after NIT と相関し、起立性低血圧には末梢血管の交感神経機能が大きな役割を担っていると考えられる。

❷ 起立性低血圧を予防する

　前項の「低血圧を予防する」と同様に注意するとともに、急激な体位変換や長時間の立位や歩行を避けたりするように患者に注意を促しておくことも必要である。さらに、起立性低血圧や後述する食事性低血圧以外にも、飲酒や排尿など血圧低下をきたす要因は種々あり、これらが重ならないように注意する。

❸ 起立性低血圧を治療する

　起立性低血圧は、恒常的な低血圧や比較的時間的推移が緩やかな食事性低血圧に比べ、血圧変化の速度が速い。また、体位変換というイベントは日に何回もあるばかりでなく不定期なので、回数が限られ定期的な食事というイベント後に起きる食事性低血圧とは異なり、予測不可能である。したがって、体位変換に対する特異的な治療方法はない。

　前述のように、ガイドラインに掲げられている起立性低血圧の治療は薬剤を用いてベースラインの血圧を高めに維持することによって起立性低血圧をきたしても極端な低血圧に至らないようにすることを目的としている。

3 食事性低血圧の原因とその対策

■ 診断基準

▶食事性低血圧

　食事性低血圧は、食事によって誘発される低血圧発作で[24]、種々の診断基準があるが、食事1時間以内に平均血圧の低下が20mmHg以上とするHoeldtkeらの基準[25]、または、食事2時間以内の収縮期血圧での低下が20mmHg以上か、食前収縮期血圧が100mmHg以上あった場合に90mmHg以下に低下するとしたO'Maraらの基準食事性低血圧[26]が現在最も一般的に用いられている。

　食事性低血圧では同じカロリー数であっても蛋白質よりも炭水化物の方が血圧低下は著しい[27]ので、厳密に判定するためには、ブドウ糖負荷試験によって判定する[28]。起立性低血圧の影響を排除するため、ブドウ糖の経口摂取は側臥位で行い、血圧は少なくとも1時間以上臥位で測定する。このような条件下で、収縮期血圧での低下が20mmHg以上の場合、食事性低血圧陽性と判定される[24]。

❷ 原　因

　食事性低血圧は、食事によって腹部臓器の血流量が増大するとともに、血管拡張作用をもつ消化管ペプチドの分泌が促進され、低血圧をきたすことがきっかけとなる[29)30]。

循環動態の恒常性が保たれている場合には、心拍出量が増大し、四肢の血管が収縮することによって血圧が維持できるが、食事性低血圧ではその機構の障害により顕著な血圧低下をきたす[29]。

PDではその出現頻度が高いが[31]、その程度は多系統萎縮症や純粋自律神経不全に比べると軽度であることが多い[32]。

3 対　策

1 食事性低血圧を発見する

食事性低血圧の血圧低下は食中から食後数時間に起きる[28]ので、食前食後の数時間を自動血圧計でモニタするか、ABPMで血圧の日内変動を測定するだけで十分である。食事性低血圧はゆっくりとした推移を示すので、測定間隔は15分程度で十分である。

さらに、詳細な検討を加えるためには心拍出量・門脈血流量・四肢血流量を測定し、血行動態全体の評価を行う[28]。

2 食事性低血圧を予防する

食事性低血圧は臥位でも出現し、重症例では食中から食後には30°程度のギャッジアップでも顕著な血圧低下をきたし、失神することもある。また、起立や排尿、入浴、飲酒などによってさらに増悪するので、これらの条件が重ならないように配慮する。臥位であれば下肢の挙上、坐位であれば足を組むなどの工夫で症状を軽減したり、弾性ストッキングの着用にも効果がある。

3 食事性低血圧を治療する

▶デノパミン
▶塩酸ミドドリン

治療は、デノパミンで心拍出量を増加させ、塩酸ミドドリンで末梢血管を収縮させる。食事性低血圧は予測可能なので、食前に服用して薬物血中濃度のピークを食事性低血圧の出現時間に合わせるようにする[33]。

また、「低血圧を治療する」の項で述べた血圧の基礎値を上げる治療との併用も効果がある。

（家田俊明）

【文献】
(1) Booth J : A short history of blood pressure measurement. Proc R Soc Med 70 : 793-799, 1970.
(2) Mancia G, Zanchetti A : One hundred years of auscultatory blood pressure ; commemorating N.S. Korotkoff. J Hypretension 23 : 1-2, 2005.
(3) Bradbury S, Eggleston C : Postural hypotension ; A report of three cases. Am Heart J 1 : 73-

86, 1925.
(4) Yahr MD, Duvoisin RC, Schear MJ, et al：Treatment of parkinsonism with levodopa. Arch Neurol 21：343-354, 1969.
(5) Seyer-Hansen K：Postprandial hypotension. Br Med J 2：1262, 1977.
(6) 岩瀬　敏：低血圧とはどんな病態か．知っていますか？　食事性低血圧，長谷川康博，古池保雄（編），pp27-30，南山堂，東京，2004.
(7) Fine W：Some common factors in the causation of postural hypotension. Gerontol Clin 11：206-215, 1969.
(8) Shindo K, Kaneko E, Watanabe H, et al：Analysis of the relationship between muscle sympathetic nerve activity and cardiac ^{123}I-metaiodobenzylguanidine uptake in patients with Parkinson's disease. Mov Disord 20：1419-1424, 2005.
(9) 長谷川康博：パーキンソン病における低血圧．Parkinson's disease 2009, 山本光利（編），pp130-144. アルタ出版，東京，2009.
(10) 日本神経学会「パーキンソン病治療ガイドライン」作成委員会（編）：パーキンソン病治療ガイドライン2011. 医学書院，東京，2011.
(11) The Consensus Committee of the American Autonomic Society and the American Academy of Neurology：Consensus statement on the definition of orthostatic hypotension, pure autonomic failure, and multiple system atrophy. Neurology 46：1470, 1996.
(12) Bannister R, Mathias CJ：Introduction and classification of autonomic disorders. Autonomic failure, A textbook of clinical disorders of the autonomic nervous system, 4th ed, Mathias CJ, Bannister R（eds），xvii-xxii, Oxford Univ Press, Oxford, 1999.
(13) 家田俊明：パーキンソン病の起立性低血圧．Kinesis 6：12-15, 2001.
(14) Senard JM, Valet P, Durrieu G, et al：Adrenergic supersensitivity in parkinsonians with orthostatic hypotension. Eur J Clin Invest 20：613-619, 1990.
(15) Niimi Y, Ieda T, Hirayama M, et al：Clinical and physiological characteristics of autonomic failure with Parkinson's disease. Clin Auton Res 9：139-144, 1999.
(16) Goldstein DS：Dysautonomia in Parkinson's disease；neurocardiological abnormalities. Lancet Neurol 2：669-676, 2003.
(17) Senard JM, Raï S, Lapeyre-Mestre M, et al：Prevalence of orthostatic hypotension in Parkinson's disease. J Neurol Neurosurg Psychiatry 63：584-589, 1997.
(18) 本間甲一：体位変換試験；起立試験（起立時超早期脈拍変動を含む）．自律神経機能検査，第4版，日本自律神経学会，pp124-128, 文光堂，東京，2007.
(19) 國本雅也：体位変換試験；head-up tilt試験．自律神経機能検査，第4版，日本自律神経学会，pp129-133, 文光堂，東京，2007.
(20) 新美由紀：体位変換試験；血漿カテコールアミンなど．自律神経機能検査，第4版，日本自律神経学会，pp134-138, 文光堂，東京，2007.
(21) 平山正昭：薬理学的検査；ノルアドレナリン（NA）静注検査．自律神経機能検査，第4版，日本自律神経学会，pp200-203, 文光堂，東京，2007.
(22) 織茂智之：MIBG心筋シンチグラフィー．自律神経機能検査，第4版，日本自律神経学会，pp400-405, 文光堂，東京，2008.
(23) 家田俊明：パーキンソン病講座；MIBG心筋シンチグラフィーの最新情報．難病と在宅ケア7：59-63, 2001.
(24) 古池保雄：食事性低血圧の概念．知っていますか？　食事性低血圧，長谷川康博，古池保雄（編），pp89-92, 南山堂，東京，2004.
(25) Hoeldtke RD：Postprandial hypotension. Clinical autonomic disorders, 2nd ed, Law PA（ed），pp737-746, Lippincott-Raven, Philadelphia, 1997.
(26) O'Mara G, Lyons D：Postprandial hypotension. Clin Geriatr Med 18：307-321, 2002.
(27) 家田俊明，平山正昭，古池保雄，ほか：自律神経不全症における食事性低血圧発現の病態（5）；蛋白質負荷とブドウ糖負荷が血流動態に及ぼす影響．自律神経30：535-540, 1993.

(28) 長谷川康博：ブドウ糖負荷試験．自律神経機能検査，第4版，日本自律神経学会，pp144-148，文光堂，東京，2007．
(29) 平山正昭：食事性低血圧の病態生理1；血行動態から見た発現機序．知っていますか？ 食事性低血圧，長谷川康博，古池保雄（編），pp93-99，南山堂，東京，2004．
(30) 長谷川康博：食事性低血圧の病態生理2；液性因子から見た発現機序．知っていますか？ 食事性低血圧，長谷川康博，古池保雄（編），pp100-116，南山堂，東京，2004．
(31) Micieli G, Martgnoni E, Cavallini A, et al：Postprandial and orthostatic hypotension in Parkinson's disease. Neurology 37：386-393, 1987.
(32) Thomaides T, Bleasdale-Barr K, Chaudhuri KR, et al：Cardiovascular and hormonal responses to liquid food challenge in idiopathic Parkinson's disease, multiple system atrophy, and pure autonomic failure. Neurology 43：900-904, 1993.
(33) 平山正昭，古池保雄，金桶吉起，ほか：自律神経不全症における食事性低血圧発現の病態(3)；β_1刺激薬とα_1刺激薬併用による治療効果．自律神経 29：383-388，1992．

9 排尿障害の原因とその対策

はじめに

パーキンソン病(PD)は、単なるmovement disorderにとどまらず、これまで付随的な症候とみられてきた非運動症状を含め、広くneuropsychiatric disorderとして認識されている[1]。殊に、PDにおける自律神経障害は大きく注目を集めている領域である。James Parkinsonの原著にも便秘や進行期の尿失禁が記載され[2]、近年では、Braakらの病理進展仮説[3]からPDの運動症状発症以前(pre-motor phase)の自律神経障害の出現、さらに末梢性の自律神経障害も脚光を浴びている。実際、PDにて自律神経系の末梢性病変は極めて広範に及び、Lewy pathologyは交感神経節や消化管・副腎・骨盤神経叢の神経細胞内などに認められ、PDの病態そのものに関連する可能性が高いからである。臨床的にもPD患者130例の90%以上になんらかの自律神経障害がみられる[4]。

●POINT PDでは中枢神経系のみならず、末梢の自律神経系にも広範に病変が出現し、多彩な自律神経症状が高頻度にみられる。

▶排尿障害
▶蓄尿障害
▶排出障害

▶神経因性膀胱

正常の排尿、すなわち膀胱機能には、"蓄尿"と"排出"という2つの正反対の役割がある。排尿障害とはなんらかの原因で排尿に問題のある病状で、これは、①蓄尿障害(頻尿、特に夜間頻尿、尿意切迫、さらには尿失禁)、②排出障害(排尿困難、残尿、尿閉)、の2つに分類される。殊にPDでは自律神経機能障害を反映する多彩な症状が出現し、特徴的な膀胱機能障害(神経因性膀胱)がみられる。

1 パーキンソン病の膀胱機能障害

1 臨床症状

▶頻尿
▶尿意切迫
▶切迫性尿失禁
▶蓄尿障害

PDの膀胱機能障害には頻尿と尿意切迫があり、さらに進行すると切迫性尿失禁をきたす。症状の中核となるのは通常、蓄尿障害である。これらの蓄尿障害は、自律神経系の中でも交感神経機能の障害を反映し、これに対して副交感神経機能障害による排出障害はあまり前景に立たない[5,6]。

その頻度は38〜71%とされ[7]、健常群に比べ有意に多い。症状を頻度順に並べると、

▶ 過活動膀胱(OAB)　表1. 過活動膀胱（OAB）の症状（国際禁制学会による）

症　状	記　述
尿意切迫感[a]	急に起こる、抑えられないような強い尿意で、我慢することが困難なもの
昼間頻尿[b]	日中の排尿回数が多過ぎるという患者の愁訴
夜間頻尿	夜間に排尿のために1回以上起きなければならないという愁訴
切迫性尿失禁	尿意切迫感と同時または尿意切迫感の直後に、不随意に尿が漏れるという愁訴

▶ 尿意切迫感
▶ 夜間頻尿
▶ 切迫性尿失禁

＊過活動膀胱（overactive bladder；OAB）の定義は、「尿意切迫感を有し、通常は頻尿および夜間頻尿を伴い、切迫性尿失禁を伴うこともあれば伴わないこともある状態」とされる。
[a] 尿意切迫感とは、正常者が長く排尿を我慢しなくてはならない状況で生じる強い尿意とは異なる。尿意切迫感では、排尿を迫る強い尿意が急に生じることが特徴である。すなわち、尿意切迫感は、急に起こり、それを感じると排尿を我慢する余裕がないような膀胱の知覚である。
[b] 便宜的に頻尿を回数（例えば1日8回以上）で定めることがある。
（文献10)-12)による）

①夜間頻尿：60%以上、②尿意切迫感：33〜54%、③昼間頻尿：16〜36%、となる[7]。

▶ 過活動膀胱(OAB)　したがって、PDの膀胱機能障害の特徴は、過活動膀胱（overactive bladder；OAB）の病態を呈していると考えてよい（表1）。尿失禁は男性の26%、女性の28.5%にみられ、残尿はほとんど認められないが、排出症状も28〜70%にみられる。性機能障害との関連性はみられない[8]。膀胱機能障害は患者のQOLに多大な影響を及ぼし、さらに早期の施設入所、医療経済などにも重要な影響を及ぼすことが多くの研究で示されている[8)9)]。

通常、PD患者の膀胱機能障害は、運動症状発現後に出現すると考えられ、PDの神経学的障害度と相関がある[13]、病期との相関も認める[8]との指摘がある一方、年齢との相関のみを指摘する報告もみられる。一般にPD症状が重度となるにつれ、下部尿路機能障害の頻度は増加する。ただし、後述するように抗PD治療薬による修飾もあるので注意が必要である。

2　病　態

膀胱機能障害への対策を立てるうえで、まず排尿の生理的なメカニズムを理解する必要がある。下部の尿路は、尿管、膀胱、尿道からなり、3種類の神経によって支配されている。

▶ 副交感神経(骨盤神経)　①副交感神経（骨盤神経）：膀胱の排尿筋の求心路と遠心路を支配しており、膀胱が伸展すると尿意を伝えて、この副交感神経の興奮によって排尿筋が収縮し、尿の排出が行われる。

▶ 交感神経(下腹神経)　②交感神経（下腹神経）：主に膀胱の頸部を支配し、膀胱頸部の緊張を保って尿の保持（蓄尿）に関与する。

▶ 体性神経(陰部神経)　③体性神経（陰部神経）：尿生殖隔膜と外尿道括約筋を支配し、外尿道括約筋の随意収縮にかかわる。

これらの神経支配には、さらに上位の中枢がかかわる。
①脳幹網様体の排尿反射中枢：以上、3種類の神経の協調を司る。
②大脳皮質：最上位の中枢として、以上のすべてを随意的に支配する。

PDではこれらの神経系に障害が生じ、膀胱機能障害が出現する。治療対策のうえで、最も重要な対象となる膀胱には、①副交感神経（コリン作動性）支配のムスカリン M_2、M_3受容体、②交感神経（ノルアドレナリン作動性）支配のアドレナリンβ受容体、が分布し、これらはそれぞれ膀胱を収縮・弛緩させる[14]。

▶ ムスカリン M_2、M_3受容体
▶ アドレナリンβ受容体

●POINT
1. 大脳基底核のドパミン作動性ニューロンは、膀胱の排尿反射に対して抑制的（蓄尿促進的）に作用している。
2. PDの膀胱機能障害の主体は、切迫性尿失禁などの蓄尿障害、すなわち過活動膀胱（OAB）である。

PDにおける膀胱機能障害の代表は、切迫性尿失禁などの蓄尿障害である。その病態は、脊髄の排尿反射中枢への上位抑制機能の障害であると考えられている。正常な蓄尿反射には、脊髄-脳幹-脊髄反射が関与し、特に橋被蓋の橋排尿中枢（pontine micturition center；PMC）が重要である。大脳基底核は、このPMCに対して下降性のGABA作動性抑制線維をもつことが知られる。中脳の腹側被蓋野からの投射系あるいは黒質緻密部から線条体へのドパミンニューロンは排尿調節にかかわり、D_1受容体を介する投射系はPMCに対して抑制的に作用し、一方D_2受容体を介する投射系は脳幹部を介して排尿反射を促進する[15]。PDでは黒質緻密部のドパミンニューロンの変性・脱落が線条体のドパミン濃度の減少をもたらすわけだが、PDの運動障害に関与するのがD_2受容体への入力不全であるのに対して、排尿反射の亢進にはむしろD_1受容体への入力障害がかかわると考えられている[16]。つまり、大脳基底核のドパミン作動性ニューロンは、膀胱の排尿反射に対して抑制的に作用し、ドパミンニューロンの変性に伴い、無抑制性収縮を起こす。またPDでみられる神経変性は極めて広範で、末梢性の交感神経節後線維に及んでいる。中枢性のドパミン作動性神経の抑制機能低下に加えて、膀胱交感神経の障害、副交感神経機能の相対的な亢進も惹起され、OAB症状を呈することになる。

▶ 橋排尿中枢（PMC）

▶ D_1受容体
▶ D_2受容体

▶ 無抑制性収縮

2 パーキンソン病患者にみられるその他の膀胱機能障害

PD患者の多くは高齢のため、加齢に伴うさまざまな膀胱機能障害も加わり、PDそのものに由来する膀胱機能障害と合併してくるため、その病態を注意深く解析する必要がある。

▶前立腺肥大症　①前立腺肥大症：男性で前立腺肥大症があれば、閉塞性の排出障害を起こす。
▶腹圧性尿失禁　②腹圧性尿失禁：中高年女性でみられることが多い。
　　　　　　　③特発性のOAB：65歳以上で、OABの頻度が高くなることが知られ、PD患者の固有の症状に重畳し、症状を顕在化させる可能性がある。

3 検　査

　PDの神経因性膀胱は早期から出現し、経過とともに進行する。PDの早期には頻尿を主訴とする蓄尿障害をきたす場合が多いが、多系統萎縮症では早期から排出障害をきたすことが多く[17]、鑑別診断に有用である。しかし、PDの進行期では、排尿筋-尿道括約筋の協調運動障害が進行し、排出障害をきたすこともあるため、注意深い評価が必要である。

▶多系統萎縮症
▶排尿筋-尿道括約筋の協調運動障害

1 尿流・残尿測定[18]

▶尿流測定
▶残尿測定

　尿流測定とは排尿時の尿の流れ（尿流率：ml/sec）を記録する検査で、残尿測定とは排尿終了後膀胱に残っている尿を測定する検査である。尿流測定では採尿器に尿を排出し、尿流計で尿量を測定する。カテーテル操作の必要がなく、簡便なため、下部尿路障害を有する患者に最初に施行するスクリーニング検査として適している。縦軸に時間あたりの尿流率、横軸に排尿時間をとって尿流曲線を作成する。排尿後、膀胱に経尿道的にカテーテルを挿入し、残尿を測定する。

2 膀胱・尿道内圧測定[19]

▶膀胱内圧測定
　（cystometry）

▶排尿筋過活動

▶無抑制外括約筋弛緩

▶外尿道括約筋筋電図

▶排尿筋・括約筋協調不全

　尿流動態検査にあたり、膀胱内圧測定（cystometry）は膀胱内圧、膀胱知覚、膀胱容量、膀胱コンプライアンスを記録する中核となる検査である。蓄尿障害の評価が可能で、経尿道的に膀胱に測定用カテーテルを挿入後、注入用のルーメンから水を注入しながら、内圧測定用のルーメンから内圧を測定する。PD患者では、排尿筋過活動（蓄尿途中で膀胱が不随意に急に収縮する）が45～93％と高頻度に認められ、PDの蓄尿障害の主な病態機序といえる[6]。これは膀胱を支配する骨盤神経の核上性障害を示し、黒質線条体ドパミン系、青斑核の病変が関連する。また、33％では無抑制外括約筋弛緩が認められ、これは体性神経の核上性障害である[20]。

3 外尿道括約筋筋電図[21]

　外尿道括約筋は陰部神経支配の横紋筋で、正常では蓄尿時に常に収縮し、排出時にのみ弛緩する。針電極を外尿道括約筋に刺入して筋電図を検査する。排尿筋・括約筋協

▶多系統萎縮症

調不全はPDでは稀で、多系統萎縮症で高頻度にみられる。外尿道括約筋筋電図は、PDでは正常、多系統萎縮症では高頻度に異常を認めるため、鑑別診断に有用である[22]。

▶MIBG心筋シンチグラフィ

4 MIBG(^{123}I-metaiodobenzylguanidine)心筋シンチグラフィ

節後性交感神経機能障害のあるPDでは心筋への集積が広範に欠損あるいは低下し、さらにこの取り込み低下は、自律神経障害のうち、起立性低血圧や腸管機能障害とは相関が乏しいが、膀胱機能障害とは相関することも報告されている[23]。

4 治 療

PDの膀胱機能障害を対象としたエビデンスレベルの高い研究は行われていない。しかし、ドパミン欠乏がその排尿障害をきたす主な原因と考えれば、ドパミン補充療法の有効性が予想され、実際に継続治療の有効性も示されている。また症状の主体がOABであることから、対症療法を考慮するうえでOABに関するエビデンスは重要である。

1 ドパミン補充療法

▶D$_1$作動薬
▶D$_2$作動薬

L-ドパやドパミン作動薬などのドパミン補充療法は、排尿機能にも影響する。未治療PD患者へのL-ドパやアポモルフィン投与は、排尿筋過活動を改善し膀胱容量を増加させる[24]。またラットの検討で、排尿反射はD$_1$作動薬で抑制、D$_2$作動薬で亢進が示され[25]、ドパミンは線条体レベルでD$_1$受容体を介し排尿反射に対して抑制的に作用すると考えられている。臨床的にもD$_2$作動薬のブロモクリプチンからD$_1$/D$_2$作動薬のペルゴリドへの変更が、頻尿への改善効果を示したとの臨床報告がある[26]。また、L-ドパ投与直後の効果と内服継続後の慢性期の効果に違いを指摘した検討もある[27]。急性の効果は200mgの内服1時間後に検査し、一方、慢性期の効果は平均300mg/日を2ヵ月間内服した患者で内服の1時間後に検査して比較した。初回のL-ドパ投与直後には、排尿筋過活動は増悪し、膀胱容量も減少したが、2ヵ月間の内服継続後には、86%の患者で膀胱充満感の改善とともに、排尿筋過活動、膀胱容量のいずれも改善していた。L-ドパ継続投与の結果として、シナプスでのドパミン濃度の違いが生じた可能性、またL-ドパによるD$_2$受容体への慢性的な刺激がシナプス後受容体の感度に変化を生じた可能性が考察されている。榊原らも、既治療のPD患者でのL-ドパ・アポモルフィン投与の効果は、蓄尿促進と排出促進の両者が認められ、結果が一定していないことを指摘している[7)28]。その理由として、以下の可能性を論じている。

①シナプス後受容体[D_1（興奮性）と D_2（抑制性）]の感度が millimolar（10^{-3}）レベルであるのに対して、樹状突起上の D_2（抑制性）自己受容体の感度は picomolar（10^{-12}）レベルと大きく異なる。外部から L-ドパを投与した場合、まず樹状突起の D_2 自己受容体が刺激され、その結果として、黒質線条体系のドパミンニューロンが抑制され、排尿反射が促進される可能性

②進行期 PD では、ドパミン受容体が減少し、残存した受容体が過敏性（hypersensitivity）を呈している可能性

③視床下部 A_{11} ドパミンニューロンは脊髄に投射しており、脊髄での D_2 受容体刺激は排尿反射を亢進させる可能性

2 抗コリン薬（表2）

▶抗コリン薬

ドパミン補充療法にて十分な改善がみられない場合、多くは蓄尿障害による OAB 症状のため、その対症療法として、主に膀胱排尿筋の収縮力や緊張を低下させ、膀胱容量を大きくする薬剤を使用する。その際には、抗コリン薬が第一選択になると考えられる。抗コリン薬では蓄尿障害の改善効果を示すが、副作用として口渇や便秘、高次脳機能に対する影響に十分注意を払う必要がある。便秘は PD の非運動症状として極めて高率にみられ、M_2/M_3 ムスカリン受容体の阻害により増悪する可能性があるため、特に注意が必要である。また、PD 患者の多くは高齢であり、殊に認知症状の出現・増悪に十分配慮すべきである。薬剤の中枢性作用に関与する因子として、受容体サブタイプ選択性と血液脳関門（blood-brain barrier；BBB）の通過性が挙げられる。大脳皮質にはムスカリン性 M_1 受容体が多く存在する。以下、本邦の『過活動膀胱診療ガイドライン』（2005年[29]、改訂ダイジェスト版：2008年[10]）の指針を参考に概説する。

▶血液脳関門（BBB）

▶オキシブチニン

1 塩酸オキシブチニン（ポラキス®）

本邦で古くから使われており、有効性は十分に立証されている。ただし、脂溶性が高く BBB を通過し、中枢神経系の副作用（認知機能障害など）を起こす可能性があり、特に高齢者での使用に関しては注意を要する。

表2. 抗コリン薬の用法・用量

薬剤の種類	1日投与量	1日投与回数
塩酸オキシブチニン（ポラキス®）	6〜9 mg	2〜3回
塩酸プロピベリン（バップフォー®）	20〜40 mg	1〜2回
酒石酸トルテロジン（デトルシトール®）	4 mg	1回
コハク酸ソリフェナシン（ベシケア®）	5〜10 mg	1回
イミダフェナシン（ウリトス®）	0.2〜0.4 mg	2回

▶プロピベリン

❷ 塩酸プロピベリン(バップフォー®)

抗ムスカリン作用とカルシウム拮抗作用を有し、OAB症状に対する有用性を有し、副作用も少ない。オキシブチニンに比べて脂溶性が低く、中枢への移行が少ない。

▶トルテロジン

❸ 酒石酸トルテロジン(デトルシトール®)

OAB治療薬として承認され、OABの各症状、QOLの改善、高齢OAB患者への有効性と安全性のエビデンスが確立された薬剤である。ムスカリン受容体サブタイプへの選択性はなく、唾液腺に比較して膀胱選択性が高い。比較的脂溶性が低く、中枢への移行が少ないと考えられ、中枢神経への影響の少なさが臨床上でも確認されている。

▶ソリフェナシン
▶膀胱選択性

❹ コハク酸ソリフェナシン(ベシケア®)

本邦で開発され、OAB治療薬として承認された。M_3受容体への選択性、膀胱選択性が高い。オキシブチニンに比べて脂溶性が低く、中枢への移行が少ない。本剤がトルテロジンより有効性が高いことがランダム化二重盲検比較試験で証明されている[30)31)]。

▶イミダフェナシン
▶膀胱選択性

❺ イミダフェナシン(ウリトス®)

M_3とM_1受容体の選択性を高めたOAB治療薬であり、膀胱選択性も高い。M_3拮抗作用にてアセチルコリンによる平滑筋の収縮を抑え、M_1拮抗作用にてコリン作動性神経終末からのアセチルコリンの放出を抑制する。

3 抗うつ薬

抗コリン薬が有効ではない、あるいは副作用のために服用できない例では、セロトニン再取込み阻害薬である塩酸パロキセチン(パキシル®)やノルアドレナリン再取込み阻害薬である塩酸ミルナシプラン(トレドミン®)の使用も考慮する[32)]。三環系抗うつ薬(塩酸イミプラミン:トフラニール®、塩酸アミトリプチニン:トリプタノール®、塩酸クロミプラミン:アナフラニール®)のうち、臨床的に最もよく使用されているのはイミプラミンであるが、排尿筋過活動への作用機序は明らかではなく、OABの治療薬としての有用性については十分検討されていない[10)]。

4 非薬物療法

❶ 脳深部刺激療法(deep brain stimulation ; DBS)

▶視床下核(STN)

視床下核(subthalamic nucleus ; STN)に対するDBSは排尿反射を抑制することが、動物実験やPD患者で証明されている[7)]。PDの病態では、いわゆる間接経路

(indirect pathway)が優勢になっているが、STNはその間接経路の重要な部位である。STN-DBSは、PD患者において膀胱容量を増加させ、脳の膀胱求心性経路を促進させることが報告されている。

❷ A型ボツリヌス毒素の膀胱壁への注入

OAB治療に対して有望と思われるが、十分な検討がなされていないのが現状である[10]。侵襲性もあり、排尿障害への保険適応もない。

5 排出困難の治療

▶低緊張性膀胱

低緊張性膀胱に対する治療に準ずる。アドレナリン遮断薬ウラピジル（エブランチル®）や塩酸タムスロシン（ハルナール®）、ナフトピジル（フリバス®）が用いられる。

おわりに　PDの膀胱機能障害は、その頻度の高さ、また患者のQOLへの影響から、臨床現場において十分な注意を払うべき症状である。L-ドパを中心としたドパミン補充療法にも反応するが、抗コリン薬などの追加投与が必要な例も少なくない。対症療法が難しい非運動症状の中にあって、有効な治療法が存在するため、的確な病態の把握と適切な薬剤の選択が望まれる。さらに今後は、PD患者を対象としたランダム化二重盲検比較試験の実施によるエビデンスの確立も望まれる。

（高橋一司）

【文献】

(1) Agid Y, et al：Parkinson's disease is a neuropsychiatric disorder. Adv Neurol 91：365-370, 2003.
(2) Parkinson J：An essay on the shaking palsy. Sherwood, Neely and Jones, London, 1817 [豊倉康夫（編）：ジェイムス・パーキンソンの人と業績．診断と治療社，東京，2004].
(3) Braak H, et al：Stages in the development of Parkinson's disease-related pathology. Cell Tissue Res 318(1)：121-134, 2004.
(4) Martignoni E, et al：Autonomic disorders in Parkinson's disease. J Neural Transm (Suppl) 45：11-19, 1995.
(5) Winge K, Fowler CJ：Bladder dysfunction in Parkinsonism；mechanisms, prevalence, symptoms, and management. Mov Disord 21(6)：737-745, 2006.
(6) Sakakibara R, et al：Bladder and bowel dysfunction in Parkinson's disease. J Neural Transm 115(3)：443-460, 2008.
(7) Sakakibara R, et al：Genitourinary dysfunction in Parkinson's disease. Mov Disord 25(1)：2-12, 2010.
(8) Sakakibara R, et al：Questionnaire-based assessment of pelvic organ dysfunction in Parkinson's disease. Auton Neurosci 92(1-2)：76-85, 2001.
(9) McGrother CW, et al：Handicaps associated with incontinence；implications for management. J Epidemiol Community Health 44(3)：246-248, 1990.
(10) 日本排尿機能学会，過活動膀胱ガイドライン作成委員会（編）：過活動膀胱診療ガイドライン改訂ダ

イジェスト版．2008.
(11) Abrams P, et al : The standardisation of terminology of lower urinary tract function ; report from the Standardisation Sub-committee of the International Continence Society. Neurourol Urodyn 21(2) : 167-178, 2002.
(12) 本間之夫，西沢　理，山口　脩：下部尿路機能に関する用語基準；国際禁制学会標準化部会報告．日排尿機能会誌 14：278-289, 2003.
(13) Araki I, Kuno S : Assessment of voiding dysfunction in Parkinson's disease by the international prostate symptom score. J Neurol Neurosurg Psychiatry 68(4) : 429-433, 2000.
(14) de Groat WC : Integrative control of the lower urinary tract ; preclinical perspective. Br J Pharmacol 147(Suppl 2) : S25-S40, 2006.
(15) Yoshimura N, et al ; Therapeutic effects of dopamine D1/D2 receptor agonists on detrusor hyperreflexia in 1-methyl-4-phenyl-1,2,3,6-tetrahydropyridine-lesioned parkinsonian cynomolgus monkeys. J Pharmacol Exp Ther 286(1) : 228-233, 1998.
(16) Fowler CJ : Neurological disorders of micturition and their treatment. Brain 122(Pt 7) : 1213-1231, 1999.
(17) Chandiramani VA, Palace J, Fowler CJ : How to recognize patients with parkinsonism who should not have urological surgery. Br J Urol 80(1) : 100-104, 1997.
(18) 山本達也，榊原隆次，服部孝道：尿量・残尿測定．自律神経機能検査，第4版，日本自律神経学会（編），pp332-334, 文光堂，東京，2007.
(19) 安田耕作：膀胱・尿道内圧測定．自律神経機能検査，第4版，日本自律神経学会（編），pp335-338, 文光堂，東京，2007.
(20) Sakakibara R, et al : Videourodynamic and sphincter motor unit potential analyses in Parkinson's disease and multiple system atrophy. J Neurol Neurosurg Psychiatry 71(5) : 600-606, 2001.
(21) 山西友典：外尿道括約筋筋電図．自律神経機能検査，第4版，日本自律神経学会（編），pp351-354, 文光堂，東京，2007.
(22) Palace J, Chandiramani VA, Fowler CJ : Value of sphincter electromyography in the diagnosis of multiple system atrophy. Muscle Nerve 20(11) : 1396-1403, 1997.
(23) Matsui H, et al : Does cardiac metaiodobenzylguanidine (MIBG) uptake in Parkinson's disease correlate with major autonomic symptoms? Parkinsonism Relat Disord 12(5) : 284-288, 2006.
(24) Aranda B, Cramer P : Effects of apomorphine and L-dopa on the parkinsonian bladder. Neurourol Urodyn 12(3) : 203-209, 1993.
(25) Yoshimura N, et al : Dopaminergic mechanisms underlying bladder hyperactivity in rats with a unilateral 6-hydroxydopamine (6-OHDA) lesion of the nigrostriatal pathway. Br J Pharmacol 139(8) : 1425-1432, 2003.
(26) Kuno S, et al : Effects of pergolide on nocturia in Parkinson's disease ; three female cases selected from over 400 patients. Parkinsonism Relat Disord 10(3) : 181-187, 2004.
(27) Brusa L, et al : Acute vs chronic effects of l-dopa on bladder function in patients with mild Parkinson disease. Neurology 68(18) : 1455-1459, 2007.
(28) 榊原隆次，内山智之，岸　雅彦：非運動症状/自律神経症状/排尿障害．Nippon Rinsyo 67(Suppl 4)：518-522, 2009.
(29) 日本排尿機能学会，過活動膀胱ガイドライン作成委員会（編）：過活動膀胱診療ガイドライン．2005.
(30) Chapple CR, et al : Randomized, double-blind placebo- and tolterodine-controlled trial of the once-daily antimuscarinic agent solifenacin in patients with symptomatic overactive bladder. BJU Int 93(3) : 303-310, 2004.
(31) Chapple CR, et al : Treatment outcomes in the STAR study ; a subanalysis of solifenacin 5 mg and tolterodine ER 4 mg. Eur Urol 52(4) : 1195-1203, 2007.
(32) Andersson KE : Treatment of overactive bladder ; other drug mechanisms. Urology 55(5A Suppl) : 51-57 ; discussion 59, 2000.

10 性機能障害の原因とその対策

はじめに パーキンソン病(PD)患者では男性・女性を問わず、性機能障害出現頻度は比較的高く、37〜65%とされている[1]。Sakakibaraらのアンケート調査[2]では、性欲減退、性交回数の減少、オルガスムの低下、男性の勃起および射精の低下ともPD患者では対照群に比較して有意に頻度が高かった。これらの性機能障害は患者および家族のQOLの低下に結びつくことである一方、患者側からは話題にしにくい部分もあることから、医療者側は性機能障害が起こり得ることを認識し、状況に応じて聞き出すことが重要である。

1 パーキンソン病と性機能障害

性機能障害にはさまざまな因子が関与するが、PDでみられる性機能障害も同様に、運動障害、薬物による影響、抑うつ、自律神経障害が関与していると考えられている。

▶自律神経障害

運動障害に先行して自律神経障害、特に性機能障害が出現しやすい多系統萎縮症では、反射性勃起の中枢である仙髄中間外側核が高度に障害されるが、PDでは仙髄中間外側核の障害は比較的稀で、PDの性機能障害にどの程度自律神経障害が関与しているかの評価は難しい。しかし、陰部感覚やオルガスムにも自律神経系は関与することが知られている[3]。

2 性機能とドパミン系

▶内側視索前野
▶室傍核

性欲と勃起は視床下部の内側視索前野(medial preoptic area；MPOA)と室傍核(paraventricular nucleus；PVN)の調節を受けているが、MPOA/PVNは黒質ドパミンニューロンの投射を受け、性的刺激によりMPOAのドパミン濃度が上昇する[4]。また、実験動物ではドパミンが勃起と交尾を促進することが知られている。さらにプロラクチン作動性ニューロンは性機能に抑制的に作用するが、ドパミン作動性ニューロンはプロラクチン作動性ニューロンに抑制的に作用する。つまり、これらの実験的な結果はいずれも、ドパミン刺激が性欲や勃起に促進的に作用することを示している。

3 性機能障害の治療[5]

1 ドパミン作動薬

▶L-ドパ
▶ドパミン受容体刺激薬

上記の性機能におけるドパミンの役割を考慮するとドパミン作動薬はすべて効果があると考えられるが、実際には、L-ドパについては性機能障害に対する作用は明らかでない[6]。一方、ドパミン受容体刺激薬であるアポモルヒネはPDの有無にかかわらず、勃起障害に効果があるとされ、欧米では使用されている。なお一般集団では、アポモルヒネとシルデナフィル（後述）との二重盲検試験で、シルデナフィルの有効性が有意に高いことが報告されている。カベルゴリンやペルゴリドについても、PDの性機能障害の改善効果が報告されている。

2 ホスホジエステラーゼ5阻害薬

▶ホスホジエステラーゼ5阻害薬

現在、わが国では、勃起障害に対して、ホスホジエステラーゼ5阻害薬であるシルデナフィル、バルデナフィル、タダラフィルの3剤が認可されている。ホスホジエステラーゼ5はヒト陰茎海綿体のcGMP分解酵素でこれを特異的に阻害することで、海綿体平滑筋弛緩を促進し効果を呈する。バルデナフィル、タダナフィルは食事の影響を受けにくいこと、タダナフィルは半減期が17.5時間と長い（他の2剤は4時間程度）ことが特徴である。ニトログリセリン、亜硝酸アミルなどの硝酸薬やNO供与剤を投与中の患者や90/50mmHg以下の低血圧患者では過度の降圧作用を示すことがあるため使用は禁忌となっている。主な副作用は頭痛、ほてり、視覚障害などである。

▶降圧作用

PD患者の性機能障害に対しては、シルデナフィル（50mg）は有効性のエビデンスがある[7]が、バルデナフィル、タダナフィルについてはまだ検討されていない。PD患者には、比較的血圧が低い患者が多く、起立性低血圧を認める場合も少なくないので、使用には十分な注意が必要である。

3 治療の実際

PD患者ではまずは固縮、無動などの運動症状を基準に抗PD薬で十分治療したうえで、残存した性機能障害について治療を考慮する。前述したように、性機能障害の原因はPDの運動障害、自律神経障害のみならず、抑うつ状態や薬物による影響の可能性もある。性機能障害を起こし得る薬物としては、降圧薬（βブロッカー、αブロッカー、サイアザイド系利尿薬）、ジゴキシン、抗潰瘍薬（H_2ブロッカー）、抗うつ薬などがあるため、まず、併用薬物を確認する。一方、抑うつ状態では性機能障害を起こ

すことが多く、この場合は抗うつ薬が効果を呈する。これらで改善しない場合は、低血圧や起立性低血圧がないことを確認したうえでシルデナフィルを用いる。シルデナフィル投与時は1回25mgより開始し、低血圧症状が出現しないことを確認のうえ、必要なら増量する。

4 性欲亢進（hypersexuality）

▶ 性欲亢進
▶ 衝動制御の障害

最近PDの性機能障害に関しては、性欲亢進が注目されている。これは過剰ドパミン刺激による衝動制御の障害（impulse control disorder；ICD）の1つとして理解されている[8)-10)]。1970年代はL-ドパによる運動症状の改善により、性機能障害が改善したと考えられていた一方、陰萎でありながら性欲亢進を認めることがあることも報告されている[9)]。最近の報告では、PD患者の3～5％程度に性欲亢進を認め[8)9)]、男性、比較的若年発症、ドパミン受容体刺激薬での治療、抑うつ傾向の患者でリスクが高いとされている[8)]。

治療はまず、ドパミン受容体刺激薬の減量、変更などが行われるが、高用量のL-ドパも性欲亢進のリスクであるとの報告もあり、コントロールが困難な場合も少なくない。このほか、ドネペジル、少量のリスペリドン、SSRI、アマンタジン[9)]、ゾニサミド[11)]などでの改善が報告されているが、いずれも確立したものではなく、今後の検討が必要である。

（村田美穂）

【文献】

(1) Singer C, Weiner WJ, Sanchez-Ramos J, et al：Sexual function in patients with Parkinson's disease. J Neurol Neurosurg Psychiatry 54：942, 1991.
(2) Sakakibara R, Shinotoh H, Uchiyama T, et al：Questionnaire-based assessment of pelvic organ dysfunction in Parkinson's disease. Auton Neurosci 92：76-85, 2001.
(3) Meco G, Rubino A, Caravona N, et al：Sexual dysfunction in Parkinson's disease. Parkinsonism Relat Disord 12：451-456, 2008.
(4) Van Furth WR, Wolterink G, van Ree JM, et al：Regulation of masculine sexual behavior；involvement of brain opioids and dopamine. Brain Reseach Reviews 21：162-184, 1995.
(5) Zesiewicz TA, Sullivan KL, Chaudhuri KR, et al：Practice Parameter：Treatment of nonmotor symptoms of Parkinson's disease；Report of the quality standards subcommittee of American Academy of Neurology. Neurology 74：924-931, 2010.
(6) Sakakibara R, Uchiyama T, Yamanishi T, et al：Genitourinary dysfunction in Parkinson's disease. Mov Disord 25：2-12, 2010.
(7) Haussain IF, Brady CM, Swinn MJ, et al：Treatment of electile dysfunction with sildenafil citrated (Viagra) in parkinsonism due to Parkinson's disease or multiple system atrophy with observations on orthostatic hypotension. J neurol Neurosurg Psychiatry 71：371-374, 2001.
(8) Voon V, Hassan K, Zuriwski M, et al：Prevalence of repetitive and reward-seeking behaviors

in Parkinson's disease. Neurology 67：1254-1257, 2006.
(9) Evans AH, Strafella AP, Weintraub D, et al：Impulsive and compulsive behaviors in Parkinson's disease. Mov Disord 24：1561-1570, 2009.
(10) Voon V, Fernagut PO, Baunez C, et al：Chronic dopaminergic stimulation in Parkinson's disease；from dyskinesias to impulse control disorders. Lancet Neurology 8：1140-1149, 2009.
(11) Bermejo PE, Ruiz-Huete C, Anciones B：Zonisamide in managing impulse control disorders in Parkinson's disease. J Neurol 257：1682-1685, 2010.

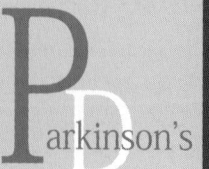

P_{arkinson's} 11 発汗障害の原因とその対策

▶ 発汗低下
▶ 発汗過多

はじめに パーキンソン病（PD）でみられる発汗障害は発汗低下と発汗過多の2種類がある。PDの発汗障害に関する検討では、軽度のものも含めると患者の2/3程度には発汗障害を認めるとされる[1)-3)]。発汗低下は部分的なことが多く問題になることは少ないが、発汗過多は前額など部分的なものもあるが、発汗発作と呼ばれる高度なものは一晩に何度も更衣するなどQOLの低下にもつながり、注意が必要である。ここでは一般的な発汗の機構と、PDで認める発汗低下および発汗過多について述べる。

1 発汗機能

▶ 精神性発汗
▶ 温熱性発汗

　発汗機能は常温で手掌・足底にみられる精神性発汗と温熱刺激により体温調節のための自律神経反射として手掌・足底以外の全身に出現する温熱性発汗の2つに分けられる。精神性発汗には大脳皮質前運動野、辺縁系、視床下部などが関与している。一方、温熱性発汗の中枢は視床下部の体温調節中枢で、同側の脊髄側角を下行し、第8頸髄から第3腰髄の前根を通り、交感神経節に終わる。さらに節後線維は表在感覚線維に沿って皮膚エクリン腺に至る。通常、自律神経節後線維は交感神経系はadrenergic fiber、副交感神経系はcholinergic fiberであるが、汗腺の節後線維は交感神経系でありながら、acetylcholinを伝達物質とするcholinergic fiberである。

2 発汗障害の評価

　発汗障害についてはまず、問診し、発汗障害の有無、発汗低下か、発汗過多かを確認する。さらに、発現部位、発現時期、発現のタイミングなどを聴取する。精神性発汗か、温熱性発汗かは、その発汗部位により鑑別する。
　発汗過多の場合は、問診のみで明らかであることも多いが、発汗低下については、ヨードを用いたMinor法やサーモグラフィを用いて、温熱や軽い運動などで発汗を促した後、無汗部位の分布を評価する。分節性無汗は交感神経節または節前障害が、斑状の無汗は交感神経節後線維の障害が示唆される。PDでは節後線維の障害であること

から、斑状の発汗低下となる。

3 パーキンソン病の発汗障害とその対策

　PD患者で認める発汗障害についてはさまざまな報告があるが50〜70％程度に認め、下肢では発汗が低下し、顔面では発汗過多であるという報告が多い。一般には、PDの罹病期間、重症度、服用薬剤には関連しないとされている。MIBGシンチグラフィやValsalva試験、心電図R-R間隔変動、head up tilt試験などによるPDの心・血管系の自律神経機能と発汗障害とはいずれも有意な関連はないとされているが、排尿障害や唾液分泌過多を伴うことが多いという報告がある。

　発汗障害のうち、発汗低下は発汗過多に比べて自覚しにくく、特に斑状の発汗低下は検査して初めて明らかになることも少なくないが、発汗過多では、発汗発作とも呼ばれる著明な発汗を認めることがある。多くはwearing off現象と関連して、off時に強い全身性の発汗過多を認める。また、著明な不随意運動に伴いon時に発汗過多を示す場合もある。

1 発汗低下

▶発汗低下

　発汗低下は特に夏においては、体温調節に重大な問題となる。しかし、PDで認める発汗低下は斑状で、しかも、四肢末梢、あるいは下肢に認めることが通常であるので、発汗低下によりうつ熱などの重大な問題となることは比較的少ないとされている。したがって、臨床的には以下に述べる発汗過多の方が大きな問題である。

　最近、PDでは皮膚の自律神経にもレビー小体が出現することが報告されており[4]、皮膚生検がPDの確定診断の一助になる可能性もいわれているが、このとき、発汗低下のある部分の皮膚でレビー小体の陽性率が高いことが報告されている。今後、診断の意味から皮膚の発汗低下の重要性がクローズアップされる可能性もある。

　発汗機能についてはL-ドパは影響を与えないとされ、発汗低下自体に関しては特別な治療法はない。医療者は発汗低下の範囲について、常に注意を払う必要がある。

　なお、抗PD薬の1つであるゾニサミドは抗てんかん薬としての使用の中で、小児でのみ1万人に1人程度の頻度で、発汗低下、うつ熱状態が副作用として報告されている。抗PD薬としては用量が非常に少ないこと、年齢が異なることから、可能性は低く、これまでのところ報告もないが、一応留意しておくべきと思われる。

2 発汗過多

▶発汗過多

　上記のように、運動症状のoff時に一致して強い発汗過多を認めることがある。夜間

にも強い寝汗を認めることもあるが、これも夜間ドパミン刺激の低下に伴うものとの解釈もできる。これらに対する治療としては、まず抗PD薬の増量、追加、服用タイミングの変更などにより、運動症状の変動を改善することが重要である。夜間の症状については眠前にドパミン受容体刺激薬を追加するなどで対応する。

局所的な発汗過多については、A型ボツリヌス毒素の腋窩・手掌への局所投与の効果が報告[5]されているが、全身性の発汗過多については、確立した治療法はない。

なお、発汗過多を認める群はそうでない群に比較してうつの頻度が高いという報告[6]があるが、これはwearing offのある患者の方がない患者よりうつの頻度が高いことと、関連する可能性もある。

おわりに 発汗障害そのものを改善する治療法は確立していないが、発汗発作のように、抗PD薬により改善する可能性のあるものもある。患者からの訴えをよく聞き、それほど重大な結果を及ぼすものではないこと、必ずしもPDの悪化を意味するものではないことを患者に説明し、不安を除くことも重要である。

（村田美穂）

【文献】

(1) Appenzeller O, Goss JE：Autonomic deficits in Parkinson's syndrome. Arch Neurol 24：50-57, 1971.
(2) Swinn L, Schrag A, Viswanathan R, et al：Sweating dysfunction in Parkinson's disease. Mov Disord 18：1459-1463, 2003.
(3) 吉岡雅之, 岡　尚省：Parkinson病の発汗異常. 神経内科 66：23-29, 2007.
(4) Ikemura M, Saito Y, Sengoku R, et al：Lewy body pathology involves cutaneous nerves. J Neuropathol Exp Neurol 67：945-953, 2008.
(5) Pursiainen V, Haapaniemi TH, Korpelainen JT：Sweating in Parkinsonian patients with wearing-off. Mov Disord 22：828-832, 2007.
(6) Schestatsky P, Valls-Sole J, Eflers JA, et al：Hyperhidrosis in Parkinson's disease. Mov Disord 21：1744-1748, 2006.

PD 12 入眠障害・中途覚醒の原因とその対策

1 パーキンソン病患者における睡眠障害の原因は多彩

　外来でパーキンソン病(PD)患者が睡眠に関する訴えをすることは、あまり多くないが、統計では睡眠障害はPD患者の約70％に、日中過眠(excessive daytime sleepiness；EDS)も15％に認められる頻度の高い非運動症状である[1)2)]。PDに伴う睡眠障害は症候上、入眠困難、中途覚醒、早朝覚醒などの睡眠の断片化が中心である。このうち、PD患者は眠気が強い場合が多く、入眠困難よりも中途覚醒、早朝覚醒の頻度が高い。これらはPD病理に由来するものとPDの治療薬によるものがあり、お互いに影響を与え合っていると考えられる。

　PDの睡眠障害は原因別に分類すると、①PDの運動症状によるもの、すなわち夜間あるいは早朝の無動、振戦、寝返り困難、ジストニア、有痛性筋痙攣などが含まれる。②PD治療薬による睡眠障害。③PD関連精神症状によるもの、すなわち幻覚、妄想、悪夢、うつ、認知症、パニック障害。④特殊な睡眠障害、これにはREM睡眠行動異常症(REM sleep behavior disorder；RBD)、レストレスレッグス症候群(restless legs syndrome；RLS)、周期性下肢運動(periodic limb movement during sleep；PLMS)、睡眠時呼吸障害、そして日中過眠(EDS)が含まれる[3)](表1)。

　これら睡眠障害の対策を立てる際に大事なことは、病歴から特徴的な症状および経過をよく聞き出し、どの原因が強く影響を与えているかを見極める点である。睡眠障害診断・対策の難しい点は、1つの治療により他の症状に影響を及ぼし、結果的に患者の生活の質(QOL)改善につながらないことである。また、診断において、睡眠ポリグラフが必要かどうか？　また診断後も、どの治療を選択

▶ REM睡眠行動異常症(RBD)
▶ レストレスレッグス症候群(RLS)
▶ 周期性下肢運動(PLMS)
▶ 日中過眠(EDS)

表1. パーキンソン病にみられる睡眠障害の原因

[PDに関連した運動症状]
・夜間、早朝の無動、ジストニア
・振戦
・寝返り困難
・有痛性筋痙攣

[PDの薬剤誘発性および精神症状]
・幻覚、妄想、悪夢
・精神症状、パニック障害
・うつ、認知症

[特殊な睡眠障害]
・REM睡眠行動異常症(RBD)
・レストレスレッグス症候群(RLS)
・周期性下肢運動(PLMS)
・睡眠時呼吸障害
・日中過眠(EDS)

すべきか？ PDの治療薬を減らすべきか？ 複数の原因が考えられるときにどの治療を選択するか？ いろいろ迷う点が多い症状であることも確かである。

2 睡眠障害に対する治療・対策の意味

睡眠障害はPD患者に比較的多くみられる「睡眠効果」、すなわち熟眠後の運動症状改善効果を失い、また疲労感、イライラ、日中の眠気を引き起こしQOLを低下させる。また睡眠障害や日中の眠気はPDの進行に伴い悪化することが知られており、これにはPD病理の進行と、運動合併症（wearing off現象やジスキネジア）の出現、さらに抗PD薬の影響が混在していると考えられている[4)5)]。睡眠の断片化はPD患者で頻度が高く、重症度およびドパミン治療量に関連して悪化する。また、加齢により概日リズムが乱れる傾向にあり、PLMSも年齢とともに増加することが知られ、睡眠障害を悪化させる要因となり得る。結果的に生じるEDSは昼寝の頻度を高め、夜間の不眠を招くことでさらに概日リズムの乱れを誘発するという悪循環を引き起こす。したがってPDに伴う睡眠障害は、患者のQOL改善を考えるうえで無視できない症状である。

近年、PD運動合併症対策として持続的ドパミン刺激（continuous dopaminergic stimulation；CDS）の必要性が認識され、持続性ドパミン作動薬（アゴニスト）（dopamin agonist；DA）の効能が、夜間症状の改善にも通じることが指摘されつつある。また特殊な睡眠障害であるRLS、PLMSあるいはRBDに関してはDAによる治療が効果的であるというエビデンスも出てきている。一方でこのようなDAが逆に原因となりEDSや睡眠障害を誘発することもあり、この場合、運動症状を悪化させないように薬剤調節が必要となる。

このようにPDの睡眠障害には多くの因子が関連することから、その把握や治療が難しくなっている。

3 パーキンソン病の睡眠障害の対策

1 睡眠環境

基本は睡眠環境の改善で、日中は寝床あるいはベッドを使用せず、これらは睡眠のときのみ使用するようにする。また昼寝は極力少なくし、リズムの維持において、昼間、特に午前中の日光浴を促し、照明は昼に明るく、夜間は暗くすることが望ましい。アルコール、カフェイン、タバコなどの刺激物は遅い時間帯は避けるべきである。

2 PDの運動症状に伴う睡眠障害の対策

　夜間にみられる無動、振戦、寝返り困難、有痛性筋痙攣、あるいは早朝の無動、ジストニアは、睡眠を妨げるPDの運動症状であり、また長期L-ドパ治療による運動合併症の1つでもある。これらは夜間にドパミン作動性薬物の効果が弱くなる結果生じるため、対策としては持続性のあるDAの使用が勧められる[6)7)]。また眠前にL-ドパを服用し、場合によりその効果を持続させる目的でCOMT阻害薬を併用するのも有用である。また運動合併症（wearing off現象やジスキネジア）の強い症例で深部脳刺激術を行った場合は、夜間の運動症状が安定し、睡眠の改善が得られることが知られている。
　夜間頻尿もPDでよくみられ、睡眠障害の原因となることがある。実際に夜間頻尿はPD患者にとって、L-ドパ効果が切れた夜間の動作緩慢も加わり、大変悩ましい症状である。夜間の頻尿あるいは失禁がある場合は、その改善を図ることが睡眠の改善につながる。夜間頻尿への対応としては、血管拡張薬や利尿作用のある薬剤は少なくとも夜間に使用しない、夕方から夜の水分摂取を控える、就寝前の排尿を促す指導が必要である。これらが無効な場合、抗コリン薬の使用をすることで過活動膀胱の改善につながる可能性がある[9)]。またデスモプレッシンの点鼻剤が夜間頻尿を改善させるとの報告がある[10)]。DAが夜間尿に与える影響も知られている。実験的にはD_1受容体刺激が排尿刺激を抑制し、D_2受容体はそれを促進することが示されている。このことはD_1受容体刺激効果のある薬物を使用した方がPDの頻尿に好ましいと考えられるが効果に関して臨床的エビデンスは乏しい[11)]。

3 薬剤誘発性および精神症状に伴う睡眠障害の対策

　薬剤は直接、睡眠に影響を与える場合と、薬剤により誘発される精神症状、例えば幻覚、妄想などの精神症状や悪夢が原因となる場合がある。ただ、幻覚、妄想、うつ、認知症、パニック障害なども実際にPD患者における内因性精神症状とも考えられており、両者は互いに関連し影響している場合が多い。これらに関連した睡眠障害が疑われた場合、薬物療法の変更が必要になる。特にアマンタジン、セレギリン、カフェイン、DA、選択的セロトニン再取込み阻害薬などは睡眠に影響を与える可能性がある[12)]。特にアマンタジン、セレギリンは覚醒作用があり必要に応じ内服時間の変更や、減量を考慮すべきである。うつと睡眠障害にも関連があり、うつの診断と治療は睡眠障害の改善にもつながる可能性がある[13)]。三環系抗うつ薬が有効な場合があるが抗コリン作用の副作用に注意する。認知症はPDの40％にみられる[14)]が、関連した睡眠障害としては睡眠の断片化、睡眠-覚醒リズムの障害を引き起こすとされる。また認知機能障害のある場合は全身症状の変化や薬物に対する感受性が亢進していることが多い。

例えば電解質異常、脱水など、あるいは抑制性の薬物、抗PD薬、抗コリン薬、アマンタジンあるいは抗不安薬に影響を受けやすい[15)16)]。したがって意識障害やせん妄などの精神症状を招きやすくなる結果、睡眠も障害される。このような状況下では薬物の減量や中止を考慮する。抗アセチルコリンエステラーゼ薬は幻覚などの精神症状を改善させて、結果的に睡眠にも好影響を与える可能性がある[17)]。

4 特殊な睡眠障害の対策

特殊な睡眠障害はRBD、RLS、PLMS、睡眠時呼吸障害およびEDSである。RBDとRLSは共にPD患者において頻度が高い。RBDはPDの約3割、RLSは2割程度にみられるとされている[18)19)]。RBDは激しい動きがREM睡眠の途中にみられる。大きな寝言、叫び声、あるいは隣に寝ている人を殴る、蹴るなどの行為がみられ、睡眠ポリグラフではREM睡眠時に通常みられる筋のアトニーがみられない（REM without atonia）。RBDの診断は、まず本人よりも家族にそのような出来事の有無を尋ねることが必要である。もし病歴上明らかでなければ睡眠ポリグラフを行い診断する。RBDは少量のクロナゼパムで効果を示す。

RLSは孤発性であることが多いが、鉄欠乏性貧血や尿毒症、末梢神経障害などの二次性のRLSも知られている。PD患者ではRLSの合併が多く、PD病理に関連した症状と考えられている[20)]。ドパミン作動薬（DA）は孤発性RLSに著効することが知られており、PDに伴うRLSの場合でもDAの使用を第一に考えるべきである[21)]。RLSの改善に必要なDAの量はPDの運動症状に対する治療量に比して少ない傾向にある[22)]。鉄欠乏がある場合、鉄の内服も効果を示すことがある。クロナゼパムやオピオイドも治療効果が認められている

PLMSは60歳以上の高齢者において少なくとも30〜40％に出現し、必ずしもPDやRLSに特異的な現象ではないが、RLSの80％にPLMSが出現することが示されており、総合的に判断するとPD関連症状と考えられる。PLMSは中途覚醒の原因になることが知られており、治療は睡眠の改善につながる可能性がある。この症状はRLSに伴う場合はDAが効果を示すことが多く、ドパミン系の神経伝達に異常があることが推測される[22)]。L-ドパも効果を示し、クロナゼパムやオピオイドも選択肢に入る。三環系抗うつ薬は悪化させることがある。

睡眠時呼吸障害はPDの43％においてみられ、相対的に頻度が高く、閉塞性・中枢性の混合型を認めるが重症度は必ずしも高くない[23)]。PDの睡眠時呼吸障害は肥満に関連しないことが知られており一般の睡眠時無呼吸症候群とは異なり、咽頭、喉頭の筋緊張異常や呼吸の中枢反応性が原因と考えられている。重症の場合は持続陽圧呼吸療

法（CPAP）が適応になる。

　過度のEDSはPD患者に多く出現する「睡眠関連症状」であり、QOLに影響を与える。EDSはPD固有の病理に由来するものとも考えられており、睡眠-覚醒リズムに変化が生じ、さらに薬物による修飾がなされると考えるのが妥当である[24]。近年DAの副作用としての「突発的睡眠」が報告され、同時にDAの日中の眠気に対する影響も注目されるようになった。現時点で非麦角系DAの使用時は運転に特に注意を払うべきである。眠気はL-ドパ単独で治療している場合とL-ドパとDAの併用の場合も変わらないとの報告や、それを否定する報告もある[25)26)]。実際にDA薬剤誘発性のEDSは存在し、その際は、運転における危険などを説明したうえでESSなどの評価を行い、睡眠環境を整える。さらにDAは最小限にとどめることが必要である。また抗ヒスタミンや抗不安薬などの睡眠-覚醒サイクルに影響を与える薬剤を服用している場合は減量する。EDSが改善せずあるいはドパミン系薬剤の減量で運動症状が悪化するなどの場合は、モダフィニルのような薬剤で覚醒を促す治療も海外で試みられているが本邦では適応外である[27]。

▶ 突発的睡眠

表2. パーキンソン病にみられる睡眠障害の対策

睡眠障害の種類		治療と対策	
		ドパミン系薬剤	非ドパミン系の治療
睡眠環境			・睡眠衛生：午前中に日光によく当たり覚醒-睡眠のリズムを保つ ・夜間頻尿の対策 ・アルコール、カフェイン、タバコなどの刺激物を避ける ・必要に応じて睡眠導入剤の最小限使用 （夜間転倒のリスクに注意）
PDに関連した運動症状		・持続性ドパミン刺激（CDS）	
PDの薬剤誘発性および精神症状		・オフ関連のパニック障害、不安にはCDSが有効 ・幻覚、妄想には減量が必要	
特殊な睡眠障害	REM睡眠行動異常症（RBD）	・DAの追加、増量	・必要に応じてクロナゼパム
	レストレスレッグス症候群（RLS）、周期性下肢運動（PLMS）	・DAの追加、増量	
	睡眠時呼吸障害		・必要に応じてCPAP
	日中過眠（EDS）	・DAの減量、変更	

DA：ドパミンアゴニスト　CPAP：持続陽圧呼吸療法

おわりに　睡眠障害と日中の眠気はPD患者に多く出現し、QOLに影響を及ぼす。これまでに運動症状の改善のみに注目されてきたPD治療であるが、このような非運動症状にも注意を向け、治療のエビデンスを確立する必要がある。現時点で可能性のある対策を**表2**にまとめたが、睡眠障害の対策の基本は正確な評価と、治療効果の確認・評価であり、特に薬剤の使用法において、1つの治療が他の睡眠障害を引き起こす可能性もあるので注意をしなければならない。今後この分野に焦点を当てた臨床研究で、より効果的で安全なPDの睡眠障害対策を目指すべきである。

（坪井義夫）

【文献】

(1) Tandberg E, Larsen JP, Karlsen K : A community-based study of sleep disorders in patients with Parkinson's disease. Mov Disord 13 : 895-899, 1998.
(2) Tandberg E, Larsen JP, Karlsen K : Excessive daytime sleepiness and sleep benefit in Parkinson's disease ; a community-based study. Mov Disord 14 : 922-927, 1999.
(3) Barone P, Amboni M, Vitale C, et al : Treatment of nocturnal disturbances and excessive daytime sleepiness in Parkinson's disease. Neurology 63 (8 suppl 3) : S35-S38, 2004.
(4) Kumar S, Bhatia M, Behari M : Sleep disorders in Parkinson's disease. Mov Disord 17 : 775-781, 2002.
(5) Tandberg E, Larsen JP, Karlsen K : Excessive daytime sleepiness and sleep benefit in Parkinson's disease ; a community-based study. Mov Disord 14 : 922-927, 1999.
(6) Baas HK, Schueler P : Efficacy of cabergoline in long-term use ; results of three observational studies in 1,500 patients with Parkinson's disease. Eur Neurol 46 (suppl 1) : S18-S23, 2001.
(7) Chaudhuri KR, Bhattacharya K, Porter MC, et al : The use of cabergoline in nocturnal pakinsonian disabilities causing sleep disruption ; a parallel study with controlled-release levodopa. Eur J Neurol 6 (suppl 5) : S11-S15, 1999.
(8) Uchiyama T, Sakakibara R, Hattori T, et al : Short-term effect of a single levodopa dose on micturition disturbance in Parkinson's disease patients with the wearing-off phenomenon. Mov Disord 18 : 573-578, 2003.
(9) Clemett D, Jarvis B : Tolterodine ; a review of its use in the treatment of overactive bladder. Drugs Aging 18 : 277-304, 2001.
(10) Suchowersky O, Furtado S, Rohs G : Beneficial effect of intranasal desmopressin for nocturnal polyuria in Parkinson's disease. Mov Disord 10 : 337-340, 1995.
(11) Yoshimura N, Mizuta E, Yoshida O, et al : Therapeutic effects of dopamine D1/D2 receptor agonists on detrusor hyperreflexia in 1-methyl-4-phenyl-1,2,3,6-tetrahydropyridine-lesioned parkinsonian cynomolgus monkeys. J Pharmacol Exp Ther 286 : 228-233, 1998.
(12) Movement Disorders Task Force : Management of Parkinson's disease ; an evidence based review. Mov Disord 17 (suppl 4) : S1-S165, 2002.
(13) Happe S, Schrodl B, Faltl M, et al : Sleep disorders and depression in patients with Parkinson's disease. Acta Neurol Scand 104 : 275-280, 2001.
(14) Emre M : Dementia associated with Parkinson's disease. Lancet Neurol 2 : 229-237, 2003.
(15) Saint-Cyr JA, Taylor AE, Lang AE : Neuropsychological and psychiatric side effects in the treatment of Parkinson's Disease. Neurology 43 (suppl 6) : S47-S52, 1993.
(16) Koller WC : Disturbance of recent memory function in parkinsonian patients on anticholinergic therapy. Cortex 20 : 307-311, 1984.

(17) Reading PJ, Luce AK, McKeith IG : Rivastigmine in the treatment of parkinsonian psychosis and cognitive impairment ; preliminary findings for an open trial. Mov Disord 16 : 1171-1174, 2001.
(18) Askenasy JJ : Sleep disturbances in Parkinsonism. J Neural Transm 110 : 125-150, 2003.
(19) Ondo WG, Vuong KD, Jankovic J : Exploring the relationship between Parkinson's disease and restless legs syndrome. Arch Neurol 59 : 421-424, 2002.
(20) Ohayon MM, Roth T : Prevalence of restless legs syndrome and periodic limb movement disorder in the general population. J Psychosom Res 53 : 547-554, 2002.
(21) Nomura T, Inoue Y, Miyake M, et al : Prevalence and clinical characteristics of restless legs syndrome in Japanese patients with Parkinson's disease. Mov Disord 21 : 380-384, 2006.
(22) Garcia-Borreguero D, Odin P, Serrano C : Restless syndrome and PD ; a review of the evidence for a possible association. Neurology 61 (suppl 3) : S49-S55, 2003.
(23) Diederich NJ, Vaillant M, Leischen M, et al : Sleep apnea syndrome in Parkinson's disease ; A case-control study in 49 patients. Mov Disord 20 : 1413-1418, 2005.
(24) Fabbrini G, Barbanti P, Aurilia C, et al : Excessive daytime sleepiness in *de novo* and treated Parkinson's disease. Mov Disord 17 : 1026-1030, 2002.
(25) Arnulf I, Konofal E, Merino-Andreu M, et al : Parkinson's disease and sleepiness ; an integral part of PD. Neurology 58 : 1019-1024, 2002.
(26) Paus S, Brecht HM, Koster J, et al : Sleep attacks, daytime sleepiness, and dopamine agonists in Parkinson' disease. Mov Disord 18 : 659-667, 2003.
(27) Adler CH, Caviness JN, Hentz JG, et al : Randomized trial of modafinil for treating subjective daytime sleepiness in patients with Parkinson's disease. Mov Disord 18 : 287-293, 2003.

13 むずむず脚症候群の原因とその対策

はじめに むずむず脚症候群はそもそもレストレスレッグス症候群（restless legs syndrome；RLS）の異訳で、パーキンソン病治療ガイドライン2011と日本神経学会用語集では下肢静止不能症候群と命名されているが、近年はRLSあるいはむずむず脚症候群と称せられることが多い。そもそもこれは17世紀に初めて報告されたといわれているが、RLSは欧米に限らずわが国でも多くの人々にみられ、いわばcommon diseaseであるといってよい[1)-5)]。基本的にはRLSの病態生理すなわち原因は明らかではない。しかし、ドパミン・鉄・遺伝的性質がRLS病理の主因のようである[3)-5)]。対処法としては、この原因に対する対策に則ったものが主体であるが、遺伝的性質など対処不可能のものもあり、一方、よく理由がわからないまま効果のある対処法もある。

▶下肢静止不能症候群
▶common disease
▶ドパミン
▶鉄
▶遺伝的性質

1 原因（病態生理）

▶病態生理

前述したとおり、基本的にはRLSの病態生理は明らかではない。ドパミン・鉄・遺伝的性質がRLS病理の主因であることは現在の定説である[3)-5)]。

▶ドパミンシグナル伝達

中枢ドパミン系機能低下が関連することや、中枢のドパミンシグナル伝達が夕方を最低点とした日内リズムを示すこと、すなわちRLSが脳のドパミンシグナル伝達の機能低下を反映していることにある。また、脳の鉄利用能障害がドパミン代謝異常に拍車をかけるという論理も広く信じられている[6)]。

▶脳の鉄利用能障害

臨床的にも鉄欠乏の改善とドパミン受容体アゴニストが知覚および運動の両症状を緩和するため非常に効果的であることから、この概念は支持されている。しかし、私見として鉄欠乏に関しては、あくまでもドパミン代謝に障害をきたすものとしての基本的ではあるが、限定的な役割をもつものと考えている。

1 大脳ドパミン系神経機能

RLS患者の黒質線条体システムのドパミン系について神経画像研究が行われている。機能的磁気共鳴映像法（fMRI）やSPECTによるシナプス前後のドパミン受容体結合の測定のみならず、最近はPETによりドパミンのほかオピオイド系の動態検査ま

▶fMRI
▶SPECT
▶PET

▶夜間の同期性四肢運動(PLMS)	で行われている。fMRIを使用した検討で、RLSにおいて異常感覚と夜間の同期性四肢運動(PLMS)がみられるときに、赤核、橋の活性が高まることが報告されている[7]。
▶^{123}I-β-CIT SPECT	^{123}I-β-CIT SPECTで検討では、パーキンソン病(PD)にみられる片側性の集積低下はみられなかったばかりか、RLS患者では正常なドパミン結合が確認された[8]。さらに、神経シナプス前終末に位置するドパミンに高い親和性を有する^{123}I-β-CIT SPECTあるいは^{99m}Tc-TRODATを使用した研究でもドパミンのturn overの差があるものの、特発性RLS患者と健常者の結果に差はなかったとの報告がある[9]。
▶^{18}F-Dopa PET	18-Fluorodopa-(^{18}F-Dopa) PET研究ではドパミン作用システムの軽度の機能低下を見い出したものの、線条体プレシナプスの結合度低下とRLSの重症度の相関はほとんどないことが報告された[10]。すなわち、RLS患者においては被殻と尾状核の平均^{18}F-Dopa取り込みの減少は非常に少ないことを示したといえる。そして、他のF-Dopa PET検査においても^{11}C-raclopride PETを使用した検査でもドパミン取り込み低下は軽度でPD患者やその他の神経変性疾患で認められるような低下はなかったとされている[11]。またRLS患者にみられる概日リズム障害を考慮した検討でもこれらの異常は認められないという報告もある[12)13)]。
▶^{11}C-raclopride PET	
	しかしながら、受容体機能別の検討では、ドパミンを投与されていないRLS患者を対象とし、D_2受容体利用率を検討するために行われた^{11}C-FLB 457 PET研究で、脳の部位によりD_2受容体利用率の異同があることが示唆され、その分布からRLSの感覚症状の原因としての感覚の処理、感情や動機を司る高次脳機能異常を示すものではないかとも推察されている[14]。これは現在RLSの最も大きな発症メカニズムとして考えられているA11領域と呼ばれる後背側視床下部ドパミン細胞群からの前頭葉・前頭皮質下の感覚処理異常の抑制の解放やRLSに伴う抑うつなどの精神症状との関連を示唆するものとも考えられている(図1)[15]。
▶A11領域	
▶抑うつ	
▶精神症状	
▶D_2受容体占有率増加	RLS脳の一部でみられるD_2受容体占有率増加に対する説明としては、内因性のドパミンのレベルの低下またはドパミン受容体感受性異常を反映している可能性がある。一方、Triblら[16]の検討では、線条体のシナプス後結合は正常と報告している。
▶オピオイド	また、オピオイド系の動態をみた最近のPET研究では、内側痛みシステムを司る領域で、痛みスコアと眼窩前頭皮質と前帯状回のオピオイド受容体結合能が逆相関した[17]。これらの所見はRLS症状がより激しいほど、内側痛みシステム領域のオピオイド受容体結合能が低く内因性のオピオイドの放出はより大きいことを示唆する。
▶ドパミン系間脳脊髄経路	以上の結果からRLSについて中枢ドパミン仮説が存在しているにもかかわらず、ドパミンおよび主要代謝物の脳脊髄液中濃度は明らかになっておらず、黒質線条体の画像検査所見も一致していない。このため、RLSの大脳における主な病態生理は、ドパミン神経系の変性ではなく、受容体感受性変化を含むドパミン系間脳脊髄経路の機能

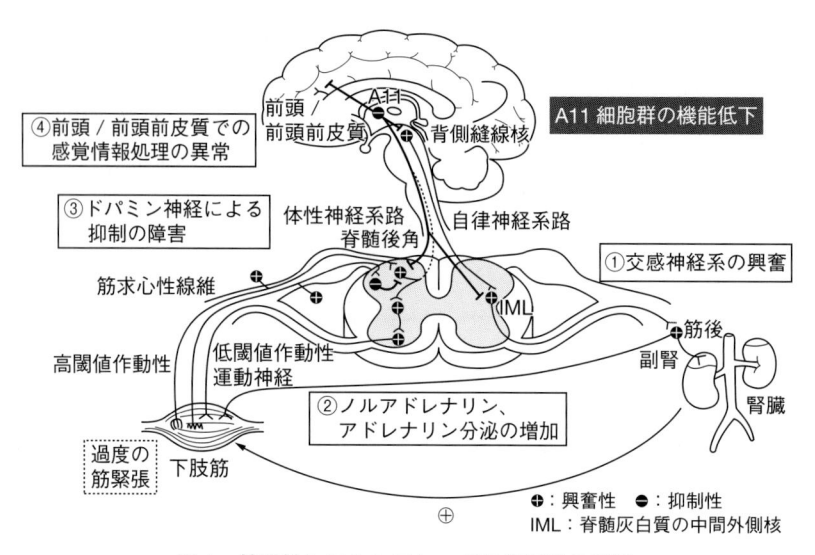

図1. 特発性レストレスレッグス症候群の病態
A11細胞群の機能低下によるレストレスレッグス症候群の発現メカニズム。
(Clemens S, Hochman S：Conversion of the modulatory actions of dopamine on spinal reflexes from depression to facilitation in D3 receptor knock-out mice. J Neurosci 24：11337-11345, 2004 より改変)

低下異常を示唆していると考えられる。

2 脊髄への制御機構異常

　RLSが脊髄損傷などと関連して発症することもあることは、上位の知覚運動回路とともに脊髄そのものがRLS発現に関与していることを示している。Clemensら[15]は、視床下部のドパミン系領域ならびに交感神経節前ニューロンを標的とする下行経路、求心性神経処理を行う後角領域、介在ニューロンおよび体性運動ニューロンの機能不全が、RLSの病因に深く関与するという仮説を立てている。PLMS、そしておそらくRLS自体も脊髄レベルで下行抑制性系の障害に基づくダウンレギュレーション異常により生じると推定している(図1)。

▶下行抑制性系

▶経頭蓋磁気刺激検査

　経頭蓋磁気刺激検査ではPLMSの発症機序として脊髄レベル以上で下行抑制性系の関与は考えられるものの皮質起源を示しているとはいえず[18)19)]、おそらくは脳幹網様体がジェネレーターであることを示唆している。

▶脳波活動
▶自律神経

　ただし、PLMSが周期的な脳波活動や自律神経と同期することがあり、この事実からは皮質起源もあり得るという反論もある[20]。さらにPLMSにも脊髄自体の興奮性が直接関与していることも挙げられている[21)22)]。PLMSを伴ったRLSでは特に夜間の屈筋反射閾値の低下がみられることもその証拠とされる[23]。

　また、PLMSはあらかじめプログラムされた脊髄前角細胞興奮発射(自動発射)が筋

を動かすものとのさらに下位の原因を考える意見もあるが、これにはまた反論もある[24]。

結論として、脊髄レベルでの抑制減弱が運動ニューロンのランダムな発火をもたらしPLMSを発現していることが主要因と解釈するのが最も理解しやすいであろう。

3 ドパミンの脊髄内での作用

▶セロトニン系背側縫線核

A11領域のニューロンは局所視床下部の連結、新皮質およびセロトニン系背側縫線核への投射を示し、また唯一の脊髄ドパミン供給源として、主に後側索および側副枝を下行する。A11脊髄投射は交感神経節前経路の発端である表在知覚関連後角および中間外側核(IML)に最も集中している。前述したが後角に対するA11ドパミン調節障害により、知覚入力の脱抑制が生じ、その結果、異常な身体または筋知覚が発現しやすくなると考えられる[25]。A11細胞群の指令は後角に到達した後運動ニューロンに投射される。ドパミン D_2 受容体への作用は治療効果すなわち感覚異常の緩和につながるが、D_1 刺激はその反対に侵害受容刺激となるとも考えられている[26]。

▶中間外側核

4 自律神経系の関与：脊髄交感神経系

脊髄交感神経は、RLSの発現だけでなく、その持続性に対しても中心的役割を果たす。前述したが脊髄ではA11からのドパミン活動が、IMLの交感神経節前神経に直接的な抑制作用を示している[27]。対照的に、セロトニン系背側縫線核下行性ニューロンはIMLに強い興奮作用を示す[28,29]。このため、次に示す筋活動亢進からPLMSがSSRI投与により生じやすいという理論が信じられている。この縫線核‐脊髄投射の活動もA11により抑制されていると想定されている。よってA11の抑制機能が低下すると、交感神経節前神経の下行性制御のバランスが興奮側にシフトすると考えられる。交感神経出力が増大した結果、末梢神経のアドレナリン活動が亢進し、副腎からアドレナリンが放出される。この結果、交感神経刺激により筋紡錘活動が亢進することが示唆され、間接的に筋肉内の痛みを引き起こす[30,31]。

筋緊張が亢進すると、後角への知覚入力が変化する。脳への深部求心性入力中継領域であるlamina Iでドパミン系抑制的投射が減弱することにより[32]、高閾値の疼痛関連筋求心性神経からの上行性シグナル伝達の亢進または異常が生じ限局性アカシジア[33,34]が生じると考えられている。

▶限局性アカシジア

2 治 療

▶治療のアルゴリズム

治療のアルゴリズムを適用するにあたり、RLSには当然のことながら症状に軽重が

```
        診断
         |
    ┌────┴────┐
 非薬物療法   薬物療法
```

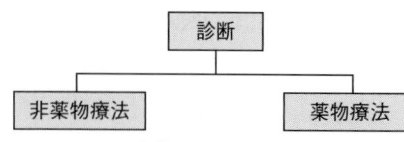

非薬物療法
ライフスタイル改善
カフェイン、アルコールの禁止
抗うつ薬、向精神薬などの再考

薬物療法
鉄剤投与
ベンゾジアゼピン（クロナゼパム）
オピオイド製剤
L-ドパ
ドパミン作動薬*

図2. むずむず脚症候群の治療法
*間欠型のむずむず脚症候群もあるが、連日型むずむず脚症候群では薬物治療はドパミン作動薬投与が必要。
(Silber MH, Ehrenberg BL, Allen RP, et al：An algorithm for the management of restless legs syndrome. Mayo Clin Proc 9：916-922, 2007による)

表1. レストレスレッグス症候群の重症度スケール (IRLS)

①この1週間を全体的にみて、レストレスレッグス症候群による足や腕の不快な感覚は、どの程度でしたか？
　・とても強い：4点　・強い：3点　・中ぐらい：2点　・弱い：1点　・まったくなし：0点

②この1週間を全体的にみて、レストレスレッグス症候群の症状のために動き回りたいという欲求は、どの程度でしたか？
　・とても強い：4点　・強い：3点　・中ぐらい：2点　・弱い：1点　・まったくなし：0点

③この1週間を全体的にみて、レストレスレッグス症候群によるあなたの足または腕の不快な感覚は、動き回ることによってどれぐらい治まりましたか？
　・まったく治まらなかった：4点　・少し治まった：3点　・中ぐらい：2点　・まったくなくなった、または、ほぼなくなった：1点　・レストレスレッグス症候群による症状はなかった：0点

④レストレスレッグス症候群の症状によるあなたの睡眠の障害は、どれぐらいひどかったですか？
　・とても重症：4点　・重症：3点　・中ぐらい：2点　・軽い：1点　・まったくなし：0点

⑤レストレスレッグス症候群の症状によるあなたの昼間の疲労感または眠気は、どれぐらいひどかったですか？
　・とても重症：4点　・重症：3点　・中ぐらい：2点　・軽い：1点　・まったくなし：0点

⑥全体的に、あなたのレストレスレッグス症候群は、どれぐらいひどかったですか？
　・とても重症：4点　・重症：3点　・中ぐらい：2点　・軽い：1点　・まったくなし：0点

⑦あなたのレストレスレッグス症候群の症状は、どれぐらいの頻度で起こりましたか？
　・とても頻繁：4点　　　・頻繁：3点　　　　・時々：2点　　　　・たまに：1点　　・まったくなし：0点
　（1週間に6〜7日）　（1週間に4〜5日）　（1週間に2〜3日）　（1週間に1日）

⑧あなたにレストレスレッグス症候群の症状があったとき、平均してどれぐらいひどかったですか？
　・とても重症：4点　・重症：3点　　　・中ぐらい：2点　　・軽い：1点　　　　　　・まったくなし：0点
　（24時間のうち、　（24時間のうち、　（24時間のうち、　（症状があるのは24
　8時間以上）　　　3〜8時間）　　　　1〜3時間）　　　　時間のうち、1時間
　　　　　　　　　　　　　　　　　　　　　　　　　　　　未満）

⑨この1週間を全体的にみて、レストレスレッグス症候群の症状は、あなたが日常的な生活をするうえで、どれぐらいひどく影響しましたか？　例えば、家族との生活、家事、社会生活、学校生活、仕事などについて考えてみてください。
　・とても強く影響した：4点　・強く影響した：3点　・中ぐらい影響した：2点　・軽く影響した：1点
　・まったく影響なし：0点

⑩レストレスレッグス症候群に症状によって、例えば、腹が立つ、憂うつ、悲しい、不安、イライラするといったようなあなたの気分の障害はどれぐらいひどかったですか？
　・とても重症：4点　・重症：3点　・中ぐらい：2点　・軽い：1点　・まったくなし：0点

評価方法	10点以下	11〜20点	21〜30点	31点以上
	軽症	中等症	重症	最重症

40点満点。一般に中等水準、15点以上が治療開始の目安
(文献35) 36) による)

▶ 間欠性のRLS

あり、また、頻度的にも必ずしも毎日は症状のない間欠性のRLSのものと毎日症状のあるものがあることが重要である(図2)[35]。

▶ 非薬物療法

また、治療には非薬物療法と薬物療法があり、軽症では、前者のみで寛解することもあり得るが重症度が高く、頻度の多いRLSでは薬物投与が必要となる。Waltersら[36]

▶ 重症度判定表

はその重症度を簡便に調査する重症度判定表を作成しており(表1)、このスケールは簡便なうえ軽度から重症まで4段階、しかも点数化できることから、薬効の判定などに非常に有用である。このスケールで15点以上を目処に薬物治療を開始することが多い。

▶ 非薬物療法

1 非薬物療法

軽症のものでは睡眠衛生の改善を行うこと、すなわち、一般に規則正しい生活をし、禁酒・禁煙、カフェイン摂取の制限や、温かいお風呂、ウオーキングやストレッチでよくなることがある。退屈感を紛らわすために、テレビゲームやパズルを行わせる(ボーッとしないで何か好きなことに集中する)ことによって症状が軽減することもある[35]。

▶ 薬物療法

2 薬物療法[35]

鉄欠乏を明らかに有する場合や、フェリチンの量が50μg/l以下の場合も鉄剤補充が必要である。これは二次性のRLSでも特発性のRLSにおいても鉄が基本的にドパミン代謝に必要であることから、薬物治療としては鉄欠乏が認められた場合、まず鉄補給を行う。

▶ ドパミン作動薬
▶ L-ドパ
▶ カルビドパ
▶ 強化現象(augmentation)

1 ドパミン作動薬

L-ドパ投与は長い歴史があり、L-ドパ・カルビドパ製剤の投与もRLSには有用とされているが、問題はRLS症状が午後早くに生じてしまったり、手足に広がってしまう現象である強化現象(augmentation)が生じやすいことにある。200〜300mg以上を毎日投与することによりaugmentationの発生は60%にも達するといわれている。

これに対し、ドパミン受容体刺激薬を使用するとL-ドパの投与より少ない。その理由はL-ドパ投与によりD$_1$受容体よりD$_2$受容体の方がより不安定化・傷害されやすいからといわれている。特に、鉄欠乏下とA11神経系の障害下においてはD$_1$受容体の方がD$_2$受容体よりはるかに安定しているという実験結果があり[37]、D$_2$受容体刺激により症状は素早く改善するがD$_2$受容体崩壊により症状は再び悪化する。L-ドパの症状の改善の速さとaugmentation発生はこれによるものの可能性が示唆されている[38,39]。

▶ 麦角製剤
▶ プラミペキソール
▶ 非麦角製剤

したがって、現在、ドパミン受容体作動薬を投与することはRLSの薬物療法の第一選択と考えられている。しかし、ペルゴリドなど麦角製剤は、近年心臓弁膜症の発症が危惧されており注意が必要である。海外ではプラミペキソールなどの非麦角製剤の

低用量、長期投与が推奨されている[40]。

わが国でも2010年1月からプラミペキソールの健康保険適応が認められており、0.125mgから始め、ほぼ0.25mg/日という少量での効果が最小の副作用で認められている(0.125〜0.75mg)[41)42]。

▶ ベンゾジアゼピン誘導体
▶ クロナゼパム

❷ ベンゾジアゼピン誘導体

クロナゼパムはベンゾジアゼピン誘導体であり、入眠促進や中途覚醒の抑制作用をもつ抗てんかん薬である。少量、すなわち0.5〜1mg1日就寝前1回投与により中等症

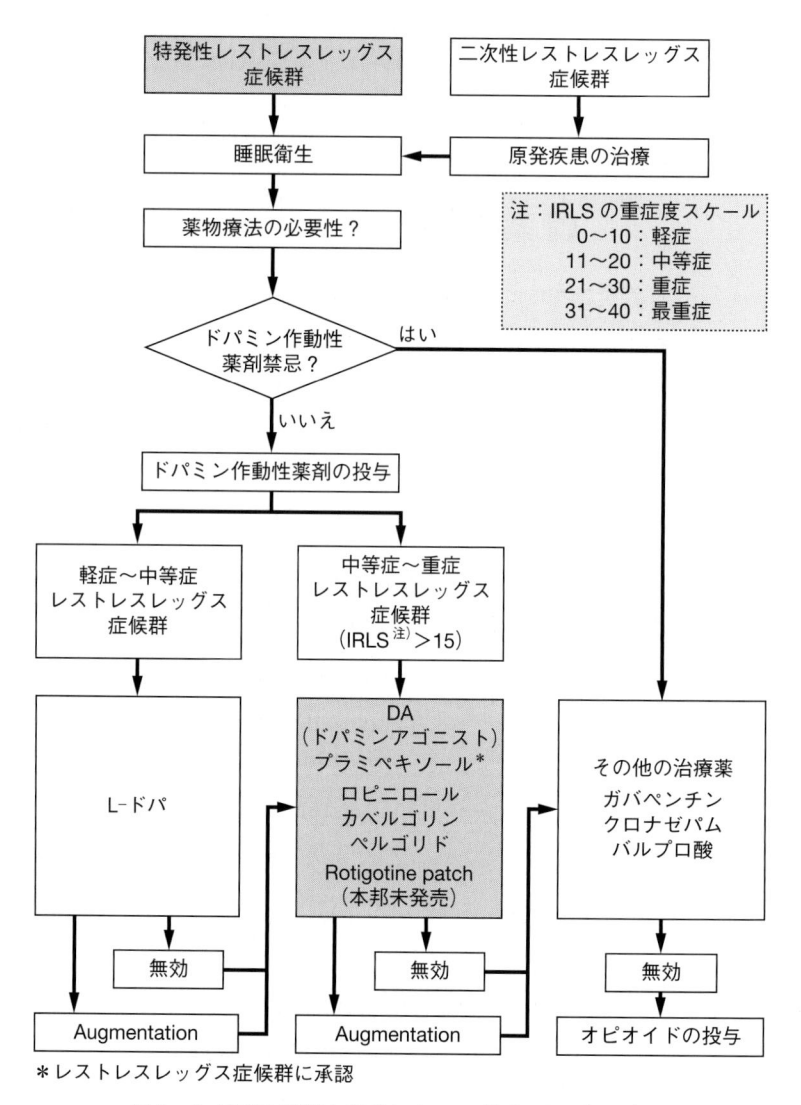

図3. わが国の事情も考慮したRLS治療アルゴリズム
(井上雄一：Augmentationの診断・病態と対応. 睡眠医療 4：45-50, 2010による)

以下では効果が期待できる。これとドパミン作動薬との併用療法もしばしば行われる。しかし、最大の問題点はPLMSなどの運動障害を改善する作用がないこと、効果が明らかでない場合増量してゆくと昼間の眠気や脱力のために生活が阻害されることにある。抗てんかん薬のギャバペンチンも効果があるとされる[43]。

▶ ギャバペンチン

▶ オピオイド製剤

❸ オピオイド製剤

本邦ではリン酸コデインとして投与される。依存性と乱用の可能性があるので、中枢ドパミン作動薬とクロナゼパム併用で効果がないときにのみ推奨される。重症以上のものでコントロールできないものにも効果が期待できる[44)45)]。

以上のようにまだ不明な部分もあるが、RLSはPDなどの変性疾患とは異なり機能性疾患であると考えられ、適切な治療、特に中枢ドパミン作動薬投与などによりその予後は必ずしも悪くないものと考えられている。欧米の状況に[45)]わが国の事情も考慮したアルゴリズムも作成されている(**図3**)[46)]。

おわりに　RLSは、夜間のみならず昼間の生活の質を大きく損なう疾患であり、その存在は決して稀でない。しかし残念ながらその原因はまだ明らかにされているとは言い難い。一方、その対策は本症候群がcommon diseaseであることから、神経内科医や精神科医のみならず、第一線の医師も基本的な知識を知っておくべきであろう。

(平田幸一、岩波正興、鈴木圭輔)

【文献】

(1) Obah C, Fine PG : Restless legs syndrome ; an update on diagnosis and management. J Pain Palliat Care Pharmacother 20 : 85-88, 2006.
(2) Gamaldo CE, Earley CJ : Restless legs syndrome ; a clinical update. Chest 130 : 1596-1604, 2006.
(3) Allen R, Earley C : Restless legs syndrome ; a review of clinical and pathophysiologic features. J Clin Neurophysiol 18 : 128-147, 2001.
(4) Earley C : Clinical practice ; Restless legs syndrome. N Engl J Med 348 : 2103-2109, 2003.
(5) 平田幸一，岩波正興，鈴木圭輔，ほか：レストレスレッグス症候群．検査と技術37：1352-1356, 2009.
(6) Paulus W, Dowling P, Rijsman R, et al : Pathophysiological concepts of restless legs syndrome. Mov Disord 22 : 1451-1456, 2007.
(7) Hilker R, Burghaus L, Razai N, et al : Functional brain imaging in combined motor and sleep disorders. J Neurol Sci 248 : 223-226, 2006.
(8) Michaud M, Soucy JP, Chabli A, et al : SPECT imaging of striatal pre- and postsynaptic dopaminergic status in restless legs syndrome with periodic leg movements in sleep. J Neurol 249 : 164-170, 2002.

(9) Wetter TC, Eisensehr I, Trenkwalder C : Functional neuroimaging studies in restless legs syndrome. Sleep Med 5 : 401-406, 2004.
(10) Turjanski N, Lees AJ, Brooks DJ : Striatal dopaminergic function in restless legs syndrome ; ^{18}F-dopa and ^{11}C-raclopride PET studies. Neurology 52 : 932-937, 1999.
(11) Brooks DJ, Ibanez V, Sawle GV, et al : Differing patterns of striatal ^{18}F-dopa uptake in Parkinson's disease, multiple system atrophy, and progressive supranuclear palsy. Ann Neurol 28 : 547-555, 1990.
(12) Trenkwalder C, Hening WA, Walters AS, et al : Circadian rhythm of periodic limb movements and sensory symptoms of restless legs syndrome. Mov Disord 14 : 102-110, 1999.
(13) Hening WA, Walters AS, Wagner M, et al : Circadian rhythm of motor restlessness and sensory symptoms in the idiopathic restless legs syndrome. Sleep 22 : 901-912, 1999.
(14) Cervenka S, Palhagen SE, Comley RA, et al : Support for dopaminergic hypoactivity in restless legs syndrome ; a PET study on D2-receptor binding. Brain 129 (Part 8) : 2017-2018, 2006.
(15) Clemens S, Hochman S : Conversion of the modulatory actions of dopamine on spinal reflexes from depression to facilitation in D3 receptor knock-out mice. J Neurosci 24 : 11337-11345, 2004.
(16) Tribl GG, Asenbaum S, Happe S, et al : Normal striatal D2 receptor binding in idiopathic restless legs syndrome with periodic leg movements in sleep. Nucl Med Commun 25 : 55-60, 2004.
(17) von Spiczak S, Whone AL, Hammers A, et al : The role of opioids in restless legs syndrome ; an [^{11}C]diprenorphine PET study. Brain 128 (Part 4) : 906-917, 2005.
(18) Tergau F, Wischer S, Paulus W : Motor system excitability in patients with restless legs syndrome. Neurology 52 : 1060-1063, 1999.
(19) Quatrale R, Manconi M, Gastaldo E, et al : Neurophysiological study of corticomotor pathways in restless legs syndrome. Clin Neurophysiol 114 : 1638-1645, 2003.
(20) Terzano MG, Parrino L : Origin and significance of the cyclic alternating pattern (CAP). Sleep Med Rev 4 : 101-123, 2000.
(21) Lee MS, Choi YC, Lee SH, et al : Sleep-related periodic leg movements associated with spinal cord lesions. Mov Disord 11 : 719-722, 1996.
(22) Hogl B, Frauscher B, Seppi K, et al : Transient restless legs syndrome after spinal anesthesia : a prospective study. Neurology 59 : 1705-1707, 2002.
(23) Bara-Jimenez W, Aksu M, Graham B, et al : Periodic limb movements in sleep ; state-dependent excitability of the spinal flex or reflex. Neurology 54 : 1609-1616, 2000.
(24) de Weerd AW, Rijsman RM, Brinkley A : Activity patterns of leg muscles in periodic limb movement disorder. J Neurol Neurosurg Psychiatry 75 : 317-319, 2004.
(25) Polydefkis M, Allen RP, Hauer P, et al : Subclinical sensory neuropathy in late-onset restless legs syndrome. Neurology 55 : 1115-1121, 2000.
(26) Schattschneider J, Bode A, Wasner G, et al : Idiopathic restless legs syndrome ; abnormalities in central somatosensory processing. J Neurol 251 : 977-982, 2004.
(27) Gladwell SJ, Coote JH : Inhibitory and indirect excitatory effects of dopamine on sympathetic preganglionic neurones in the neonatal rat spinal cord *in vitro*. Brain Res 818 : 397-407, 1999.
(28) Peyron C, Luppi PH, Kitahama K, et al : Origin of the dopaminergic innervation of the rat dorsal raphe nucleus. Neuroreport 6 : 2527-2531, 1995.
(29) Robinson SE, Austin MJ, Gibbens DM : The role of serotonergic neurons in dorsal raphe, median raphe and anterior hypothalamic pressor mechanisms. Neuropharmacology 24 : 51-58, 1985.
(30) Guyton AC, Hall JE : Textbook of medical physiology. W.B. Saunders, Philadelphia, 1996.
(31) Barker D, Saito M : Autonomic innervation of receptors and muscle fibres in cat skeletal muscle. Proc R Soc Lond B Biol Sci 212 : 317-332, 1981.
(32) Seagrove LC, Suzuki R, Dickenson AH : Electrophysiological characterisations of rat lamina I

(33) Stiasny-Kolster K, Magerl W, Oertel WH, et al : Static mechanical hyperalgesia without dynamic tactile allodynia in patients with restless legs syndrome. Brain 127 : 773–782, 2004.
(34) Roehrs T, Hyde M, Blaisdell B, et al : Sleep loss and REM sleep are hyperalgesic. Sleep 29 : 145-151, 2006.
(35) 井上雄一, 内村直尚, 平田幸一：レストレッグズ症候群 (RLS)；だからどうしても脚を動かしたい. アルタ出版, 東京. 2008.
(36) Walters AS, LeBrocq C, Dhar A, et al, International Restless Legs Syndrome Study Group : Validation of the International Restless Legs Syndrome Study Group rating scale for restless legs syndrome. Sleep Med 4 : 121-132, 2003.
(37) Zhao H, Zhu W, Pan T, et al : Spinal cord dopamine receptor expression and function in mice with 6-OHDA lesion of the A11 nucleus and dietary iron deprivation. J Neurosci Res 85 : 1065-1076, 2007.
(38) Burhans MS, Dailey C, Beard Z, et al : Iron deficiency ; differential effects on monoamine transporters. Nutr Neurosci 8 : 31-38, 2005.
(39) Erikson KM, Jones BC, Beard JL : Iron deficiency alters dopamine transporter functioning in rat striatum. J Nutr 130 : 2831-2837, 2000.
(40) Trenkwalder C, Hening WA, Montagna P, et al : Treatment of restless legs syndrome ; an evidence-based review and implications for clinical practice. Mov Disord 23 : 2267-2302, 2008.
(41) Inoue Y, Hirata K, Kuroda K, et al : Efficacy and safety of pramipexole in Japanese patients with primary restless legs syndrome ; A polysomnographic randomized, double-blind, placebo-controlled study. Sleep Med 11 : 11-16, 2010.
(42) Inoue Y, Kuroda K, Hirata K, et al : Long-term open-label study of pramipexole in patients with primary restless legs syndrome. J Neurol Sci 294 : 62-66, 2010.
(43) Garcia-Borreguero D, Larrosa O, de la Llave Y, et al : Treatment of restless legs syndrome with gabapentin ; a double-blind, cross-over study. Neurology 59 : 1573-1579, 2002.
(44) Silber MH, Ehrenberg BL, Allen RP, et al : An algorithm for the management of restless legs syndrome. Mayo Clin Proc 9 : 916-922, 2007.
(45) Oertel WH, Trenkwalder C, Zucconi M, et al : State of the art in restless legs syndrome therapy ; practice recommendations for treating restless legs syndrome. Mov Disord 22 (Suppl 18) : S466-S475, 2007.
(46) 井上雄一：Augmentation の診断・病態と対応. 睡眠医療 4：45-50, 2010.

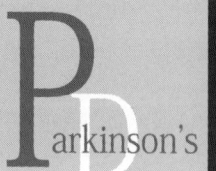

14 レム睡眠行動異常症の原因とその対策

はじめに

▶REM睡眠行動異常症(REM sleep behavior disorder；RBD)

レム睡眠(rapid eye movement sleep；REM睡眠)は急速眼球運動、脳波の速波、骨格筋の脱力を特徴とする睡眠段階である[1]。REM睡眠中には鮮明な夢をみることが多いが、REM睡眠行動異常症(REM sleep behavior disorder；RBD)はこのREM睡眠中に夢内容に一致した異常行動を起こし、しばしば自分自身やベッドパートナーが怪我をしてしまう睡眠随伴症である[2]。病態の機序としては脳幹のREM睡眠制御の障害が考えられている。以前より神経疾患に合併する続発性のRBDの報告はあったが、最近パーキンソン病(PD)、レビー小体型認知症(DLB)、多系統萎縮症(MSA)などのα-シヌクレイン陽性の細胞内封入体を有するシヌクレイノパチーと総称される神経変性疾患に進展する症例が報告され、これらの病前症状の可能性があるとして注目されている。

1 レム睡眠行動異常症について

1987年にSchenckらがRBDを睡眠随伴症の1つとして報告している[2]。その後International Classification of sleep disorderが診断基準を作成し、2005年に改訂された。それによれば夢内容の行動化により怪我をしたり、怪我をしてもおかしくないような睡眠中の行動化の病歴があるか、終夜脳波(polysomnography；PSG)実施中のREM睡眠期に異常な行動化があるかの少なくともどちらかの事象があるとともに、PSG上REM sleep without atonia(RWA)の存在が確認されることがRBD診断の必須項目となっている。RBDと類似した夜間の異常行動はてんかん発作でもみられることがあり、他の睡眠疾患、内科・神経・精神科疾患、薬剤やアルコールの影響によってもRBD類似症状が生じることがあるため、これらを除外する必要がある。これらを満たすものをRBDと定義している(表1)[3]。2005年の改訂でPSGでのRWAの検出が必須となった。PSG上REM睡眠は急速な眼球運動、骨格筋の脱力、α波、β波の混在が特徴であるが(図1)、RBD患者ではオトガイ筋、下肢の骨格筋の脱力の消失したRWAが出現する(図2)。このRWAは通常のREM睡眠で認められる骨格筋の収縮抑制が障害された状態である。RWAに関してはLapierreが基準を提示していたが[4]、2007年American Association Sleep Medicine(AASM)は、RWAをオトガ

14●レム睡眠行動異常症の原因とその対策

表1. RBDの診断基準

1. 終夜脳波上のREM sleep without atnoiaの出現
2. 下記のどちらか1つの症状：
   ①病歴にて怪我をしたり、怪我をしてもおかしくないような睡眠に関連した行動がある（夢内容の行動化など）
   ②終夜脳波中にREM睡眠時に異常な行動が出現する
3. REM睡眠に関連した発作を起こすような脳波上てんかん発作波を除外する
4. その他の睡眠疾患、内科疾患、神経疾患、精神疾患、薬剤服用、アルコール飲用などを除外する

(文献3)による)

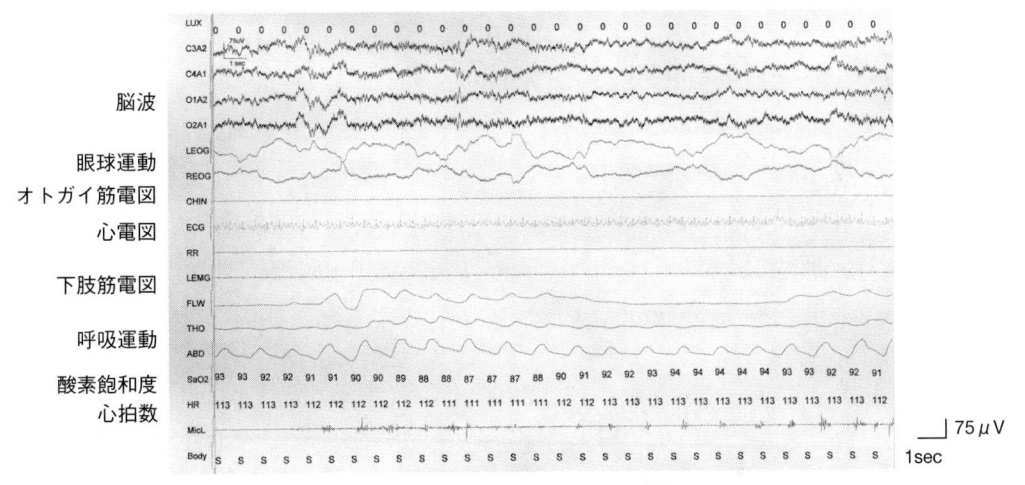

図1. 正常なREM睡眠

脳波上α、β波の混在があり、急速眼球運動が出現している。同時に、オトガイ、下肢筋電図とも収縮が抑制されている。

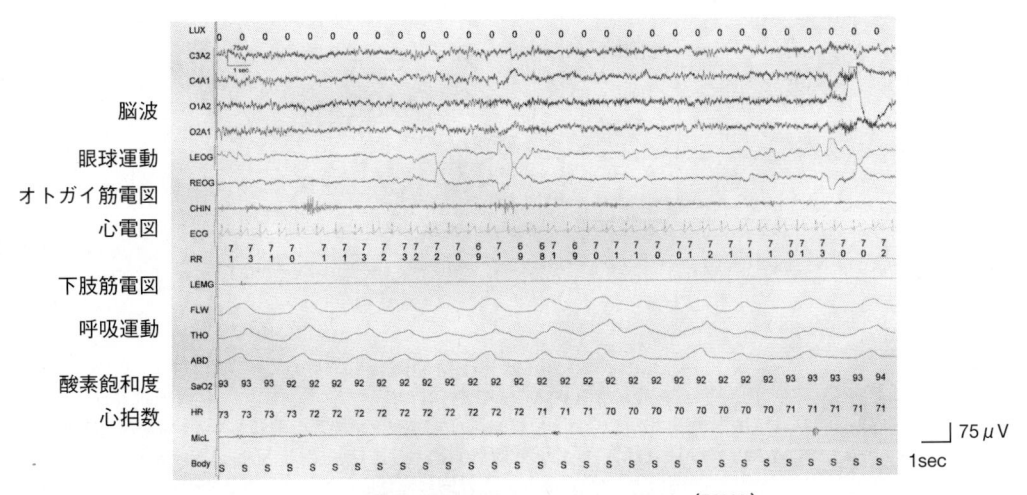

図2. REM sleep without atonia (RWA)

図1と同様に、脳波上α、β波の混在があり、急速眼球運動が出現している。しかし、正常なREM睡眠と異なりオトガイ筋電図に筋放電の出現を認めている。

イ筋において少なくとも背景脳波の4倍以上の振幅を有するphasic EMGの存在か持続的な筋収縮が30秒間の半分以上を有するか、下肢に2秒以上の筋収縮を認めるものと定義している[5]。

REM睡眠中には鮮明な夢をみることが多いが、これは情動系が活発になっているためと考えられる。この情動系は脊髄の前角細胞に入力しているが、REM睡眠中には脳幹のREM睡眠制御系が前角細胞に対し抑制性に作用する。これによって情動系から出力される骨格筋の収縮は抑制されている。古くはネコを使った実験で脳幹の破壊実験を行い夢幻様運動を起こし、この病態における脳幹の関与を報告している。さらに最近のネコを使った実験よりREM睡眠は情動系の抑制と骨格筋脱力の出現が重要であり、骨格筋脱力はコリン系の橋脚被蓋核(peduclopontine nucleus；PPN)と外背側被蓋核(laterodorsal tegmental nucleus；LDTN)、アドレナリン系の青斑核(locus coeruleus；LC)が延髄巨大細胞網様体(medullary magnocellular reticular formation；MCRF)を介して起こしていることがわかっている。また、ネズミの実験よりネコのLCに相当する下外側背側核(sublaral dorsal nucleus；SLD)がREM睡眠を促進する働きをもっており、反対に中脳水道周辺の腹外側灰白質(ventrolateral part of the periaqueductal grey matter；vlPAG)、外側橋被蓋(lateral pontine tegmen-

▶ 橋脚被蓋核 (PPN)
▶ 青斑核(LC)
▶ 下外側背側核 (SLD)

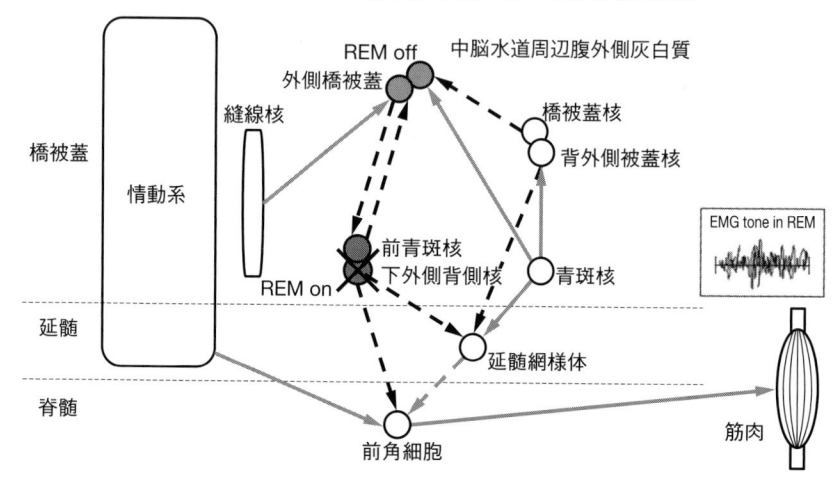

図3. REM睡眠行動異常症の病態生理
REM睡眠を促進するREM on(下外側背側核、前青斑核)とREM睡眠を抑制するREM off(中脳水道周辺腹外側灰白質、外側橋被蓋)が相互に干渉してREM睡眠の制御を行っている。REM睡眠時には、下外側背側核より直接、間接(延髄網様体を介して)的に脊髄前角細胞に抑制を行っているが、下外側背側核の障害により情動系からの出力への抑制が弱くなり、RWAの出現、夢内容の行動化が起こる。

(Boeve BF, Silber MH, Saper CB, et al：Pathophysiology of REM sleep behaviour disorder and relevance to neurodegenerative disease. Brain 130：2770-2788, 2007による)

tum；LPT）はREM睡眠を抑制していることが示されている[1]。ネコのLC、ネズミのSLDが直接障害されたときにRWAは出現し、間接路であるMCRFのみが障害されてもRWAは出現しない。このことよりLC、SLDの障害がRBDの主病変と考えられている（図3）[6]。

一方、ヒトにおいては頭部MRIの検討で中脳と橋被蓋部の病変が示唆されており、病理解剖より黒質（substantia nigra；SN）、LC、PPN、LDTNの神経脱落を示唆する所見が示されている。しかし、ヒトにおけるネコのLC、ネズミのSLDに相当する部分は明らかになっておらず、RBDの機序はいまだ不明なままである。

2 レム睡眠行動異常症からパーキンソン病への進展

　ChaudhuriとNaiduはPDの種々の非運動症状を提言し、その中にRBDも含んだ睡眠障害も挙げ、特に便秘、嗅覚障害、RBD、うつについてはPDの運動症状以前の特徴として挙げている[7]。それを裏づけるものとして特発性RBD（iRBD）患者のPD患者との共通点が挙げられる。嗅覚機能については、iRBD患者が健常対象者より嗅覚閾値、分別力、識別力共に低下しているとの報告がある。線条体ドパミンの機能障害もiRBDはPDの病側の対側と同程度であるとの報告がある。またiRBD患者はPD患者と同程度のMIBG心筋シンチの取り込み低下がみられたとの報告がある。さらに、iRBD患者の剖検例では青斑核と黒質に神経細胞脱落とともにレビー小体病の出現が認められている。このように、RBDはPDの病前症状の可能性があるとして注目されている。

　iRBDからPDへの報告としては、Schenckらが29人のiRBD患者を13年間フォローした結果、11人がPDと診断され[8]、さらに20年後には26人中17人にパーキンソニズムや認知症の出現がみられたと報告している。同様に、Iranzoらは39人のiRBDが11年後にはPD 9人、DLB 6人、MSA 1人に進展したと報告している[9]。このiRBDからPDの進展について最近、Postumaらは生存曲線を使用し神経変性疾患へのリスクを見積もっている。彼らは93人のiRBD患者のフォローより神経変性疾患への5年リスクは17.7%、10年リスクは40.6%、12年リスクは52.4%で、その大多数はPDかDLBであったと報告している[10]。これらの所見はBraakが提唱しているPD進行の神経病理段階と合致している[11]。RBDの主な病変と考えられる青斑核はBraak病理段階2で障害され、これはPDの運動症状出現であるBraak病理段階3よりも早期にあたり、RBDがPDの病前症状という仮説と合致する（図4）。

▶ Braakが提唱しているPD進行の神経病理段階

　また、RBDはPDだけでなく、DLB、MSAなどのシヌクレイノパチーとの合併も多く報告されており、RBDとシヌクレイノパチーの関連が示唆されている[12]。

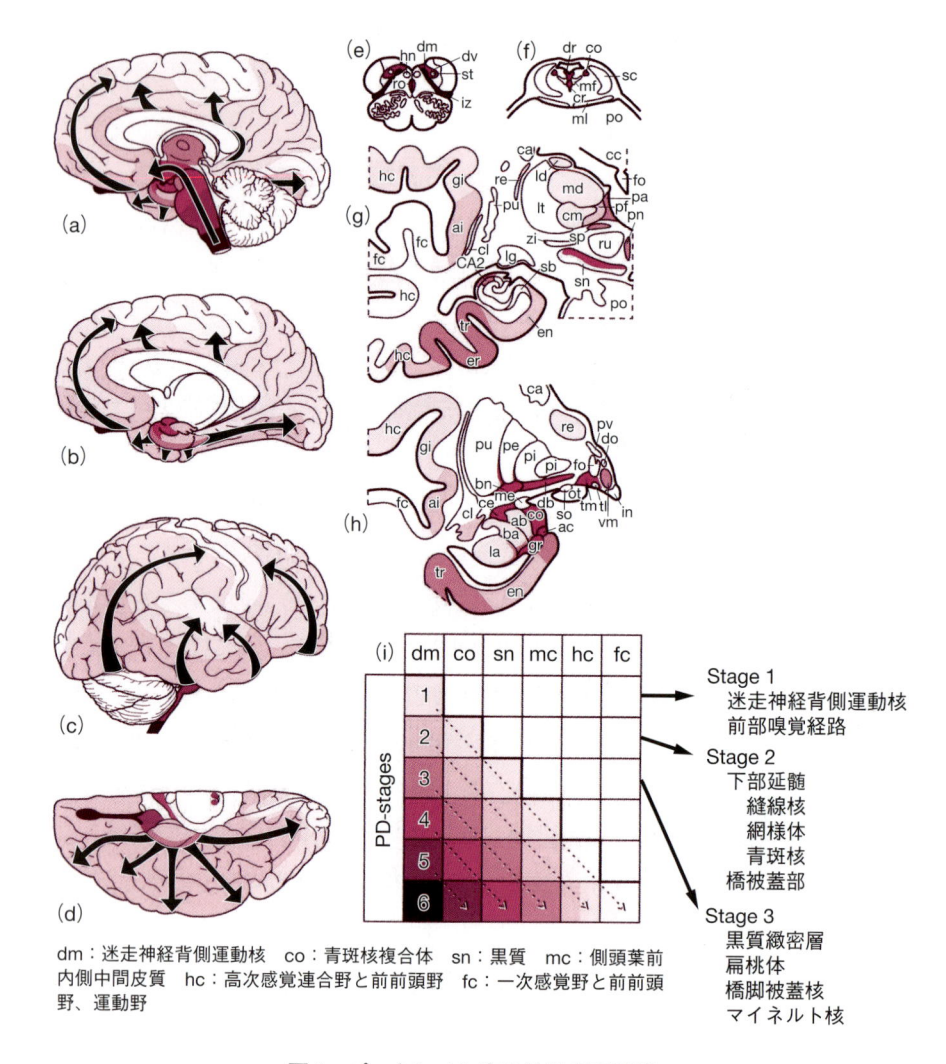

図4. パーキンソン病の神経病理段階

Braak 仮説によれば、PD 症状に出現する黒質緻密層に神経変性が出現する Stage 3 の前に RBD の責任病巣と考えられる青斑核などが Stage 2 で神経変性が出現することになる。このことは RBD の PD への病前症状を支持している。

(Braak H, Del Tredici K, Rub U, et al：Staging of brain pathology related to sporadic Parkinson's disease. Neurobiol Aging 24：197-211, 2003 より改変)

③ パーキンソン病に合併するレム睡眠行動異常症

　RBD は、PD の病前症状としてだけでなく、PD 発症後の経過中にも合併が多く報告されている。Gagnon らは PD 患者 33 人のうち、19 人 (58%) に PSG 上 RWA を認め

る症例を認め、そのうち11人がRBD症状を認めたと報告している[13]。PD経過中のRBD症状を検討したものとしては、GjerstadらはPDを質問紙で評価し、4年後に14.6%、8年後に27%にRBD症状を認めたと報告している[14]。一方、Lavaultらは61人のPDのうち、インタビューにて2005年に64%、2007年に52%がRBD症状を認めており、RBD年発現率は9%、年消失率14%であると報告し、PD経過中のRBD症状が変動するものであることを示している[15]。このように、RBDはPD発症後、経過中にもRBDの症状が新規に発症することも多い。

4 パーキンソン病に合併するレム睡眠行動異常症の特徴

RBDを合併したPD患者にはいくつかの特徴が報告されている。PDの臨床背景を比較した報告ではRBD合併例ではPDの罹病期間が長く、レストレスレッグス症候群の頻度が多い。非振戦優位型のPDでRBD合併が多い。さらに、RBD合併例では起立性低血圧の頻度が多く、立位による収縮期血圧の低下も大きかった。iRBDとRBD合併PDはRBD合併のないPDや健常成人より認知機能が障害されていた。このようにRBDを合併するPDは病歴が長く、非振戦優位型が多いとともに、RBDはPDにおいて自律神経障害や認知機能のリスクファクターになるのかも知れない。

5 臨床現場でのレム睡眠行動異常症スクリーニング

RBDは人口あたり0.5%の有病率といわれているが、video PSGにおいてほとんどの運動症状が軽度であり、暴力的なエピソードはほんの一部であると報告されている。軽症のRBDではPSGなしでは診断できないこともあり、RBDに特異的な質問紙が必要である。Stiasny-KolsterらはRBD screening questionnaire (RBDSQ)を作成した。RBDSQは陽性項目を1点として4.5点をcut-offとした場合にRBDのスクリーニングに使用できることを示している[16]。これらの日本語版をMiyamotoらがRBDSQJ(表2)として発表しており[17]、臨床現場でのRBDのスクリーニングとしてiRBDに使用できる。今後はPD合併RBDにも検討が必要である。

▶RBDSQJ

6 レム睡眠行動異常症への対策

RBDへの対策としては、PD合併RBDに特異的なものはなく、iRBDに準じて行うこととなる。対策としては、睡眠環境の整備が必要である。RBDでは夢見様行動による暴力行為で本人およびベッドパートナーが怪我をする可能性がある。まずはベッド

表2. RBDSQJ

1. とてもはっきりした夢を時々みる。
2. 攻撃的だったり、動きが盛りだくさんだったりする夢をよくみる。
3. 夢をみているときに、夢の中と同じ動作をすることが多い。
4. 寝ているときに腕や足を動かしていることがある。
5. 寝ているときに腕や足を動かすので、隣で寝ている人に怪我を負わせたり、自分が怪我をしたりすることもある。
6. 夢をみているときに以下の出来事が以前にあったり、今もある。
    6.1：誰かとしゃべる、大声でどなる、大声でののしる、大声で笑う。
    6.2：腕と足を突如動かす/けんかをしているように。
    6.3：寝ている間に、身振りや複雑な動作をする（例：手を振る、挨拶をする、何かを手で追い払う、ベッドから落ちる）。
    6.4：ベッドの周りの物を落とす（例：電気スタンド、本、メガネ）。
7. 寝ているときに自分の動作で目が覚めることがある。
8. 目が覚めた後、夢の内容をだいたい覚えている。
9. 眠りがよく妨げられる。
10. 以下のいずれかの神経系の病気を、以前患っていた、または現在患っていますか（例：脳卒中、頭部外傷、パーキンソン病、むずむず脚症候群、ナルコレプシー、うつ病、てんかん、脳の炎症性疾患）。

(文献17) による)

パートナーの安全のため、同室での睡眠は控えた方がよい。寝具としては転倒による怪我もあるため、床に布団を敷いて寝ることが推奨される。また、割れものや壊れものなどの暴力行為時に怪我の原因になり得る物品は置かない方がよい。また、窓の鍵をかけることも必要である。これらの対策を行うべきである。

▶クロナゼパム

薬物のファーストチョイスとしてはクロナゼパムが勧められる。これはSchecnkらによりiRBD 89%の患者に有効と報告されている[2]。われわれは幻覚を有するPD患者がRWAを有していることが多いのを確認し、8例の幻覚を有するPD患者に眠前クロナゼパム0.5～2.0mgを使用し、5例で有効であり、RWAの量が減少したことを報告した。このようにPD合併RBDにおいてもクロナゼパムは有効であると考えられる。

また、RBDはシヌクレイノパチーとの関連よりドパミン欠乏も原因の1つとして考えられている。ドパミン製剤の加療としては、PD合併RBD 3症例においてL-ドパが有効であった報告がある。さらに、ドパミンアゴニストであるプラミペキソールを使用した報告として、iRBD症例89%が症状軽快したというものがある一方、PD合併RBD 11例においては症状の変化がなかったと一定の見解は得られていない。また、PDとともにRBDの合併が多いDLBにおいてドネペジルが有効であった3症例の報告がある。

▶メラトニン

一般的にはRBDにおいては、クロナゼパムがレベルAであるが、認知症、歩行障害、睡眠時無呼吸症候群の合併例では使用しにくく、副作用の少ないメラトニンがレベルBとして推奨されている[18]。メラトニンに関しては、Kunzらが5ヵ月間フォローで有効であった症例報告を行い、さらにRBD 6人中5人で劇的に改善し、RWAの改善も

みられたと報告している。最近では、このRWAの正常化を8人のRBD患者でdouble-blind, placebo-controlled trialにて確認している[19]。また、Boeveらは14人中12人で有効であり、そのうち8人が1年間フォローでも有効だったとの報告している[20]。本邦においてはメラトニンが薬剤としての使用が困難な状況があり、2010年度より新規導入されたメラトニン受容体作動薬がRBD症状にも効果があるのかは、興味のあるところである。

このようにRBDの機序については不明な点が多いが、ドパミン、セロトニン、コリン系などの種々の薬剤での有用性が報告されており、今後RBDの機序解明、治療法の確立のためにも多数例の検討が必要である。

おわりに PDの病前症状としてのRBDやPDのRBD合併頻度、PDとの類似性、PD合併RBDの特徴、RBDへの対策を示した。RBDはPDの非運動症状だけでなく、自律神経障害や認知機能障害のリスクとなる可能性がある。しかし、これらの結果を結論づけるにはまだ早く、病理検討を含んだ多数例の検討がまだ必要である。

さらに、機序においても不明確な部分も多く、治療法も確立していないのが現状である。しかし、臨床現場においてはRBDの早期発見、治療介入も必要であるので、RBDSQなどスクリーニングのうえ有効と思われる治療法を試みる必要がある。

(野村哲志、井上雄一、中島健二)

【文献】

(1) Lu J, Sherman D, Devor M, et al : A putative flip-flop for control of REM sleep. Nature 441 : 589-594, 2006.
(2) Schenck CH, Bundlie SR, Patterson AL, et al : Rapid eye movement sleep behavior disorder ; A treatable parasomnia affecting older adults. JAMA 257 : 1786-1789, 1987.
(3) American Academy of Sleep Medicine : REM sleep behavior disorder. International classification of sleep disorders ; diagnostic and coding manual, 2nd ed, pp148-152, American Academy of Sleep Medicine, Westchester, 2005.
(4) Lapierre O, Montplaisir J : Polysomnographic features of REM sleep behavior disorder ; development of a scoring method. Neurology 42 : 1371-1374, 1992.
(5) American Sleep Disorders Association : Manuals of the scoring of sleep and associated events ; Rules, technology, and technical specifications. pp42-43, American Academy of Sleep Medicine, Westchester, 2007.
(6) Boeve BF, Silber MH, Saper CB, et al : Pathophysiology of REM sleep behaviour disorder and relevance to neurodegenerative disease. Brain 130 : 2770-2788, 2007.
(7) Chaudhuri KR, Naidu Y : Early Parkinson's disease and non-motor issues. J Neurol 255 : S33-S38, 2008.
(8) Schenck C, Bundlie S, Mahowald MW : Delayed emergence of a parkinsonian disorder in 38% of 29 older men initially diagnosed with idiopathic rapid eye movement sleep behavior disor-

der. Neurology 46：388-393, 1996.
(9) Iranzo A, Molinuevo JL, Santamoria J, et al：Rapid-eye-movement sleep behavior disorders as an early marker for a neurodegenerative disorder；a descriptive study. Lancet Neurol 5：572-577, 2006.
(10) Postuma RB, Gagnon JF, Vendette MV, et al：Qualifying the risk of neurodegenerative disease in idiopathic REM sleep behavior disorder. Neurology 72：1296-1300, 2009.
(11) Braak H, Del Tredici K, Rub U, et al：Staging of brain pathology related to sporadic Parkinson's disease. Neurobiol Aging 24：197-211, 2003.
(12) Iranzo A, et al：The clinical and pathological relevance of RBD in neurodegenerative disease. Sleep Med Rev 13(6)：385-401, 2009.
(13) Gagnon JF, Medard MA, Fantini M, et al：REM sleep behavior disorder and REM sleep without atonia in Parkinson's disease. Neurology 59：585-589, 2002.
(14) Gjerstad MD, Boeve B, Wentzel-Larsen T, et al：Occurrence and clinical correlates of REM sleep behavior disorder in patients with Parkinson's disease over time. J Neurol Neurosurg Psychiatry 79：387-391, 2008.
(15) Lavault S, Leu-Semenescu S, du Montcel ST, et al：Does clinical rapid eye movement behavior disorder predict worse outcomes in Parkinson's disease? J Neurol 257：1154-1159, 2010.
(16) Stiasny-Kolster K, Mayer G, Schafer S, et al：The REM sleep behavior disorder screening questionnaire；A new diagnostic instrument. Mov Disord 22(16)：2386-2393, 2007.
(17) Miyamoto T, Miyamoto M, Iwanami M, et al：The REM sleep behavior disorder screening questionnaire；validation study of a Japansese version. Sleep Med 10(10)：1151-1154, 2009.
(18) Aurora RN, Zak RS, Maganti RK, et al：Best practice guide for the treatment of REM sleep behavior disorder(RBD). J Clin Sleep Med 15：85-95, 2010.
(19) Kunz D, Mahlberg R：A two-part, double-blind, placebo-controlled trial of exogenous melatonin in REM sleep behaviour disorder. J Sleep Res 19：591-596, 2010.
(20) Boeve BF, Silber MH, Ferman TJ：Melatonin for treatment of REM sleep behavior disorder in neurological disorders；results in 14 patients. Sleep Med 4：281-284, 2003.

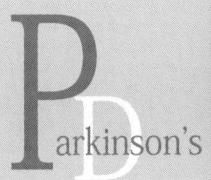

15 覚醒障害の原因とその対策

▶ 日中過眠
▶ 突発的睡眠

▶ 睡眠発作(sleep attack)

はじめに

パーキンソン病(PD)患者は入眠障害、中途覚醒、REM睡眠行動異常症(RBD)など夜間の睡眠障害や、日中過眠(excessive daytime sleepiness；EDS)、突発的睡眠(sudden onset of sleep；SOS)に代表される日中の覚醒障害を高頻度に合併する[1]。PD患者における覚醒障害のうちEDS出現頻度は20～50%とする報告が多い(**表1**)、未治療PD患者でも12%との報告がある[2]。一般人口では1%程度とされる[3]。SOSは日中の活動中に急に眠り込んでしまうもので、うたた寝のように眠気の予兆があるものと、予兆なく突発するものとがある。狭義のSOSは後者のみを指し、睡眠発作(sleep attack)と呼ばれることもある。頻度は0～43%であり、報告間でばらつきが大きい(**表1**)。定義の違いが一因となっている可能性がある。因みに夜間の睡眠障害はPD患者で60～98%、一般人口では33%程度とされる[1,3]。本章ではPD患者の覚醒障害としてEDSとSOSを取りあげ、その機序、治療につき概説する。

表1. 日中過眠(EDS)、突発的睡眠(SOS)の頻度に関する報告

著者	報告年	患者数/対照数	評価法	EDS(PD/対照群；%)	SOS(PD/対照群；%)
Tandberg, et al	1999	239	—	15.5	—
Montastruc, et al	2001	236	—	—	30.5
Ondo, et al	2001	303	ESS≧10	50.2	—
Tan, et al	2002	201/204	ESS≧10	19.9/9.8	13.9/1.9
Hobson, et al	2002	638	ESS≧7	51	—
Paus, et al	2003	2,952	ESS＞10	75	6.0
Brodsky, et al	2003	101/100	ESS≧10	40.6/20.8	—
Kumar, et al	2003	149/115	ESS≧8	21.5/3	—
Körner, et al	2004	6,620	—	—	42.9
Monaca, et al	2006	222	ESS≧10	43.2	6.8
Ferreira	2006	176/174	ESS≧10	33.5/16.1	27.3
Ghorayeb, et al	2007	1,625	ESS≧10	29	
Fabbrini, et al	2002	50	ESS≧10	74	0
		25 de novo		12	0
Verbaan, et al	2008	419/150	SCOPA-SLEEP	43/10	—
Suzuki, et al	2008	188	ESS≧10	21	6.4/0.7

1 日中過眠

EDSの誘因には加齢、PD病態による覚醒機構の障害、夜間の睡眠障害（入眠障害、中途覚醒、早朝覚醒、RBD、むずむず脚症候群、睡眠時無呼吸、うつ、幻覚・妄想、夜間せん妄など）、薬剤性などが考えられる[4]。症例ごとにこれら複数の要因がさまざまの比率で関与していると思われる。薬剤性過眠の原因にはL-ドパ、ドパミンアゴニストなどの抗PD薬のほか、鎮静催眠薬、抗不安薬、抗精神病薬、抗うつ薬、抗ヒスタミン薬などの持ち越し効果が原因となり得る。

PD病態による睡眠機構の障害であるが、ポリソムノグラフィ（PSG）を用いた検討によると、総睡眠時間が短縮、睡眠効率が低下、覚醒反応が増加、覚醒時間が増加する[5]。そして、罹病期間の延長とともに睡眠潜時が延長し、総睡眠時間、深睡眠時間、REM睡眠時間が減少し、睡眠効率が低下する[6]。

▶覚醒機構

覚醒機構に関与する中枢神経伝達系を図1に示した[7]。ナルコレプシーでの脱落が知られるhypocretinニューロンは、PDでも重症化と併行して脱落する。ほかにも、アセチルコリン、ノルアドレナリン、ドパミン、セロトニン系など、PDで障害される主要中枢伝達系がいずれも覚醒に関与することが示されている（図1）。睡眠機構については一般にセロトニン系が徐波睡眠、アセチルコリンやノルアドレナリン系がREM睡眠、ドパミン系は睡眠-覚醒サイクルに関与するといわれており、PD病理が睡眠、覚醒共に深く影響する可能性がうかがわれる。D_2受容体刺激が覚醒、D_3受容体刺激が過眠を生じるとの報告もある[8]。

ところで、71～93歳の男性3,078人を約10年にわたり経過観察したホノルルの調査[9]によると、EDSのない例では1万人あたり1年に17.0人がPDを発症したのに対し、EDSを呈する例では55.3人と、3倍の発症率であった。不眠など、その他の睡眠

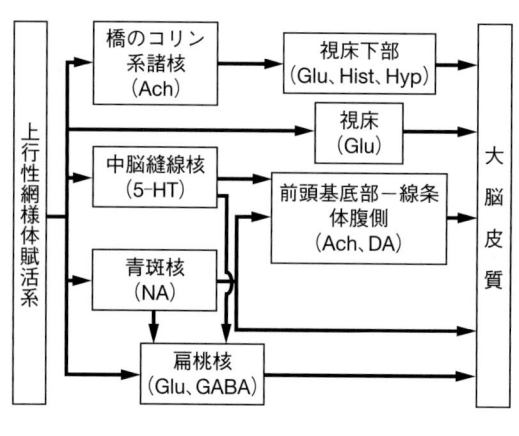

図1．覚醒にかかわる中枢神経伝達系
Ach：アセチルコリン系、DA：ドパミン系、GABA：GABA系、Glu：グルタミン酸系、Hist：ヒスタミン系、5-HT：セロトニン系、Hyp：ヒポクレチン系、NA：ノルアドレナリン系
(Moore RY, Abrahamson EA, Van Den Pol A：The hypocretin neuron system；an arousal system in the human brain. Arch Ital Biol 139：195-205, 2001による)

障害にはほとんど差異はない。これは、EDSがPDの運動症状に先行して顕在化し得ることを示す。そしてPDへの抗PD薬使用開始、症状進行、投薬量増加、罹病期間延長などとともに過眠の合併頻度はさらに増す[2)9)]。EDSの危険因子には高齢、男性、罹病期間、認知機能障害、運動症状重症化、抗PD薬使用などが挙げられている。客観的眠気度を示す睡眠潜時（MLST）による検討では総睡眠時間、覚醒指数、無呼吸などは過眠に相関しておらず、夜間の睡眠障害は必ずしもEDSの誘因とはなっていない[10)]。これらの事実はPD病理としての覚醒機構障害が過眠の主要因であること、抗PD薬はこれをさらに悪化させる可能性を示す。

2 突発的睡眠

狭義のSOSでは、予兆なく寝入ってしまう。そして、刺激がなくとも2～5分で目覚める。しかし、予兆はないと訴える例でも実際には眠気が先行し、逆行性健忘のため入眠直前の記憶が失われている可能性がある。MMSE 24点以上、介護不要なPD患者638例を対象としたHobsonら[11)]の検討によると、SOSを生じた21例中18例は睡眠発作以前にうたた寝発作を体験しており、厳密な意味での突発ではなかった。すなわち、患者の訴えをもとにした分類では正確な狭義のSOSは診断できない。したがって、一般的には広義のSOSが診断に用いられる。EDSの診断にしても同様で、患者は過眠を自覚していないことがしばしばである。必ず家人や介護者からの情報を併せて診断する必要がある。

▶ Epworth Sleepiness Scale（ESS）

EDSの評価にはEpworth Sleepiness Scale（ESS）がよく用いられる。Pausら[12)]はESS 11点以上で75％、10点以下では18％にSOSを認め、EDSを呈するPD患者でSOSを生じるリスクが高いと考察した。同時に、眠気を示さない患者でもSOSを生じることを示した。予兆のあるSOSはEDS傾向のある患者に多いが、予兆のない狭義のSOSは非過眠患者にも同様に観察される。

3 日中過眠、突発的睡眠と事故

PD患者でEDSやSOSが問題となるのは活動性、意欲の低下による運動、認知機能障害の進行促進に加え、事故の危険が無視できないからである。Pausら[12)]はSOSを生じたPD患者177例の睡眠発作時の行動を検討したところ、食事中が50％、会話中48％、書字中42％、運転中21％、電話中18％、立位時14％、歩行中4％であった。そして、7％が交通事故を起こしたことを報告した。Hobsonら[11)]は運転しているPD患者420人中213人（51％）にEDS、16人（3.8％）にSOSを1回以上認めたと報告してい

る。フランスにおける検討ではPD患者1,625例中、EDSの頻度は29%、運転中のSOSは0.5%であった[13]。因みにアメリカでは一般人における居眠り運転事故の頻度は1～3%、日本では東京都内の交通事故を対象とした警視庁交通局の2007年度統計で3.5%である。

　SOS発現の危険因子であるが、Hobsonら[11]は年齢、運動症状、MMSEスコア、罹病期間とは無関係であり、L-ドパ、ドパミンアゴニスト服用者が多いと報告した。Pausら[12]は危険因子にPD罹病期間、アゴニスト服用、EDS（高ESSスコア）を挙げている。SOSの発現機序については、投薬内容が同等のPD患者のうちSOSを生じる患者、生じない患者各10例を比較した検討において、睡眠状態は同じ、睡眠潜時が異なっていた[14]。薬剤との関係では、健常者へのropinirole投与が、入眠潜時を短縮すると報告されている。SOSを捉えたPSGでは10秒以内にstage II睡眠に陥った症例が報告されている[15]。Ulvelliら[16]はPSG記録中SOSを生じた4例を検討し、SOS時

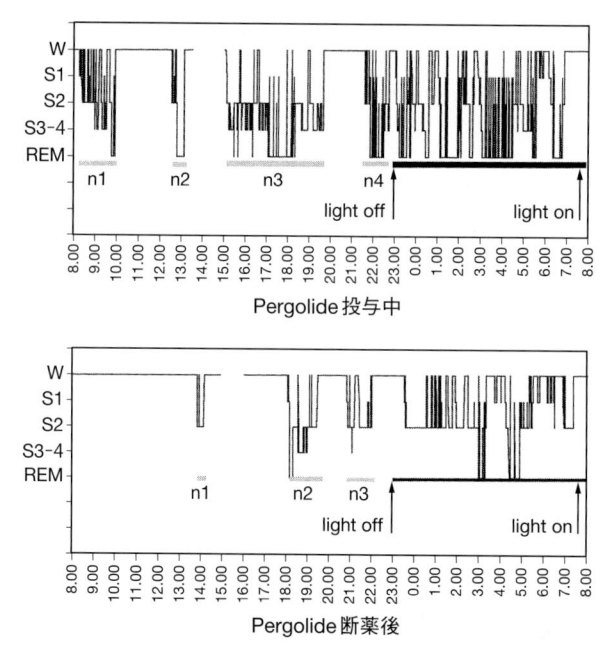

図2. ドパミンアゴニストが睡眠-覚醒リズムに及ぼす影響
L-ドパ/DCI 600 mgに pergolide 3 mgを追加5日後より1日1～5回、SOSを反復するようになった44歳、Yahr 2～3度の女性PD患者の24時間ヒプノグラム。上段はpergolide投与中。"n"に示されたうたた寝が日中頻繁にみられる。下段はpergolide断薬後。日中のうたた寝は減少。ステージⅢ、Ⅳの深睡眠がなく、REM睡眠も乏しく、夜間は頻回に覚醒する、典型的PDパターンを示している。

(Ulivelli M, Rossi S, Lombardi C, et al : Polysomnographic characterization of pergolide-induced sleep attacks in idiopathic PD. Neurology 58 : 462-465, 2002による)

には入眠までの潜時が通常29分のところ、1分程度、REM潜時は3時間25分から14分に短縮したことを報告した。Pergolide投与中のSOS出現時には睡眠潜時、REM潜時が短縮、断薬後は正常化した症例のヒプノグラムを図2に示す。ドパミンアゴニストによる睡眠潜時の短縮がSOSを誘発すると考えられる。

4 日中過眠、突発的睡眠と抗パーキンソン病薬

　1999年、Fruchtら[17]はドパミンアゴニスト投与中の患者のうち8例が運転中のSOSにより交通事故を起こしたと報告、PD治療薬によるEDSやSOSが注目される端緒となった。抗PD薬が睡眠に及ぼす影響については、抗コリン薬がREM潜時を延長、REM睡眠を減少、夜間の睡眠を覚醒させる方向に障害し、日中は鎮静効果を示す。L-ドパもREM潜時を延長、REM睡眠を減少させる可能性がある。ドパミンアゴニストはstage I睡眠と覚醒を増加させる。健常人にropiniroleやL-ドパを投与すると鎮静を生じる。少量のドパミン補充薬はシナプス前終末の自己受容体をより選択的に刺激し、ドパミン放出が減少して鎮静を生じる可能性が指摘されている。一方で、高用量使用時にEDSを生じやすいとの報告もある。ドパミンアゴニスト間における過眠誘発作用の差異であるが、Hobsonら[11]の検討では眠気の評価点（ESS）に差異はなかった。Cochraneレビュー[18]によると、麦角系薬物はEDSを増加させないが、非麦角系薬物は有意に増加させる。一方、SOSと抗PD薬との関係については、非投薬例と比べ、L-ドパ単独服用者では発症頻度が高く、アゴニスト単独服用はより高率、両者併用でさらに高頻度となる。ドパミンアゴニスト間では2002年、ヨーロッパの規制当局（European Committee on Proprietary Medicinal Products；CPMP）はSOSを生じる危険度が個々の抗PD薬間で異なり、L-ドパよりpergolide、さらにcabergoline、pramipexole、ropiniroleが障害を生じやすい可能性を報告した。しかし、誘発頻度にドパミンアゴニスト間で差異がないとする報告もみられる[11)12)]。

5 対　策

　まず、PD運動症状、うつ、幻覚・妄想、夜間頻尿対策などを含めた夜間の睡眠状態を是正する。また、日中に遺残する鎮静作用をもつ睡眠薬、抗不安、抗うつ、抗精神病、抗ヒスタミン薬などの使用を見直す。ドパミンアゴニストが誘因となっている可能性があればその減量、変更、中止を考慮する。家人による働きかけ、デイサービスや、リハビリ、脳トレなどの導入で日中の活動性を高める。薬物治療では覚醒作用を有するナルコレプシー治療薬modafinilの有効性がEDS[19]、SOS[20]において報告されてい

▶ modafinil

る。抗うつ薬、睡眠導入薬、抗不安薬などは、夜間の睡眠や睡眠-覚醒機構を改善し、EDSを改善する可能性がある一方で、日中の過鎮静を生じ得る。カフェイン、アンフェタミン、メチルフェニデートなど、覚醒作用をもつ薬物の効果も報告されている。カフェインは日中の覚醒度を上げるが、夜間不眠を悪化させやすく、高齢者では勧められない。Amantadineやナルコプシーへの効果が報告されるselegilineも試み得るが、悪化例もあることに留意する。視床下核の深部電極刺激で睡眠全般、EDSの改善が報告されている。運動障害改善による夜間の睡眠障害改善、ドパミン補充薬減量などが背景に考えられる。高照度光療法の効果も報告されている。SOSには原因と考えられるドパミンアゴニストの変更、中止が必要である。

おわりに

EDSは患者の活動意欲を削ぎ、運動障害や認知症の進行を促すことにもなる。また、SOSは社会活動において交通事故など重大な障害を招き得る。われわれの処方薬がこれらを増悪、誘発し得るだけに、十分な関心を払う必要がある。

（柏原健一）

【文献】

(1) Comella CL : Sleep disorders in Parkinson's disease ; an overview. Mov Disord 22 (suppl 17) : S367-S373, 2007.
(2) Fabrini G, Barbanti P, Aurilia C, et al : Excessive daytime sleepiness in *de novo* and treated Parkinson's disease. Mov Disord 17 : 1026-1030, 2002.
(3) Tandberg E, Larsen JP, Karlsen K : Excessive daytime sleepiness and sleep benefit in Parkinson's disease ; a community-based study. Mov Disord 14 : 922-927, 1999.
(4) Gjerstad MD, Alves G, Wentzel-Larsen T, et al : Excessive daytime sleepiness in Parkinson disease ; Is it the drugs or the disease? Neurology 67 : 853-858, 2006.
(5) Adler CH, Thorphy MJ : Sleep issues in Parkinson's disease. Neurology 64 (suppl) : S12-S20, 2005.
(6) Diederich NJ, Vaillant M, Mancuso G, et al : Progressive sleep 'destructuring' in Parkinson's disease ; A polysomnographic study in 46 patients. Sleep Med 6 : 313-318, 2005.
(7) Moore RY, Abrahamson EA, Van Den Pol A : The hypocretin neuron system ; an arousal system in the human brain. Arch Ital Biol 139 : 195-205, 2001.
(8) Lagos P, Scorza C, Monti JM, et al : Effects of the D3 preferring dopamine agonist pramipexole on sleep and waking, locomotor activity and striatal dopamine release in rats. Eur Neuropsychopharmacol 8 : 113-120, 1998.
(9) Abbott RD, Ross GW, WhiteLR, et al : Excessive daytime sleepiness and subsequent development of Parkinson disease. Neurology 65 : 1442-1446, 2005.
(10) Arnulf I, Konofal E, Merino-Andreu M, et al : Parkinson's disease and sleepiness ; an integral part of PD. Neurology 58 : 1019-1024, 2002.
(11) Hobson DE, Lang AE, Wayne Martic WR, et al : Excessive daytime sleepiness and sudden-onset sleep in Parkinson Disease. JAMA 287 : 455-463, 2002.
(12) Paus S, Brecht HM, Köster J, et al : Sleep attacks, daytime sleepiness, and dopamine ago-

nists in Parkinson's disease. Mov Disord 18 : 659-667, 2003.
(13) Ghorayeb I, Loundou A, Auquier P, et al : A nationwide survey of excessive daytime sleepiness in Parkinson's disease in France. Mov Disord 22 : 1567-1572, 2007.
(14) Möller JC, Rethfeldt M, Körner Y, et al : Daytime sleep latency in medication induced Parkinsonian patients with and without suddenonset of sleep. Mov Disord 20 : 1620-1622, 2005.
(15) Tracik F, Ebersbach G : Sudden daytime sleep onset in Parkinson's disease ; polysomnographic recordings. Moc Disord 16 : 500-506, 2001.
(16) Ulivelli M, Rossi S, Lombardi C, et al : Polysomnographic characterization of pergolide-induced sleep attacks in idiopathic PD. Neurology 58 : 462-465, 2002.
(17) Frucht S, Rogers JD, Greene PE, et al : Falling asleep at the wheel ; Motor vehicle mishaps in persons taking pramipexole and ropinirole. Neurology 52 : 1908-1910, 1999.
(18) Stowe RL, Ives NJ, Clarke C, et al : Dopamine agonist therapy in early Parkinson's disease. Cochrane Database Syst Rev 16 : CD006564, 2008.
(19) Ondo WG, Fayle R, Atassi F, et al : Modafinil for daytime somnolence in Parkinson's disease ; double blind, placebo controlled parallel trial. J Neurol Neurosurg Psychiatry 76 : 1636-1639, 2005.
(20) Hauser RA, Wahba MN, Zesiewicz TA, et al : Modafinil treatment of pramipexole-associated somnolence. Mov Disord 15 : 1269-1271, 2000.

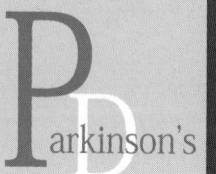

16 うつの原因とその対策

はじめに　パーキンソン病(PD)のうつは1900年代の初め頃から調査報告がある。しかし、それほど重要な症状として理解されてきたわけではない。診断基準も明確でない報告も多い。2000年にわが国を含む先進6ヵ国で約1,000例のPD患者を対象に何がPD患者のQOLを阻害する要因であるかを調査した。その結果、運動障害ではなくうつが最も患者のQOLを阻害する要因であると指摘された[1]。以降、PDのうつはQOLとの関連で注目され出したが[2]、21世紀になり、PDの運動症状に先行してうつ病が存在することで再度注目された[3]。このPDの先行症状という視点からPDのうつの理解はPDの病態を理解するうえで重要である。

1 疫　学

PDにおけるうつの頻度は、報告によって大きな差がある(7〜90%)[4]。1992年にCummingsがレビューした結果の約40%がうつであるとの数字がその後も一般的に受け入れられている。しかし、その頻度は報告により大きく異なる。診断基準が違うからだとも言えるが同じ診断基準を使用しても相当の差を認める(表1)。PDに適したうつの診断基準はまだ存在しない。

PDのうつは精神医学でいうところの「大うつ病」とは異なり「minor depression」ないし「dysthymia」と呼ばれるものである。大うつ病の頻度はPDと一般人口の間での差はなく2〜7%程度といわれる。表1では主なPDうつの頻度調査報告を示している。

表1. PD Depressionの疫学 (1991年以降の報告)

報告者	報告年	診断基準	調査例数	頻度
Hantz, et al	1994	DSM-Ⅲ	73	2.7%
Tandberg, et al	1997	DSM-Ⅲ	245	3.8%
Larsen, et al	2000	DSM-Ⅲ	231	7.6%
Yamamoto	2001	DSM-Ⅲ-R	95	2.2%
Cummingsの総説			診断方法	頻度
Cummings (1992)	A：1922〜90年26報告のレビュー		臨床診断とDSM-Ⅲ	40%(4〜70%)
	B：1987〜90年7報告		rating scale, DSM-Ⅲ	43%(2〜70%)

PDのうつの発現頻度に関する報告は多くない。初期に頻度が高く、進行期にも高くなるとの報告がある。初期はおそらくは反応性であろうし、進行期はPDの病態の進行によるものであろうと推定される[5]。WHOの報告ではPD診断を最初にして患者に説明をした際に患者が満足したかがうつの頻度と関連しているといわれる。したがって、病気の説明には注意が必要である[1]。

2 病態

大うつ病の神経生化学的病態は必ずしも明らかではないが、セロトニン仮説をはじめとして、ノルアドレナリンおよびドパミン機能低下も関与していると考えられている。一方、これに準じてPDのうつでもセロトニン神経機能低下があると髄液中のセロトニン代謝物である5-HT$_{AA}$が低下していると報告された。その後、BraakはPDの病理変化は下部脳幹迷走神経背側核から上行性に病変が進展していくというBraak仮説を提唱した[6]。これによれば、PDで基底核のドパミン低下の前に脳幹部でのセロトニン神経（縫線核）、ノルアドレナリン神経（青斑核）の障害が生じていることを示した。しかし、Braak仮説登場以前にPDの脳内では多数の神経伝達物質や受容体の異常が存在することが明らかにされている[7]。Braak仮説登場以降このPD脳内の神経伝達物質の障害に目が向けられるようになったといえる。そして、PDはドパミン欠乏だけではなく大変複雑な神経生化学的変化をもった疾患だといえる。図1はPDにおける基底核-辺縁系をネットワークとする障害がどのような障害を示すかを示したものであるが、運動障害と感情障害などは相互に関与しており一種の悪循環をきたしていると思われる。

うつの病態として注意しなければならないことは運動症状との関係である。

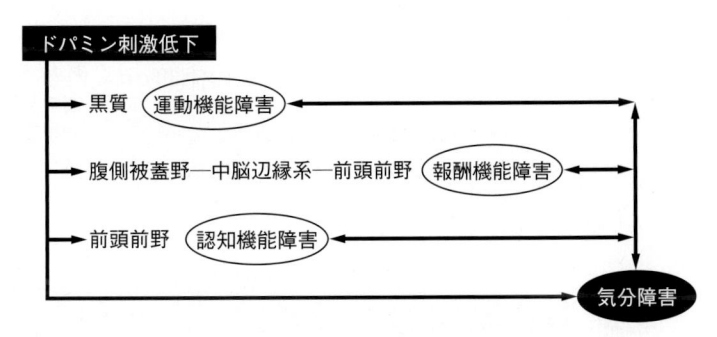

図1. PDにおける気分障害の悪循環
運動障害と感情障害などは相互に関与しており一種の悪循環をきたしている。

表2. PDと大うつ病との比較におけるうつ症状の差異

[PDに特に著明な症状]	[PDと大うつ病に共通の症状]
罪業感、自責念慮は稀	疲労
幻覚・妄想は稀	便秘
自殺率は低い	頭痛
日内変動が少ない	不眠
[PDに著明な症状]	食欲不振
不安、易刺激性はマイルド	発汗

(文献5)による)

Wearing off現象のoff期には少なからぬ患者がうつ状態になり、それはon期には改善されることが多い。したがって、wearing off現象の予防と治療は重要である[5]。

3 症 状

うつといっても、精神医学でいううつ病とは病像が異なる。**表2**にはPDのうつと大うつ病の差異を示す[5]。

PDのうつの特徴は気分がすっきりしないといううつ状態から、意欲の低下(apathy)、喜び感情の消失ないし低下(anhedonia；失快感症)が挙げられる。Apathyとanhedoniaは別章を参照されたい。

大うつ病では自殺のリスクが高いがPDのうつではそのリスクは高くないが、注意しなければならない。

4 パーキンソン病におけるうつの危険因子

PD患者でうつを起こしやすい危険因子として**表3**のような要因が挙げられているが確定的なものではない。PDの非運動症状としてうつが先行することが認識されてきたが、うつ病の既往歴の患者のすべてがPDになるのではなくそのリスクは一般人の3倍程度のリスクであるといわれる。

PDの病態を考えるとPDそのものが最大の危険因子かも知れない。

表3. PDにおけるうつ発現の危険因子

若年発症	筋固縮・無動優位
病初期、後期	運動障害が重症
女性	認知・知能障害
うつ病の既往歴	

(文献5)による)

5 診 断

PDのうつの診断基準はない。DSM-IVが使用されることが多いが大脳器質性疾患

を対象として作成された診断基準ではないことを念頭におく必要がある。各種の質問紙法［Zung SDS（自己うつ評価票）、BDI（ベックうつ質問票）、モーズレイ評価尺度、ハミルトンうつ評価法（HAMD）など］があり、精神医学的診断法としてのうつ病の診断には構造化面接方式HAMDがよいといわれるがPDでの検証はない。MDS（Movement Disorder Society）はPDのうつ評価のために各種の評価法をレビューして有用度を示したが、いずれも一長一短だといえよう[8]。Zung SDS、BDIはうつの程度を評価するには有用であるが、うつ病の診断に用いることは適切でないとされている。

6 治療

PDのうつがそれほど重要視されてこなかった証拠として治療への取り組みとエビデンスが乏しいことが挙げられる。

PDのうつ治療に際してはまずPDの状態の再評価から始めなければならない。PDの運動症状自体が適切に治療されていなければその適切な治療を第一とする。Wearing off現象があるときにはoff時にしばしばうつ気分になるのでwearing off現象の治療が重要となる。この際には抗うつ薬の使用は第一選択とは通常ならない。

ドパミンアゴニストのプラミペキソールはPDのうつを改善したとの報告があり[9]、本薬剤に特有な効果かどうかはほかのドパミンアゴニストでのエビデンスが乏しいのでわからないが、ペルゴリドのオープン試験でも運動症状の改善とともにSDSスコアの改善は認められる。三環系抗うつ薬（TCA）とセロトニン再取込み阻害薬（SSRI）との比較は両者共によいエビデンスがないが、TCAのノリトリプチリンは少数患者での臨床試験ではパロキセチンよりもうつの改善が優れていた[10]。TCAは抗コリン性の副作用があり高齢者への使用は注意が必要であるが、SSRIよりも効果が優れているとのエキスパートの意見が多い。

しかし、PDの病態はドパミン系障害だけではないので進行期になればなるほどその治療は困難な場合が増えてくるといえる。

（山本光利）

【文献】

(1) The global Parkinson's disease survey (GPDS) streering committees (Findly LJ)：Factors impacting on quality of life in Parkinson's disease；results from an international survey. Mov Disord 17：60-67, 2002.
(2) Gaig C, Tolosa E：When does Parkinson's disease begin? Movement Disorders 24 (Suppl 2)：S656-S664, 2009.
(3) Schrag A, Jahanshahi M, Quinn N：What contributes to quality of life in patients with Parkinson's disease? J Neurol Neurosurg Psychiatry 69：308-312, 2000.

(4) Cummings JL : Depression and Parkinson's disease ; A review. Am J Psychiatry 149 : 443-454, 1992.
(5) 山本光利：パーキンソン病におけるうつ．パーキンソン病の認知と精神医学的側面，山本光利（編著），pp38-63，中外医学社，東京，2003．
(6) Tredici D, Rub D, De Vos Ra, et al : Where dose Parkinson's disease pathology begin in the brain? J Neuropathol Exp Neurol 61 : 329-369, 2002.
(7) Jellinger KA : Neuropathological correlation of mental dysfunction in Parkinson's disease ; an update. Mental dysfunction in Parkinson's disease II, Wolter ECH, et al (ed), pp82-105, Academic Press, Utrecht, 1999.
(8) Schrag A, Barone P, Brown RG, et al : Depression rating scales in Parkinson's disease ; Critique and recommendations. Mov Disord 22 : 1077-1092, 2007.
(9) Barone P, Poewe W, Albrecht S, et al : Pramipexole for the treatment of depressive symptoms in patients with Parkinson's disease ; a randomised, double-blind, placebo-controlled trial. Lancet Neurol 9 : 573-580, 2010.
(10) Menza M, Dobkin RD, Marin H, et al : A controlled trial of antidepressants in patients with Parkinson disease and depression Neurology 72 : 886-892, 2009.

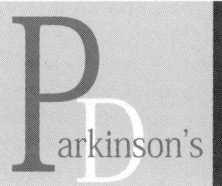

17 Apathyとanhedoniaの原因とその対策

はじめに Apathy（無感情・感情鈍麿）もanhedoniaもパーキンソン病（PD）においてみられる精神症状であるがPDに伴ううつ（状態）との関係で重要視されている。

一方、anhedoniaの概念自体は提唱者のフランスの精神科医Robitが1897年に記載しているが、長らく忘れられていた概念であったという[1]。1980年にDSM（診断と治療のための診断基準）で米国精神科学会からうつの診断基準に組み込まれて精神科用語としての市民権を得たという。Snaith-Hamilton Pleasure Scale（anhedonia評価スケール；SHAPSスケール）(**表1**)[2]を作成した一員であるSnaith[1]がanhedoniaを"a neglected symptom"と呼ぶ論文を書いているように十分な関心をもたれた症状ではなかった。PDのうつとの関連でドイツ、オーストリア、イタリアの共同研究グループが研究しているがほかには同様のグループはない。

ちなみにanhedonia評価スケールとしてSHAPS (pleasure) scaleが使用されるがSnaith-Hamilton Pleasure Scaleが原著者による名称である[2]。

1 定 義

1 Apathy

Apathyは精神医学用語としては感情鈍麻、無感情、意欲低下などと訳されるし、無感動とも訳される。"a (= without)"と"pathy (= passion)"からなるラテン、ギリシャ語由来の言葉である。

2 Anhedonia

Anhedoniaは"an (= without)"と"hedonia (= pleasure, delight)"とを合成したギリシャ語である[2]。日本語では「失快楽症」と精神科用語集では訳されている。ちなみに、hedoniaの関連語には、*hedonism* (a philosophy that emphasizes pleasure as the main aim of life)、*hedonist* (a pleasure-seeker)、*hedonophobia* (an excessive and persistent fear of pleasure)などの表現がある。

表1. Snaith-Hamilton Pleasure Scale

1. 好きなテレビ番組やラジオ番組を楽しめますか？	8. ちゃんと身づくろいできた時うれしく思いますか？
少しも楽しくない　　　　（　）	少しもうれしくない　　　　（　）
楽しくない　　　　　　　（　）	うれしくない　　　　　　　（　）
楽しい　　　　　　　　　（　）	うれしい　　　　　　　　　（　）
とても楽しい　　　　　　（　）	とてもうれしい　　　　　　（　）
2. 家族や友人といると楽しいですか？	9. 本や雑誌、新聞を読むのは楽しいですか？
とても楽しい　　　　　　（　）	とても楽しい　　　　　　　（　）
楽しい　　　　　　　　　（　）	楽しい　　　　　　　　　　（　）
楽しくない　　　　　　　（　）	楽しくない　　　　　　　　（　）
少しも楽しくない　　　　（　）	少しも楽しくない　　　　　（　）
3. 趣味や娯楽の時間は楽しいですか？	10. お茶やコーヒー、好きな飲み物を飲むのは楽しいですか？
少しも楽しくない　　　　（　）	少しも楽しくない　　　　　（　）
楽しくない　　　　　　　（　）	楽しくない　　　　　　　　（　）
楽しい　　　　　　　　　（　）	楽しい　　　　　　　　　　（　）
とても楽しい　　　　　　（　）	とても楽しい　　　　　　　（　）
4. 好きな献立の食事をおいしく食べることができますか？	11. ちょっとしたことに喜びを感じますか（好天や友人からの電話等）？
とてもおいしく食べられる（　）	少しも喜びを感じない　　　（　）
おいしく食べられる　　　（　）	喜びを感じない　　　　　　（　）
おいしく食べられない　　（　）	喜びを感じる　　　　　　　（　）
少しもおいしくない　　　（　）	しみじみ喜びを感じる　　　（　）
5. 温かいお風呂やシャワーをあびてさっぱりすることは気持ちがよいと思いますか？	12. 美しい景色を見ると目がなごみますか？
とても気持ちよい　　　　（　）	とてもなごむ　　　　　　　（　）
気持ちよい　　　　　　　（　）	なごむ　　　　　　　　　　（　）
気持ちよくない　　　　　（　）	なごまない　　　　　　　　（　）
嫌い　　　　　　　　　　（　）	少しもなごまない　　　　　（　）
6. 花の香りや潮風、焼きたてのパンのにおいは心地よいですか？	13. 他の人の役に立った時うれしいですか？
少しも心地よくない　　　（　）	少しもうれしくない　　　　（　）
心地よくない　　　　　　（　）	うれしくない　　　　　　　（　）
心地よい　　　　　　　　（　）	うれしい　　　　　　　　　（　）
とても心地よい　　　　　（　）	とてもうれしい　　　　　　（　）
7. 人の笑顔に心がなごみますか？	14. 人からほめられるとうれしいですか？
とてもなごむ　　　　　　（　）	とてもうれしい　　　　　　（　）
なごむ　　　　　　　　　（　）	うれしい　　　　　　　　　（　）
なごまない　　　　　　　（　）	うれしくない　　　　　　　（　）
少しもなごまない　　　　（　）	少しもうれしくない　　　　（　）
	合計

肯定はすべて0点、否定はすべて1点、最高14点、最低0点。カットオフ値は2点。
(文献2)をもとに作成)

2 症 状

1 Apathy

意欲低下などの表現で示されるがapathyを形成する代表的な症状は図1に示すよう

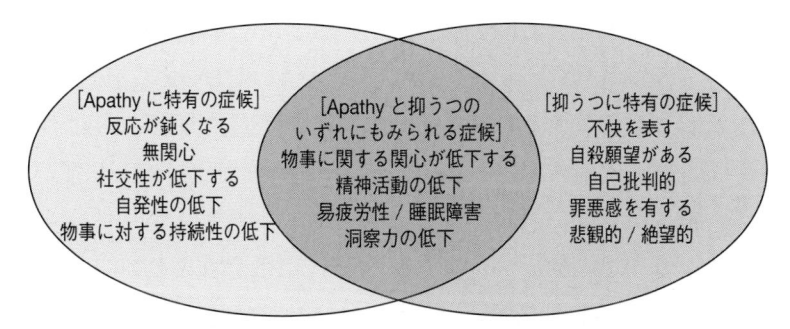

図1. Apathyと抑うつにおける特徴的な症候の比較

[Apathyに特有の症候]
反応が鈍くなる
無関心
社交性が低下する
自発性の低下
物事に対する持続性の低下

[Apathyと抑うつの
いずれにもみられる症候]
物事に関する関心が低下する
精神活動の低下
易疲労性／睡眠障害
洞察力の低下

[抑うつに特有の症候]
不快を表す
自殺願望がある
自己批判的
罪悪感を有する
悲観的／絶望的

に意欲低下、無関心、社交性低下、物事に対する持続力の低下などがある。
　うつとの重複症状が多いのでapathyとうつの区別はしばしば困難である。

2 Anhedonia

　人生のいろいろな、ちょっとした喜びを感じないという状態である。母親が赤ちゃんの授乳に際して喜びを感じないとか、ファンであるスポーツ選手が優勝した場合に何も感じないという場面を想定することができる。
　Anhedonia自体はPDに特有な状態ではなく統合失調症やうつ病やその他の精神疾患でも出現し、観察できる状態である。表2にはanhedoniaを呈する疾患を示す。

表2. Anhedoniaを示す疾患

うつ病
統合失調症
その他の精神障害
パーキンソン病

3 頻度

1 Apathy

　Apathyの頻度は疾患と、検査方法によって差異がある。PD、進行性核上性麻痺、ハンチントン病などの基底核が障害される疾患では約40％、脳血管障害後遺症では35％（23～57％）、レビー小体型認知症では22％との報告がある[3]。PDにおける最近の報告では38％であり、apathyはうつの程度と認知症との関連が示されている[4]。

2 Anhedonia

　AnhedoniaのPDにおける頻度の報告はほとんどない。ドイツのLemkeら[5)6)]は約40％と報告しているがわが国の乾らは約20％であったと報告している[7]。Lemkeらはうつを伴うPDでは、138例中110例にanhedoniaがみられ頻度は79.7％と高率であったと報告している[5)6)]。これらはSHAPS-Dというドイツでvalidationされた質問紙方

式で行われており SHAPS-D pleasure scale とも呼ばれている。ドイツとわが国の乾らの報告の、この差は大変大きなものだといえるが、どのようなことに喜びを感じるかを質問するものであるがこうした喜びに関しては社会生活、習慣、文化などの差が反映されるものと思われるため、この評価票が汎用可能かどうかは検証されなければならない。

また、Ehrt ら[8]は anhedonia の出現頻度を PD に伴ううつ症例と PD ではない高齢者うつ症例で比較した。結果はむしろ PD ではない高齢者うつ症例で出現頻度は高かったという。

4 評価方法

Apathy と anhedonia の程度を知ることは大切である。Movement Disorder Society では現在存在する apathy と anhedonia の質問票の適否を評価している[9]。わが国では Starkstein らによる apathy scale である「やる気スコア」が validation されており、簡便であり使用されることが多い[10]。Anhedonia に関しては SHAPS pleasure scale が適切であるとしているが、実質的にこの質問紙法しかなく PD における anhedonia の評価に適しているとはいえない点があることが指摘されている。SHAPS イタリア版[11]が作成されて妥当性が検証されているがわが国では行われていないので、SHAPS 評価版を使用してのうつの症状としての anhedonia の評価結果が国際的に認知されない状態であることは残念である。

・メ モ・ ［パーキンソン病のうつと apathy、anhedonia の関係］

うつ病における anhedonia は前述したが、PD においても anhedonia の発現は稀ではない。PD におけるうつと anhedonia は明確に区別できない。その特徴は図1に示したとおりである。Anhedonia の中核症状は「喜び感情の喪失」ということに尽きるが、うつ病でも起き得るのでうつとの重なり合いがあると臨床的には理解した方がよいであろう。PD における anhedonia はうつの1つの症状と理解されるが PD の本質か否かに関しては問題がある。

また、apathy と anhedonia は独立して関係がないとの報告があるが、以下に述べるようにそれぞれの症状発現機序は神経ネットワークが異なっているので異なった症候と理解すべきであろう。しかし、anhedonia に関しては前述のようにこれを問題視しているのはドイツ語圏とイタリアのいくつかのグループのみであるのでその動向には注意が必要であろう。すなわち、PD における anhedonia の概念はそれほど意味があり重要なものであるということである。

5 発現機序

1 Apathy

Apathyは3型に分ける考えがある(図2)[12]。いずれも、視床を介するネットワークであり、anhedoniaは視床を介さないという点が本質的に異なるといえる。

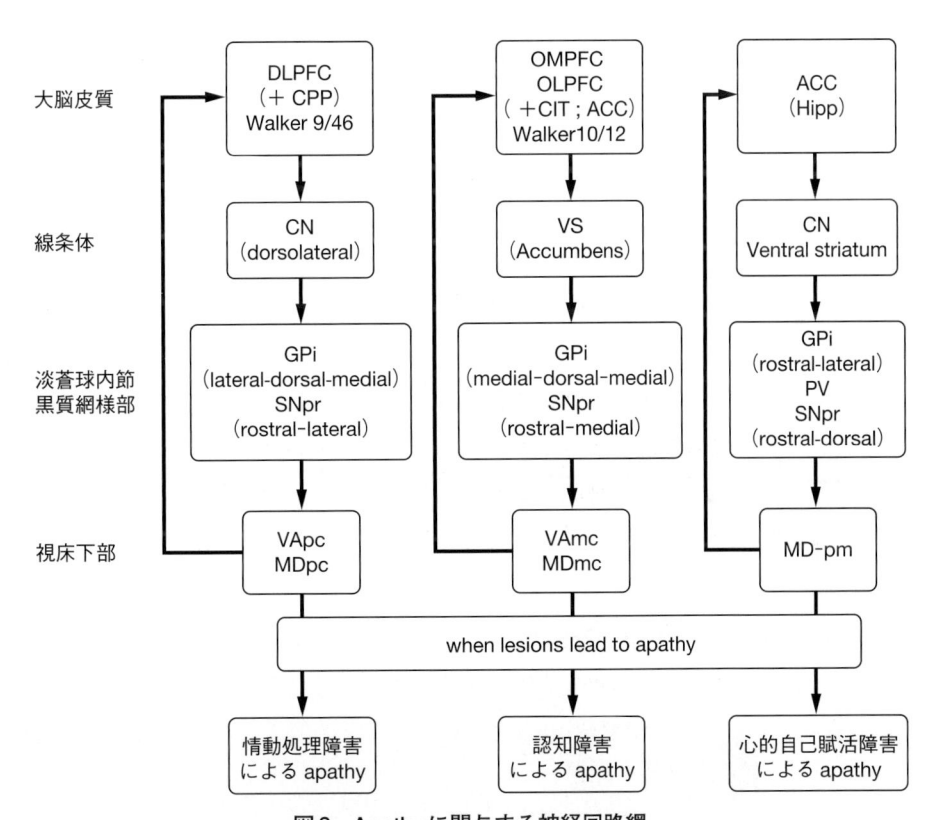

大脳皮質	DLPFC (＋CPP) Walker 9/46	OMPFC OLPFC (＋CIT；ACC) Walker10/12	ACC (Hipp)
線条体	CN (dorsolateral)	VS (Accumbens)	CN Ventral striatum
淡蒼球内節 黒質網様部	GPi (lateral-dorsal-medial) SNpr (rostral-lateral)	GPi (medial-dorsal-medial) SNpr (rostral-medial)	GPi (rostral-lateral) PV SNpr (rostral-dorsal)
視床下部	VApc MDpc	VAmc MDmc	MD-pm
	when lesions lead to apathy		
	情動処理障害 による apathy	認知障害 による apathy	心的自己賦活障害 による apathy

図2. Apathyに関与する神経回路網

Apathyを呈する疾患はanhedonia同様に各種多彩である。Apathyは脳障害部位によって症状の差異のあることが画像研究を通じて明らかとなっている。
DLPFC：dorsolateral prefrontal cortex 背側前頭前野皮質　OMPFC：orbital-medial prefrontal cortex 眼窩内側前頭前野皮質　OLPFC：orbital lateral prefrontal cortex 眼窩外側前頭前野皮質　ACC：anterior cingulate cortex 前帯状回　CN：caudate nucleus 尾状核　VS：ventral striatum 腹側線条体　GPi：internal segment of globus pallidus 淡蒼球内節　SNpr：substantia nigra pars reticulata 黒質網様部　PV：paraventricular nucleus 室傍核　VA：ventral-anterior nuclei 前腹側核　MD：mediodorsal nucleus 背内側核　pc：pars parvocellularis 小細胞部　mc：pars magnocellularis 大細胞部　pm：pars paramediana 傍正中部
(Levy R：パーキンソン病における前頭前野と基底核の役割；認知機能において両者はどのような関係にあるのか．Parkinson's Disease 2010，山本光利（編），p114，アルタ出版，東京，2010より一部改変)

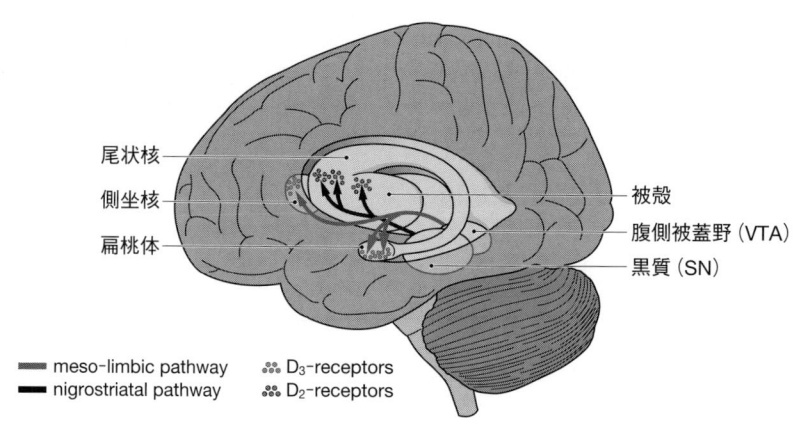

図3. VTA–辺縁系ドパミン系路

❷ Anhedonia

　腹側被蓋部（VTA）から側坐核などの辺縁系のドパミン神経系の辺縁系での終末部にはドパミン D_3 受容体が多数存在している（図3）。PDではVTAの障害があり辺縁系への刺激が低下している。辺縁系ドパミン D_3 受容体を刺激する作用の強いドパミンアゴニストがanhedoniaを改善したとのオープン試験での報告があり[6]、PDでのanhedoniaは辺縁系にはドパミン D_3 受容体機能低下が関与していると推定している。しかし、これが事実か否かは演繹法的な推測の域を出ない。一方、PDのVTAではドパミン代謝の律速酵素であるチロシン水酸化酵素の活性低下が報告されておりVTAから辺縁系へのドパミン神経機能低下が証明されている[13]。

　一方、実験系動物モデルではVTAの電極刺激で食事行動の亢進をみるが破壊により消失減弱を生じたとの報告があり、VTA関連の報酬系のモデルと考えられる[14]。

6 治　療

❶ 薬物治療

① Apathy

　適切な治療法は確立されていない。セロトニン再取込み阻害薬であるフルオキセチン、パロキセチンによりapathyが生じたとの報告があるのでその使用には注意しなければならない。

② Anhedonia

PDにおける精神症状は脳器質性変化と薬剤の両方の関与、加えて患者の病前性格なども関与してくるであろう。オープン試験ではあるがプラミペキソールが有効な可能性が報告されている[6]がEBMの立場からいえば推奨度は高くはない。同様に三環系抗うつ薬、セロトニン再取込み阻害薬の有効性の確認はまったくされていない。

❷ 大脳深部刺激手術

① Apathy

エビデンスの高い薬物療法はない。視床下核-大脳深部刺激手術（STN-DBS）は短期、長期的にもapathyを悪化させ好ましくないとの報告があり[15]、検討が必要である。

② Anhedonia

STN-DBSとL-ドパをPDのうつ患者で比較して、STN-DBSはanhedoniaを改善しなかったがL-ドパは改善したとの少数例での報告がある[16]。

いずれにせよ、治療に関しても今後の課題として残されているのが現状である。

（山本光利）

【文献】

(1) Snaith RP : Anhedonia ; a neglected symptom of psychopathology. Psychol Med 23 : 957-966, 1993.
(2) Snaith RP, Hamilton M, Morley S, et al : A scale for the assessment of hedonic tone the Snaith-Hamilton Pleasure Scale. Br J Psychiatry 167 : 99-103, 1995.
(3) 山口修平：アパシー（意欲障害）とは；神経内科の立場から．脳疾患によるアパシー（意欲障害）の臨床，小林祥泰（編），pp3-8，新興医学出版社，東京，2008.
(4) Varanese S, Perfetti B, Ghilardi MF, et al : Apathy, but not depression, reflects inefficient cognitive strategies in Parkinson's disease. PLoS One 6 : e17846, 2011.
(5) Lemke MR : Depressive symptoms in Parkinson's disease. Eur J Neurol 15 (Suppl 1) : 21-25, 2008.
(6) Lemke MR, Brecht HM, Koester J, et al : Anhedonia, depression, and motor functioning in Parkinson's disease during treatment with pramipexole. J Neuropsychiatry Clin Neurosci 17 : 214-220, 2005.
(7) Inui T, Nishida, Y, Adachi, K, et al : Anhedonia in Japanese Parkinson's disease patients (abstr). 6th International congress on mental dysfunctions & other non-motor features in Parkinson's disease, Dresden, Germany, 2008.
(8) Ehrt U, Bronnick K, Leentjens AF, et al : Depressive symptom profile in Parkinson's disease ; a comparison with depression in elderly patients without Parkinson's disease. Int J Geriatr Psychiatry 21 : 252-258, 2006.
(9) Leentjens AF, Dujardin K, Marsh L, et al : Apathy and anhedonia rating scales in Parkinson's disease ; critique and recommendations. Mov Disord 23 : 2004-2014, 2008.
(10) 加治芳明，平田幸一：パーキンソン病におけるアパシー（意欲障害）．脳疾患によるアパシー（意欲障害）の臨床，小林祥泰（編），pp81-86，新興医学出版社，東京，2008.

(11) Santangelo G, Morgante L, Savica R, et al : Anhedonia and cognitive impairment in Parkinson's disease ; Italian validation of the Snaith-Hamilton Pleasure Scale and its application in the clinical routine practice during the PRIAMO study. Parkinsonism Relat Disord 15 : 576-581, 2009.

(12) Levy R : パーキンソン病における前頭前野と基底核の役割；認知機能において両者はどのような関係にあるのか. Parkinson's Disease 2010, 山本光利(編), pp112-123, アルタ出版, 東京, 2010.

(13) Javoy-Agid F, Agid Y : Is the mesocortical dopaminergic system involved in Parkinson disease ? Neurology 30 : 1326, 1980.

(14) Phillips A, Fibiger H : The role of dopamine in maintaining intracranial self-stimulation in the ventral tegmentum, nucleus accumbens, and medial prefrontal cortex. Can J Psychol 32 : 58-66, 1978.

(15) Kirsch-Darrow L, Zahodne LB, Marsiske M, et al : The trajectory of apathy after deep brain stimulation : from pre-surgery to 6 months post-surgery in Parkinson's disease. Parkinsonism Relat Disord 17 : 182-188, 2011.

(16) Witt K, Daniels C, Herzog J, et al : Differential effects of L-dopa and subthalamic stimulation on depressive symptoms and hedonic tone in Parkinson's disease. J Neuropsychiatry Clin Neurosci 18 : 397-401, 2006.

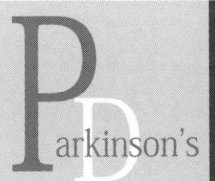

18 Dopamine dysregulation syndromeの原因とその対策

はじめに　ドパミン補充療法中のパーキンソン病(PD)において、多種多様な行動障害が出現することが知られている(表1)。これらの行動障害の実態はいまだ不明な部分があり、その病態や治療法については確固たるコンセンサスまだない。多くの行動障害は頻度的には稀であろうと考えられているが、一方で見逃されている場合も多く、また症状によっては隠されている場合もあり得ることから、その正確な把握が問題となっている。これらの行動障害は一度出現すると患者のみならず家族や介護者の生活の質にも深刻な影響を及ぼし得るものがある。さらに、社会的・経済的な問題にまで発展し得る場合もある。したがって、PDの治療に伴う看過できない合併症として認識されるべきである。行動障害の病態は十分に解明されていないが、PDに対する治療、特にドパミン補充療法と密接に関連して出現するものと推定されている。本章では、PD患者で認められるさまざまな行動障害(衝動制御障害や反復・常同行動pundingなどを含む)、およびドパミン調節障害症候群(dopamine dysregulation syndrome)[1]として提唱されている概念について述べる。さらに、行動障害の病態についての仮説、行動障害の治療および予防などに関して述べる。

▶衝動制御障害
▶punding
▶ドパミン調節障害症候群

表1. パーキンソン病でみられる行動障害

多幸症または軽躁状態
攻撃性の亢進
性行動の亢進
食欲の異常(過食)
病的賭博
薬物に対する渇望(L-ドパ addiction)
反復・常同行動(punding)

1 さまざまな行動障害

1 情緒変動および攻撃性の高まり

▶情緒変動

　PD患者では、しばしば情緒的な変動がみられる[2]。情緒変動は非運動症状変動(non-motor fluctuation)と同期して認められる場合が多い。いわゆるオン状態(薬物の効果が十分に発揮され、身体の動きがよい状態)では、しばしば多幸的・多弁となり、力に満ち溢れ万能感や高揚感が生じ、軽躁状態に類似する。一方、オフ状態(薬物の効果が減弱し、身体の動きが悪くなった状態)では不安、抑うつ的となり、悲哀感や自発性低下が顕著になる。強い焦燥感やアカシジアを伴う場合もある。激しい興奮や攻撃性が

▶軽躁状態

▶激しい興奮
▶攻撃性

▶離脱症状

みられる場合もある。これらのオフと関連する不安やうつ状態は、しばしば実際にオフ状態となる数十分前からみられることも多く、「もうすぐ薬が切れてくる気がする」「だんだんと効果が薄れ始めてきそう」と、オフの出現を予想して不安を訴えることも多い。これらの状態が、反復するオフ体験に対する経験に基づいた予見的恐れによって引き起こされるものであるか、それとも運動症状変動よりも非運動症状変動の方が血中L-ドパ濃度変動に対して鋭敏に反応するために生じているのか、は未解明である。筆者は、これらの情緒的変動がドパミン補充療法からの一種の離脱症状である可能性もあると考えている。この点に関して最近、興味深い報告がなされた。進行期PD患者の運動合併症を改善するために視床下核深部脳刺激(subthamic nucleus-deep brain stimulation；STN-DBS)が行われているが、STN-DBS後にドパミン作動薬を減量するとアパシー(意欲の低下)、うつ、不安などが惹起されることがある。そのような患者において、中脳辺縁系ドパミン神経系(mesolimbic dopamine system)の変性が顕著であることが機能画像を用いた研究により明らかにされた。すなわち、意欲の低下や情緒障害がドパミン作動薬の離脱症状である可能性を示唆するデータであると解釈できる[3]。

▶損害回避(harm avoidance)
▶新奇性追求(novelty seeking)

さて、PD患者の性格は、概して礼儀正しく穏やかであるとされ、性格特性としては損害回避(harm avoidance)が強く、新奇性追求(novelty seeking)が弱い傾向にあるといわれている[4](これに関しては異論も出されている)。しかし、一部の患者においては攻撃性の高まりがみられることがある。ちょっとした不満に耐えられず、易爆発性になる。すぐにイライラし、嫉妬深く攻撃的となり、しばしば暴力的になる。これらの攻撃性や被刺激性亢進はオン状態でみられることが普通である。しかし、対人関係をわきまえているので診察室内で医師の前では礼儀正しく落ち着いていることが多い。攻撃性は診察室内の観察のみでは気づかれないことも多く家族や介護者からの情報がないと見逃されやすい。嫉妬妄想を背景とする場合には、配偶者に対する暴力行為が日常化する場合もある(オセロ症候群)。

▶嫉妬妄想

▶性行動亢進

2 性行動亢進

▶リビドーの亢進

▶性行動亢進

PDでは非運同症状の一環として、インポテンツやリビドーの減退が生じることが多い。一方、一部の患者でリビドーの亢進(hypersexuality)が認められる。性行動亢進のリスクとして、男性であること、発症年齢が若いことが挙げられている。性行為に対する過剰な欲求や強迫的自慰行為を呈する場合がある。露出症、SM嗜好、フェティシズム(衣類や装身具に対する愛好)などの性的倒錯例の報告もある。性行動亢進の出現頻度は、欧米の統計では2〜3.5%にも達する[5)6)]。本邦における頻度は不明であるが、文化的な背景を考えると欧米よりも低いのではないかと推定される。情報は配偶者(通

常は妻）のみからもたらされることが通常であり、羞恥のために実態の把握は難しく、過小評価されている可能性もある。深部脳刺激後に出現する場合も多いので注意が必要である。

3 過食（食行動の変容）

▶ 食物の溜め込み
▶ 強迫的食行動
▶ 体重増加
▶ 強迫的過食

　PD患者は進行とともに体重が減少することが通常である。しかし、一部の患者においては、食物の溜め込みや、強迫的食行動（過食）、さらに顕著な体重増加が生じる[7]。運動症状変動を有する患者において認められることが多く、強迫的過食（compulsive eating）は、オン状態でみられる。体重増加はみられない例でも食内容の嗜好が顕著に変容することが報告されている[8]。甘いもの（チョコレート、菓子パンなど）を好むようになる場合が多く、ベッドの周りに大量のお菓子類（スナック、清涼飲料水など）を並べている患者も稀でない。アルツハイマー病や前頭側頭型認知症などの認知症患者においても甘味に対する嗜好が顕著となるが、PDの場合には、過食は認知機能低下とは関係がない。甘味が報酬刺激となりドパミン放出を促すものと仮説的に提唱されている[8]。

4 病的賭博

▶ 病的賭博

▶ novelty seeking

▶ ドパミンアゴニスト

　病的賭博は、習慣的かつ自己破壊的な賭博である。病的賭博のために経済的困窮に陥る場合も多く、その発生には注意が必要である。もともと発病前から賭け事が好きな人に合併されやすいとされ、新奇なものを好む性格傾向（novelty seeking）との関連を示唆するデータがある[9]。欧米における検討では、病的賭博の生涯有病率は健常成人では約1％程度であるのに対して、治療中のPD患者では、2～8％程度と明らかに多いとする報告がある[10]。病的賭博とアゴニストの追加的使用との関連が示唆されている。北米の3,000人超の患者を対象とした検討では、病的賭博は全患者の5％、ドパミンアゴニスト服用者の17.1％、アゴニスト非服用者の6.9％で認められた。したがって、病的賭博の危険性はドパミンアゴニスト服用により2.7倍高まることになる。非麦角系アゴニストであるプラミペキソールとロピニロール間に発生頻度に差はなかったという[6]。この欧米における研究結果は驚くべきものがある。全患者の13.6％において病的賭博を含むなんらかの衝動制御障害（賭博、買い物、性行動亢進、過食）が認められたというものである。われわれの臨床的感覚からするとこのデータはあまりに多過ぎるといえるだろう。もちろん、本邦における調査結果がなく、さらにわれわれが行動障害を過小評価している危惧もある。さらに、北米との文化的違いも考慮する必要があろう。一方で、本邦における抗PD治療薬の投与量が欧米と比して少ないため、本邦のPD患者の薬物治療が不十分ではないかと指摘されていることを考えると、過剰な

ドパミン補充療法が行動障害の発生リスクを高めていると逆説的に解釈することもできるかも知れない。病的賭博発症のリスクとして、発症年齢が若いこと、軽躁状態と合併、アルコール依存の既往・家族歴、また躁うつ病の家族歴などが見い出されている。病的賭博が男性に多いのに対して、女性では病的買い物（衝動買い：compulsive shopping）がみられる[2)6)]。

▶衝動買い

5 薬物に対する渇望（L-ドパ依存）

▶L-ドパ依存

抗PD薬、特にL-ドパ製剤を求め、「服薬するよう突き動かされる」状態がみられることがある。L-ドパに対する依存的状態とも考えられる[2)]。患者の多くは、運動症状変動（motor fluctuation）を解消するために、L-ドパ製剤を頓服することが引き金になり、次第にエスカレートしてしまった場合が多い。一般的にL-ドパ服用後数時間以内に、悲哀感、自発性欠如、恐怖、不安などがみられる。発汗や痛みなどの非運動症状を伴うことも多い。これらはL-ドパからの一種の離脱症状と考えることも可能である。薬物に対する渇望は離脱症状と無関係に生じ得るが、服用することによって救済される感覚が得られるという。患者は「抗PD薬を紛失した」と言ってしばしば来院するので、このような場合には処方日数と処方量との関係を絶えずチェックしておかねばならない。また、複数の医療機関を受診して大量の薬剤を入手している場合があるので注意が必要である。

▶離脱症状

6 反復・常同行動（Punding）

▶punding

Pundingとは特定の行為や行動を過剰に反復するものである（**メモ**）。このpundingはドパミン補充療法中のPD患者においても認められる。例えば、物を並べ替えたり（家具を並べ替えたり、小石やオハジキなどの小物を並べることも）、電化製品を分解したり（もと通りにはできない）、片づけたり（しばしば余計に散らかる）、絵や書き物をしたり、ガーデニングし続けたり、一晩中コンピュータでネットサーフィンをする場合もある[2)11)]。趣味の延長である場合もあれば、周囲の目からはまったく生産的とはみなされていないことも多い。反復・常同行動（punding）は、患者自身の習慣、趣味、仕事内容などと関連していることが多く、過去の経験や体得した技術や行為に根ざしたものである[11)]。ドパミン依存的な学習・強化プロセスや習慣形成と関連して出現したものであると理解され得る。Pundingのために、患者の行動は限定され、かつ行為に捕捉され続けるために社会生活から逸脱し、円満な家庭生活も損なわれるに至る。患者本人はpundingによって生じる不利益にはまったく頓着していないこともある。患者がpundingが生産的なものではないと自覚していることもあるが、そのような場合においても行動を止めることができない。注意しなければならないこととして、治

▶学習・強化
▶習慣形成

療している医師がpundingの出現を認識せずに、何かの物事に積極的に打ち込んでいるかのように錯覚してしまい、逆にpundingを奨励してしまう場合もあり得る。Pundingの程度、患者本人の生活の質QOLに対する影響、介護者および周辺に対する家庭的または社会的影響などについては介護者からの情報が頼りになる。

> **・メ モ・**　[Pundingの語源]
>
> 　Pundingという言葉は、"うすのろ馬鹿"を意味する北欧のスラングである。そもそもpundingは、もともとはコカイン中毒や覚醒剤中毒患者において認められる常同行動・行為を示すものであった。これが次第にPDにおいてみられる習慣的・反復的行動を意味する用語として用いられるようになった。Pundingがどのようなニュアンスをもった外国語であるかはわからないが、果たして適切な医学用語として今後も継続的に使用されていくのかどうかはわからない。

2 行動障害の概念化における問題点

▶ ドパミン調節障害症候群
▶ 衝動制御障害
▶ ドパミン過剰行動
▶ 強迫神経症様行動
▶ 依存症的行動

　PD患者における行動障害は「ドパミン調節障害症候群(dopamine dysregulation syndrome)」「衝動制御障害(impulse control disorder)」「ドパミン過剰行動(hyperdopaminergic behavior)」「obsessive compulsive disorder-like behavior(強迫神経症様行動)」「依存症的行動(addiction-like behavior)」など、さまざまに記載されてきた[1)2)5)]。現在では、特に「ドパミン調節障害症候群」または「衝動制御障害」の呼称が一般に用いられている。この2つの概念形成の背景について簡単に述べたい。

　PDにおける行動障害が注目されるようになったのは2000年を過ぎてからであり、異常な行動を呈する症例としてpundingや病的賭博に関する報告が注目されるようになった。次第に、行動障害または異常行動に対するより体系的な解析が開始され、さらに精神医学的見地からの検討が行われると、PD患者においてみられる行動障害、特

▶ 病的賭博
▶ 衝動買い
▶ 過食(どか食い)
▶ 性行動亢進

に病的賭博、衝動買い、過食(どか食い)、性行動亢進などの諸症状はDSM-IVにおける典型的な「衝動制御障害」の範疇に分類され得るものと解釈された。このように衝動制御障害は症状に対する範疇化である(ここで、pundingは代表的な行動障害である

表2. ドパミン調節障害症候群の診断基準(案)

L-ドパ有効のパーキンソン病患者
運動症状改善の必要量より多く服用
節操のない服用状況
社会的または職業上の障害が発生
服薬と関連して、軽躁状態、躁状態、または気分変調
服用中断で離脱状態(気分の落ち込み、抑うつ、またはイライラ)
症状が6ヵ月以上持続していること

が、衝動制御障害の範疇に含まれない）。一方、「ドパミン調節障害症候群」はドパミン補充療法により引き起こされるという病態に注目した概念である（表2）[1)2)]。PDで行動障害がみられた場合、患者自身がドパミン作働薬を不適切に頓服している場合や、慢性長期に過剰服用した場合にみられやすい。この点に重点がおかれ、ドパミン作働薬の濫用に端を発している行動障害であるという観点からドパミン調節異常と概念化された。したがって、ドパミン作働薬の濫用がある場合、（それが衝動制御障害に分類され得るか否かには関係なく）ドパミン調整障害症候群と記載され得ることになる。

■1 行動障害の病態仮説：外因（薬剤）と内因

　行動障害の病態を考えた場合、まず注意すべき視点は、PD患者における一連の行動障害が、外因（治療薬の曝露）と密接に関連して生じているということである。PDという疾患病理があり、さらに治療薬としてのドパミン補充療法が行われ、その結果として種々の好ましくない行動障害が出現しているという視点が基本的に大切である。そもそもドパミンは、神経伝達物質である。しかし、ドパミンの作用は、報酬、報酬に対する期待、快楽、学習、強化など、多様な役割があると推定されているものの、十分に解明されていない（図1）。特に、報酬系におけるドパミン作用の変容（ドパミン依存的な報酬応答の変化）が、異常行動の出現背景に重要であろうと推定されている。

　中枢神経におけるドパミン系は主に2種類に大別される。1つは、中脳黒質緻密層（substantia nigra pars compacta）（A9）に存在するドパミン神経細胞で、主に線条体（被殻、尾状核）に投射する。これは黒質線条体系（nigrostriatal dopamine system）または中脳線条体系（mesostriatal dopamine system）と呼ばれており、PDにおいては同部位が主に障害される。もう一方は、中脳の腹内側領域（ventral tegmental area）（A10）から側坐核、前頭葉皮質などに投射するもので、中脳辺縁系・中脳皮質系（mesolimbic-, mesocortical dopamine system）と呼ばれている（図2）。この中脳辺縁系は報酬関連行動と密接に関連する領域とみなされている。PDにおけるドパミ

▶ドパミン補充療法

▶神経伝達物質
▶報酬
▶報酬に対する期待
▶快楽
▶学習
▶強化

▶黒質線条体系

▶中脳辺縁系・中脳皮質系

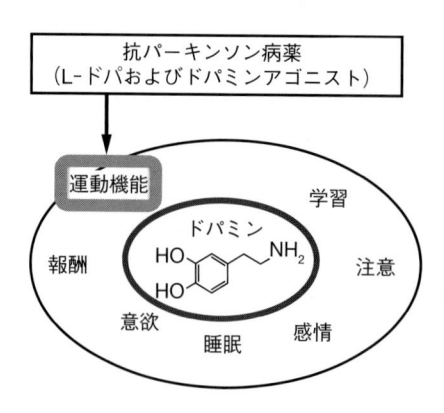

図1. 神経伝達物質ドパミンの作用
PD患者脳では神経伝達物質であるドパミンの不足によって運動機能障害が生じている。ドパミンは運動機能のみに関与しているわけではなく、学習、注意、感情、睡眠、報酬など多様な作用を有している。ドパミン調節障害症候群では、薬物療法によってドパミン機能に変調が生じるためにさまざまな行動障害が惹起される。

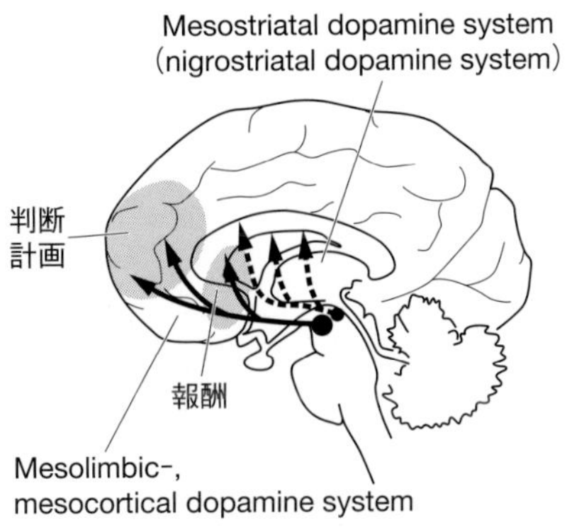

図2. ドパミン依存的報酬系
中枢神経における中脳に起始するドパミン系は2種類ある。中脳黒質緻密層（A9）から被殻、尾状核に投射する黒質線条体ドパミン系（mesostriatal dopamine system）。もう一方は、中脳の腹内側領域（A10）から側坐核、前頭葉皮質などに投射する中脳辺縁系・中脳皮質ドパミン系（mesolimbic-, mesocortical dopamine system）である。後者のうち、前頭葉皮質への投射系は計画や判断に、側坐核を含む大脳辺縁系への投射系は報酬に関与すると推定されている。

▶ 病的賭博

▶ ドパミンD₃受容体

ン補充療法は黒質線条体系に作用し運動症状の改善に寄与するが、中脳辺縁系・中脳皮質系にも作用するとさまざまな行動障害を惹起するのではないか、と推定されている。実際、機能画像を用いた検討ではPDにおける病的賭博合併患者における中脳辺縁ドパミン系は、L-ドパ製剤に対する感受性が高まっていることが示唆されている[13]（また、ドパミンD₃受容体は辺縁系に豊富に存在するが、このD₃受容体に親和性の高いドパミンアゴニストの使用が行動障害発生に関連しているのではないかとも推定されている[13]）。

さらに、臨床的にも、多幸感や軽躁状態、攻撃性の亢進、過食、pundingなどは、いずれもドパミン補充療法における「オン」状態で認められるのが通常である。一方で、過剰なドパミン補充療法を受けた患者がすべて行動障害を呈するわけではなく、あくまでも感受性の高い一部の患者においてである。新奇性追求の性格傾向を有する場合や情緒障害の家族歴がある場合などが行動障害のリスクとして挙げられているが、これらは体質的な、または遺伝的な要因が関与する可能性を示唆している可能性がある。モノアミン代謝に関する遺伝子の多型と行動障害の発生のリスクとの関連性を検討した研究が開始されている。

3 診断と治療について

▶ 衝動制御障害

▶ 行動障害

現状において、PDにおいてみられる衝動制御障害を含む行動障害の治療に関する確立された対処法はない。特に長期的な治療成績については未解決である。まず、診断に関しての問題がある。多くの場合、医師は家族からの情報からでのみ、異常な行動障害の出現と患者および家族の生活の破綻を知ることになる。PD治療者たる医師は、ドパミン補充療法開始後に行動障害が出現する可能性があるという認識をもつべきである（表3）[14)-17)]。

病的賭博や買い物、性行動の亢進などによって、患者および家族に多大な経済的ま

表3. 行動障害発生のリスクとして推定されているもの

比較的若い発症
男性＞女性
大量のL-ドパまたはアゴニストの服用
L-ドパまたはアゴニストを自己判断で頓服する
頻回に薬物の増量を要求する
喜怒哀楽が激しい、情緒不安定
性格的特徴（新奇性を好む novelty seeking）
発症前からギャンブル好き（病的賭博）
妊娠時の体重増加（過食のリスク）
アルコール多量摂取の習慣
家族歴に情緒障害がある
芸術家？

たは社会的不利益が発生する危険性がある。賭博や買い物による金銭の消費活動が高じている場合には、家族または介護者は患者にそれらの活動を制限させる必要が生じる。過剰に薬物を要求し、または服用している場合には徹底した服薬管理が必要であり、減薬によりもたらされる状況によっては入院による加療が必要となる場合もあろう。いずれにせよ、患者、介護者、医師らの多方面の協力によって環境から調整しなければならない場合もある。

▶行動障害の薬物療法

さて、行動障害の薬物療法は簡単ではない。基本的には過剰なドパミン作用の低減を目指し、抗PD薬の頓服を中止させ減量を図る必要がある。特に、衝動制御障害を呈する患者がドパミンアゴニストを服用している場合には、ドパミンアゴニストを減量・中止し、アゴニストからL-ドパ製剤へ比重を移した治療に切り替えるのがよい[18]。しかし、アゴニストの中止により運動および非運動症状が悪化するかも知れない。さらに、ドパミンアゴニストを服用していない患者においても行動障害は生じ得るので、アゴニスト中止の原則では対応できない場合もある。さらに、pundingはドパミンアゴニストよりL-ドパ製剤の投与量により関連するという報告もあることから[19]、L-ドパ減量の考慮も行う。いずれにせよ、衝動制御障害およびpunding共に、最終的には、ドパミン補充療法を全面的に減量せざるを得ない場合も多く、PD症状の悪化が懸念される。症例報告ではあるが、行動障害に対して塩酸ドネペジル、非定型抗精神病薬、選択的セロトニン再吸収阻害薬（SSRI）、アマンタジンなどが有効であったという報告がある[6]。睡眠障害が発生している場合には、睡眠導入薬を用いて夜間の活動を抑えることが有効な場合がある。視床下核深部脳刺激が行動障害の改善に役立つ可能性も指摘されている[20]。これは術後にドパミン作動性薬剤の投与量を減らせるためではないかと考えられている。一方で、手術後に行動障害が出現する場合もあるので、手術の適応に関しては慎重に検討されるべきであろう。

▶ドパミンアゴニスト
▶L-ドパ

▶非定型抗精神病薬
▶アマンタジン

▶視床下核深部脳刺激

（三輪英人）

【文献】

(1) Giovannoni G, O'Sullivan JD, Turner K, et al : Hedonistic homeostatic dysregulation in patients with Parkinson's disease on dopamine replacement therapies. J Neurol Neurosurg Psychiatry 68 : 423-428, 2000.
(2) Evans AH, Lees AJ : Dopamine dysregulation syndrome in Parkinson's disease. Curr Opin Neurol 17 : 393-398, 2004.
(3) Thobois S, Ardouin C, Lhommée E, et al : Non-motor dopamine withdrawal syndrome after surgery for Parkinson's disease ; predictors and underlying mesolimbic denervation. Brain 133 : 1111-1127, 2010.
(4) Fujii C, Harada S, Ohkoshi N, et al : Cross-cultural traits for personality of patients with Parkinson's disease in Japan. Am J Med Genet 96 : 1-3, 2000.
(5) Voon V, Hassan K, Zurowski M, et al : Prevalence of repetitive and reward-seeking behaviors in Parkinson disease. Neurology 67 : 1254-1257, 2006.
(6) Weintraub D, Koester J, Potenza MN, et al : Impulse control disorders in Parkinson disease ; a cross-sectional study of 3090 patients. Arch Neurol 67 : 589-595, 2010.
(7) Nirenberg MJ, Waters C : Compulsive eating and weight gain related to dopamine agonist use. Mov Disord 21 : 524-529, 2006.
(8) Miwa H, Kondo T : Alteration of eating behaviors in patients with Parkinson's disease ; possibly overlooked? Neurocase 4 : 480-484, 2008.
(9) Voon V, Thomsen T, Miyasaki JM, et al : Factors associated with dopaminergic drug-related pathological gambling in Parkinson disease. Arch Neurol 64 : 212-216, 2007.
(10) Gallagher DA, O'Sullivan SS, Evans AH, et al : Pathological gambling in Parkinson's disease ; risk factors and differences from dopamine dysregulation. An analysis of published case series. Mov Disord 22 : 1757-1763, 2007.
(11) Evans AH, Katzenschlager R, Paviour D, et al : Punding in Parkinson's disease ; its relation to the dopamine dysregulation syndrome. Mov Disord 19 : 397-405, 2004.
(12) Evans AH, Pavese N, Lawrence AD, et al : Compulsive drug use linked to sensitized ventral striatal dopamine transmission. Ann Neurol 59 : 852-858, 2006.
(13) Fenu S, Wardas J, Morelli M : Impulse control disorders and dopamine dysregulation syndrome associated with dopamine agonist therapy in Parkinson's disease. Behav Pharmacol 20 : 363-379, 2009.
(14) Ceravolo R, Frosini D, Rossi C, et al : Impulse control disorders in Parkinson's disease ; definition, epidemiology, risk factors, neurobiology and management. Parkinsonism Relat Disord (Suppl) 4 : S111-S115, 2009.
(15) Schwingenschuh P, Katschnig P, Saurugg R, et al : Artistic profession ; a potential risk factor for dopamine dysregulation syndrome in Parkinson's disease? Mov Disord 25 : 493-496, 2010.
(16) Lawrence AJ, Blackwell AD, Barker RA, et al : Predictors of punding in Parkinson's disease ; results from a questionnaire survey. Mov Disord 22 : 2339-2345, 2007.
(17) Evans AH, Lawrence AD, Potts J, et al : Factors influencing susceptibility to compulsive dopaminergic drug use in Parkinson disease. Neurology 65 : 1570-1574, 2005.
(18) Mamikonyan E, Siderowf AD, Duda JE, et al : Long-term follow-up of impulse control disorders in Parkinson's disease. Mov Disord 23 : 75-80, 2008.
(19) Lee JY, Kim JM, Kim JW, et al : Association between the dose of dopaminergic medication and the behavioral disturbances in Parkinson disease. Parkinsonism Relat Disord 16 : 202-207, 2010.
(20) Bandini F, Primavera A, Pizzorno M, et al : Using STN DBS and medication reduction as a strategy to treat pathological gambling in Parkinson's disease. Parkinsonism Relat Disord 13 : 369-371, 2007.

19 幻覚・妄想・興奮の原因とその対策

- 幻覚
- 妄想
- パーキンソン精神病
- 非運動症状

はじめに 元来、パーキンソン病 (PD) に伴い生じる幻覚や妄想はパーキンソン精神病 (Parkinsonian psychosis) と呼ばれ、最近では非運動症状の1つとして、特に診断や治療について再考されてきている。この精神病は多くの場合、病気の進行において、運動合併症の出現と同じか、やや遅れて出現し、いったん出現したならば、その治療は非常に困難であり、PD治療の中止にまで追い込まれることは少なくない。

パーキンソン精神病は、患者自身やその家族、介護者およびそれを治療する医師にとって極めて重大な病態である。この精神病は、多くの場合、抗PD薬によって発症したり増悪したりすることから、運動症状と精神症状が治療上まったく相反する病態のため、どちらを優先させたらよいかの治療ジレンマに陥る。ほとんどの場合、介護上優先させられるのは精神症状の治療であり、このため国内外を問わず、患者は病院や介護施設に余儀なく収容される。さらに精神症状が消えるまでには相当な期間がかかることも稀ではない。したがって、パーキンソン精神病は極めて深刻な問題なのである。

- レビー小体を伴う認知症 (DLB)

一方、レビー小体を伴う認知症 (DLB) においては、早くからこれらの精神症状は強調され、診断基準にも採用されている。パーキンソン精神病とDLBの精神症状は症状に共通性がみられ、程度の差もほとんどない。しかし幻覚や妄想の出現の発症原因を考えるうえでこれら2つの病態に興味がもたれる。Braakの病態進展仮説[1]から、PDにおいては、自律神経終末もしくは下部脳幹から上行性に進展し、辺縁系や高次感覚連合野に病変が及ぶ時期に精神病が出現すると考えられる。一方、DLBでは、Braakの仮説と正反対の過程で病気が進行するものと考えられ、発症時から新皮質や辺縁系に病変を生じているため、早期から精神症状が生じるといえる。いずれの場合も幻覚や妄想の神経基盤の1つとして感覚連合野や辺縁系の機能異常が推察される。

本章では、主としてパーキンソン精神病について述べるが、DLBの精神症状と症候学的にも病態メカニズムのうえでもかなり重複するところがあることを、前もって断っておく。

1 パーキンソン精神病の症状

パーキンソン精神病の症状は、極めて多彩であるが、大きく分類すると、幻覚およ

▶誤認

び関連症状、誤認および関連症状、妄想、錯乱・せん妄になる（**表1**）。最も頻度の高いのが、幻覚であり、種々の感覚モダリティで生じるが、中でも幻視は圧倒的に多い。幻覚は、現実の外的刺激がないのに知覚される誤った知覚認知と定義される。似た用語に錯覚があるが、これは現実の対象を誤って知覚することであり、健常人でも生じ得る現象である。

幻視の内訳をみると、パーキンソン精神病に特徴的なのは人物や小動物に関することが多い。例えば、床の模様や壁のシミなどを小虫と見たり、「子どもが風呂場にいる」、「知らない人がカーテンに隠れている」などと言ったりして、重度な場合には、幻覚に固執することもある。幻覚に関連する実体意識性(false sense of presence)はパーキンソン精神病でしばしば経験する特徴的な精神症状である。視界外に人の気配を感じる症状で、姿が見えたり声が聞こえたりするのではないが、「背後に誰かがいる感じがするが、見ても誰もいない」などの訴えがそれである。実在しない対象を心的に知覚するような実体意識性は幻覚症状と密接な関連があると考えられている。実体意識性の対象の多くは人物であり、つい引きつけられて見てしまったり、注意を払わずにはいられないが、手で払ってしまったり、身構えて目を凝らすとたちまち消えたりするのである。パーキンソン精神病では幻聴、幻嗅、体感幻覚も頻度は少ないが出現することがある。また、通過幻覚(passage hallucination)は「誰か、あるいは何かが通り去った」と感じる幻覚であるが、パーキンソン精神病に特徴的である。

▶実体意識性

▶幻聴
▶幻嗅
▶体感幻覚
▶通過幻覚

▶人物誤認
▶カプグラ症候群
▶フレゴリ症候群
▶幻の同居人
▶幻の同伴者

誤認とは、ある人物や物体を別の人物や物体と誤って認識するといった認識の障害である。時々経験する誤認としては、人物誤認、カプグラ症候群（1人の人物が瓜二つの替え玉に置き換わる）、フレゴリ症候群（既知の人物が次々に姿を変えて複数の人物になりすます）などが挙げられる。また他人が家の中に住み込んでいると誤認する「幻の同居人」や「幻の同伴者」など幻視に近い誤認もみられることがある。

妄想とは、思考内容の障害で、主として自分に結びついた病的な誤った確信と定義

表1. パーキンソン病における精神病症状

幻覚および関連症状	誤認および関連症状	妄想	錯乱・せん妄
視覚性（幻視） 　人物の幻視 　実体意識性 　小動物の幻視 　物体の幻視 　要素の幻視 　変形視症 　シャルルボネ症候群 聴覚性（幻聴） 触覚性（体感幻覚） 通過幻覚	人物誤認 場所誤認 物体誤認 カプグラ症候群 フレゴリ症候群 幻の同居人 幻の同伴者 重複記憶錯誤（人物・場所）	物盗られ妄想 迫害妄想 嫉妬妄想 心気妄想 関係妄想 侵害妄想	夢幻状態 アメンチア せん妄 錯乱

される。つまり自分自身に関連した、事実無根の内容にもかかわらず、主観的な確信を押し通し、どのような反証によっても屈することのない観念である。パーキンソン精神病でみられる妄想の多くは被害妄想群であることが多い。すなわち、物盗られ妄想、迫害妄想、嫉妬妄想、心気妄想、関係妄想、侵害妄想などがある。また本症でみられる妄想は、具体的で系統的な内容であることが特徴であり、DLBの診断基準にもこれを支持する所見として系統的な妄想がある。

▶ 物盗られ妄想
▶ 迫害妄想
▶ 嫉妬妄想
▶ 心気妄想
▶ 関係妄想
▶ 侵害妄想

先の幻覚、誤認、妄想とは異なり、意識障害の範疇に属する錯乱やせん妄は一線を画する。意識障害の中でもこれらは意識の変容といわれるもので、質的な意識障害である。アメンチアは、意識混濁が目立たず、考えがまとまらず戸惑い、同じ問答を繰り返す。せん妄は、軽度ないし中等度の動揺する意識混濁に活発な妄覚、強い不安・恐怖、不穏・興奮を伴う意識変容である。鮮明な幻視が次々に現れては消え、夢と現実の区別がつかなくなり、事実を妄想的に曲解する。錯乱は、ある程度の意識混濁を背景に、見当識や記憶が障害され、思考が乱れ、話にまとまりを欠いた状態である。急性錯乱状態では、不安・焦燥、興奮・混迷、幻覚・妄想などの多彩な精神症状を伴う。パーキンソン精神病の錯乱やせん妄は、幻覚や妄想から移行する場合や合併する場合もあるが、いきなり出現することもある。またせん妄はしばしば認知症に間違われるが、発症が急性であることが鑑別上重要である。

▶ アメンチア
▶ せん妄

▶ 錯乱

▶ 急性錯乱状態

2 パーキンソン精神病の発症頻度

パーキンソン精神病は**表2**[2]のように報告者によって異なり、PD患者の16〜40%に発生している。パーキンソン精神病はPDの進行に伴って発症頻度が上昇する。古いデータになるが、本邦におけるL-ドパを投与されているPD患者の長期観察におけるパーキンソン精神病の出現率が報告[3]されているが、経過に伴いその出現率が増加する傾向にある(**図1**)。

最近、国立神経疾患・脳梗塞研究所のメンタルヘルス研究所(National Institute of Neurological Disorders and Strok, National Institute of Mental Health;NINDS-NIMH)のパーキンソン精神病の新診断基準(新NINDS-NIMH診断基準)に基づいた横断的研究の結果が報告されている[4]。その診断基準では、特徴的な精神症候として、幻覚、妄想のほかに、錯

表2. パーキンソン精神病の頻度

報告者(年)	症例数	発症頻度(%)
Holoyd (2001)	102	26.5
Diedrih (2000)	62	36.0
Fenelon (2000)	216	39.8
Aasland (1999)	235	15.8
Rappert (1999)	126	26.0
Inzelberg (1998)	121	37.0
Graham (1997)	129	28.9
Naimark (1996)	101	28.7
Sanchez-Ramos (1996)	214	25.7

覚や実体意識性を取りあげ、これらのうちどれか1つがあればパーキンソン精神病と捉えている(**表3**)。この研究の結果、116連続症例のうち、幻覚は42%(幻視16%、幻視以外35%)、妄想4%、小症状45%(実体意識性、錯視、通過幻覚)であった。この新診断基準を用いるとパーキンソン精神病の頻度は60%となった(**図2**)。

▶薬物起因性精神病
▶外因性
▶内因性

パーキンソン精神病では、後述するように、抗PD薬によって生じる薬物起因性精神病(外因性)とPD自体によって生じる精神病(内因性)がある。内因性精神病の頻度についての研究では、0.4〜4.5%と実際には多くない[5]。

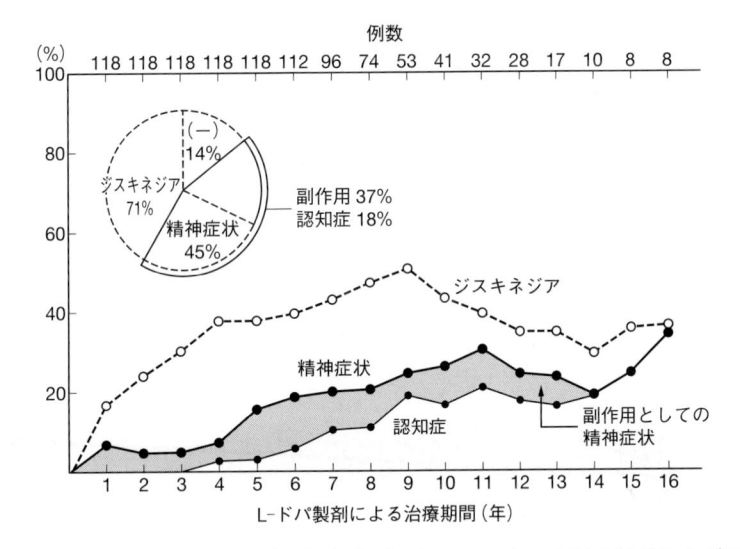

図1. 5〜16年にわたるL-ドパ長期治療パーキンソン病118例のジスキネジアと精神症状の経時的出現率
(安藤一也:Levodopaによるパーキンソン病治療の問題点. Pharma Medica 4:47-52, 1982による)

表3. NINDS-NIMHのパーキンソン精神病診断基準

A. 特徴的症状 　以下の症状が少なくとも1つ存在すること 　・幻覚 　・実体意識性 　・錯覚 　・妄想
B. 基礎疾患 　UK Brain Bankのパーキンソン病診断基準
C. 精神病症状の発症時期 　項目Aの症状はパーキンソン病の発症後に生じていること
D. 期間 　項目Aの症状は1ヵ月の間に再発している、あるいは持続している
E. 他の原因の除外診断 　項目Aの症状は、レビー小体を伴う認知症、精神疾患、せん妄を含む身体疾患によっては説明できない

(文献4)による)

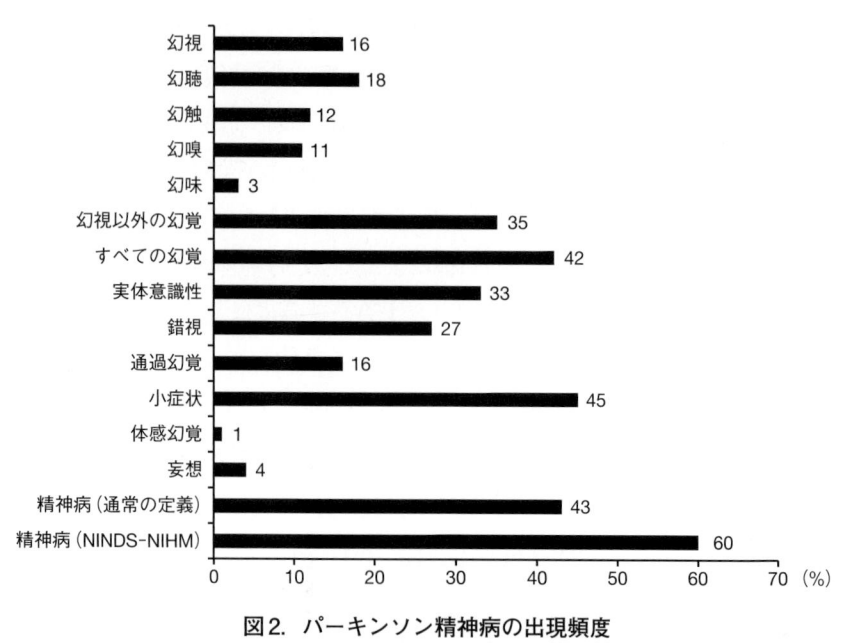

図2. パーキンソン精神病の出現頻度
(Fénelon G, Soulas T, et al：The changing face of Parkinson's disease-associated psychosis；a cross-sectional study based on the new NINDS-NIMH criteria. Mov Disord 25：755-759, 2010による)

3 パーキンソン精神病の原因、危険因子

▶内因性精神病
▶外因性精神病

　パーキンソン精神病は、疾患自体でも生じることもあるが、多くの場合、抗PD薬で生じる。前者を内因性精神病、後者を外因性精神病といい、両者をクリアカットに分けることは難しいが、概ね前者が20％、後者が80％を占める[2]。内因性精神病の場合、PDのそのものが精神病素因を有しており、抗PD薬をはじめとする薬剤、情動的ストレス、手術などの侵襲、脱水や感染症などの身体疾患の影響を受けやすい。したがって、これらはパーキンソン精神病を引き起こす原因として認識しなければならない。
　内因性精神病の発症には患者の被影響性因子が関与している。つまり被影響性の患者要因として、高齢、長期罹病、高重症例、精神疾患の家族歴、既往歴などが挙げられる。加齢に関連することとして、白内障などの視力低下に伴うシャルルボネ症候群の報告もある[6]。また、疾患要因として、無動の有無、認知機能障害や認知症の合併、睡眠障害やREM睡眠行動異常の合併、脳波異常や脳萎縮の有無、海馬傍回や扁桃体のレビー小体の出現頻度などが指摘されている。精神病素因のある患者ではこれらの被影響因子によって幻覚や妄想が出現する。内因性精神病は認知機能障害や認知症などの責任病巣と共通の病態メカニズムが神経基盤となっているように思われる。つまり、後述する皮質下および皮質のドパミン作動性神経系、セロトニン作動性神経系、

▶シャルルボネ症候群

コリン作動性神経系の神経伝達の機能異常や大脳皮質連合野や辺縁系の神経変性による器質的変化に原因を求めることができる。このような観点から、病因の同じDLBの精神症状の原因のほとんどは内因性であるといえる。

一方、外因性精神病の多くは抗PD薬によって生じる。このため、薬剤起因性精神病、L-ドパ起因性精神病、抗コリン薬起因性精神病、ドパミン作動性精神病、セロトニン作動性精神病などと呼ばれる。抗PD薬の追加や増量時に発現しやすいことが知られている。L-ドパ、ドパミンアゴニスト、MAO-B阻害薬、COMT阻害薬、アマンタジン、抗コリン薬などのすべての種類の抗PD薬がパーキンソン精神病の発現に関与している。本精神病は、進行期に入ると、これらの薬剤によってどの患者にも発症する可能性があり、抗PD薬の増量や新規薬剤の追加などによって生じることが多い。このため抗PD薬を増量したり、追加したりした際には細心の注意が必要である。

▶L-ドパ起因性精神病
▶抗コリン薬起因性精神病
▶ドパミン作動性精神病
▶セロトニン作動性精神病

4 パーキンソン精神病の発現機序

パーキンソン精神病の発現機序についてはいまだ十分解明されていないが、外因性精神病の病態仮説から、すなわち抗PD薬によって生じることから、神経薬理学的に3つの神経伝達系の機能異常が、精神病の発現に関与していると推察されている（図3）。つまり、ドパミン作動性神経系、セロトニン作動性神経系、コリン作動性神経系である。

まずドパミン作動性神経系の障害である。中脳から始まるドパミン作動性神経は、線条体のみならず、辺縁系や前頭皮質などの情動や思考などに重要な働きをしている。したがって、パーキンソン精神病の一部にはこのドパミン作動性神経系に発生すると考えられる。辺縁系の機能は知覚情報に対して情緒的な意味を割りつける。一方、前頭皮質の機能は情緒的に意味づけされた情報に過去の経験などの情報と照合し評価を与える。中脳皮質辺縁系のドパミン受容体が過剰に刺激されると、特に辺縁系における受容体の感受性に変化が生じ、視覚などの知覚情報が気分によって変容しやすくなる。また前頭皮質の過剰な刺激によって、現実の視覚情報と過去の経験情報がうまく照合評価できなくなり、歪曲された思考中の情報に置き換えられる。これらが幻覚や妄想を生じさせる[7]。つまりドパミン作動薬による間欠的刺激に伴いドパミン受容体の過感受性を生じ、これが辺縁系や前頭葉皮質が過敏状態（感作）を招来して、幻覚や妄想を発生する。一度感作されると、通常生じ得ない抗PD薬の投与量でも辺縁系や大脳皮質が過敏に反応してしまうのである。このような場合、L-ドパの減量やドパミンアゴニストの中止によって、次第にドパミン受容体の過敏性は消失していき、精神病が改善する。

第二に、セロトニン作動性神経系が関与しているとするものである。ドパミン作動

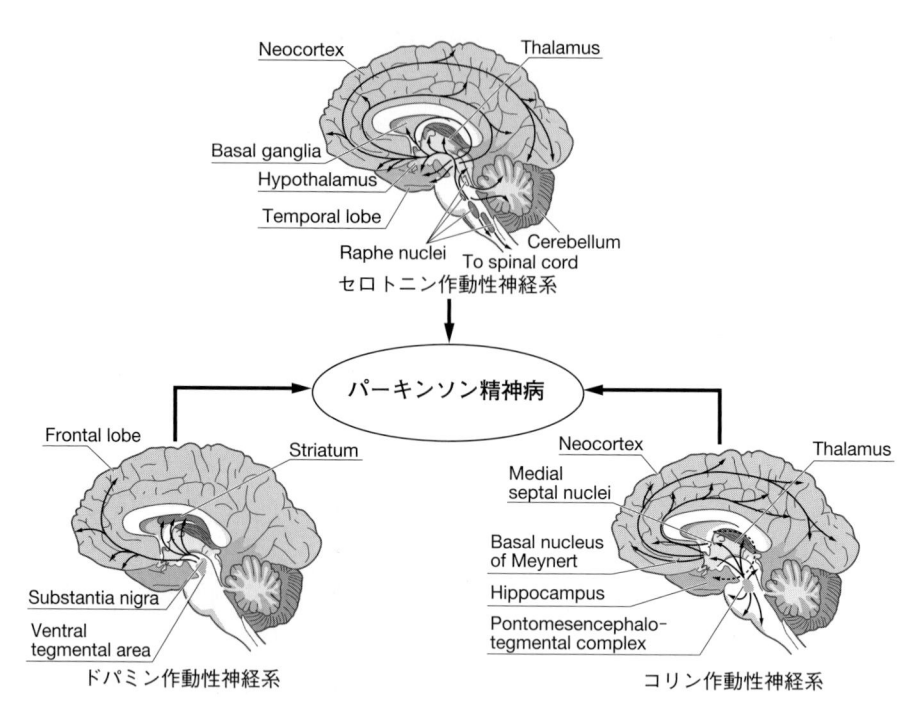

図3. パーキンソン精神病に関与する主な神経伝達系
(Bear MF, et al；Neuroscience；Exploring the Brain. 2nd ed, Lippincott Williams & Wilkins, Philadelphia, 2002より改変)

性神経系の障害とほぼ同じ時期からセロトニン作動性神経系も変性が始まると考えられている。セロトニン作動性神経とドパミン作動性神経は線条体や辺縁系において間接的ないし直接的に相互作用している。L-ドパは、線条体、辺縁系、大脳皮質のセロトニン神経終末に取り込まれ、芳香族アミノ酸脱炭酸酵素によりドパミンに変換されるが、これによって同時に5-HTからセロトニンへの変換が促進され、セロトニン神経終末からセロトニンの放出が促進される。このようにL-ドパ投与は非生理的にセロトニン分泌を高めるため、5-HT$_{2A}$受容体が過剰刺激される。5-HT$_{2A}$の過剰刺激によって活性化したGABA作動性神経が中脳皮質辺縁系領域に及び、最終的に辺縁系は興奮し、前頭皮質は抑制される。これによって辺縁系の感覚情報のシグナル/ノイズ比を低下させる。このことが、情報選択に異常を生じさせ、さらに連合皮質からの知覚入力の解釈を誤ることによって幻覚が生じる。また、過剰な誤った情報入力により、現実に対する間違った信念を抱かせる結果、妄想を生じると考えられる[7]。

第三に、コリン作動性神経系の関与が想定されている。PDでマイネルト基底核の神経脱落によって認知機能障害を発症することが知られている。マイネルト基底核から大脳皮質にコリン作動性神経が投射されている。大脳皮質のアセチルコリンはニューロンのシグナル/ノイズ比を強化しているため、アセチルコリンの欠乏状態では、誤っ

たないし無意味な感覚情報が現実の感覚情報に混入しやすくなり幻覚を生じるといわれている[8]。このため抗コリン薬の投与によって精神病を生じたり、反対にコリンエステラーゼ阻害薬で精神病が改善したりする。

▶コリンエステラーゼ阻害薬

さらに、もう1つ別の考え方があり、前述した病態機序は、皮質下から大脳皮質に投射する神経伝達系での機能異常を想定する考えであるが、DLBでは診断基準に幻覚や妄想があるように、大脳皮質や辺縁系に当初からレビー小体が存在し、これらの部位における直接的な影響によって、精神病が生じるという考えである。DLBとほぼ同じ病態である認知症を伴うPDでは早期から精神病がみられる。しかし通常のPDでは、進行期になって大脳皮質や辺縁系にレビー小体が出現するため、精神病の発現には発症後10年以上を要す。

5 パーキンソン精神病の治療指針

　パーキンソン精神病の治療の前に重要なことが2つある。すなわち、精神病が治療の必要な程度のものか、精神病の誘因が薬剤性かその他のものか、である。まずは出現している精神病が治療を必要とするか否かの見極めが第一歩である。長期治療例や多剤併用例などのハイリスク群においては軽度の精神病として良性幻覚を訴えることがしばしばみられる。多くは夜間に、人の気配を感じたり、カーテンの模様や床の塗装に人物の顔や小動物を見たり、寝室や浴室などに子どもや男女の姿を見るといった、軽度の幻視が多い。重要なことは、患者が幻覚であることを認識している、つまり意識（sensorium）が保たれていることである。それがいくら生き生きとした現実味を有していても、良好な洞察から、幻覚であるという認識をもっていれば、治療の必要はまったくない。しかしながら、これらの軽度な幻覚がある患者に抗PD薬の増量や追加は避けるべきであると思われる。

　一方、意識（sensorium）を伴わない幻覚は治療の介入が必要となる。多くの場合は幻覚に妄想を伴う。妄想を伴うようになると幻覚に関連した非現実的な文脈が発生して、こだわりをもつようになる。大方このような幻覚や妄想が出現すると日常生活動作に支障が出てくることになる。妄想は幻覚に比べて厄介であり、非現実的なことに過剰なこだわりを示すために、周囲からの援助に対してしばしば抵抗するようになる。迫害妄想、嫉妬妄想、物盗られ妄想などの被害妄想であることが多く、周囲の者たちとの関係が悪化する。また、不安、焦燥、興奮を伴いやすく、ひいては攻撃性を示すようになり、ますます周囲への抵抗を示す。さらに、混乱、錯乱、昏迷へと意識（sensorium）は低下し、変容していくと、事態は非常に深刻になる。このような状態の場合には、抗PD薬の減量は必至となり、場合によっては抗精神病薬が必要となる

ため、専門施設での治療介入が必要になる。抗PD薬の減量や抗精神病薬については後述する。

次に重要なことは、パーキンソン精神病の直接的誘因が抗PD薬であるか、それ以外のものであるかを見極めることである。ハイリスクの患者の場合、大方抗PD薬の増量や追加が精神病発症の直接的引き金になっているため、発症直前の服薬内容の確認が必要である。中には医師が処方箋を変更していないにもかかわらず患者自ら服薬量を増量している場合もあるため、家族に服薬状況を確認することも必要である。抗PD薬以外の誘因として、ストレス、外傷、熱中症、気道感染や尿路感染などの感染症などの身体合併症が挙げられる。時には脳血管障害や脳腫瘍の併発などを考慮する必要がある。このような場合には、体液電解質の管理や抗生物質の投与とともにL-ドパの少量の増量が有効なことがある。薬剤の関与やその他の誘因も見当たらない場合には内因性精神病が疑われるが、このような場合にも使用薬剤の見直しが必要になることが多い。つまり、後述するように、精神病をきたしやすい抗PD薬の中止もしくは変更が必要になる。これによって運動症状のコントロールが悪化する場合には錐体外路症状の発現の少ない抗精神病薬の併用が検討される。

6 抗パーキンソン病薬の減量・中止

先述したように、パーキンソン精神病の原因は複雑であるが、急性に発症した場合、多くは抗PD薬の増量や追加によることが多い。したがって、抗PD薬の変更についてまず調べることが必要である。つまり、パーキンソン精神病が発症した場合に、まず初めにすべきことは精神病を発症する以前の状態に戻すことである。既存の抗PD薬を増量した場合にはもとの量に戻す。新しい抗PD薬を追加した後に精神病を発症したなら、それを中止する。

しかしながら一度発症したパーキンソン精神病は原因薬剤を減量したり、中止したりしただけでは治まらないことがある。特に意識(sensorium)が低下した精神病に至った場合は一筋縄ではいかなくなる。このような場合には、次のステップとして、内服中の他の抗PD薬を減らしていかなければならない。「パーキンソン病治療ガイドライン」[9]では、生活に支障があれば直近に加えた薬物を中止し、その次に抗コリン薬、次に塩酸アマンタジン、次いでセレギリン、次いでドパミンアゴニストの減量・中止、エンタカポン中止、ゾニサミド中止、最後にL-ドパの減量と謳われている(**図4**)。抗コリン薬や塩酸アマンタジンは、過去に錯乱やせん妄などの意識障害を伴う重度な精神病の報告があるため、早い段階での投与中止が勧められている。症例によってはドパミンアゴニストを2剤以上大量に服用していることがあり、このような場合にはド

```
           ┌─────────────┐
           │  幻覚・妄想  │
           └──────┬──────┘
                  ↓
         ┌────────────────┐   いいえ   ┌──────────┐
         │生活に支障があるか？├─────────→│ 経過観察 │
         └────────┬───────┘            └──────────┘
                  │はい
                  ↓
         ┌────────────────┐
         │直近に加えた薬物を中止│
         └────────┬───────┘
                  ↓
         ┌────────────────┐
         │ 抗コリン薬中止  │
         │ アマンタジン中止 │
         │ セレギリン中止  │              ┌──────────────────┐
         └────────┬───────┘ - - - - - - →│コリンエステラーゼ阻害薬＊│
                  ↓                       └──────────────────┘
         ┌────────────────────┐                    ↑
         │ ドパミンアゴニスト減量・中止│                    ┆
         │ エンタカポン中止        │                    ┆
         │ ゾニサミド中止          │                    ┆
         └────────┬───────────┘                    ┆
                  ↓                                  ┆
         ┌────────────────┐                         ┆
         │   L-ドパ減量   │- - - - - - - - - - - - ┘
         └────────┬───────┘
                  ↓
         ┌────────────────┐
         │ 非定型抗精神病薬 │
         └────────┬───────┘
                  ↓
         ┌────────────────┐
         │ 定型抗精神病薬  │
         └────────────────┘
```

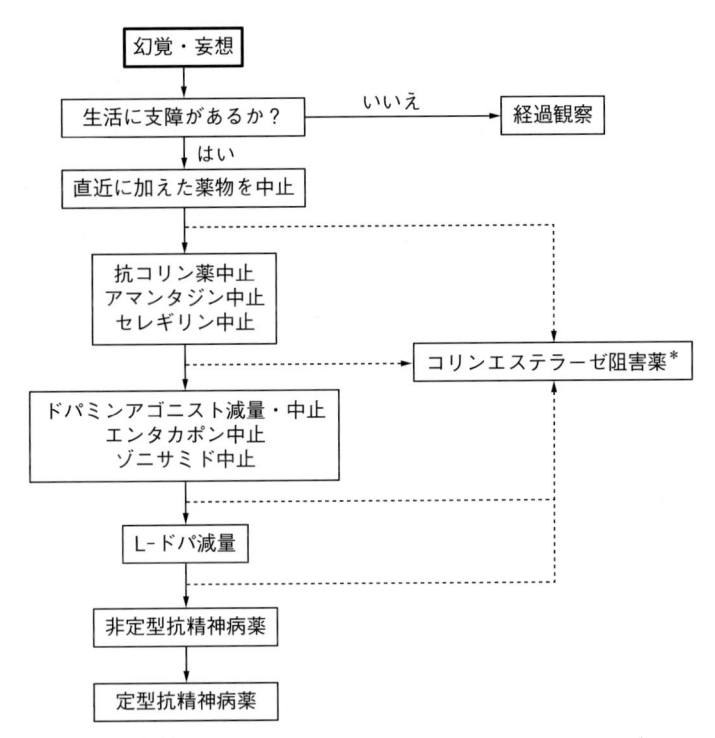

図4. 幻覚・妄想の治療アルゴリズム (ガイドライン2011)
＊：抗PD薬減量と並行して追加を考慮。
(「パーキンソン病治療ガイドライン」作成委員会(編)：パーキンソン病治療ガイドライン2011. 日本神経学会(監), p164, 医学書院, 東京, 2011による)

パミンアゴニストを優先して減量・中止する必要がある。

　ほとんどの場合には、ガイドラインに従って減量・中止を行えば、精神病は徐々に改善していくはずである。しかし、それでも改善しない場合には、L-ドパの減量を開始する。この段階では、患者はL-ドパのみで身体活動を行わねばならないため、最も抗PD効果の強いL-ドパを減量することは死活問題である。したがって慎重に極めて緩徐に減量する必要がある。しかし最小維持量である200mg(分4)は残しておきたい。ここまでが、パーキンソン精神病治療の第一ステップである。

　L-ドパ減量によって、精神病は改善するが、多くの患者は固縮と無動が強くなり、歩行困難になり、多くの日常生活動作を自力で行えなくなる。このように、精神病が改善したからといって患者は決していい状態になるのではなく、運動面からは最悪の事態になる。これがパーキンソン精神病の治療のジレンマである。したがって、次なるステップを考えなければならない。

　「パーキンソン病治療ガイドライン」では、L-ドパ減量が困難な場合や同剤減量でも精神病が残存する場合は、非定型抗精神病薬と謳われている。非定型抗精神病薬でも精神病が続く場合は定型抗精神病薬を使用する。非定型抗精神病薬は、従来の抗精神

▶非定型抗精神病薬

病薬とは異なり、ドパミン遮断作用が弱く、またドパミン遮断作用以外に、セロトニン受容体などの他の神経伝物質遮断作用を有しているため、錐体外路系の副作用が少ないのが特徴である。欧米でパーキンソン精神病に最もよく使用されているのがクロザピンである。クロザピンの低用量投与ではPDの運動機能を悪化させることなく精神病を改善させる。クロザピンは主に辺縁系および大脳皮質のD$_3$受容体を遮断することによって作用を発揮すると考えられている。しかしながら本邦においてクロザピンの使用は、この薬が顆粒球減少といった重篤な副作用プロフィールを有するため、精神科専門医、血液内科専門医のいるごく少数の施設に限られ、使用中は副作用モニターのため2週間に1回の血球検査が義務づけられている。したがってPDを専門に診る神経内科専門医は原則使用できない状況下にある。クロザピン以外に非定型抗精神病薬は多数使用できる状況にあるが、クロザピンを超えるエビデンスを有するこの種の薬はない。高いエビデンスはないが、世界的な使用経験や2002年の「パーキンソン病治療ガイドライン」からも推奨されている非定型抗精神病薬はクエチアピンである[10]。その根拠の1つにクエチアピンはドパミン受容体D$_2$/D$_3$に対する占拠率の低さがクロザピンと同等以上というデータがある。この理由として、PET研究において内服後2時間でピークに達し、一過性にドパミン受容体D$_2$を62%占拠するが、20時間後には解離し14%にまで低下することが示された[11]。またクエチアピンはクロザピンと同様に辺縁系におけるD$_2$/D$_3$の占拠率が黒質に比較して選択的に高いことが証明されている[12]。以上のような薬理作用を有しているためクエチアピンは錐体外路系副作用が少ない。しかし、投与量が多ければ運動機能の悪化を招くことがあるので注意しなければならない。通常、抗PD薬をある程度減量していき、クエチアピンを少量12.5mgから併用していくとよい。

▶ クロザピン

▶ クエチアピン

▶ 抑肝散
▶ アセチルコリンエステラーゼ阻害薬

他の非定型抗精神病薬以外のオプショナルな治療方法として、漢方薬の抑肝散とアセチルコリンエステラーゼ阻害薬がある。抑肝散は本邦独自の治療薬であり、海外での報告はないが、本邦において最近DLBにおいての有効性が数件報告されている[13]。DLBの幻覚症例において、次に述べるアセチルコリンエステラーゼ阻害薬無効例に抑肝散が有効であるという報告もある。漢方薬はまだまだ経験的な治療法であり、パーキンソン精神病に対する効果のメカニズムについて不明な点が多く、今後の研究成果が待たれる。

アセチルコリンエステラーゼ阻害薬はアルツハイマー病に適応のある抗認知症薬である。本邦では塩酸ドネペジル、ガランタミン、リバスチグミンが認可を受けている。PDの認知機能低下においてコリン作動性神経系の障害が指摘されており、本疾患の認知症の一要因と考えられている。既にDLBの幻覚などに対してアセチルコリンエステラーゼ阻害薬が有効であるとする報告が多く、パーキンソン精神病に対しても有効性

が期待されている[14)15)]。本薬剤の有用性については、クエチアピンと同様に、いまだ二重盲検試験を行った試験が実施されていないため、高いエビデンスレベルには至っていない。しかしパーキンソン精神病における新しい治療オプションとして試みてもよいと思われる。非定型抗精神病薬のクエチアピンと塩酸ドネペジルの併用も有効かも知れない。今後安全性が高く有効なパーキンソン精神病の薬物療法について臨床試験が実施されることが期待される。

(丸山哲弘)

【文献】

(1) Braak H, Rüb U, et al：Idiopathic Parkinson's disease；possible routes by which vulnerable neuronal types may be subject to neuroinvasion by an unknown pathogen. J Neural Transm 110：517-536, 2003.
(2) Melamed E：パーキンソン病精神病の発症機序とその治療．トップエキスパート；パーキンソン病を語る，pp51-59，アルタ出版，東京，2006．
(3) 安藤一也：Levodopaによるパーキンソン治療の問題点．Pharma Medica 4：47-52, 1982.
(4) Fénelon G, Soulas T, et al：The changing face of Parkinson's disease-associated psychosis；a cross-sectional study based on the new NINDS-NIMH criteria. Mov Disord 25：755-759, 2010.
(5) Holt RJ, Sklar AR, et al：Prevalence of Parkinson's disease-induced psychosis in a large U.S. managed care population. J Neuropsychiatr Clin Neurosci 22：105-110, 2010.
(6) Diederich NJ, Pieri V, et al：Visual hallucinations in Parkinson and Charles Bonnet Syndrome patients；A phenomenological and pathogenetic comparison. Fortschr Neurol Psychiatr 68：129-136, 2000.
(7) 丸山哲弘：精神症状；抑うつ，強迫性障害，ドパミン調節異常症候群，精神病．今日のパーキンソン病の診療；診断の基本から治療の最前線まで．モダンフィジシャン 25：959-967, 2005.
(8) Perry EK, Perry RH, et al：Acetylcholine and hallucinations；disease related compared to drug-induced alterations in human consciousness. Brain Cogn 28：240-258, 1995.
(9) 「パーキンソン病治療ガイドライン」作成委員会（編）：幻覚・妄想の治療はどうするか．パーキンソン病治療ガイドライン2011，日本神経学会（監），pp163-166，医学書院，東京，2011．
(10) 丸山哲弘：精神症状に対する薬物．パーキンソン病治療ガイドライン，日本神経学会（監），pp171-186，医学書院，東京，2003．
(11) Tauscher-Wisniewski S, Kapur S, et al：Quetiapine；an effective antipsychotic in first-episode schizophrenia despite only transiently high dopamine-2 receptor blockade. J Clin Psyhiatry 63：992-997, 2002.
(12) Kesseler RM, Ansari MS MS, et al：Occupancy of striatal and extrastriatal dopamine D2 receptors by clozapine and quetiapine. Neuropsychopharmacology 31：1991-2001, 2006.
(13) Iwasaki K, Maruyama M, et al：Effects of the traditional Chinese herbal medicine Yi-Gan San for cholinesterase inhibitor-resistant visual hallucinations and neuropsychiatric symptoms in patients with dementia with Lewy bodies. J Clin Psychiatry 66：1612-1613, 2005.
(14) Fabbrini G, Barbanti P, et al：Donepezil in the treatment of hallucinations and delusions in Parkinson's disease. Neurol Sci 23：41-43, 2002.
(15) Bergman J, Lerner V：Successful use of donepezil for the treatment of psychotic symptoms in patients with Parkinson's disease. Clin Neuropharmacol 25：107-110, 2002.

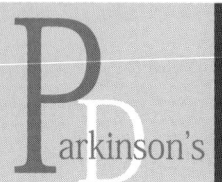

20 認知症の原因とその対策

はじめに James Parkinsonの原典ではパーキンソン病（PD）に認知症は伴わないと記されていた。しかし、1882年にはBallが既にPDでは認知障害を伴うことを指摘しており、以後、この指摘が正しいことが多くの文献で確認されるようになった。

▶認知症を伴うパーキンソン病

認知症を伴うパーキンソン病（Parkinson's disease with dementia；PDD）は、運動症状の治療を難しくするばかりではなく、死亡率も高く、患者の生活の質（QOL）の低下を招き、介護者にとってもストレスや負担の大きな疾患である。多くの患者で認知障害に伴ってうつ、アパシー、不安、幻覚などの精神症状が出現するため、必要以上にケアが大変な疾患であり、治療も難渋する患者が少なくない。

本章ではPDDの疫学、臨床症状、診断、検査、治療について最近の知見を踏まえて概説する。

1 疫学

PDDの正確な頻度は不明であるが、人口10万人あたり30人とされており、一般人口に比べて、PDで認知症を伴う割合は約5〜6倍となる。PDで認知症を伴うのは約30％とされていたが、最近、PDの診断後12年で60％に認知症を認め[1]、20年後では80％になるという論文[2]が相次いで発表された。認知症全体からみると約20％がPDDによるものとの推計もあり、アルツハイマー病（Alzheimer's disease；AD）に次ぐ変性型認知症と考えられている。

▶アルツハイマー病

2 レビー小体型認知症について

▶レビー小体型認知症

▶1年ルール

PDDとレビー小体型認知症（dementia with Lewy bodies；DLB）との異同については、これまでも多くの論議がある[3]。現時点では、PDの経過中に認知症が出現してきた場合で、パーキンソニズムが認知症発症の1年以上前から存在する場合（1年ルール）にPDDとし、認知症がパーキンソニズム発症1年以内または先行して発症している場合はDLBとする立場があるが[4]、本質的には差がないというのが現在の考え方で

ある。臨床的にはDLBではPDDに比べて発症年齢が遅く、安静時振戦や左右差が少ないとの指摘があり、病理学的にもPDDでは黒質およびドパミン系投射の選択的な障害が高度であるのに対し、DLBでは大脳病変が高度でAD型病理［アミロイドβ蛋白（Aβ）沈着］を随伴しやすい傾向がある。しかし、両者に認知障害、精神症状、パーキンソニズムのタイプや程度、コリンエステラーゼ阻害薬の効果に差はなく、両者はαシヌクレイン封入体という共通の病変を有することから、Lewy body dementia（LBD）として1つの疾患スペクトラムとしておくのが適切と考えられる。

▶ Lewy body dementia（LBD）

3 パーキンソン病における認知症の危険因子

PDDになりやすいPDの特徴としては、高齢者、運動症状の進行期などであるが、非振戦型のパーキンソン症状は振戦優位型に比べて認知障害を伴う率が約4倍高いとされている[5]。罹病期間の長い例、男性も危険因子とされているが、低教育歴や喫煙の習慣に関しては明らかな因果関係はない。

そのほかにも、起立性低血圧、体重減少、日中傾眠、REM睡眠行動異常症（RBD）と認知症の出現との関係を検討した報告があるが、まだ十分なデータに乏しい。うつやアパシーが独立した危険因子になり得るかについてもまだ結論が出ていない。抗コリン薬の使用は危険因子になり得るが、この薬剤を長期使用すると大脳皮質にplaqueやtangleが増加することが知られている。L-ドパに対する反応不良例やドパミン作動薬の服用で幻覚を伴う例では認知症が出現しやすいという報告もある。

4 臨床症状

1 MCI

▶ 軽度認知機能障害
▶ MCI-PD

軽度認知機能障害（mild cognitive impairment；MCI）の概念が、このPDDにも当てはまる（MCI-PD）かについてはまだ議論があるが、臨床的には有用な概念である。線条体（尾状核）のドパミン欠乏により前頭前野の機能障害を生じ、認知症とは異なる認知障害を呈することはよく知られている。Petersenの提唱したMCIの定義をPDにも当てはめて検討した報告では、86例のPDのうち21％がMCIの基準を満たし、その内容としては前頭葉/遂行機能障害が主な障害で、次が記憶障害であったとしている[6]。また、別の報告では72例の認知症のない患者のうち、MCI-PDからPDDへの年間移行率が15％であったのに対し、認知障害のないPDのPDDへの年間移行率は4％であったとしている[7]。このうち、non-memory-related MCIやmultiple-domain

MCIはPDDへの移行が高いが、amnestic MCIではその移行が少ないとの成績もある。

2 認知障害の特徴

PDDの発症は緩慢で、MMSEで評価すると1年間で2〜3点ずつ低下する。PDDに特徴的とされる認知障害は病初期から現れる。488例のAD患者とほぼ同数のPDD患者の認知機能をMMSEとADAS-cog.（AD Assessment Scale-Cognitive Subscale）で調べた報告では、その74.7%で鑑別が可能であり、特にADAS-cog.の見当識障害の項目、MMSEの注意力の項目（数字の逆唱）が鑑別に有用であるとしている[8]。

▶ MMSE
▶ ADAS-cog.

PDDでは主に注意力、遂行機能、視空間認知が障害されるが、その障害の程度は患者ごとに異なる。

▶ 注意力障害

注意力障害には遂行制御、選択的注意、注意維持の3つの要素がある。選択的注意も注意維持も1つのことに集中する能力であるが、この注意力の変動はPDDの29%、DLBの42%にみられるという[9]。注意力障害はADLに支障をきたす最も大きな要因であり、変動する認知障害（注意力の変動）は予後不良と最も関連した因子である。

▶ 遂行機能障害

遂行機能障害では情報の検索と選択、ルールの見極め、メンタルセットの変換、段階的問題解決などの課題で障害がみられる。Wisconsin Card Sort Testで調べる限り、verbal fluencyと概念形成の障害はADと比べてPDDで最も特徴的に障害される。

▶ 視空間認知障害

視空間認知障害についても、ADと比べて視覚的判別、空間内行動、対象物認知の障害が目立つ。時計描画の障害でもわかるように、視空間構成機能も障害される。

そのほか、言語的、視覚的記憶の障害もあるが、ADと比べると障害の程度は軽い。また、PDDでは失語や他の言語機能障害をきたすことは少ない。

3 行動障害・精神障害

行動障害・精神障害はPDDでよくみられる症状で、時には認知障害に先行して出現する。Neuropsychiatry Inventoryを用いた調査では、89%の患者で1つの障害が、77%の患者で2つの障害がみられる[10]。

▶ 幻覚

幻覚は45〜65%のPDD患者でみられる。幻視は発症早期から発現することが多く、その発現は認知機能のその後の急速な悪化を示唆することが多い。初期の幻視は単純なものが多く、誰かが後ろにいる、誰かが傍を通ったといったものであるが、症状の進行に伴い次第に複雑になり、色が付いたり、静止していたり、視野の中心に現れるようになる。幻視の対象は知らない人や家族（生きている人、死んだ人）、動物などである。幻聴もあるが、その出現頻度は幻視の約半分である。妄想もPDDの25〜30%にみられ、幻視と関連して被害妄想や嫉妬妄想が多い。

▶ 妄想

▶ うつ

うつもPDDの13%程度にみられるが、これは認知症を伴わないPDの9%に比べる

と頻度が高い[11]。高齢者のうつ病が精神障害を伴ったり、遷延した場合にはDLBを考慮すべきである。不安もPDDの30～50％にみられ、うつを伴う患者で出現しやすい。アパシーも50％以上の患者でみられるが、興奮したり攻撃的になることは稀である。

4 その他

認知障害が悪くなるに従い、運動症状や自律神経症状も悪化する傾向があり、転倒や誤嚥も高頻度にみられる。

▶ 日中傾眠

日中傾眠はEpworth Sleepiness Scaleを用いると、PDDでは57％、DLBでは50％、PDでは41％にみられるとする報告があり、睡眠の質もPDD、DLB、PDではADや健常者に比べて悪い[12]。REM睡眠行動異常症(RBD)は、PDD/DLB症状が出現する以前からみられることがある。RBD出現後に軽いパーキンソン症状、幻視、意欲低下、尿失禁が加わり、本症と診断されることもある。

▶ REM睡眠行動異常症

PDD、DLBの自律神経症状は、発症後1～4年してから出現することが多い。起立性低血圧など心血管系の障害が強く、これはADや血管性認知症(vascular dementia；VaD)とは異なる特徴である。自律神経症状は身体活動、うつ、ADL、QOLのすべてに対して予後不良因子となる。

5 診 断

PDの経過中に認知障害が出現すればPDDを疑うが、その症候が明確でない場合、合併症を伴う場合、経過が非典型的な場合には診断は容易でなく、血管性要因の関与やAD、せん妄、うつなどとの鑑別が必要になる。特に高度なうつを伴う場合は遂行機能や記憶に障害を与え、診断を難しくする。

▶ 認知機能検査法

PDDの認知障害の診断で問題になるのは、従来使用される一般的な認知機能検査法では適切に評価ができないことである。例えばMMSEは記憶障害の検出にはよいが、本症の特徴である遂行機能障害の検出には不十分である。また、PDDでは症状に変動があるため、認知機能検査のスコアにも日ごとに変化して一定しない可能性がある。

PDD/DLBの臨床診断基準は1995年に提唱されたが、感度が低いことが難点であった。2003年の第3回国際ワークショップで一部改定された(表1)[4]。必須症状に加えて中核症状が1つあればpossible、2つあればprobableと診断される。また、possibleに示唆症状が1つ以上あればprobableと診断される。

Movement Disorder Task Forceによる診断基準[13]は、それまでの文献をレビューした結果、PDDはDLBと区別し、PD発症後に認知障害が発症するものと定義しており、認知症の定義も、注意、記憶、遂行、視空間の4つのドメインのうち、2つの障害

表1. DLBの臨床診断基準

1. 必須症状：進行性の認知機能障害
2. 中核症状：
   a. 注意や覚醒レベルの変動を伴う認知機能の動揺
   b. 現実的で詳細な内容で、繰り返し現れる幻視
   c. パーキンソニズムの出現
3. 示唆症状：
   a. REM睡眠行動異常症
   b. 抗精神病薬に対する感受性の亢進
   c. 機能画像で基底核のドパミン取り込みの低下
4. 支持症状：
   a. 繰り返す転倒
   b. 失神
   c. 自律神経機能異常
   d. 幻視以外の幻覚
   e. 系統的な妄想
   f. 抑うつ状態
   g. 形態画像で内側側頭葉が比較的保たれている
   h. 機能画像で後頭葉のびまん性取り込み低下
   i. MIBG心筋シンチの取り込み低下
   j. 脳波で初期からの徐波活動

表2. MDSタスクフォースが推奨するprobable PDDのための診断シート（LevelⅠ）

1. パーキンソン病（PD）
2. 認知症の前にPDを発症
3. MMSEスコア＜26
4. 認知症が日常生活動作（ADL）に影響を与えている
5. 認知機能低下（以下の4項目のうち2項目以上の障害）異常を示す項目にマーク
   □ Months reversedまたはSevens backwards
   □ Lexical fluencyまたはclock drawing
   □ MMSE pentagons
   □ 3-word recall
6. 大うつ病が認められない
7. せん妄が認められない
8. 診断を不確定にするその他の異常が認められない
Probable PDD（1～8までの項目がすべてYesの場合）

▶ practical guideline

があるものと規定している。また、行動障害・精神障害も診断の支持項目として記載されている。この診断基準ではprobableとpossibleに分けて提示しているのも特徴である。

Movement Disorder Task Forceによる2つ目の提唱として、practical guidelineを提示している[14]。これは2段階レベルからなり、このうちレベル1はPDD診断にあまり経験のない臨床医にも使える簡易的な認知機能検査を用いた診断法である。①PDの診断がなされていること、②認知症候群が潜行性に発症していること、③運動症状とは独立して日常生活の障害を示すこと、④注意力、遂行機能、視覚構成能、記憶機能のうち2つ以上に障害があること、がprobable PDDの基本的な特徴である。また関連する臨床的特徴として、大うつ病やせん妄がなく、アパシーや抑うつ、妄想、日中傾眠などの症状を1つ以上有していれば診断が支持される。診断を不確定にしたり、他の診断名を示唆する因子がないこともprobable PDDの条件である（表2）。レベル2の判定はより詳細な障害パターンの検出、重症度の評価、また研究、薬理試験などの指標として適しているが、認知機能検査の施行経験が必要であり、またその判定に時間もかかる。

6 検 査

1 血液検査

現時点でも血液検査でPDDを確実に診断する手法はまだない。

2 MRI

▶ CT
▶ MRI

　CTもMRIもPDDの診断における有用性は限られており、非典型例や血管性要因の関与が示唆されたときに鑑別の目的で使用される。ADに特徴的なMRI所見（海馬萎縮、entorhinal cortexの萎縮、後部帯状回のperfusion changeなど）があるときは、PDDは否定される。脳全体の萎縮は、PDDではPDに比べて4倍ほど著明とされ、萎縮の進行は認知障害とよい相関がみられる。無名質や前脳基底部の萎縮も報告されているが、これはコリン作動性ニューロンの障害を示唆する所見である。
　最近、diffusion tensor MRIの有用性が報告されており、PDDではADに比べてfractional anisotropyが両側の後部帯状回で減少しているとされている[15]。

3 PET・SPECT

▶ PET
▶ SPECT

　PET・SPECT検査では頭頂葉後部・後頭葉、特に楔前部の糖代謝・血流低下が特徴と報告されている（感度は65％、特異度は95％）。この変化は認知症を伴わないPDでも観察されるため、PDDへの予測因子として注目されている。また、コリン系の障害がPETの所見から明らかにされているが、これはPDDの注意力や遂行機能の障害と対応する所見である。

▶ ¹¹C-PIB PET

　Aβの沈着をイメージする¹¹C-PIB PETでは、健常者と比べてADでは皮質アミロイドの2倍の増加があるが、DLBでは60％の増加にとどまる。これに対してPDDではその有意な沈着はないが、20％の患者ではADと同様の沈着がみられるという。

4 MIBG心筋シンチグラフィ

▶ 心筋MIBG集積

　PDやPDD/DLBなどのLBDでは、病初期から心筋MIBG集積が低下し、この所見は他のパーキンソニズムやADとの鑑別に有用である（診断感度：H/M比後期像で92％）。PD、PDD/DLB患者では心外膜神経束のTH陽性線維（交感神経のマーカー）、NF（ニューロフィラメント）陽性線維（軸索のマーカー）は共に非常に減少しており、またシヌクレイン凝集物が少数認められるが、これらの所見と心筋MIBGの集積低下との関係が推測されている。

5 遺伝子検査

▶MAPT

ADで報告のあるApoEフェノタイプについてはPDDでは関連がみられない。しかし、タウの変異(microtubule-associated protein tau；MAPT)は認知症の進行に影響があるとされており、MAPT H1/H2遺伝型はPD患者の認知機能の低下に関係するとの報告もある。

6 その他のバイオマーカー

ホモシステインは動脈硬化、血管性疾患、うつ、認知症の危険因子とされているが、PDDの危険因子であるかについては、まだ不明である。

髄液のAβ42はADで低下する。PDDではADと比べてAβ42が有意に高く、総タウ蛋白およびリン酸化タウ蛋白が有意に低いとする報告もあるが、その検討はまだ不十分である。

7 新しい呼吸機能検査

▶高炭酸換気応答検査

PDD/DLBでは一般の呼吸機能検査では異常を認めないが、高炭酸換気応答検査で異常反応を認めることが報告されている[16]。通常は炭酸ガス濃度が上昇すると換気量が増加するが、PDD/DLBではこの反応が異常低値を示す。

7 治　療

1 一般的な治療

PDDの診断がついたら薬物、非薬物療法を始めることになるが、特に精神症状は患者や介護者のQOLを侵しやすく、対応を間違えると予後に大きな影響を与える。そのため、早期に診断し、適切な介入・治療を行うことが大切である。

精神症状や行動異常に対する治療はパーキンソニズムを悪化させ、またパーキンソニズムに対する治療は精神症状や行動障害を増悪することになる。治療はその兼ね合いであり、患者や介護者の意見から何が重要かを判断して決める。

パーキンソニズムの治療のためには抗PD薬の単純化が重要で、抗コリン薬、セレジリン、ドパミンアゴニスト、COMT阻害薬の減量・中止を考慮する。最終的にはL-ドパ単独の最少用量で運動症状が維持できるように調整する。

▶うつ

うつがある場合はSSRIの使用が勧められる。SNRIの併用はアパシーや無関心のある場合には有効である。

▶日中傾眠

日中傾眠に対しては、睡眠薬を導入して夜間の睡眠断片化を治療し、睡眠の維持に努める。RBDに対しては、クロナゼパムが有効である。PDの日中傾眠に対してはモダフィニルの使用が勧められているが、PDDの日中傾眠に対しては十分な検討が行われていない。

2 精神症状に対する治療

▶抗精神病薬

幻視や混迷に対する抗精神病薬の使用は、錐体外路症状の出現や高齢者の場合は脳卒中を引き起こすことがある。この薬剤に対する感受性亢進も約40%の患者でみられる。投薬によって過鎮静を生じ、ADLが低下したり、精神症状を悪化させたりする。また、錐体外路症状の悪化に伴う転倒や誤嚥、睡眠リズムの変調などを生じやすいので、ADとは異なる治療やケアが求められる。

▶非定型抗精神病薬

実際には、薬剤としては非定型抗精神病薬であるクエチアピンとクロザピンが使用されるが、メタアナリシスの結果ではクロザピンの方が有効である。AANのガイドラインでもクロザピンはレベルBの推奨度であるのに対して、クエチアピンはレベルCである[17]。

▶クロザピン

クロザピンは精神症状を改善し運動症状を悪化させないとされているが、約1%に無顆粒球症を生じる。わが国では本症に保険適応がなく、使う場合も特定施設で、しかも頻回の血球数測定、入院治療など厳密な経過観察が必要である。

▶クエチアピン

クエチアピンはRCTで有効性が示されていないが、オープンラベル試験では幻覚・妄想に効果があり、副作用はクロザピンと同等である。高血糖、糖尿病性昏睡、糖尿病性ケトアシドーシスを生じることがあり、糖尿病患者への使用は禁忌である。クロザピンが使用できない現状では、クエチアピンは第一に試みるべき抗精神病薬である。

その他、オランザピン、アピプラゾールが使用されることがあるが、運動症状を悪化させることがあるので、注意して使用する。

▶抑肝散

抑肝散は神経細胞に対してセロトニン1A受容体刺激や2A受容体発現抑制作用を介し、神経細胞の興奮を抑制的に制御すると推察されている。さらに、グルタミン酸誘発神経細胞死に対しても抑制作用を示すことから、神経細胞への直接的な興奮抑制作用も併せ持つことが示唆されている。その使用により、DLBに特徴的な幻視に対して、認知機能低下、錐体外路症状などの重篤な副作用を呈することなく改善させる[18]。ドネペジル無効例でも有効なことがある。副作用として甘草による低カリウム血症、抑制過剰と思われる傾眠傾向があるが、傾眠に対しては内服量の調節で対応が可能である。

3 抗コリンエステラーゼ阻害薬

神経画像や病理所見などからPDDでは上行性コリン線維が障害され、節後性ムスカ

▶抗コリンエステラーゼ阻害薬

リン受容体が保持されていることが明らかにされているため、理論的には抗コリンエステラーゼ阻害薬が有効である。その薬剤としては、ドネペジル、リバスチグミン、ガランタミンがあるが、それらの比較試験はまだない。わが国の「パーキンソン病治療ガイドライン2011」では、クリニカルクエスチョンの4-7)で、「認知症が合併した場合の治療はどうするか」という項目が設けられており、PDの認知症に対してはドネペジルを試みることを推奨している（グレードB）。一方、AANの指針ではPDDとDLBに対してドネペジルとリバスチグミンの使用を推奨[17]、Cochrane reviewではリバスチグミンの使用を推奨している[19]。

▶ドネペジル

❶ ドネペジル

ランダム化二重盲検プラセボ対照クロスオーバー比較試験（22例、10週＋10週）の結果では、ドネペジル群（5〜10mg）はプラセボ群と比較してMMSEで2点の有意な改善を示し（$p=0.0044$）、ADAS-cog.による評価では、有意ではないが1.9点の改善傾向が認められた（$p=0.18$）。ドネペジルは忍容性が高く、PD症状を悪化させなかった[20]。

また別のランダム化二重盲検プラセボ対照比較試験（16名、18週）でも、ドネペジル群（2.5〜10mg）はDementia Rating Scaleの記憶サブスケールにおいて選択的かつ有意（$p<0.05$）な改善を示し、psychomotor speedとattentionの領域（Trail Making Test-Part A）でも改善傾向がみられた。精神症状、運動機能、ADLに関しては開始前、終了時のいずれも両群間の差はなかった[21]。

▶リバスチグミン

❷ リバスチグミン

多施設ランダム化二重盲検プラセボ対照比較試験（541例、24週）を行い、ADAS-cog.ではリバスチグミン群（3〜12mg）がベースラインの23.8点から2.1点改善したのに対し、プラセボ群では24.3点から0.7点の悪化がみられた（$p<0.001$）。ADCS-CGICでは、24週目での平均スコアはそれぞれ3.8と4.3であった（$p=0.007$）。その他、ADCS-ADL、NPI-10、MMSE、CDR、D-KEFS、Ten Point Clock-Drawing testのすべてで、リバスチグミン群が有意に良好な結果を示した。副作用として、嘔気、嘔吐および振戦が高頻度にみられた[22]。この後に行われた48週間の長期試験でもその有効性が証明されており[23]、リバスチグミンは欧州、米国ではPDDの標準的な治療薬となっている。

4 その他の薬剤

神経伝達物質のうち、ドパミンは注意力や作業記憶、アセチルコリンは注意力と記

憶、遂行機能、セロトニンは感情、ノルアドレナリンは感情と注意力に関与するとされているため、これらの神経伝達物質の補充は、PDDの根本的治療法となることが期待される。しかし、セロトニン補充については認知機能への効果は認められず、ノルアドレナリン補充に関しても重症例には無効であり、軽症例ではむしろ注意力の低下が認められるという結果がある。ドパミンについてはL-ドパやドパミンアゴニストによる検討があり、効果を認めたとする報告も多い。Gothamは遂行機能の改善を、Kulisevskyは言語性および視覚性記憶の改善を、Shohamyはacquired discrimination taskの改善を、それぞれ報告している[24]。

▶メマンチン

PDDに対するメマンチンの効果については十分検討されていないが、抗コリンエステラーゼ阻害薬との併用で症状の改善または不変を示した報告がある。しかし、その使用で幻覚や妄想の悪化、過鎮静が起こる。現在、RCTが進行中である。

5 通電療法、経頭蓋磁気刺激療法

▶修正電気痙攣療法
▶経頭蓋磁気刺激療法

薬剤に難治性の精神症状に対しては、修正電気痙攣療法、経頭蓋磁気刺激療法の有効性を示唆する報告がみられる。

磁気刺激療法については、一次運動野や補足運動野を高頻度刺激した場合に運動機能の改善が、外側前頭前野を高頻度刺激した場合にうつ状態の改善が期待できるかも知れないが、長期にわたる安全性は確立していない。

おわりに

PDに認知症を伴うことは稀ではなく、精神症状はこの疾患の特徴的な症候である。各種薬剤が試用されているが、その効果はまだ不定である。今後の研究の方向性としてはdisease-modifying agentの開発により、特に認知症発症の危険性の高い患者群に投与して、その発症を遅延、症状悪化の抑制を目指した治療法の確立を期待したい。

▶disease-modifying agent

（吉井文均）

【文献】

(1) Buter TC, van den Hout A, Matthews FE, et al : Dementia and survival in Parkinson disease ; a 12-year population study. Neurology 70 : 1017-1022, 2008.
(2) Hely MA, Reid WG, Adena MA, et al : The Sydney multicenter study of Parkinson's disease ; the inevitability of dementia at 20 years. Mov Disord 23 : 837-844, 2008.
(3) Lippa CF, Duda JE, Grossman M, et al : DLB and PDD boundary issues ; diagnosis, treatment, molecular pathology, and biomarkers. Neurology 68 : 812-819, 2007.
(4) McKeith IG, Dickson DW, Lowe J, et al : Diagnosis and management of dementia with Lewy bodies ; third report of the DLB Consortium. Neurology 65 : 1863-1872, 2005.
(5) Alves G, Larsen JP, Emre M, et al : Changes in motor subtype and risk for incident dementia in Parkinson's disease. Mov Disord 21 : 1123-1130, 2006.

(6) Caviness JN, Driver-Dunckley E, Connor DJ, et al : Defining mild cognitive impairment in Parkinson's disease. Mov Disord 22 : 1272-1277, 2007.
(7) Janvin CC, Larsen JP, Aarsland D, et al : Subtypes of mild cognitive impairment in Parkinson's disease ; progression to dementia. Mov Disord 21 : 1343-1349, 2006.
(8) Bronnick K, Emre M, Lane R, et al : Profile of cognitive impairment in dementia associated with Parkinson's disease compared with Alzheimer's disease. J Neurol Neurosurg Psychiatry 78 : 1064-1068, 2007.
(9) Ballard CG, Aarsland D, McKeith I, et al : Fluctuations in attention ; PD dementia vs DLB with parkinsonism. Neurology 59 : 1714-1720, 2002.
(10) Aarsland D, Brønnick K, Ehrt U, et al : Neuropsychiatric symptoms in patients with Parkinson's disease and dementia ; frequency, profile and associated care giver stress. J Neurol Neurosurg Psychiatry 78 : 36-42, 2007.
(11) Aarsland D, Ballard C, Larsen JP, et al : A comparative study of psychiatric symptoms in dementia with Lewy bodies and Parkinson's disease with and without dementia. Int J Geriatr Psychiatry 16 : 528-536, 2001.
(12) Boddy F, Rowan EN, Lett D, et al : Subjectively reported sleep quality and excessive daytime somnolence in Parkinson's disease with and without dementia, dementia with Lewy bodies and Alzheimer's disease. Int J Geriatr Psychiatry 22 : 529-535, 2007.
(13) Emre M, Aarsland D, Brown R, et al : Clinical diagnostic criteria for dementia associated with Parkinson's disease. Mov Disord 22 : 1689-1707, 2007.
(14) Dubois B, Burn D, Goetz C, et al : Diagnostic procedures for Parkinson's disease dementia ; recommendations from the movement disorder society task force. Mov Disord 22 : 2314-2324, 2007.
(15) Matsui H, Nishinaka K, Oda M, et al : Dementia in Parkinson's disease ; diffusion tensor imaging. Acta Neurol Scand 116 : 177-181, 2007.
(16) Mizukami K, Homma T, Aonuma K, et al : Decreased ventilatory response to hypercapnia in dementia with Lewy bodies. Ann Neurol 65 : 614-617, 2009.
(17) Miyasaki JM, Shannon K, Voon V, et al : Practice Parameter ; evaluation and treatment of depression, psychosis, and dementia in Parkinson disease (an evidence-based review) ; report of the Quality Standards Subcommittee of the American Academy of Neurology. Neurology 66 : 996-1002, 2006.
(18) Kawanabe T, Yoritaka A, Shimura H, et al : Successful treatment with Yokukansan for behavioral and psychological symptoms of Parkinsonian dementia. Prog Neuropsychopharmacol Biol Psychiatry 34 : 284-287, 2010.
(19) Maidment I, Fox C, Boustani M : Cholinesterase inhibitors for Parkinson's disease dementia. Cochrane Database Syst Rev CD004747, 2006.
(20) Ravina B, Putt M, Siderowf A, et al : Donepezil for dementia in Parkinson's disease ; a randomised, double blind, placebo controlled, crossover study. J Neurol Neurosurg Psychiatry 76 : 934-939, 2005.
(21) Leroi I, Brandt J, Reich SG, et al : Randomized placebo-controlled trial of donepezil in cognitive impairment in Parkinson's disease. Int J Geriatr Psychiatry 19 : 1-8, 2004.
(22) Emre M, Aarsland D, Albanese A, et al : Rivastigmine for dementia associated with Parkinson's disease. N Engl J Med 351 : 2509-2518, 2004.
(23) Poewe W, Wolters E, Emre M, et al : Long-term benefits of rivastigmine in dementia associated with Parkinson's disease ; an active treatment extension study. Mov Disord 21 : 456-461, 2006.
(24) 吉井文均：パーキンソン病の精神症状に対する治療は，EBM神経疾患の治療2009-2010，岡本幸市，棚橋紀夫，水澤英洋（編），pp257-263，中外医学社，東京，2009.

PD 21 パーキンソン病の非薬物療法

1 Quality of life(QOL)の計り方

▶ Quality of life

　Quality of life(QOL)は、「生活の質」と訳すことが多い。パーキンソン病(PD)は中枢神経変性疾患であり、薬物治療や外科的治療、リハビリテーション訓練などの治療法があり、その治療効果がみられていたとしても、患者の満足度は必ずしも高いというわけではない。例えば、動きづらいなどの動作緩慢、無動などの臨床症状が完全には改善しないことも多く経験される。また、精神症状の1つとしてうつ症状も度々みられ、これらにより患者のQOLは低いものとなる。治療は、現疾患による症状の改善を図るわけであるが、特に、PDでは疾患そのものとうまくつきあっていくといった考え方が必要となってくる。その際、QOLの観点が重要となる。患者の立場に立ったとき、各個人の価値観によりそのQOLは変わるが、自分の人生においていかに自分らしく生きるかということが重要となってくる。家族、友人との関係、そして、住み慣れた家、さらにその取り巻く環境(地域)との関係が問われてくる。

▶ VAS

　QOLを計るものとして、最も簡単なものにVAS(Visual Analogue Scale)がある。例えば、普段の生活に満足しているかどうかという質問に対して、「最高に満足している」から「最も満足していない」までを10cmあるいは20cmの横棒の両端におき、現在の満足度にチェックを入れるものである。疼痛に関する質問に対してもVASはよく用いられている。簡便にできるが、再現性に関して問題点は多少残る。

▶ PDQ-39

　PDQ(Parkinson's Disease Questionnaire)-39は、イギリスでつくられたPDにおけるQOLを評価するものである。これは多面的に評価することができる。運動能力、日常生活活動、情動面の健康、恥辱感、社会的支援、認知能力、コミュニケーション、身体的苦痛に関する8領域にわたり、計39の質問からなっている(**表1**)[1)2)]。

　このように、多面的にQOLを評価することは重要であり、PDの障害度が重くなるにつれて、QOLの評価が悪くなると報告がある。

▶ SF-36

　その他として、QOLの指標としてよく用いられているものに、SF-36がある[3)4)]。これは、健康関連QOL尺度の1つで、主観的な健康度・日常生活機能を構成する最も基本的な要素を測定するものとして一般的なものである。国際間の統一的共通使用に

表1. PDQ-39

各項目について右の0から4の中で
最も当てはまるもの1つに○をつけて下さい

(0) まったくそのようなことはない
(1) たまにそうだった
(2) 時々そうだった
(3) しばしばそうだった
(4) いつもそうだった

（運動能力）					
余暇活動を行うことが難しかった	0	1	2	3	4
家庭のためになんとかすることが難しかった	0	1	2	3	4
買い物袋を運ぶことが難しかった	0	1	2	3	4
1km程度歩くことが難しかった	0	1	2	3	4
100m程度歩くのが難しかった	0	1	2	3	4
家の中を歩き回ることが難しかった	0	1	2	3	4
公共的な場所を歩き回ることが難しかった	0	1	2	3	4
外出するときに誰かに付き添ってもらわなければならなかった	0	1	2	3	4
人前で転ぶのではないかと恐れたり心配した	0	1	2	3	4
外出したいのにできなかった	0	1	2	3	4
（日常生活活動）					
自分の身体をうまく洗えなかった	0	1	2	3	4
着替えがうまくできなかった	0	1	2	3	4
ボタンを留めたりヒモを結んだりすることが難しかった	0	1	2	3	4
はっきりと字が書けなかった	0	1	2	3	4
箸がうまく使えなかった	0	1	2	3	4
湯飲みやコップがうまく持てなかった	0	1	2	3	4
（情動面の健康）					
気がめいっていた	0	1	2	3	4
独りぼっちであると感じた	0	1	2	3	4
泣きたいような気持ちだった	0	1	2	3	4
腹を立てていた	0	1	2	3	4
不安であった	0	1	2	3	4
将来のことが心配であった	0	1	2	3	4
（恥辱感）					
パーキンソン病のことをかくさなければならないと感じた	0	1	2	3	4
人前で食べたり飲んだりすることを避けた	0	1	2	3	4
パーキンソン病であることで恥ずかしかった	0	1	2	3	4
人が自分に対してどのように反応するかが気がかりだった	0	1	2	3	4
（社会的支援）					
人と親しくつきあうのに困ることがあった	0	1	2	3	4
夫や妻から支えてもらえなかった	0	1	2	3	4
友人や家族から支えてもらえなかった	0	1	2	3	4
（認知能力）					
日中知らぬ間に眠ってしまった	0	1	2	3	4
注意を集中することができなかった	0	1	2	3	4
記憶力が悪いと思った	0	1	2	3	4
いやな夢を見たり幻覚が現れたりした	0	1	2	3	4
（コミュニケーション）					
会話がうまくできなかった	0	1	2	3	4
正しく思っていることを伝えることができなかった	0	1	2	3	4
みんなから無視されていると感じた	0	1	2	3	4
（身体的苦痛）					
痛みを伴う筋肉の痙攣やこむら返りがあった	0	1	2	3	4
身体のほうぼうが痛んだ	0	1	2	3	4
不快なほど暑かったり寒かったりした	0	1	2	3	4

（文献2）による）

基づき、日本においても紹介されている。身体機能、日常役割機能（身体）、身体の痛み、全体的健康感、活力、社会生活機能、日常役割機能（精神）、心の健康といった側面より質問項目がなっている。この検査は、腎移植患者、肝不全患者、慢性閉塞性呼吸器疾患などさまざまな疾患にて評価されている。

2 QOLに影響する因子とその改善

▶UPDRS

　QOLに影響をきたす因子について、さまざまな検討がなされている。身体機能面の低下は健康関連QOLの低下を引き起こすといわれている[5]。さらに、総合PD評価尺度のUPDRS（Unified Parkinson's Disease Rating Scale）とQOL評価尺度のPDQ-39とうつ尺度のGeriatric Depression Scale（GDS）と、知的評価のMMSE（Mini-Mental State Examination）などを総合的、多面的に評価した報告がある[6]。UPDRSにはpart I（精神機能・行動・気分）、part II（日常生活動作）、part III（運動能力検査）があるが、158名のPD（平均年齢65.6±9.3歳）に調査を行った報告では、うつ状態、UPDRS part I、UPDRS part II、教育が重要な因子で、身体的因子よりも、教育、動作面、精神心理面に関する因子が、人生に対する満足度に影響する、つまりQOLに影響を与えるとのことである。

▶うつ状態
▶教育

▶生活指導

　また、他のQOLに関する調査によると、うつ状態のような精神面と疾患に対する医師の説明と疾患の現在と未来に関する楽観的な見通しがQOLに影響を与えると述べられている[7]。つまり、疾患に対する正しい知識を得ることは重要で、薬物治療だけでなく、薬物治療以外の治療法、日常生活上の疾患に関する注意点、生活指導が大切である。さらに、疾患や治療法の将来の見通しを合わせて説明することによりQOLは上がると考えられる。治療導入時や新しい薬剤が加えられたとき、また、副作用と考えられる症状が出現したとき、正しい知識を身につけ、日常生活上、注意すべき点、工夫すべき点を合わせて理解することが大切である。副作用に対する知識が曖昧のままであると、治療の軌道に乗る前に、薬剤を中止してしまう、あるいは中止せざるを得ないような事態になることは稀ではないからである[8]。

　PDの症状は身体機能面だけではなく、認知障害、注意力低下などがあり、さらに精神症状を合併するものがある。抗PD薬を長期投与することにより睡眠障害を訴える患者も多い。近年、さまざまな治療法により予後はよくなってきており、長期にわたり疾患とどのようにつきあうべきかを考えなくてはならない。患者だけでなく、家族も介護に対するストレスを感じ、抑うつ、不安、怒りの感情を抱くことも多い。

▶支援体制

　以上より、患者・家族を含めた支援体制を病期の早い時期より考える必要がある。QOLに関連する因子は多種にわたっているが、PDは一次的症状だけでなく、二次的

症状に対しても十分な配慮が必要な疾患である。

3 パーキンソン病に対するリハビリテーション

▶転倒
▶転倒後症候群

　PDは、動作が緩慢になり、バランス障害のため歩行がしづらくなり、動作や歩行を行うときに転倒する危険性が高くなる。転倒による骨折や、転倒に対する恐怖心のために、転倒後症候群を合併して歩行ができなくなることがある。私たちが北海道在住のPD患者にアンケートを行ったところ、約80%の方が1年間に転倒の経験があると

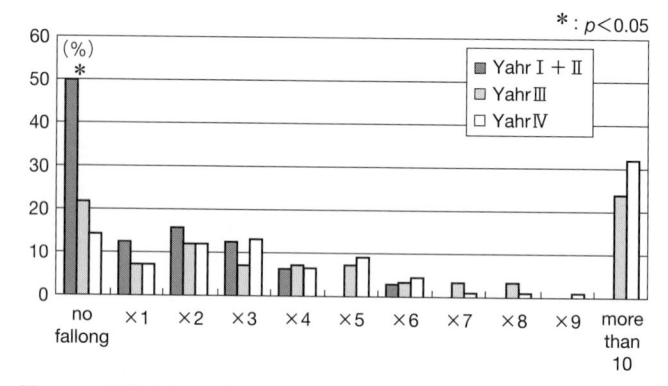

図1. 北海道在住のパーキンソン病患者に対するアンケート調査：1年間における転倒回数
(中馬孝容：EBMに基づいたリハビリテーション．ケアスタッフと患者・家族のためのパーキンソン病，疾病理解と障害克服の指針，眞野行生（編），pp41-52，医歯薬出版，東京，2002による)

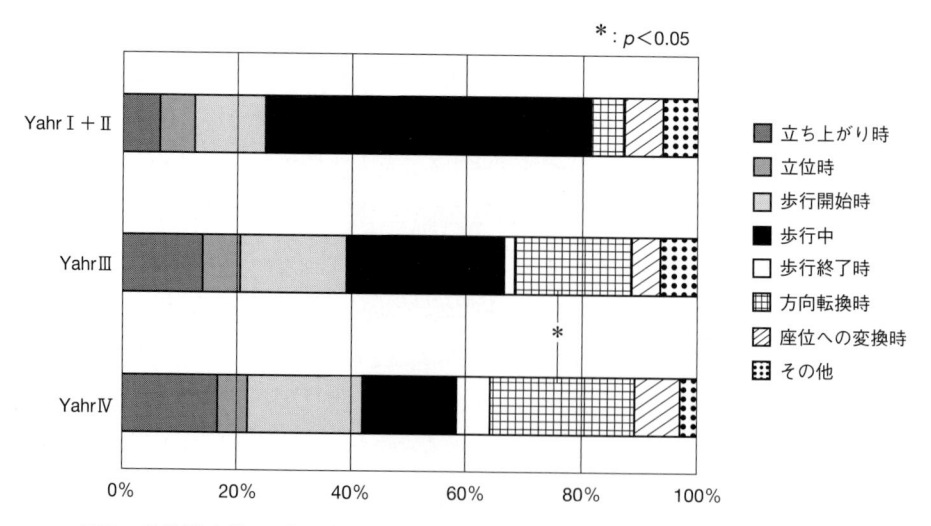

図2. 北海道在住のパーキンソン病患者に対するアンケート調査：転倒時状況
(中馬孝容：EBMに基づいたリハビリテーション．ケアスタッフと患者・家族のためのパーキンソン病，疾病理解と障害克服の指針，眞野行生（編），pp41-52，医歯薬出版，東京，2002による)

答えている(図1)。特に、方向を転換するとき、歩行を始めるとき、立ち上がりのときなど1つの動作から次の動作へ移るときに転倒が多くなるという結果であった(図2)[9]。そこで、PDの運動機能面に対して、リハビリテーション訓練により症状の改善があるのか、また、どのようなリハビリテーション訓練を行えばよいのかについて、ここでは述べたいと思う。

1 運動訓練

PDの運動機能に対して、筋力増強訓練やバランス訓練は効果があるのだろうか。ここでは、今まで報告されている文献を紹介したい。

① 訓練の意義について

PD患者に対して、訓練を4週間行ったグループと訓練を行わなかったグループに分けて、訓練の意義を検討した文献がある。訓練の内容は、関節可動域訓練(さまざまな関節を可動域いっぱい動かす訓練。関節の拘縮を予防するもの)、持久力訓練、バランス訓練、歩行訓練などであった。結果としては、これによる訓練を行ったグループの方が明らかに運動機能面や日常生活動作面で改善がみられた[10]。

▶ 関節可動域訓練
▶ 持久力訓練
▶ バランス訓練
▶ 歩行訓練

別の報告では、週3回、10週間にわたって訓練を行ったグループと訓練を行わないグループに分けて検討したところ、訓練グループの方が、脊椎の回旋角度と上肢の機能的リーチが改善した。PDでは、身体をねじることが不得手となってくるため、立ち上がることや歩行ができる場合でも、寝返りがうまくできないことがある。体幹の回旋運動訓練を行うと、訓練を行うことで効果が出るということである[11]。

▶ 体幹の回旋運動訓練

以上のように、訓練を行うことでPDの症状の改善が得られることは明らかであるが、訓練内容に工夫を行った場合について検討した報告がある。それは音楽療法と一般的な運動訓練についてである。PD患者を合唱、発声訓練、リズム運動の活動的音楽療法を行ったグループと、ストレッチ訓練、バランス・歩行訓練の運動療法を行ったグループに分けて、3ヵ月間の訓練効果について検討している。前者では、日常生活動作や運動面において向上がみられ、幸福度などの情動的側面においても明らかに効果がみられた。後者では臨床症状の固縮の改善がみられた。ここでの活動的音楽療法は、リズムに応じて身体を動かすことが含まれており、運動訓練として1つの方法である[12]。

▶ 音楽療法

② まとめ

その他、さまざまな報告がみられるが[13)-18)]、統計学上かなり厳密に検討されているものを主体として述べた。運動訓練はPDの臨床評価の改善に効果があると結論でき

▶リズム音刺激

るが、その訓練内容は、関節可動域訓練、筋力増強訓練、ストレッチ訓練、バランス・歩行訓練などが報告されている。中でも外的刺激を利用したリズム音刺激による歩行訓練も効果があると報告されている。また、活動的音楽療法では、運動面だけではなく、情動面にも効果が得られる。ただし、いずれの場合も知的機能には明らかな効果は認めなかった。また、訓練の回数であるが、週3回の訓練により運動機能面は維持できると考えられ、病院のリハビリテーション訓練室に通うのではなく、日常生活に運動訓練を取り入れることに意義があるという報告もみられた。

▶一次障害
▶二次障害

また、PDの運動機能の障害には一次障害と二次障害がある。症状が進行して、バランス障害を合併するようになると、筋力増強訓練やバランス訓練を行うことにより日常の生活動作においてその能力を維持することができる。また、動作緩慢がさらに強くなると、低活動性のために、二次障害を引き起こすことになる。それは、廃用性の筋力低下、廃用性の筋萎縮などの廃用症候群であり、この予防を行うことは大切である。

▶廃用症候群

2 具体的な訓練内容について[19]

上記のことを参考にしながら、運動訓練の内容について述べたい。

▶筋力増強訓練

まず、筋力増強訓練は、四肢・体幹の筋肉を鍛えることである。特に、廃用性筋力低下において、必ず低下の認められる下肢近位筋の筋力増強訓練が重要である。股関節を屈曲させる筋肉や股関節を外転させる筋肉がよく低下してしまう。

▶バランス訓練

バランス訓練はよく、マット上で行われていることが多い。図3にあるように四つ這い位になり行うとよい。このとき体幹や四肢近位筋の伸側をしっかり伸ばすように行うことが重要である。肩や股関節が伸び切らないことや、肘や膝関節が屈曲気味になっていると効果は低下してしまう。これは、一度、理学療法士の指導を受けてから行う方が、ポイントがわかりやすいと考える。

▶ストレッチ訓練

ストレッチ訓練は臥位や座位でも行えることが多い。手足だけでなく、体幹を前屈・後屈させたり、左右へ屈曲したり、さらに回旋(ねじる)を行ったりする。PDは前屈位姿勢となり、身体をねじる動作がしづらくなる特徴があり、特に、体幹のストレッチは大切である。さらに、体幹の回旋運動訓練は自主訓練の中に入っていないことがあり、忘れずにチェックする。

活動的音楽療法の効果について述べたが、集団でリズムを取りながら歌をうたったり、また、音楽に合わせて身体を動かしたりすることは、最初は気恥ずかしく思っていた方でも、慣れてしまえばそれが楽しみになるということであろう。楽しみに運動効果が加わればなおさらよいわけである。また、PDはリズムに合わせて歩くことや、声かけや号令に合わせて動作を繰り返し行うことは得意である。随意運動遂行時に、補足運動野-基底核系と運動前野-小脳系が働き、運動制御を行っている。PDは前者

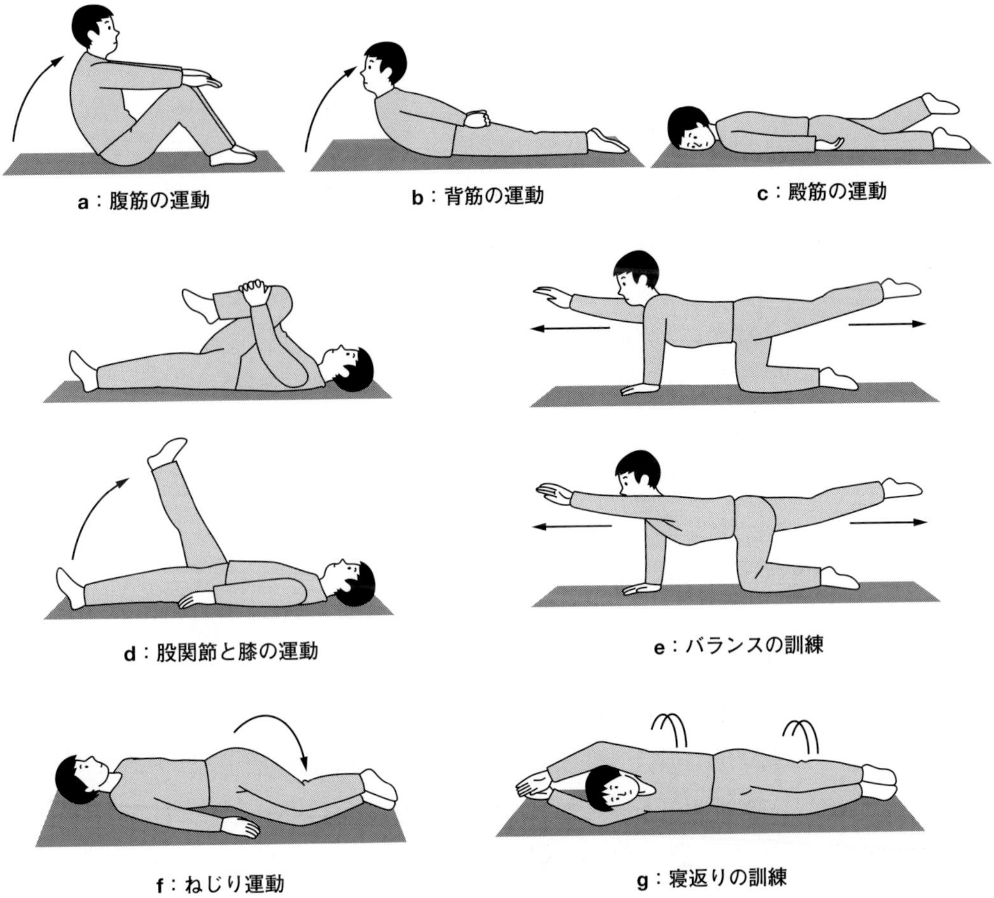

a：腹筋の運動　　b：背筋の運動　　c：殿筋の運動
d：股関節と膝の運動　　e：バランスの訓練
f：ねじり運動　　g：寝返りの訓練

図3. 運動訓練

(眞野行生，中馬孝容，安東範明，ほか：パーキンソン病における転倒に関するアンケート調査について．高齢者の転倒とその対策，眞野行生（編），pp248-254，医歯薬出版，東京，1999より改変)

▶外発性随意運動

の障害（基底核の障害）であるが、後者は温存されている。メトロノームやリズム音に合わせた運動は、感覚入力により作動する運動前野-小脳系の外発性随意運動を駆動させ、これを応用した運動である。そのため、リズムに合わせた運動は行いやすく、うまく用いることで訓練効果を引き出せる。

3 作業療法について

▶作業療法

作業療法では、上肢機能や認知機能、日常生活動作の訓練がなされる。PDの作業療法では、PDの症状である、上肢の巧緻動作、日常生活動作、認知動作の訓練が主体となる。作業療法に関して報告されていることを述べる。

▶集団作業療法訓練

集団作業療法訓練を行うグループと行わないグループに分け、機能的能力の維持に

関して検討した。訓練は1回2時間、週2回、5週間にわたり行っている。訓練後では、表情、寡動、歩行、振戦などに効果がみられた。特に、寡動では、訓練終了後1年後においても効果が持続していた。この集団作業療法訓練の内容には疾患に対する教育的指導も含まれており、その効果とも考えられる[20]。

また、他の報告によると、外来での訓練は時として必要なことがあるが、通常では必要性は少なくむしろ、自宅での患者や家族に自立して楽しみながらの活動を教育すべきというものがある[21]。これは、海外での事情を考慮しなければならないが、日本では在宅における訪問リハビリテーションや、デイケアでの訓練が該当し、必要に応じて病院での積極的な訓練を受けるということになろう。

さらに、家屋指導も重要である。かつて、私たちが北海道在住のPD患者の方にアンケートを行ったところ、家屋改造を行った箇所は、Hoehn-Yahrの重症度分類でステージⅢ（バランス障害が出現した段階）の方では、段差23.0%、廊下の手すり30.1%、浴槽30.7%、トイレ42.5%、階段15.3%、寝室17.8%、ベッド24.3%で、ステージⅣ（日常生活上、多少の介助が必要となってきた段階）では、段差23.6%、廊下の手すり37.1%、浴槽51.0%、トイレ53.8%、玄関22.9%、階段21.6%、椅子21.7%、屋内温度調節25.5%、寝室25.0%、ベッド43.8%であった。なんらかの改造がなされ、適切な住宅改造は日常生活動作の改善につながる[9]。

▶生活指導
▶住宅改造
▶自助具

以上より、訓練だけではなく、生活指導を行うことは有益で、障害予防の啓蒙につながる。適切な住宅改造や自助具の指導は日常生活動作を改善させ得る。図4に具体的な自助具を説明した[19]。

4 言語療法

▶言語障害

PDでは、言語障害が徐々に出現してくる。典型的な構音障害は、抑揚のない小声でぼそぼそしゃべったり、どもりがちになったり、次第に早口となり聞き取りにくくなったり、同じ言葉を何度も繰り返してしまう症状がある。発声訓練と呼吸訓練を行うことで呼吸機能を向上させ、発声強度を増しコミュニケーション障害を改善するといわれている[22)-24]。音声訓練を集中的に行うLSVT（Lee Silverman Voice Treatment）が効果的であると報告されている[23]。これはpushing exerciseを用いて発声時間を長く、音域を最大限にして発声させる訓練で、常に「大声で」話すように心がけるものである。自主訓練として最もわかりやすい訓練は、歌を大声で一語一語はっきりと発音しながら歌うことなどがある。

▶LSVT

5 嚥下訓練

症状が徐々に進行すると、嚥下障害のため、食べ物を食べたり、水を飲んだりする

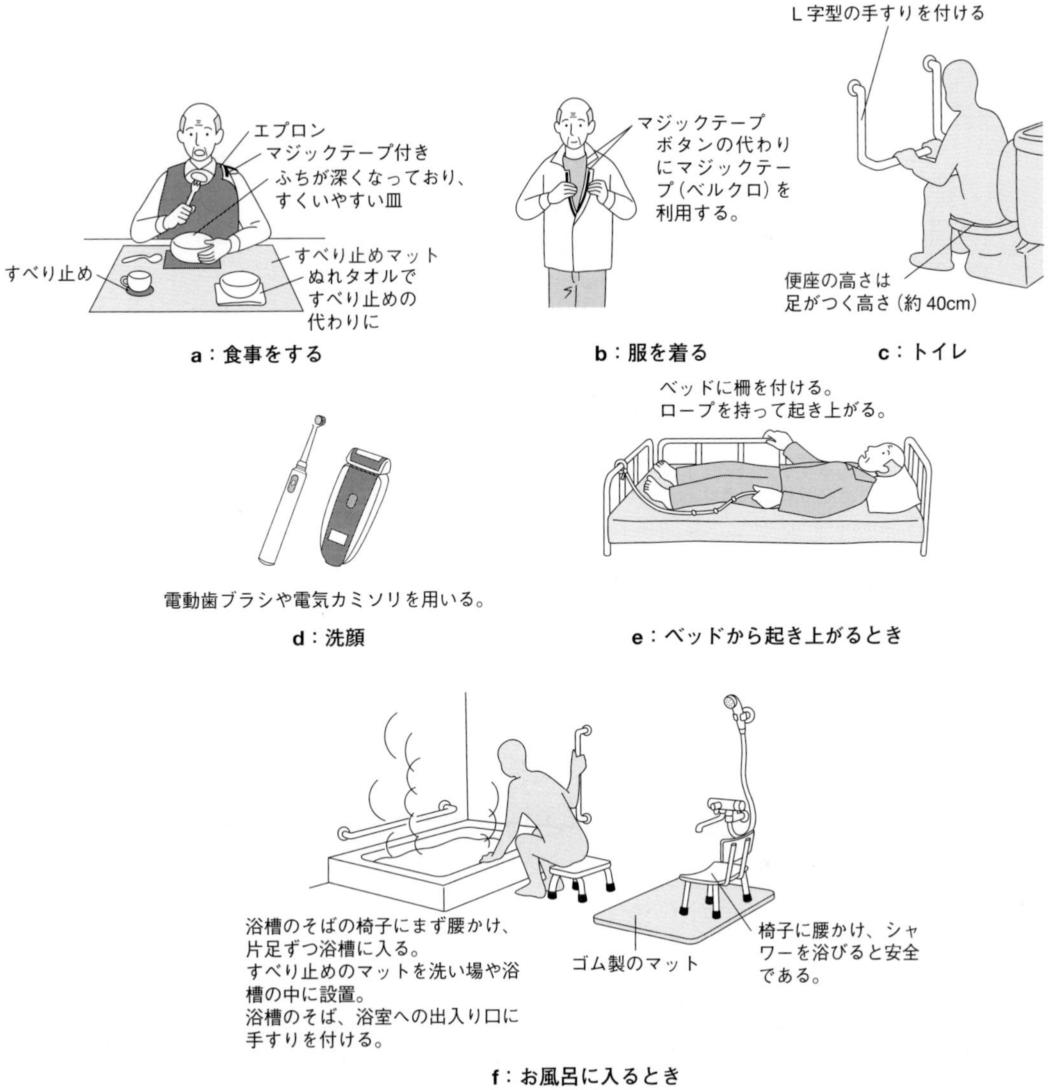

図4. 自助具の工夫と環境整備

a：食事をする
- エプロン マジックテープ付き
- ふちが深くなっており、すくいやすい皿
- すべり止め
- すべり止めマット ぬれタオルですべり止めの代わりに

b：服を着る
- マジックテープ ボタンの代わりにマジックテープ（ベルクロ）を利用する。

c：トイレ
- L字型の手すりを付ける
- 便座の高さは足がつく高さ（約40cm）

d：洗顔
- 電動歯ブラシや電気カミソリを用いる。

e：ベッドから起き上がるとき
- ベッドに柵を付ける。ロープを持って起き上がる。

f：お風呂に入るとき
- 浴槽のそばの椅子にまず腰かけ、片足ずつ浴槽に入る。
- すべり止めのマットを洗い場や浴槽の中に設置。
- 浴槽のそば、浴室への出入り口に手すりを付ける。
- ゴム製のマット
- 椅子に腰かけ、シャワーを浴びると安全である。

(眞野行生，中馬孝容，安東範明，ほか：パーキンソン病における転倒に関するアンケート調査について．高齢者の転倒とその対策，眞野行生（編），pp248-254, 医歯薬出版，東京，1999より改変)

際にむせたり咳き込んでしまうことがある。10年以上の経過がみられるものでは、その15%に嚥下障害を合併しているといわれている。嚥下に関する筋肉の固縮や無動のため食塊が口腔内に残存し、舌後部の挙上で食塊の咽頭への送り込み障害が起こる。嚥下反射は遅れ、誤嚥が生じ、食道蠕動運動の低下のため、食塊の移送障害が生じる。

▶嚥下障害

▶嚥下訓練

嚥下訓練としては、舌の運動、声帯の訓練であるpushing exercise、舌骨周囲筋の伸張訓練、頸部・肩・体幹の訓練、空嚥下訓練、口腔内ケア、嚥下材料の工夫などがあ

表2. 嚥下障害を疑わせる症状

1. 食事中・食後でむせることが多くなった
2. 食事に時間がかかるようになった
3. 口腔内の食塊を飲み込めない
4. 口腔内に食物残渣が多い
5. 食べ物の好みが変わった(汁物を摂らない、軟らかいものを選ぶ、など)
6. 痰・唾液の量が増えた
7. 痰がらみの発声をしている
8. 最近、体重減少がみられる
9. 発熱・肺炎を繰り返す

(文献26)による)

表3. 嚥下障害に対する指導

1. 食前・後に口腔清拭を行う
2. 口腔清拭後にアイスマッサージを行う
3. 食前に嚥下体操を行う(頸部〜肩のリラクゼーション、舌の体操など)

(文献26)による)

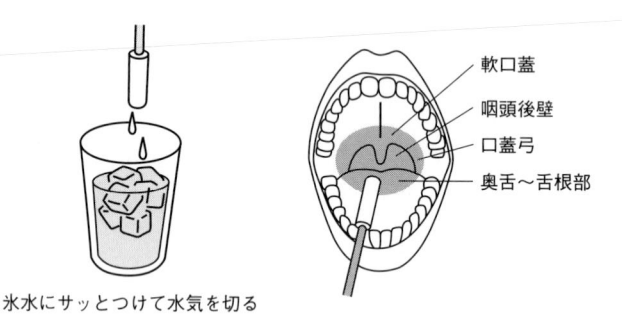

図5. 口腔内アイスマッサージ
(西森美奈,ほか:リハビリテーションにおけるQOL,概念と評価.総合リハ29:691-697,2001より改変)

る[25)-28)]。表2、3および、図5、6を参考にして頂きたい。

6 呼吸訓練

▶呼吸訓練

PDでは前傾姿勢を呈し、呼吸筋の固縮・無動のため呼吸運動の低下が起きる。そのため、肺活量の低下を生じ二次的な呼吸障害が生じることがある。呼吸筋の伸張訓練や前傾姿勢の矯正などを含めた呼吸訓練が行われる。全身の運動訓練は最大酸素摂取量を増加させ、呼吸訓練により呼吸だけではなく歩行能力は上昇する[29)]。また、PDでは呼吸器感染症の合併も多く、普段より呼吸訓練と全身の運動訓練を行うことは重要である。

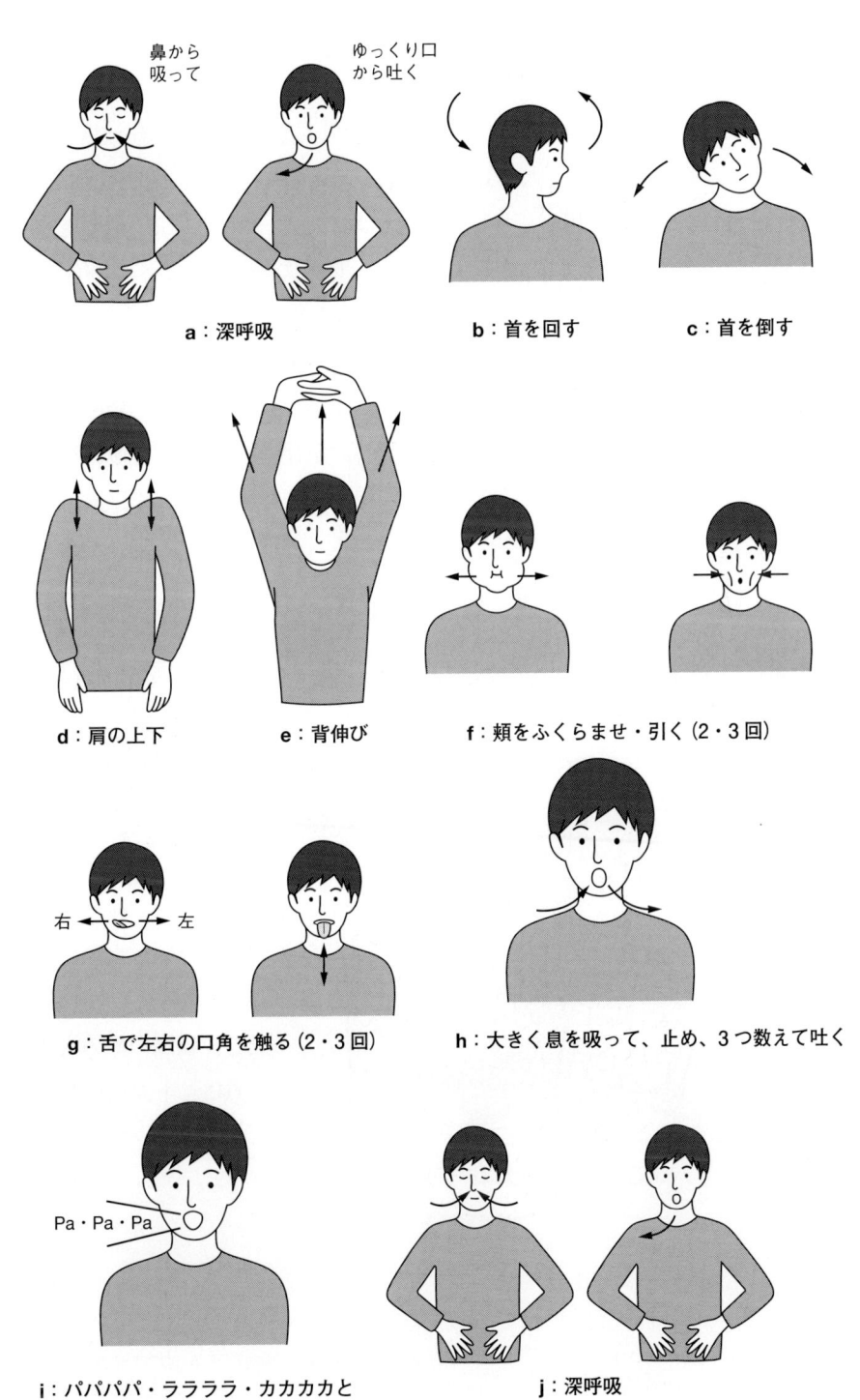

a：深呼吸（鼻から吸って／ゆっくり口から吐く）
b：首を回す
c：首を倒す
d：肩の上下
e：背伸び
f：頬をふくらませ・引く（2・3回）
g：舌で左右の口角を触る（2・3回）
h：大きく息を吸って、止め、3つ数えて吐く
i：パパパパ・ララララ・カカカカとゆっくり言う
j：深呼吸

図6. 嚥下体操
(西森美奈, ほか：リハビリテーションにおける QOL, 概念と評価. 総合リハ 29：691-697, 2001 より改変)

7 物理療法

▶物理療法

　物理療法は温熱療法、水治療、牽引、超音波療法、電磁波療法、電気治療などがある。その中で、温熱療法は、筋緊張が亢進した状態で、関節可動域で伸張性に問題があるときによく用いられる[30]。例えば、ホットパックでその関節を温めてから、関節可動域訓練を行うことがある。また、歩行障害が強い場合、体重負荷を軽減する水中歩行訓練が用いられることがあるが、安全性を考慮し、指導者とともにプールに入る必要があり、マンパワーの問題から難しい場合が多い。

▶慢性腰痛

　PDは前傾姿勢になることが多く、さらに体幹がどちらか左右へ傾く徴候があり、慢性腰痛を訴える場合が少なくない。慢性腰痛に準じた運動訓練を行うのだが、その際、上記の物理療法を対処療法的に用いることがある。ただし、あくまでも対処療法であり、腰痛が治まれば運動訓練を行い、慢性腰痛を予防する必要がある。

8 装具・補助具など

　PD患者に杖などを用いることは多い。すくみ足に対してステッキを逆に持ち、歩行の際、その柄をまたぐようにして歩くことで、歩容の改善が得られたという報告がみられ[31]、T字杖の足もとにゴム製の横に伸びたバーが付いたものや、杖を着いたときに横バーが出てくる仕掛けのものがある。

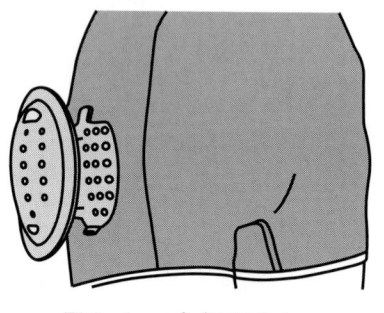

▶ヒッププロテクター

図7．ヒッププロテクター

　また、一定のリズム音を聞かせても歩容の改善がみられ、私たちは携帯型歩行補助機器の開発を行い、実際に装着してもらいその効果について確認している[32]。

　最近、転倒の際の大腿骨頸部骨折を予防するために、下着に股関節外側部を覆うようなヒッププロテクター(図7)が設置されたものも販売されている。

（中馬孝容、眞野行生）

【文献】

(1) Peto V, et al : The development and validation of a short measure of functioning and well being for individuals with Parkinson's disease. Quality of Life Research 4 : 241-248, 1995.
(2) 川井　充：最近よく使われるパーキンソン病の評価法．ケアスタッフと患者・家族のためのパーキンソン病，疾病理解と障害克服の指針，眞野行生（編），pp125-128, pp152-153, 医歯薬出版，東京，2002.
(3) Aaronson NK, Acquario C, Alonso J, et al : International quality of life assessment (IQOLA) project. Quality of Life Resarch 1 : 349-351, 1992.

(4) 西森美奈,福原俊一：リハビリテーションにおけるQOL,概念と評価.総合リハ29：691-697, 2001.
(5) Dodel RC, Berger K, Oertel WH：Health-related quality of life and healthcare utilization in patients with Parkinson's disease；impact of motor fluctuations and dyskinesias. Parmacoeconomics 19：1013-1038, 2001.
(6) Cubo E, Rojo A, Romas S, et al：The importance of educational and psychological factors in Parkinson's disease quality of life. Eur J Neurol 9：589-593, 2002
(7) The Global Parkinson's Disease Survey (GPDS) Steering Committee：Factors impacting on Quality of life in Parkinson's disease；Results from an international survey. Movement Disorders 17：60-67, 2002.
(8) 近藤智善：薬物療法；その戦略と注意点.ケアスタッフと患者・家族のためのパーキンソン病,疾病理解と障害克服の指針,眞野行生（編）, pp21-31, 医歯薬出版,東京, 2002.
(9) 眞野行生,中馬孝容,安東範明,ほか：パーキンソン病における転倒に関するアンケート調査について.高齢者の転倒とその対策,眞野行生（編）, pp248-254, 医歯薬出版,東京, 1999.
(10) Comella CL, Stebbins GT, Brown-Toms N, et al：Physical therapy and Parkinson's disease；A controlled clinical trial. Neurol 44：376-378, 1994.
(11) Schenkman M, Cutson TM, Kuchibbatla M, et al：Exercise to improve spinal flexibility and function for people with Parkinson's disease；a randomized, controlled trial. J Am Geriatr Soc 46：1207-1216, 1998.
(12) Pacchetti C, Mangini F, Aglieri R, et al：Active music therapy in Parkinson's disease；An integrative method for motor and emotional rehabilitation. Psychosomatic Medicine 62：386-393, 2000.
(13) Montgomery EB, Lieberman Jr A, Singh G, et al：Patient education and health promotion can be effective in Parkinson's disease；A randomized controlled trial. The American Journal of Medicine 97：429-435, 1994.
(14) Reuter I, Engelhardt M, Stecker K, et al：Therapeutic value of exercise training in Parkinson's disease. Med Sci Sports Exerc 31：1544-1549, 1999.
(15) Thaut MH, Mcintosh GC, Rice RR, et al：Rhythmic auditory stimulation in gait training for Parkinson's disease patients. Movement Disorder 11：193-200, 1996.
(16) Viliani T, Pasquetti P, Magnolfi S, et al：Effects of physical training on Straightening-up processes in patients with Parkinson's disease. Disability and Rehabilitation 21：68-73, 1999.
(17) Ellis T, de Goede CJ, Feldman RG, et al：Efficacy of a physical therapy program in patients with Parkinson's desease；a randomized controlled trial. Arch Phys Med Rehabil 86：626-632, 2005.
(18) Nieuwboer A, Kwakkel G, Rochester L, et al：Cueing training in the home improves gait-related mobility in Parkinson's disease；the RESCUE trial. J Neurol Neurosurg Psychiatry 78：134-140, 2007.
(19) 中馬孝容：EBMに基づいたリハビリテーション.ケアスタッフと患者・家族のためのパーキンソン病,疾病理解と障害克服の指針,眞野行生（編）, pp41-52, 医歯薬出版,東京, 2002.
(20) Gauthier L, Dalziel S, Gauthier S：The benefits of group occupational therapy for Parkinson's disease. The American Journal of Occupational Therapy 41：360-365, 1987.
(21) Gibberd FB, Page NGR, Spencer KM, et al：Controlled trial of physiotherapy and occupational therapy for Parkinson's disease. British Medical Journal 282：1196, 1981.
(22) De Angelis EC, Mourao LF, Ferraz HB, et al：Effect of voice rehabilitation on oral communication of Parkinson's disease patients. Acta Neurol Scand 96：199-205, 1997.
(23) Raming LO, Coutrymann S, Thompson LL, et al：Comparison of two forms of intensive speech treatment for Parkinson's disease. J Speech Hear Res 38：1232-1251, 1995.
(24) Scott S：Speech therapy for Parkinson's disease. J Neurol Neurosurg Psychiatry 46：140-144, 1983.
(25) Nagaya M, Kachi T, Yamada T：Effect of swallowing training on swallowing disorders in Par-

kinson's disease. Scand J Med 32：11-15, 2000.
(26) 佐藤史江：嚥下障害．ケアスタッフと患者・家族のためのパーキンソン病，疾病理解と障害克服の指針，眞野行生（編），pp52-55，医歯薬出版，東京，2002.
(27) Nilsson H, Ekberg O, Olsson R, et al：Quantitative assessment of oral and pharyngeal function in Parkinson's disease. Dysphagia 11：144-150, 1996.
(28) 聖隷三方原病院嚥下チーム：嚥下障害ポケットマニュアル．医歯薬出版，東京，2001.
(29) Koseoglu F, Inan L, Ozel S, et al：The effect of a pulmonary rehabilitation program on pulmonary function tests and exercise tolerance in patients with Parkinson's disease. Funct Neurol 12：319-325, 1997.
(30) Olanow CW：An Algorithm (decision tree) for the management of Parkinson's disease；treatment guidelines. Neurology 50 (suppl3)：S1-S57, 1998.
(31) Dunne JW, Hankey GJ, Edis RH：Parkinsonism Upturned walking stick as an aid to locomotion. Arch Phys Med Rehabil 68：380-381, 1987.
(32) 中馬孝容，眞野行生：パーキンソン病の治療Update；リハビリテーションの新しい試み．臨床リハ 8：1027-1031，1999.

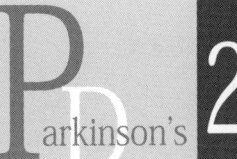

22 パーキンソン病の手術療法

はじめに　パーキンソン病(PD)に対する定位脳手術は症状軽減を通してPD患者のQOL・ADLの改善を図る。定位脳手術法を用いて神経核に高周波による温熱凝固や脳内に慢性留置した電極による刺激、ガンマナイフによる破壊を行い、症状を改善させるための治療を行う。1990年代に入り刺激療法が取り入れられ、PD外科手術が脚光を浴びているが、PD外科手術の歴史は1900年代初頭に遡る。定位脳手術装置の開発(Spiegelら, 1947)を契機に脳を定位的に捉えて目的とする神経核を正確に計測する手法が確立した。PDに対する定位脳手術はL-ドパ治療開始以前である1940年代から施行され、振戦や筋固縮に対する治療の効果が認められてきた。定位脳手術法による最初の標的は淡蒼球内節で、淡蒼球内節全域を大きく破壊することで、筋固縮に対する持続的効果を得たが振戦に対する効果は一過性であった。L-ドパ開発前の時代であり、薬物治療で治療効果を補うことはできず、振戦除去に対するより優れた効果を追求して標的神経核が淡蒼球から視床中間腹側核(定位視床破壊術)へと移行した。その後、L-ドパ治療の開始や長期治療に伴う副作用の発現、さらに刺激治療の導入がPD外科治療に新たな標的神経核を導入し、また適応症状の拡大へと変遷してきた。

▶淡蒼球内節

▶定位視床破壊術

　脳深部刺激療法(deep brain stimulation；DBS)は、日本において2000年に保険適応が認められた。近年、多くの施設で行われている治療はDBSである。DBSと破壊術との相違点について記載する。DBSの利点は、可逆性・調節性・副作用の観点から破壊術に比べて優れている。破壊術に比べて、脳破壊は最小限であり、刺激条件を変更することで効果の増大や副作用を回避することができる。また、手術手技においても破壊に比べて出血などの副作用が少なく、両側破壊による副作用が起きないため両側DBSが可能である。これらの利点に比して、DBSは機器の価格が高い、体内に異物を埋め込むための不快感や外見上の違和感、バッテリー内蔵の刺激発生装置(implantable pulse generator；IPG)交換のための手術、さらに刺激条件を最適にするために費やす時間と努力、機器の破損や故障、局所の感染や出血、アレルギー反応、外部磁場からの機器への影響などが挙げられる。破壊術はDBSと比較すると、不可逆で調節性はない。しかし刺激条件設定の煩雑さ、機器の破損や交換などの問題はない。

表1. 厚生労働省班会議「パーキンソン病に対する脳外科的手術療法の適応基準」

ステップⅠ：適応基準（除外基準を含む）
(1) L-ドパに対するはっきりとした効果がかつて認められ、その効果は程度は問わないが術前にも持続していること。
(2) パーキンソン病に対する薬物療法が十分行われたもの。
(3) 日常生活を困難にする程度＊のパーキンソン病による運動障害、薬物療法によるmotor complicationを有するもの：＊Hoehn & Yahrステージがon periodにて1～3、off periodにて3～5、ただし、振戦の手術適応はHoehn & Yahrステージを考慮しなくてよい。
(4) 全身状態が良好であること（重篤な全身疾患があるもの）。
(5) 知能は正常であること（重篤な認知症）。
(6) 情動的に安定していること（著しい精神状態を呈するもの）。
(7) 脳の画像で著明な脳萎縮がないもの。
(8) 本人の同意が得られること。
　　判定：以上の8項目をすべて満たすものを適応とし、そうでないものは除外する。

ステップⅡ：施設基準と技術基準[*1]（目安）
(A) 施設基準：十分な臨床経験と実績のある施設であること。
(B) 技術基準：
・定位脳手術を脳室造影、MRI、CTのいずれかに基づいた方法で行う場合、手術目標点をAC-PC lineの中点（mid-commissural point）からの位置関係で明らかにすること。
・破壊手術を行う場合は、microelectrodeもしくはsemi-microelectrodeによる術中の電気生理学的確認がなされることが望ましい。
コメント[*1]：手術適応と術式の選択にあたって神経内科と脳外科の緊密な連係がとれること。

ステップⅢ：対象とする症候と術式の選択（目安）
・手術部位と術式
(A) 視床手術：視床破壊術あるいは視床深部電気刺激療法
(B) 淡蒼球手術：淡蒼球破壊術あるいは淡蒼球深部電気刺激療法
(C) 視床下核手術：視床下核深部電気刺激療法
・手術部位と対象症候
(A) 視床手術
・主に振戦
・その他の不随意運動にも適応可能である
(B) 淡蒼球手術
・日内変動
・ジスキネジア、ジストニア
・パーキンソン病の運動症状全般（固縮、振戦、無動/寡動、姿勢反射障害）
コメント：両側破壊術は原則として避ける。
(C) 視床下核手術
・日内変動
・L-ドパ誘発症ジスキネジア[*2]
・パーキンソン病の運動症状（固縮、振戦、無動/寡動、姿勢反射障害）
コメント[*2]：L-ドパの減量による二次的効果が期待できる。

手術適応は、ステップⅠ→ステップⅡ→ステップⅢの手順を経て決定されるものとする。

1 定位脳手術の適応となる症例や症状

▶適応基準

厚生労働省による「パーキンソン病の定位脳手術の適応と手技の確立に関する多施設共同研究」によってまとめられた適応基準を**表1**に示した[1]。ステップⅠに適応基準と

表2. パーキンソン病におけるDBSと破壊による臨床効果

	Vim		Gpi		STN
	RF	DBS	RF	DBS	DBS
tremor	◎	◎	○-◎	○-◎	○-◎
rigidity	◎	○	○-◎	○-◎	◎
bradykinesia	○	○	○	○	◎
dyskinesia	×	×	◎	△-◎	△-◎
wearing-off	×	×	○	○	◎
gait disturbance	×	×	○	○	○
freezing	×	×	△	△-○	○-◎
postural instability	×	×	×	×	△-○

◎ excellent　○ good　△ fair　× no effect
RF：radiofrequency lesion　Vim・Gpi・STN・DBSは本文参照。

除外基準の基本的概念、ステップIIで施設基準と技術基準、ステップIIIに対象とする症候と術式の選択が述べられている。

PDにおけるDBSと破壊による臨床効果を提示した(表2)。

定位脳手術はPDに対する治療において、薬物治療と補完的な立場にある。至適な薬物治療を行っても症状が改善しないとき、あるいは至適治療によってもなおかつ、なんらかの症状が患者のADLやQOLを障害しているときに臨床医はよりよい治療法を模索する。そのような場合に症状改善の手段として考慮されるべき治療法であり、予防的な治療法ではない。定位脳手術によって得られる臨床効果は術前のオン時症状から予測が可能である。至適治療が行われているとき定位脳手術の臨床効果はオン時の症状を超えることはほとんどない。そのため振戦以外のパーキンソン症状に対する定位脳手術の効果は抗PD治療薬(抗PD薬)による改善の程度が目安になる。薬物治療で改善しない症状は定位脳手術でも改善が得られにくい。

適応症例や適応症状をYahr重症度などに分けて記述する。適応決定は、患者のQOL・ADL、環境、年齢、罹病期間、今後の治療経過の予測などを十分に考慮して個々の症例ごとで決められるべきである。

▶Yahr重症度

1 Yahr重症度

① Yahr IまたはYahr II

このステージのPD症状は振戦、筋固縮、動作緩慢などが主体で、ADLは自立している。PDの好発年齢は40～60歳台で社会的にも個人的にもまだ十分な活躍を必要とする。特に振戦はYahrの重症度にかかわりなく外科治療の適応症状である。四肢の筋固縮や筋固縮に起因する動作緩慢は薬物治療で軽快しやすく、四肢の筋固縮が定位脳手術の適応症状になることは少ない。

ヘミパーキンソニズムの重症度はYahr IないしIIと軽症であるが、症状の左右差が長期にわたって強く存続し、実際の障害度は重症度よりも重い場合が多い。ヘミパーキンソニズムに対する外科治療はADL・QOLの改善、薬物治療の安定化など外科治療の適応としてもっと勧められるべきである。

❷ Yahr III
一般的にこのステージの障害を呈する期間が、PDの罹病期間中で最も長い。症状が両側性になり、かつ動作緩慢がより強くなり、体軸症状が加わってくる。ADLは自立しているがQOLにはかなり障害が目立ち始めている。日内変動がなく、症状がYahr IIIにとどまっている場合は定位脳手術の対象にはならない。日内変動が強い場合については別項に記載する。

❸ Yahr IVまたはYahr V
日内変動のオフ時がYahr IVまたはVである場合は日内変動の項に記載する。日内変動がなく、あるいは十分量の抗PD薬を服用しているにもかかわらずYahr Vである症例は定位脳手術の適応ではない。抗PD薬による症状改善の効果が手術の効果を予測できると考えると、抗PD薬による臨床症状の改善が得られずにYahr IV、Vである症例ではそれ以上の効果を期待することが難しい。またYahr IVまたはVの症例ではPD以外の身体的な問題、廃用性筋萎縮や筋力低下、関節拘縮や骨性変形を生じている場合が多く、定位脳手術の効果が実質的に運動症状の改善につながりにくいともいえる。

❷ 症状の日内変動とジスキネジア

▶日内変動

日内変動の強い症例では1日のうちに激しい重症度の変化を伴い、中には重症度がYahr 0（症状なし）からYahr Vの間を変動する場合があるが、通常はオフ時に歩行障害や振戦が増悪し、さまざまな薬物治療の工夫を行っても日内変動が改善しない場合が多い。日内変動にはジスキネジアを伴う日内変動と伴わない、あるいは軽いジスキネジアのみの日内変動がある。ジスキネジアがない、あるいは軽い場合は薬物治療で治療する余地がある。一方、激しいジスキネジアを伴う場合では、薬物の分割投与やアゴニストなどの併用によってもジスキネジアも日内変動も軽減しない場合は定位脳手術を考慮することを勧める。

❸ パーキンソン病の姿勢異常

▶姿勢異常

Yahr重症度が進むに伴って、前傾前屈の姿勢異常を合併する率が高くなる。しかし

病初期から四肢の症状が軽いにもかかわらず体幹の筋固縮や無動が強く、早期から強い姿勢異常をきたす症例がある。PDにおける姿勢異常は病初期には筋緊張異常に由来するが、次第に骨性異常が加わり脊柱変形、胸郭変形を生じてくる。体幹の筋緊張亢進（筋固縮）は薬物で軽減し難く、骨性異常を呈する前に定位脳手術を併用することで体幹の筋固縮を軽減し異常姿勢を予防し得る場合がある。強い前屈は筋固縮によるばかりでなく、筋緊張低下に由来することもあるので両者を判別する必要がある。姿勢異常の強い場合には骨性異常の程度を把握し、定位脳手術による改善の可能性について十分に検討する必要がある。

4 精神症状を伴う症例

明らかな認知障害を合併する例は適応から除外する。また抗PD薬の副作用によらない幻覚、妄想などの精神症状を有する症例も適応から除外する。抗PD薬によって幻覚、妄想が誘発される症例では外科治療によって症状の軽減が可能になり、その結果として薬物投与量が抑えられ、幻覚、妄想が起きにくくなる可能性があるが、一般的には精神症状を惹起しやすい症例は除外する。定位脳手術の対象となる症状が振戦である場合、または定位脳手術の標的が視床である場合は精神症状の悪化を起こしにくい。

5 副作用などで至適な薬物治療を受けられない症例

抗PD薬服用による副作用として吐き気、胃部不快感、便秘などの消化器症状、頭がボーッとする、眠い、抗コリン薬による視力障害、排尿障害、物忘れなどがある。抗PD薬を変更しても副作用が強く出現して抗PD薬の服用続行が困難な症例ではADLやQOLの改善を考慮して定位脳手術の適応を考える。抗PD薬の副作用として出現する精神症状については前項で述べた。

6 外科治療の適応になりにくい症状

嚥下障害、言語障害に対する効果は未確定、あるいは悪化する可能性が高い。体軸症状（言語、嚥下、歩行、姿勢、姿勢安定性、すくみ歩行など）に対する改善効果が報告されているが、定位脳手術によって嚥下障害や言語障害の改善を期待できない場合が多い。これらの症状を主たる適応症状とするときは他の症状も十分に考慮して慎重な適応の決定を必要とする。自律神経障害や睡眠障害などに対する定位脳手術の改善効果について結論は出ていない。

2 手術の実際

▶患者選択

　定位脳手術の良好な結果を得るために患者選択や慎重な適応決定が重要であるが、正確な手術施行も不可欠である。手術のステップは目標神経核の測定、電気生理学的な神経核の同定、電気刺激による臨床効果のシミュレーション、電極留置または破壊である。

　破壊では凝固用電極による温熱凝固（70℃前後、60秒）で、約3mm径の破壊巣を作製する。刺激では電極を神経核に埋め込み、また電極と結線した刺激発生装置（IPG）を前胸部皮下に埋め込む。DBSの刺激電極は1.27mm直径、1.5mm幅の円筒形プラチナ・イリジウム電極4個が直列（1.5mmまたは0.5mm間隔）し、最大10.5mmあるいは7.5mmの幅を刺激できる。頭蓋外に置いたコネクターとケーブルで、前胸部皮下に埋め込んだIPGを連結する。ケーブルは頭部、頸部の皮下を通し、機器はすべて皮下に埋め込まれ、頭髪や衣服に覆われて外からは治療を受けていることがわからない。IPGはバッテリーが内蔵され、患者自身が必要に応じて、服の上から刺激のオン・オフを切り替える。刺激条件は周波数130〜160Hz、パルス幅60〜100μs、刺激強度1〜3.5Vの範囲で調節し、単極あるいは双極で刺激する。IPGは刺激条件や刺激の持続時間によるが、最低4〜5年で交換する。脳内電極は破損していなければ交換する必要はない。

1 視 床

▶視床中間腹側核
（Vim核）

　視床中間腹側核（Vim核）は視床の亜核であり、MRI上でその位置を同定できない。Vim核同定には微小電極による細胞活動記録が必須である。細胞活動記録では視床Vim核において四肢の振戦に同期した群化放電が記録される。また四肢の他動運動に応じて発火する細胞活動が記録される。群化放電が記録された部位で電気刺激を行うと四肢の振戦を止めることができ、破壊や電極埋め込みを行う前に臨床効果のシミュレーションを行うことができる。

1) 視床Vim核破壊術（Vim thalamotomy）

a. 適応症状

薬物治療によって十分改善が得られない振戦。

b. 特徴

　Vim核の破壊による振戦消失の効果は永続的である。Moriyamaら（1999）[2]は、術後平均8.8年を経ても術側の筋固縮や振戦のUPDRS（Unified Parkinson's Disease

Rating Scale) スコアが非術側に比べて低いことを報告している。振戦や筋固縮に対する持続的効果があるが、長期例では無動や歩行障害の悪化が ADL 阻害の要因になった。Vim 核の吻側に位置する VL 核を含む凝固巣はジスキネジアを軽減させる。

▶ 合併症
▶ 永続的な合併症

合併症としては3ヵ月以内に消失する症状が36～61%に出現し、意識障害、失語症、構音障害、対側の脱力や失調、知覚異常など報告されている。永続的な合併症は14～23%で、失語症、構音障害、失行などが報告されている。

両側視床破壊術は言語障害や嚥下障害が出現する確率が高いために勧められない。過去に破壊術を受けた症例の対側手術としては視床 Vim 核刺激が第一選択肢である。

❷ 視床 Vim 核刺激術（Vim DBS）（図1）

● a. 適応症状

薬物治療によって十分改善が得られない振戦。

● b. 特徴

破壊群と DBS 群の比較を行った研究（Schuurman ら，2000）[3]では両者とも振戦の抑制には同等の効果をもつが、DBS 群は副作用が少なく、機能の改善が破壊群よりもより大きいと報告されている。破壊群の79%、DBS 群の90%で振戦がほぼ完全に消失し、自覚的な改善度や機能改善の評価（Frenchay activities index を用いて評価を行った）では DBS 群の改善が有意であった。合併症として破壊群では認知機能の低下、自発性低下、記憶力低下、言語流暢性低下が認められ、DBS 群では IPG 埋め込み部位の血腫や感染があったが、破壊群で出現しやすい構音障害を認めなかった。

▶ DBS 群の改善

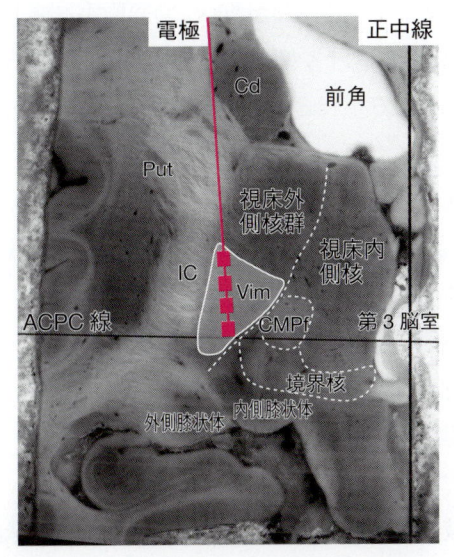

図1. 視床 Vim 核と DBS 電極
冠状断脳標本上に視床 Vim 核の中に刺入する DBS 電極の位置を提示。PC（後交連）から5mm 前の位置で Vim 核が最も大きい。DBS 電極は遠位コンタクトがほぼ ACPC 線で、正中線から約15mm 外側に留置する。
ACPC 線：前交連-後交連を結んだ線　Cd：尾状核
Put：被殻　IC：内包　CMPf：正中中心核-傍束核複合体

破壊術では両側手術は勧められない。一側破壊術の対側治療としてはDBSを行う方がよい。DBSは一側、両側手術とも安全性が高い。

▶淡蒼球内節

2 淡蒼球内節

Laitinen (1992)[4]の報告を契機に再開された淡蒼球破壊術はその標的部位が淡蒼球内節の後腹側部、いわゆるsensory-motor areaに限定され、より安定した臨床効果が大きな注目を浴びた。淡蒼球内節の直下には視索があり、破壊が視索に及ぶことで視野障害を合併する場合がある。また淡蒼球内節には機能分化があり、破壊や刺激の部位により臨床効果に違いを生ずる。

① 後腹側淡蒼球内節破壊術（posteroventral pallidotomy）

a. 適応症状

ジスキネジア、日内変動。

b. 特徴

▶ジスキネジアの軽減効果

ジスキネジアの軽減効果は顕著で、手術対側肢のジスキネジアの76〜92%が消失ないし軽減し、その効果は長期間にわたって持続する[5)6)]。手術と同側肢のジスキネジア軽減効果も32〜45%に認められることがあるが同側に対する効果は1年くらいで消失した。UPDRSによる術前後の評価ではオフ時の運動症状やADLが術前と比較して20〜30%減少し、術後に有意に改善した。オン時の症状改善に比して、オフ時の症状改善効果が高く、改善効果は術後2年まで有意であった。対側の動作緩慢、筋固縮、振戦は有意に改善するが、歩行や姿勢安定性の改善にはかなりのばらつきがあった。症状の日内変動は術後1〜2年まで軽減効果を示すが、その後再び術前と同程度あるいはやや軽度の日内変動を呈してくる症例が多い。言語障害、嚥下障害に対する改善効果はなく、破壊術後に嚥下機能低下や構音障害を呈する症例があった。薬物投与量は不変、軽度減量、あるいは10.6〜18.3%増加で、術後に投与量の大きな変化はない。

▶合併症

c. 合併症

合併症として脳出血、視野障害、対側肢脱力が1〜2%出現、対側顔面麻痺はやや多く、その他構音障害、発声量低下、嚥下障害、流涎増加などが認められた。

② 淡蒼球内節刺激術（GPi-DBS）（図2）

a. 適応症状

L-ドパ治療に伴う運動合併症（ジスキネジア、日内変動など）。

b. 有効性

ジスキネジアの軽減効果、日内変動改善効果がある。淡蒼球内節破壊術に比べて副

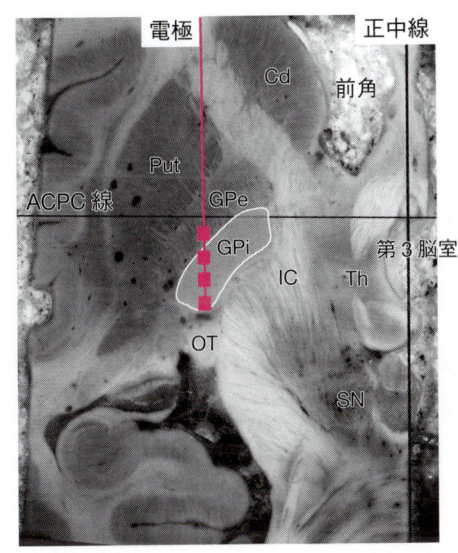

図2. 淡蒼球とDBS電極
冠状断脳標本上に淡蒼球内節に刺入するDBS電極を提示。遠位コンタクトはACPC線から約5mm下(ほぼ第3脳室底面に一致)で、OTから2mm以上離れた位置に留置する。
GPi:淡蒼球内節　GPe:淡蒼球外節　OT:視索
Th:視床　SN:黒質

作用が少なく、両側手術も可能である。

両側淡蒼球(GPi) DBSと両側視床下核(STN) DBSとの多施設共同ランダム化比較試験[7]による術後6ヵ月後の成績では両群とも有意にUPDRSが改善し、GPi-DBSとSTN-DBSの臨床効果に明らかな差がなかった。長期効果について多施設共同研究によるGPi-DBSとSTN-DBSの5～6年の経過の比較が報告されている[8]。STN-DBS 35例、GPi-DBS 16例の臨床効果を、薬効オンとオフ、刺激オンとオフなどの条件下で比較している。UPDRS運動スコアは両群とも刺激オンで刺激オフに比べて有意な改善(STN-DBS 45.4%改善、GPi-DBS 20.0%改善)が認められ、術前と比較しても薬効オフ時症状(STN-DBS 50.5%改善、GPi-DBS 35.6%改善)、ジスキネジア、ADLが有意に改善している。姿勢安定性、歩行についてのサブスコアについての比較はなされていない。STN-DBSの運動症状に対する臨床効果がGPi-DBSよりもよい傾向があるが、副作用出現はGPi-DBS群で少なかった。L-ドパ、ドパミンアゴニストを換算した薬用量(levodopa equivalent dailydose；LEDD)はSTN-DBSでは術前における1日量(LEDD)は1,709.3mgが術後5～6年で29.7%減量になったが、GPi-DBSでは術前1,417.8(153.0)mgが術後5～6年でも不変であった。

▶副作用

c. 副作用

Follettら[9]はGPi-DBS 152例中で50.7%になんらかの副作用出現を報告した。副作用は手術手技、あるいは機器に関連した副作用と、刺激やPDに関連した副作用がある。手術手技や機器関連の副作用は、機器の感染、機器の破損、脳出血、刺激やPDに関連した症状として、転倒、肺炎、意識障害、うつ症状、ジスキネジア、自殺など

が挙げられる。刺激に関連した症状は刺激条件の変更で回避し得るが、その際にも電極留置位置が重要である。GPi-DBSに特異的な副作用としてGPiの腹側に視索があるため腹側に位置する電極の刺激が視索に及ぶことによる視野のチカチカ感、あるいは電極が内後方に位置することによる錐体路刺激による筋のつっぱり感が出現することがある。副作用を起こす電極を用いない、あるいは単極刺激を双極刺激に変更することで回避できる場合が多い。

d. 問題点

淡蒼球内節の機能分化により部位によって臨床効果に違いがある。そのために電極留置位置が臨床効果に反映する[10]。STN-DBSとの比較を行った報告で短期的にも長期的にも臨床効果に違いがないと報告されているが、GPi-DBSは筋固縮、振戦、動作緩慢については効果がある。しかし、臨床の場では姿勢安定性やすくみ歩行についての効果や日内変動軽減効果の持続についてはSTN-DBSよりも有効性が低いと認識されている。またSTN-DBSよりも刺激強度が高く、IPGの入れ替えが早いなどのことも報告されている。

③ 視床下核(STN)

▶ STN治療

破壊によるSTN治療も行われている。STN破壊による不随意運動誘発など、目立った副作用出現もなくPD症状の改善が得られることが報告されている。PD患者18例に対する両側STN破壊術(subthalamotomy)の術後3〜6年の経過では[11]、PDの主症状の改善、L-ドパ減量、ジスキネジアの軽減に対する効果があった。数名で術後に強い全身性コレアが出現したが術後6ヵ月くらいで自然に軽快した。STN破壊術よりも刺激術の有効性が先に確立され、現在は刺激治療が主に行われているので、本論ではSTNに関しては刺激術について記載する。経済的観点などを考えると、有用な治療法でありその有効性が十分に検証される必要がある。

▶ 視床下核刺激術

① 視床下核刺激術(図3)

a. 適応症状

L-ドパ治療に伴う運動合併症(ジスキネジア、日内変動など)が主たる適応症状であり、L-ドパが有効であることが条件である。PD症状全般に対する有効性も高い。

b. 有効性

1993〜2004年に刊行された論文のmeta-analysisで、術後観察期間は平均14.8ヵ月(6ヵ月〜最大5年)の両側STN-DBS 921例の分析が行われた[12]。手術時平均年齢は58.6歳、術前平均罹病期間14.1年で、術前の薬効オフ時と術後刺激オン時(薬効オフ時)の比較でUPDRS Ⅱが50%改善、UPDRS Ⅲが52%改善、抗PD薬の量が

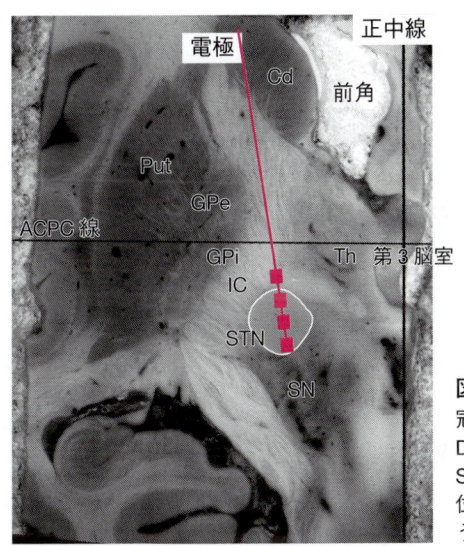

図3. 視床下核とDBS電極
冠状断脳標本上に視床下核（STN）に刺入するDBS電極を提示してある。遠位コンタクトをSTNの腹側（ACPC線から約5mm下）に置き、近位コンタクトがSTN背側から不確帯にかかるように留置する。

55.9%減少した。ジスキネジア減少は69.1%、オフ時間は術前と比較して68.2%減少した。PDQ 39を用いたQOLは34.5%改善した。DBS導入の初期には運動合併症を伴う進行期PD（手術時罹病期間14.6±5.0年、平均年齢55歳）に対する治療として位置づけられていた。現在では平均年齢が55歳以下で、平均罹病期間が6.8年、運動症状は軽度から中等度（薬効オフ時UPDRS IIIは平均29点）のPD患者に対する有効性が報告されている[13]。

長期観察例の報告では、術後5年で刺激オン/薬効オンの運動症状が術前の薬効オン時よりも悪化、特に術直後に術前よりも改善していた無動、言語、姿勢安定性、歩行が、5年後には術前と同じレベルになった。薬効オフ時では5年後に言語が術前に戻った[14]。しかし術後5年経っても日内変動の改善は持続し、L-ドパ量やジスキネジアの軽減に対する効果も5年経っても有効であった。

高齢罹患患者に対するSTN-DBSの適応がしばしば問題になる。70歳以上の患者群においてSTN-DBSで運動合併症の改善が認められ、L-ドパが減量できたにもかかわらず、ADLや歩行が悪化した[15]。高齢患者の運動機能はPD症状によるのみでなく年齢による身体能力によっても影響を受ける可能性が示唆されている。

非運動症状に対する有効性については、結論が出ていない。睡眠時間、睡眠効率が改善するが[16]、睡眠構築そのものに対する改善はない。病初期から認める嗅覚機能低下について、STN-DBSの刺激オンで嗅覚の閾値は変わらないが、識別能が高まり、嗅覚の認知過程に影響を及ぼす可能性が示唆されている[17]。

GPi-DBSとの臨床効果の比較についてはGPi-DBSの項に記載したが、どちらがよ

り有効であるかについて結論は出ていない。

▶副作用

c. 副作用

　GPi-DBSの項で記載したが、手術手技や機器に関連した副作用と、刺激に関連した副作用がある。両側DBSの5年経過観察の報告[18]で、永続的な副作用として開眼失行、構音障害、体重増加、軽躁状態、脱抑制、うつ状態、感情鈍麻（apathy）などが挙げられている。

　刺激オフで構音障害が軽減する場合には留置電極がSTN外側に位置しているため皮質延髄路に刺激が波及する可能性がある。開眼失行も刺激オンで誘発される場合があり、皮質延髄路に刺激が波及している可能性が示唆されている。精神症状に関しては全般的には大きな精神機能障害を起こさないと考えられているが、69歳以上の患者で前頭葉機能低下が起きやすい[19]、情動障害を起こしやすいなどの報告がある[20]。

d. 問題点

　術中に記録されるSTNの長さは6〜8mmで、DBS電極をどのように留置するかはそれぞれの施設で異なる。STN-DBSによる治療効果は電極留置位置を把握する必要があり、抗PD薬による薬物治療との調整を十分に行う必要がある。

（横地房子）

【文献】

(1) 厚生科学研究特定疾患対策研究事業「パーキンソン病の定位脳手術の適応と手技に関する多施設共同研究」平成12年度研究報告書.
(2) Moriyama E, Beck H, Miyamoto T : Long-term results of ventrolateral thalamotomy for patients with Parkinson's disease. Neurol Med Chir 39 : 350-356, 1999.
(3) Schuurman PR, Bosch DA, Bossuyt PM, et al : A comparison of continuous thalamic stimulation and thalamotomy for suppression of severe tremor. N Engl J Med 342 : 461-468, 2000.
(4) Laitinen LV, Bergenheim AT, Hariz MI : Leksell's posteroventral pallidotomy in the treatment of Parkinson's disease. J Neurosurg 76 : 53-61, 1992.
(5) Lang AE, Lozano AM, Montgomery E, et al : Posteroventral medial pallidotomy in advanced Parkinson's disease. N Engl J Med 337 : 1036-1042, 1997.
(6) Eskandar EN, Shinobu LA, Penney JB Jr, et al : Stereotactic pallidotomy performed without using microelectrode guidance in patients with Parkinson's disease ; surgical technique and 2-year results. J Neurosurg 92 : 375-383, 2000.
(7) Deep-Brain Stimulation for Parkinson's Disease Study Group : Deep-brain stimulation of the subthalamic nucleus or the pars interna of the globus pallidus in Parkinson's disease. N Engl J Med 345 : 956-963, 2001.
(8) Moro E, Lozano AM, Pollak P, et al : Long-term results of a multicenter study on subthalamic and pallidal stimulation in Parkinson's disease. Mov Disord 25 (5) : 578-586, 2010.
(9) Follett KA, Weaver FM, Stern M, et al ; CSP 468 Study Group : Pallidal versus subthalamic deep-brain stimulation for Parkinson's disease. N Engl J Med 362 : 2077-2091, 2010.
(10) Krack P, Pollak P, Limousin P, et al : Opposite motor effects of pallidal stimulation in Parkinson's disease. Ann Neurol 43 : 180-192, 1998.
(11) Alvarez L, Macias R, Lopez G, et al : Bilateral subthalamotomy in Parkinson's disease ; initial

and long-term response. Brain 128：570-583, 2005.
(12) Kleiner-Fisman G, Herzog J, Fisman DN, et al：Subthalamic nucleus deep brain stimulation；summary and meta-analysis of outcomes. Mov Disord 21：S290-S304, 2006.
(13) Schüpbach WM, Maltête D, Houeto JL, et al：Neurosurgery at an earlier stage of Parkinson disease；a randomized, controlled trial. Neurology 68(4)：267-271, 2007.
(14) Krack P, Batir A, Van Blercom N, et al：Five-year follow-up of bilateral stimulation of the subthalamic nucleus in advanced Parkinson's disease. N Engl J Med 349：1925-1934, 2003.
(15) Derost PP, Ouchchane L, Morand D, et al：Is DBS-STN appropriate to treat severe Parkinson disease in an elderly population? Neurology 68：1345-1355, 2007.
(16) Monaca C, Ozsancak C, Jacquesson JM, et al：Effects of bilateral subthalamic stimulation on sleep in Parkinson's disease. J Neurol 251：214-218, 2004.
(17) Hummel T, Jahnke U, Sommer U, et al：Olfactory function in patients with idiopathic Parkinson's disease；effects of deep brain stimulation in the subthalamic nucleus. J Neural Transm 112(5)：669-676, 2005.
(18) Schüpbach WM, Chastan N, Welter ML, et al：Stimulation of the subthalamic nucleus in Parkinson's disease；a 5 year follow up. J Neurol Neurosurg Psychiatry 76：1640-1644, 2005.
(19) Saint-Cyr JA, Trepanier LL, Kumar R, et al：Neuropsychological consequences of chronic bilateral stimulation of the subthalamic nucleus in Parkinson's disease. Brain 123：2091-2108, 2000.
(20) Biseul I, Sauleau P, Haegelen C, et al：Fear recognition is impaired by subthalamic nucleus stimulation in Parkinson's disease. Neuropsychologia 43：1054-1059, 2005.

23 その他の療法：rTMSとECT

はじめに パーキンソン病（PD）の運動症状に対する治療は薬物療法が主流であるが、治療が長期化すると治療薬に関連するさまざまな問題を生じる。薬物療法の限界を補う目的で、定位脳手術や脳深部刺激療法などの外科的治療が試みられ、その有用性が確立している。一方で、外科的治療には常に大きなリスクを伴うことから、より非侵襲的な治療法が期待されている。

▶経頭蓋磁気刺激法（TMS）
▶反復経頭蓋磁気刺激療法（rTMS）

非侵襲的に中枢神経機能解析ができる経頭蓋磁気刺激法（transcranial magnetic stimulation；TMS）があるが、これを応用し、ある一定の周期で反復して刺激する反復経頭蓋磁気刺激療法（repetitive TMS；rTMS）の研究が進んでいる。近年のトピックとして、PD患者に対してrTMSを施行した本邦の大規模調査で、運動症状の改善が認められたことが挙げられる。

▶電気痙攣療法（ECT）

電気痙攣療法（electroconvulsive therapy；ECT）もまた、PDの治療法として期待されている。古くから精神科領域では、うつ病、躁うつ病、統合失調症などにECTが用いられてきた。PDではしばしばうつ病を合併することが知られているが、薬物治療抵抗性の重度のうつ症状を有するPD患者に対して、ECTがうつ症状とともにPD症状にも著効する場合がある。そこでECTによる運動症状への効果も期待されている。

本章では、PDの運動症状を改善し得るかという観点から、rTMSおよびECTの治療応用について述べる。

1 反復経頭蓋磁気刺激療法（rTMS）

1 rTMSとは

磁気刺激法は中枢神経および末梢神経を非侵襲的に刺激できる方法である。導線の巻かれたコイルに瞬間的に電流を流すことによりコイルを貫く磁場（変動磁場）を発生させ、この磁場の時間的変化により生体内に誘導電流（渦電流）を発生させ、この渦電流により神経細胞を興奮させるというのが磁気刺激法の原理である（図1）。磁気刺激法の最大の利点は、電気刺激法と異なり皮膚に電流を流さないため、痛みを伴わず体表から離れた神経組織を刺激できるという点にある。中枢神経の運動障害をきたす疾

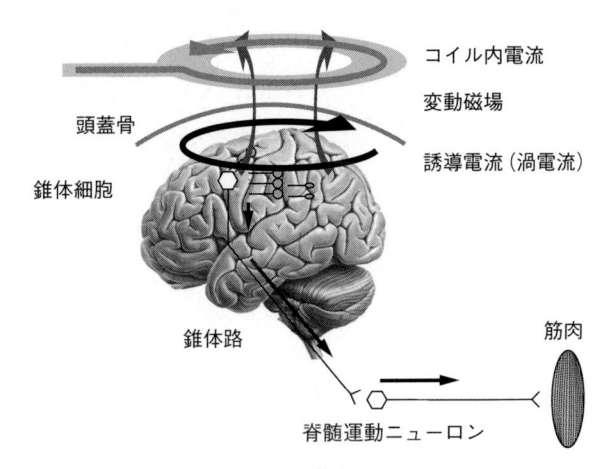

図1. TMSの原理
導線の巻かれたコイルに瞬間的に電流を流すことにより、コイルを貫く変動磁場が発生する。この磁場の時間的変化により生体内に誘導電流（渦電流）が発生し、神経細胞が興奮する。例えば、一次運動野を刺激すると、錐体細胞が興奮し、皮質脊髄路をインパルスが下行し、脊髄前角細胞を介し、末梢神経を通じて筋肉を収縮させることができる。

患の検査法として有用性が1985年のBarkerらにより報告され、現在では日常診療に用いられている。さらに1990年代に入り、工学的な機械の改良により、反復した磁気刺激を施行できる機種が開発され、rTMSが可能となった。このrTMSは覚醒時のヒトに対して脳の可塑性（plasticity）を誘導することができる。ここで「脳の可塑性」とは、さまざまな入力により、この神経回路が変化する性質を指す。これは発達・記憶・学習などにかかわっており、またPDなどの神経疾患でも、症状に対する適応として可塑性が起こることが知られている。神経回路の変化とは、シナプスの伝達効率の変化（長期増強、長期抑制）やシナプス結合の変化のような小規模な神経回路内の変化と、脳機能の再構築を伴うような大規模な神経回路間の変化を指す[1]。つまり、脳の可塑性を誘導できるrTMSがPDをはじめとする神経疾患への治療法として期待されているのは、シナプスの伝達効率を変化させ得る、あるいは脳機能の再構築を誘導し得ると考えられているからである。そして、これまでの正常人における検討から、1Hz以下の低頻度rTMSではコイル直下の大脳皮質の興奮性を低下させ、高頻度（通常5～25Hz）rTMSでは興奮性を増大させられることが判明している。しかしながら、その脳の可塑性を脳のどこの部位に・どのような方向に誘導していくかが治療法を確立するうえでのポイントとなる。

TMSによる刺激の効果は、直接刺激された大脳皮質が引き起こす一時的な事象だけではなく、刺激部位と連絡のある大脳基底核あるいは遠隔の大脳皮質を間接的に機能変化させることでも生み出される。さらに反復して刺激することにより（rTMS）、刺

▶シャム刺激群

激後も持続する効果を及ぼし、刺激頻度依存性に神経活動を制御できる可能性がある。PDでは、大脳基底核だけではなく、大脳皮質機能の異常も指摘されており、TMS・rTMSによる直接・間接刺激の影響が期待できる。しかし、数多くの報告がある中で、rTMSの刺激方法が多岐にわたっている点、適切なシャム刺激群（プラセボ群）を設定していない研究が数多くみられる点などからいまだエビデンスに乏しい領域である。そのような中、2008年にHamadaらにより、多施設共同研究の結果が報告され、運動症状への有効性が示された。ここでは、rTMSのPDへの応用の現状について概説する。

2 rTMSのパーキンソン病治療への応用研究

rTMSをPD治療に応用した主な文献について表1に示す。エビデンスレベルのよ

表1. rTMSとパーキンソン病（無作為割付二重盲検化シャム比較試験のみ）

著者	刺激部位	刺激条件	研究デザイン	症例数	結果
Siebner, et al (1999)[4]	対側M1	5Hz, 1,000 pulses, 90% MT, 1 session	Crossover	12	一過性の反応時間短縮
Ghabra, et al (1999)[12]	優位半球M1	5Hz, 80〜85% MT, 1 session	Crossover	11	無効
Siebner, et al (2000)[5]	対側M1	5Hz, 2,250 pulses, 90% MT, 1 session	Crossover	10	改善
Boylan, et al (2001)[13]	SMA	10Hz, 2,000 pulses, 110% MT, 1 session	Crossover	10	一過性の反応時間遅延
Shimamoto, et al (2001)[9]	両側前頭葉	0.2Hz, 30 pulses×2, 700V, Once weekly over 2 months	Parallel	18	1〜2M持続するADL・UPDRS改善
Sommer, et al (2002)[11]	優位半球M1	1Hz, 900 pulses, 120% MT, 1 session	Crossover	11	短時間の動作緩慢改善
Ikeguchi, et al (2003)[10]	両側前頭葉 両側後頭葉	0.2Hz, 30 pulses×2, 70% maximum output, 1 session	Crossover	12	1W持続するADL・UPDRS改善
Okabe, et al (2003)[14]	両側前頭葉 両側後頭葉	0.2Hz, 100 pulses, 110% active MT, Once weekly for 8 weeks	Parallel	85	無効（後頭部刺激・シャム刺激と同等）
Khedr, et al (2003)[6]	上下肢を含むM1	5Hz, 2,000 pulses, 120% MT, Once daily for 10 days	Parallel	36	1M持続するUPDRS改善
Fregni, et al (2004)[15]	左DLPFC	15Hz, 3,000 pulses, 110% MT, Once daily for 10 days in 2 weeks	Parallel	42	無効
Lefaucheur, et al (2004)[7]	左半球M1	0.5Hz, 600 pulses；10Hz, 2,000 pulses, 80% MT, 1 session	Crossover	12	0.5Hz/10HzともUPDRS改善
Lomarev, et al (2006)[8]	両側M1 両側DLPFC	25Hz, 300 pulses, 100% MT to M1, 8 sessions over 4 weeks	Parallel	18	1M持続する反応時間短縮
del Olmo, et al (2007)[16]	対側DLPFC	10Hz, 450 pulses, 90% MT, Once daily for 10 days	Parallel	13	無効
Hamada, et al (2008)[19]	SMA	5Hz, 1,000 pulses, 110% active MT, Once weekly for 8 weeks	Parallel	99	1M持続するUPDRS改善（特に無動改善）

M1：Primary motor area（一次運動野）　SMA：Supplementary motor area（補足運動野）　DLFPC：Dorsolateral prefrontal cortex（背外側前頭前野）　MT：Motor threshold（運動閾値）　UPDRS：Unified Parkinson's Disease Rating Scale

▶プラセボ効果

り高い無作為割付二重盲検化シャム比較試験のみを扱う。この手の研究では、必ずプラセボ効果が発生する。最先端の大型の装置を用いて、特別な治療を受けたことに感慨を受ければ、それは運動症状をも改善させ得るためである。そのため、真に治療効果があるか否かを検討するためには、適切なシャム刺激群の設定が必要である。図2にrTMSの実際のやり方を示す。患者が実刺激とシャム刺激の違いを判別できないことが重要である。

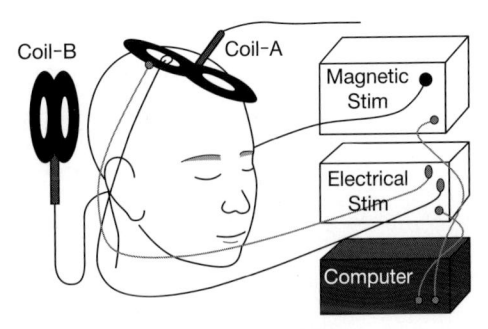

図2. rTMSの実際

実刺激群では、刺激部位の直上に配置されたコイルAで磁気刺激を行う。シャム刺激群では、刺激部位の直上に貼られた電極により弱い電気刺激を行い、かつコイルBで実刺激と同様のクリック音を再現する。患者は実刺激を受けているか、シャム刺激を受けているかを判別できない。
(Hamada M, Ugawa Y, Tsuji S：High-frequency rTMS over the supplementary motor area for treatment of Parkinson's disease. Mov Disord 23：1524-1531, 2008 による)

rTMSのPDへの応用の契機となった仕事は、Pascual-Leoneらの報告であった[2)3)]。彼らは5HzのrTMSを行い、単純な課題に対する反応時間を解析し、正常被検者に比して、PD患者では有意に反応時間が短縮すると報告し、rTMSがPDの治療に応用できる可能性を主張した。Siebnerら[4)]はPascual-Leoneらと同じ刺激方法で有効性を追認した。別のSiebnerらの研究でも[5)]、Khedrら[6)]の研究でも、5HzのrTMSの有効性が示されている。Lefaucheurら[7)]が左半球一次運動野に対して行った0.5Hzおよび10HzのrTMSはどちらも運動症状の改善をもたらした。Lomarevら[8)]の行った25HzのrTMSに至っては、その効果が約1ヵ月も持続したことが確認されている。

一方、低頻度rTMSを用いた報告も少なくない。本邦においてShimamotoら[9)]、Ikeguchiら[10)]は0.2HzのrTMSがPDの運動症状の改善に有用であったと報告している。Sommerら[11)]も1Hz以下の低頻度rTMSの有効性を主張している。

有効性を論ずる報告が多い中、Ghabraら[12)]はPascual-Leoneらの結果の再現性を検討し、結果を再現することはできなかった。またBoylanら[13)]はrTMSにより、むしろ反応時間の延長を認め、逆に運動症状を悪化させる可能性がある危険性に言及した。そのように有効性が報告されている一方、無効である、逆に悪化するとも報告されており、その見解は一定していない。かつ、これらの報告は症例数が少ないという問題があった。そこで、本邦において大規模な多施設共同研究が行われた。Okabeら[14)]は、85名のPD患者を対象とし、0.2Hzの刺激頻度で一次運動野に対してrTMSを行った。結果は、実刺激群はシャム刺激群と同等の改善効果しかなく、プラセボ効果となんら変わらなかった。従来の報告に比して、かなり多い症例数で検討したものの無

効であったというこの結果は、一見、PDへのrTMS治療の可能性を否定するようにも思えるが、刺激方法(刺激部位、刺激頻度、刺激強度、刺激実施回数)の選択により、治療効果は変わると考えられるため、その後も継続して研究は続けられた。Okabeらの報告後も、Fregniら[15]、del Olmoら[16]により無効であったという結果が報告されている。

このような中、従来発表された複数の論文をメタ分析したreview[17)18)]では、PDに対してrTMS治療の潜在的有効性は肯定できると結論した。特に高頻度刺激で、運動症状の改善が認められる可能性を指摘した。そのため、刺激方法を変えて、2回目の大規模な多施設共同研究が本邦で行われた。Hamadaら[19]は、これまでで最多の99名のPD患者を対象とし、5Hzの刺激頻度で補足運動野に対してrTMSを施行した。結果は、実刺激は、シャム刺激に比して有意に臨床症状を改善し、実刺激がプラセボ効果を上回ることを明らかにした。特にこの研究では、PDの三大徴候(安静時振戦、固縮、動作緩慢)のうち、最も薬剤抵抗性とされる動作緩慢に対して効果があることを示した[20]。PDでは補足運動野の活動性が低下し、その活動性の低下が運動症状と関連していると機能画像検査によって示されており、大脳皮質・大脳基底核ループの機能障害により補足運動野へのafferent feed backが減少する機序が推測されている。前述したように、高頻度rTMSは大脳皮質の興奮性を増大させるため、補足運動野の興奮性を上昇させることで、そのafferent feed backの減少を回復させた可能性がある。言い換えれば、rTMSが、補足運動野・大脳基底核ループに対し可塑性をもたらし、運動症状を改善させたと考えられる。この結果はPDの運動症状を改善し得る刺激方法を見い出した点で、非常に意義のある研究成果といえる。

▶ 大脳皮質・大脳基底核ループ

この研究結果を受け、福島県立医科大学神経内科の宇川義一を班長とし、本邦において3回目となる、大規模な多施設共同研究を2009年より開始した。前回、効果がみられた補足運動野を刺激部位とし、刺激頻度を変え、より顕著な運動症状への効果を期待し、また近年注目されている非運動症状にも注目し、検討を行っているところである。1Hzの実刺激群、10Hzの実刺激群、およびシャム刺激群の3群に分けるプロトコールとなっている。以前に比して参加施設は増えており、より大規模な調査となる予定であり、この解析結果が待たれる。

さらに、近年のrTMSの改良は目覚ましく、規則的に刺激する従来のrTMSよりも、不規則に刺激を行うrTMS(シータバースト刺激法:theta burst stimulation[21]、反復四連発刺激法:quadri-pulse stimulation[22)23)])も開発され、より強力で持続時間の長い効果が報告されており、この分野の発展が多いに期待される。

▶ シータバースト刺激法
▶ 反復四連発刺激法

しかしながらrTMS研究にはさまざまな課題が残されている。例えば刺激方法の問題である。現時点では効果的な刺激方法、すなわち、刺激部位、刺激頻度、刺激強度、

刺激実施回数について、確立しているとは言えない。さまざまな刺激方法が考えられ、最適な刺激方法を見い出すためには、それぞれに大規模調査が必要となり、臨床応用するには遠い道程である。またrTMSにおける治療効果の機序について解明されているとは言い難い。この点も今後の研究課題であろう。なおrTMSは刺激方法をガイドライン[24]に従って厳守して施行することが必要である。厳守することによって、てんかんなどの重篤な副作用は報告されてはいない。副作用には頭痛などが挙げられるが、一般に軽度である。TMSの禁忌は心臓への刺激、頭蓋内金属(脳動脈瘤クリッピング術後など)、心臓ペースメーカー、重篤な心疾患、妊婦などである。

▶ガイドライン

2 電気痙攣療法(ECT)

1 ECTとは

ECTは、ヒトの頭部の皮膚上から脳に通電して痙攣発作を誘発し、脳機能が改善されることを期待する治療法である。薬物治療が開発されるまでの間、精神科治療における主要な治療法として用いられていた。しかし、ECTは過去に安易に乱用されたという負の歴史があり、痙攣を引き起こし、時に脊椎圧迫骨折、咬舌、下顎の脱臼や記憶障害を生じることから、薬物療法が開発されて以来、第一選択治療ではなくなった。しかし薬物抵抗性の精神疾患において優れた治療効果を示すことから、現在では再び治療法としての役割が見直されている。主な対象疾患は、うつ病、躁うつ病、統合失調症などである。特に最近は、刺激装置に矩形波パルス刺激装置が用いられるようになり、従来の交流電流刺激装置に比して、1/3のエネルギーで痙攣を起こすことができるようになっている。また手術室において麻酔科医師の協力のもと、静脈麻酔を用いた全身麻酔下において、筋弛緩薬を静注して筋を弛緩させ、人工呼吸下に痙攣を起こすことなくECTが施行され得るようになっており、脊椎圧迫骨折の副作用はなくなり、健忘や記銘力低下も軽度となり、安全性も向上した(修正電気痙攣療法；modified ECT)。この手法では痙攣は起こらないが、脳内では痙攣を生じ得る程度の神経細胞の脱分極、興奮が起こっている。現在ではこのmodified ECTが標準となっている。治療に必要な施行回数は、週2〜3回施行し、合計8回程度を1クールとする。modified ECTの副作用は、一過性のものとして、頻脈、血圧上昇、不整脈、覚醒後も数時間続くものとして、頭痛、吐気、筋肉痛、健忘(施行直後の健忘、直前の逆行性健忘)、見当識障害、数日以上持続するものとして、記銘力障害、脳波異常などが挙げられる。死亡率はECTで1回あたり0.01%、modified ECTでは0.002〜0.005%とされる。禁忌は、重篤な心疾患、重篤な呼吸器疾患、脳動脈瘤などの頭蓋内疾患である。ここでは、

▶修正電気痙攣療法
▶modified ECT

主にPDの運動症状に対するECTの効果について述べる。

❷ ECTのパーキンソン病への治療効果

PDに対するECTの応用の起源は古く、1950年代に遡る[25]。ECTをPDの運動症状へ応用した主な文献について**表2**に示す。ECTの文献は、rTMSの文献よりもエビデンスレベルがかなり低い。無作為割付二重盲検化シャム比較試験はAndersenら[26]の1つの報告のみであり、少数例ではあるが、貴重な報告である。これはon-off現象を有する11名のPD患者を対象としている。全身麻酔をかけるだけで実際にはECTを施行しなかった患者(シャム刺激)を対照として比較している。実刺激群において有意なon時間の延長が認められた。かつ治療効果のなかったシャム刺激群の患者に対しても、後に盲検化せずに実刺激を与え、改善を認めた。最終的に11名中9名に改善がみられたとしている。

残念ながらその他の報告は、無作為割付が行われていなかったり、二重盲検試験でなかったりして、エビデンスレベルが低い。Balldinら[27]は、精神症状を認めないon-off現象を有する9名のPD患者を対象とし、5名で顕著な運動症状の改善を認めたとしている。また、Fallら[28]も、精神症状を認めない16名のPD患者を対象にし、運動症状が改善したと報告している。Pridmore and Pollard[29]は長期追跡検討を行い、精神症状を認めないPD患者12名中9名において、運動症状に対する改善作用が、2週間から最長35ヵ月も持続したと報告している。上記の報告は、精神症状のないPDに対してECTが行われている点で共通している。これはPDに精神症状を伴う場合、ECTが精神症状を改善させ、その影響により二次的に運動症状も改善させる可能性があることを考慮したものである。精神症状の改善に伴う二次的な運動症状の改善を否定できるという点で重要な報告である。しかしながら、いずれもシャム刺激群が設定されておらず、また35ヵ月も効果が持続するということが起こり得るのか疑問視されている。

表2. ECTとパーキンソン病(運動症状に関する主な報告)

著者	症例数	精神症状	結果
Ward, et al (1980) [33]	5	なし	無効
Balldin, et al (1980) [27]	9	なし	5名で顕著な改善 (4〜41W)
Andersen, et al (1987) [26]	11	なし	9名で改善 (2〜6W) シャム刺激では改善なし
Douyon, et al (1989) [30]	7	うつ病	6名で改善
Fall, et al (1995) [28]	16	なし	全例で改善 (1W〜18M)
Pridmore, et al (1996) [29]	12	なし	9名で改善 (2〜35M)
Moellentine, et al (1998) [31]	25	うつ病など	14名で改善 (〜32M)
Ueda, et al (2010) [32]	5	うつ病など	Yahr分類の有意な改善

うつ病などの精神症状を合併したPD患者を対象としたECTの報告も複数あり、精神症状のみならず、運動症状も改善したとしている[30)-32)]。これは前述のとおり、精神症状を改善させることにより、PDの運動症状を二次的に改善させただけであることを否定できない。

一方で無効例の報告もある。Wardら[33)]は、on-off現象を有するPD患者5名を対象とし、運動症状の改善をみなかったとしている。

結局のところ、ECTがPDの運動症状に対しても有効であるかについては、いまだ一定の見解はない。しかし上記の報告は、運動症状にも好ましい影響を与えるかも知れないという期待を抱かせる。特にon-off現象を有する患者において、ECTが運動症状の改善をもたらすとする報告が多い。PDの運動症状に対してECTが有効な可能性はあり、rTMS同様にエビデンスの蓄積が必要である。今後、より多数例での無作為割付二重盲検化シャム比較試験が必要となるであろう。もう1つの課題として、rTMS同様にPD患者の運動症状改善にかかわるECTの作用機序については、ほとんど明らかにはなっていない[25)]。この点も解明されなければならないであろう。

一方で、PD患者における精神症状（うつ病など）に対するECTの効果は一般に有効性が認められている。Faberら[25)]は1975〜1991年に発表された21論文をまとめ、約70％のPD患者の精神症状に対してECTが有用であったと結論づけている。

現時点でのPDに対するECTの臨床的適応は、重度の精神症状を合併し、薬物療法に反応しない場合、かつECTに熟練した医師が実施できる場合に限られる。ただし、PDでうつ病を合併することはよく知られた事実であるが、いわゆるうつ病患者の「うつ」とは異なり、希死念慮が乏しいなど「うつ」の性質が異なることが指摘されており、十分に精神科医と相談し、ECTの必要性について検討する必要があろう。

なお、PD患者で注意すべきECTの副作用として、治療後に生じる一過性のせん妄、記憶障害がある[34)]。認知機能が問題となり得る患者には、これらの副作用も考慮すべきである。

おわりに

PDの運動症状に対し、rTMSの有効性が本邦の大規模調査により示された意義は大きい。rTMS治療の継続的な研究が必要であることを意味し、また患者には大きな希望を与えることとなった。rTMSによるPDの治療が確立されれば、薬物治療での副作用に苦しむ患者の助けになるとともに、手術療法を補完する有力な手段となることが期待される。またrTMSはPDのみならず、他の難治性の神経疾患（脊髄小脳変性症、ジストニア、慢性疼痛、てんかんなど）に対しても応用が期待されている[35)]。

ECTもまた運動症状に対する改善効果が期待されている。しかしrTMSに比してそ

のエビデンスレベルは低く、今後、大規模調査による検討が必要となるであろう。一方、精神症状に対しては、既に臨床現場においてPDの重度のうつ合併例に対してECTが施行されており、良好な改善効果を認めている。いずれの治療法も大きな可能性を秘めた治療法であり、将来的に標準治療法の選択肢の1つになるのかも知れない。

(松本英之、宇川義一)

【文献】

(1) 松本英之, 花島律子：脳の可塑性の臨床評価；TMS. MB Med Reha 118：1-4, 2010.
(2) Pascual-Leone A, Valls-Solé J, Brasil-Neto JP, et al：Akinesia in Parkinson's disease；Ⅰ. Shortening of simple reaction time with focal, single-pulse transcranial magnetic stimulation. Neurology 44：884-891, 1994.
(3) Pascual-Leone A, Valls-Solé J, Brasil-Neto JP, et al：Akinesia in Parkinson's disease；Ⅱ. Effects of subthreshold repetitive transcranial motor cortex stimulation. Neurology 44：892-898, 1994.
(4) Siebner HR, Mentschel C, Auer C, et al：Repetitive transcranial magnetic stimulation has a beneficial effect on bradykinesia in Parkinson's disease. Neuroreport 10：589-594, 1999.
(5) Siebner HR, Rossmeier C, Mentschel C, et al：Short-term motor improvement after subthreshold 5-Hz repetitive transcranial magnetic stimulation of the primary motor hand area in Parkinson's disease. J Neurol Sci 178：91-94, 2000.
(6) Khedr EM, Farweez HM, Islam H：Therapeutic effect of repetitive transcranial magnetic stimulation on motor function in Parkinson's disease patients. Eur J Neurol 10：567-572, 2003.
(7) Lefaucheur JP, Drouot X, Von Raison F, et al：Improvement of motor performance and modulation of cortical excitability by repetitive transcranial magnetic stimulation of the motor cortex in Parkinson's disease. Clin Neurophysiol 115：2530-2541, 2004.
(8) Lomarev MP, Kanchana S, Bara-Jimenez W, et al：Placebo-controlled study of rTMS for the treatment of Parkinson's disease. Mov Disord 21：325-331, 2006.
(9) Shimamoto H, Takasaki K, Shigemori M, et al：Therapeutic effect and mechanism of repetitive transcranial magnetic stimulation in Parkinson's disease. J Neurol 248 (Suppl 3)：Ⅲ48-Ⅲ52, 2001.
(10) Ikeguchi M, Touge T, Nishiyama Y, et al：Effects of successive repetitive transcranial magnetic stimulation on motor performances and brain perfusion in idiopathic Parkinson's disease. J Neurol Sci 209：41-46, 2003.
(11) Sommer M, Kamm T, Tergau F, et al：Repetitive paired-pulse transcranial magnetic stimulation affects corticospinal excitability and finger tapping in Parkinson's disease. Clin Neurophysiol 113：944-950, 2002.
(12) Ghabra MB, Hallett M, Wassermann EM：Simultaneous repetitive transcranial magnetic stimulation does not speed fine movement in PD. Neurology 52：768-770, 1999.
(13) Boylan LS, Pullman SL, Lisanby SH, et al：Repetitive transcranial magnetic stimulation to SMA worsens complex movements in Parkinson's disease. Clin Neurophysiol 112：259-264, 2001.
(14) Okabe S, Ugawa Y, Kanazawa I：0.2-Hz repetitive transcranial magnetic stimulation has no add-on effects as compared to a realistic sham stimulation in Parkinson's disease. Mov Disord 18：382-388, 2003.
(15) Fregni F, Santos CM, Myczkowski ML, et al：Repetitive transcranial magnetic stimulation is as effective as fluoxetine in the treatment of depression in patients with Parkinson's disease. J Neurol Neurosurg Psychiatry 75：1171-1174, 2004.

(16) del Olmo MF, Bello O, Cudeiro J：Transcranial magnetic stimulation over dorsolateral prefrontal cortex in Parkinson's disease. Clin Neurophysiol 118：131-139, 2007.
(17) Fregni F, Simon DK, Wu A, et al：Non-invasive brain stimulation for Parkinson's disease；a systematic review and meta-analysis of the literature. J Neurol Neurosurg Psychiatry 76：1614-1623, 2005.
(18) Elahi B, Elahi B, Chen R：Effect of transcranial magnetic stimulation on Parkinson motor function；systematic review of controlled clinical trials. Mov Disord 24：357-363, 2009.
(19) Hamada M, Ugawa Y, Tsuji S：High-frequency rTMS over the supplementary motor area for treatment of Parkinson's disease. Mov Disord 23：1524-1531, 2008.
(20) Hamada M, Ugawa Y, Tsuji S：High-frequency rTMS over the supplementary motor area improves bradykinesia in Parkinson's disease；subanalysis of double-blind sham-controlled study. J Neurol Sci 287：143-146, 2009.
(21) Huang YZ, Edwards MJ, Rounis E, et al：Theta burst stimulation of the human motor cortex. Neuron 45：201-206, 2005.
(22) Hamada M, Hanajima R, Terao Y, et al：Quadro-pulse stimulation is more effective than paired-pulse stimulation for plasticity induction of the human motor cortex. Clin Neurophysiol 118：2672-2682, 2007.
(23) Hamada M, Terao Y, Hanajima R, et al：Bidirectional long-term motor cortical plasticity and metaplasticity induced by quadripulse transcranial magnetic stimulation. J Physiol 586：3927-3947, 2008.
(24) Rossi S, Hallett M, Rossini PM, et al：Safety, ethical considerations, and application guidelines for the use of transcranial magnetic stimulation in clinical practice and research. Clin Neurophysiol 120：2008-2039, 2009.
(25) Faber R, Trimble MR：Electroconvulsive therapy in Parkinson's disease and other movement disorders. Mov Disord 6：293-303, 1991.
(26) Andersen K, Balldin J, Gottfries CG, et al：A double-blind evaluation of electroconvulsive therapy in Parkinson's disease with "on-off" phenomena. Acta Neurol Scand 76：191-199, 1987.
(27) Balldin J, Edén S, Granérus AK, et al：Electroconvulsive therapy in Parkinson's syndrome with "on-off" phenomenon. J Neural Transm 47：11-21, 1980.
(28) Fall PA, Ekman R, Granérus AK, et al：ECT in Parkinson's disease；Changes in motor symptoms, monoamine metabolites and neuropeptides. J Neural Transm Park Dis Dement Sect 10：129-140, 1995.
(29) Pridmore S, Pollard C：Electroconvulsive therapy in Parkinson's disease；30 month follow up. J Neurol Neurosurg Psychiatry 60：693, 1996.
(30) Douyon R, Serby M, Klutchko B, et al：ECT and Parkinson's disease revisited；a "naturalistic" study. Am J Psychiatry 146：1451-1455, 1989.
(31) Moellentine C, Rummans T, Ahlskog JE, et al：Effectiveness of ECT in patients with parkinsonism. J Neuropsychiatry Clin Neurosci 10：187-193, 1998.
(32) Ueda S, Koyama K, Okubo Y：Marked Improvement of Psychotic Symptoms After Electroconvulsive Therapy in Parkinson Disease. J ECT 26：111-115, 2010.
(33) Ward C, Stern GM, Pratt RT, et al：Electroconvulsive therapy in Parkinsonian patients with the "on-off" syndrome. J Neural Transm 49：133-135, 1980.
(34) Wengel SP, Burke WJ, Pfeiffer RF, et al：Maintenance electroconvulsive therapy for intractable Parkinson's disease. Am J Geriatr Psychiatry 6：263-269, 1998.
(35) 岡部慎吾：神経疾患への磁気刺激治療の可能性．臨床脳波 50：279-286, 2008.

PD 24 MIBG集積低下の原因とその診断的意義

はじめに

^{123}I-*meta*-iodobenzylguanidine (MIBG) は guanethidine 類似の構造式をもつ noradrenaline (NA) の生理的アナログで、交感神経終末でNAと同様の摂取、貯蔵、放出が行われる物質である。^{123}I-MIBG心筋シンチグラフィ (MIBG心筋シンチ) は節後性交感神経である心臓交感神経の障害を判定できることから、各種心疾患に伴う局所交感神経障害、神経変性疾患に伴う自律神経障害[1)-6)]、糖尿病性ニューロパチーなどの評価に用いられている。

▶^{123}I-MIBG心筋シンチグラフィ

近年、パーキンソン病 (PD) やレビー小体型認知症 (DLB) などのレビー小体病では心臓の MIBG 集積が低下し、これが他のパーキンソニズム、本態性振戦 (ET)、アルツハイマー病 (AD) との鑑別に有用であることが報告されている[1)-6)]。またわれわれは、レビー小体病では心臓交感神経の変性・脱神経が認められ、これがレビー小体病における MIBG 集積低下の病理形態学的な根拠であることを報告した[7)8)]。このようにレビー小体病における MIBG 集積低下の病理形態学的な根拠が明らかにされたことにより、MIBG 集積低下はレビー小体病のバイオマーカーとしての信頼性が高まったといえる。

▶パーキンソン病
▶レビー小体型認知症
▶レビー小体病
▶心臓交感神経の変性

1 MIBG心筋シンチ[9)]

1 交感神経終末の情報伝達

▶交感神経終末

交感神経終末 (presynaptic nerve ending) の貯蔵顆粒 (NA小胞：noradrenaline storage vesicle) 内には NA が貯蔵されており、上位からのインパルスにより神経細胞が興奮すると Ca イオンが流入して開口分泌 (exocytosis) が起き、NA はシナプス間隙に放出される。この一部は効果器の α あるいは β レセプターに結合して情報を伝達し、さまざまな生理活性を引き起こす。放出された大部分の NA は交感神経終末に NA トランスポーター (NAT) により再取り込みされ、その一部は再度貯蔵顆粒内に顆粒モノアミントランスポーター (vesicle monoamine transporter；VMAT) を介して取り込まれ再利用される。再利用されない NA は MAO (monoamine oxidase) や COMT (catechol-*O*-methyl transferase) により代謝される。このとき、シナプス間隙に放出された一部の NA が漏れ出てくる (spillover) が、これが末梢血中で測定され

▶NAトランスポーター
▶顆粒モノアミントランスポーター

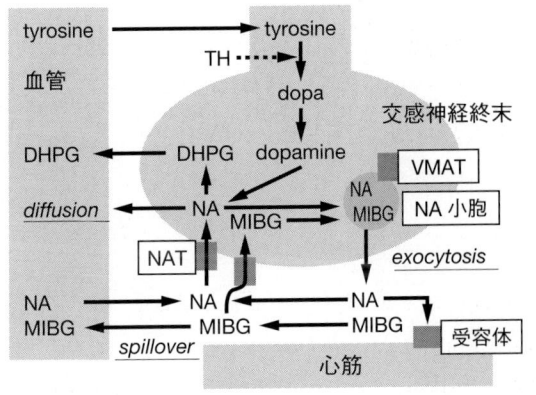

図1. MIBGの集積機序
TH：tyrosine hydroxylase
DHPG：dihydroxyphenylglycol
NA：noradrenaline
MIBG：meta-iodobenzylguanidine
NAT：noradrenaline transporter
VMAT：vesicle monoamine transporter
(織茂智之：パーキンソン病および類縁疾患のMIBG心筋シンチグラフィー；臨床と基礎. 脳神経6：543-557, 2004による)

るNA濃度に反映される(図1)。

2 MIBGの集積機序

MIBGは交感神経終末でNAと同様に交感神経末端のNATから能動的に取り込まれ、NA小胞にVMATを介して取り込まれ貯蔵される。交感神経活動によりexocytosisにより放出されるが、心筋のα、βレセプターには結合しない。MIBGの心臓への取り込みは、星状神経節の切除やphenolによる心外膜内心臓交感神経の脱神経により減少することから、MIBG心筋シンチは心臓交感神経の障害の評価に有用である。

3 撮像方法

▶SPECT

^{123}I-MIBG (製品名：ミオMIBGI-123®注射液：(株)富士フィルムファーマ)を111 Mbq (3mCi)安静時に静注し、15～30分後に心臓に集積された像を早期像として、3～4時間後にどれだけ保持されているかを後期像として撮像する。プラナー正面像(図2)とSPECT (single photon emission computed tomography)像を撮像するため、ガンマカメラは少なくとも心臓と胸部の大部分をカバーできる視野をもち、2-head以上のSPECTカメラを使用する。コリメーターは、中エネルギーまたは^{123}I専用コリメーターを使用することが望ましいが、実際には^{99m}Tc製剤を使用する際に用いる低エネルギーコリメーターをそのまま用いることが多い。甲状腺の機能を保護するための前処置としての甲状腺ブロックについては、^{123}Iは半減期が13時間と短いことより前処置なしで実施されることが多い。しかし被曝を最小限にするためには、前日にルゴール®液あるいはヨウ化カリウム(KI)錠により甲状腺ブロックを行うことが望ましい。

① プラナー撮像法(図2)

プラナーでは正面から胸部を撮像することにより、心臓全体に集積しているMIBG

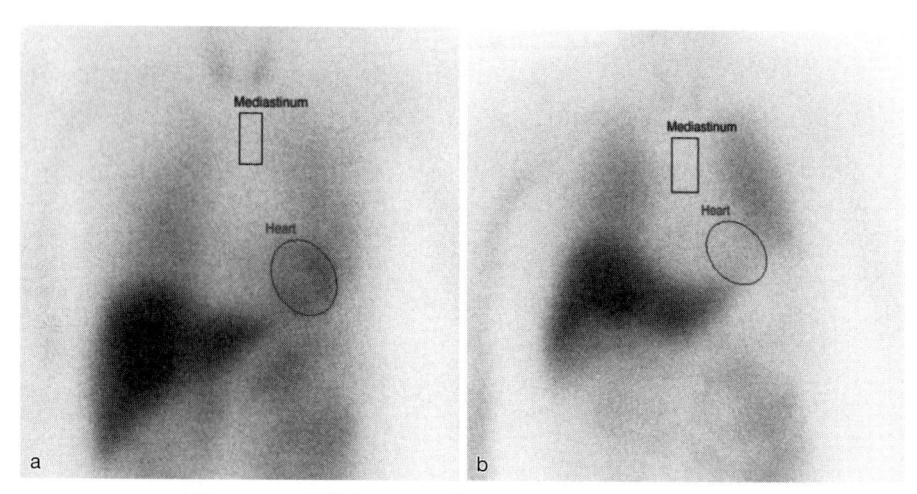

図2. MIBG心筋シンチのプラナー像とH/M比（早期像）
図のように心臓（H）と上縦隔（M）に関心領域（ROI）を設定し、バックグラウンドに相当する上縦隔ROIの平均カウントに対する心臓ROIの平均カウントの比率（H/M）を求める。正常コントロールでは心臓のMIBG集積は良好でH/M比も2.58と正常である（a）。一方パーキンソン病患者では心臓のMIBG集積はほとんど認められず、H/M比も1.50と低下している（b）。
（織茂智之：パーキンソン病および類縁疾患のMIBG心筋シンチグラフィー；臨床と基礎．脳神経6：543-557, 2004より改変）

▶プラナー正面像
▶関心領域
▶H/M

を測定し、その分布をみることができる。心臓のMIBG集積を半定量的に解析するために、心・縦隔比（H/M比）が用いられる。プラナー正面像で、**図2**のように心臓（heart；H）と上縦隔（mediastinum；M）に関心領域（region of interest；ROI）を設定し、バックグラウンドに相当する上縦隔ROIの平均カウントに対する心臓ROIの平均カウントの比率（H/M）を求める。ROIの設定の方法は、心臓はフリーハンドで、または心臓長軸に楕円で、上縦隔は甲状腺にかからないようになるべく上部に縦長の長方形を設定する。心臓に無集積の場合には、^{201}Tlで心筋の血流像を撮像し、この像をROI設定の基準に用いることがある。

❷ SPECT撮像法

▶短軸断層像
▶長軸面水平断層像
▶長軸面垂直断層像

MIBGは主に左室に集積されるが、SPECT像の短軸断層像、長軸面水平断層像、長軸面垂直断層像を撮像することにより集積低下の局在を判定することができる。正常例でも下壁が低下しやすいために判定には注意を要する。

4 基準値・判定

▶H/M比

❶ H/M比

ガンマカメラの機種、コリメーターの種類により差があるため各施設で正常値をつくっておく必要がある。一般的には中エネルギーコリメーターを使用すると2.6〜3.4、低エネルギーコリメーターを使用すると2.0〜2.6程度になる。

▶洗い出し率

❷ 洗い出し率（washout rate；WR）

心臓でのMIBGクリアランスがNAのspilloverを反映して交感神経活動の指標と考えられることから、WRを以下の式で計算する（BKG：バックグラウンド）。

$$WR = \frac{(早期像心臓ROIカウント - BKG) - (後期像心臓ROIカウント - BKG)}{(早期像心臓ROIカウント - BKG)}$$

5 MIBG集積低下の要因

早期像では心臓交感神経の変性・脱神経による交感神経終末密度の減少が重要であるが、その他NATの障害、VMATの障害、NAとの競合などがある。後期像ではこれらに加えて交感神経活動の亢進によるexocytosisの増加、NAT障害による再取り込み低下がある。またNA小胞や交感神経終末の膜障害によるNA、MIBG保持能力低下の可能性が推定される。

6 MIBG集積に影響を及ぼす薬剤

❶ NATの阻害

Amitriptyline、amoxapine、desipramine、imipramineなどの三環系抗うつ薬やcocaine、α、β交感神経ブロッカーであるlabetalol（通常のαあるいはβ交感神経ブロッカーは影響を及ぼさない）。

❷ VMATの阻害

Reserpine

❸ NA小胞への能動輸送を競合阻害

NA、serotonine、guanethidineなど構造が似ている薬剤。

❹ NA小胞の枯渇

Reserpine、guanethidine、amphetamine、labetalol

❺ その他

Diltiazem、nicardipine、verapamilなどのCa拮抗薬はCa代謝あるいは他の原因不明の機序で阻害する。SelegilineがMIBG集積を低下させるとの報告がある。薬物のMIBG集積に対する影響をなくすために三環系抗うつ薬やreserpineは3週間、labetanolは1週間の休薬が必要である。その他の薬剤については総説を参照されたい[10]。

2 パーキンソニズムにおけるMIBG心筋シンチ[9]

1 PD

① PDにおけるMIBG心筋シンチ

　PDでは早期像、後期像ともに80～90%前後の患者でMIBG集積が低下する。MIBG集積低下は、プラナー正面像、SPECT像共にほとんど無集積のことが多いが、発症早期には正常のことがある。MIBG集積低下は後期像から始まり、経時的に進行する。また洗い出し率が高くなることが多い。400例のパーキンソニズム患者からPDを鑑別する際の感度/特異度は、早期像は81.3%/85%、後期像は84.3%/89.5%と報告されている[11]。

② 臨床症状、検査所見などとの関連

a. 運動症状との関連

▶Hoehn-Yahr
▶姿勢反射障害優位型
▶振戦優位型

　Hoehn-Yahr (H-Y) のstageとH/M比は症例数の多い報告では負の相関を示すことが多い[6)9]。また姿勢反射障害優位型が振戦優位型に比しより低下する。われわれの検討では、H-YⅢ度以上では93%の患者でMIBG集積が低下する。したがって、姿勢反射障害を有するパーキンソニズム患者でMIBG集積低下が認められない場合には、PD以外の疾患も考慮に入れる必要がある[9]。逆にH-YⅠ、Ⅱ度の軽症例ではMIBG集積が正常のことがあるので、発症早期例、軽症例ではMIBG集積が正常であってもPDを否定してはならない。この際経過をみると、平均2年でMIBG集積は有意に低下する。集積低下は下壁・側壁から始まる。

b. 罹病期間、年齢との関連

　罹病期間との関連がない[3)6]、H/M比が負の相関を示す、高齢発症例がよりH/M比が低下するという報告がある[6]。多数例の検討では、発症3年以内のPD患者を診断する際の感度/特異度は、早期像は76.0%/83.9%、後期像は73.3%/87.5%、発症3年以上では早期像は83.5%/89.8%、後期像は90.1%/89.8%と報告されている[11]。

c. 自律神経機能検査との関連

　起立性低血圧を有する例は有さない例よりH/M比が低いことが多い[2]。また各種自律神経機能検査に比しその異常検出率は高い[2]。

d. 非運動症状との関連

▶レム睡眠行動異常症(RBD)
▶幻視

　嗅覚では、PDの嗅覚低下とMIBG集積は正の相関、MSAでは相関なし。レム睡眠行動異常症(RBD)では本態性患者13例全例にMIBG集積低下が認められた。また幻

視のある例ではMIBG集積はより低下する。

● e. 心機能

H/M比低下例においても安静時、非負荷時の心エコー図では明らかな心機能低下例は認められず、また臨床上問題になるような不整脈は認められなかった[2]。最近、心臓選択性の高いβ_1アゴニストであるdobutamineによる負荷試験で心臓の脱神経過敏が証明され、血圧の上昇度とH/M比が有意な負の相関を示した[12]。

▶ dobutamine
▶ 脱神経過敏

2 PDと鑑別すべき疾患

多系統萎縮症（MSA）におけるMIBG集積については、集積低下例が0〜50%と報告によりまちまちであるが、PDと比較するとH/M比は有意に高値である[1-3]。BrauneはこれまでのPD報告例（PD 246例、MSA 45例）のメタアナリシスを行い、MSAとPDを鑑別する際の特異度は94.6%であると報告している[13]。またMSAでは病期が長くなるとMIBG集積が軽度低下する可能性が推定されている[14]。PDとMSAにおけるMIBG集積の相違は以下のように考えられる。MSAの自律神経障害の責任病巣の主座が脳、脊髄であるのに対し、PDでは脳、節後性交感神経障害であるため、節後性心臓交感神経障害を評価するMIBG心筋シンチでは、PDのみMIBG集積が低下する。その他の類縁疾患については、進行性核上性麻痺（PSP）、大脳皮質基底核変性症（CBD）、ET、血管性パーキンソニズム（VP）においてはほとんどの例が正常である。一方家族性PDでは、PARK2（*parkin*の遺伝子異常で発症する家族性PD）[15]（図4-j）や本邦のPARK8（*LRRK2*の遺伝子異常で発症する家族性PD）[16]では正常のことが多いので、L-ドパ反応性のパーキンソニズム患者で臨床経過が長いにもかかわらずMIBG集積が正常の場合には、遺伝歴が明らかでなくてもPARK2、PARK8なども考慮する必要がある。

▶ 多系統萎縮症

▶ 進行性核上性麻痺
▶ 大脳皮質基底核変性症
▶ 血管性パーキンソニズム
▶ PARK2
▶ PARK8

3 自験例での検討

図3はPD 226例、H-Yのstage分類はⅠ 48例、Ⅱ 31例、Ⅲ 98例、Ⅳ 35例、Ⅴ 14例、H-YのstageⅠ、Ⅱの早期PD 79例、DLB 34例、純粋自律神経不全症（PAF）4例、MSA 24例、PSP 20例、CBD 20例、AD 33例、疾患コントロール（disease control；C）14例のH/M比（早期像）を比較検討した図である[17]。早期像/後期像のH/M比は、それぞれPD 1.72±0.33/1.54±0.35、H-YⅠ、Ⅱ度のPD 1.90±0.36/1.73±0.34、DLB 1.56±0.21/1.40±0.23、PAF（1.29/1.17、1.38/1.13、1.31/1.13、1.57/1.47）、MSA 2.25±0.26/2.19±0.29、PSP 2.29±0.30/2.11±0.30、CBD 2.35±0.40/2.28±0.40、AD 2.41±0.35/2.23±0.39、C 2.20±0.16/2.16±0.22であった。PD、H-YⅠ、Ⅱ度のPD、DLBのH/M比はCに比し有意に低下、PAFも低下して

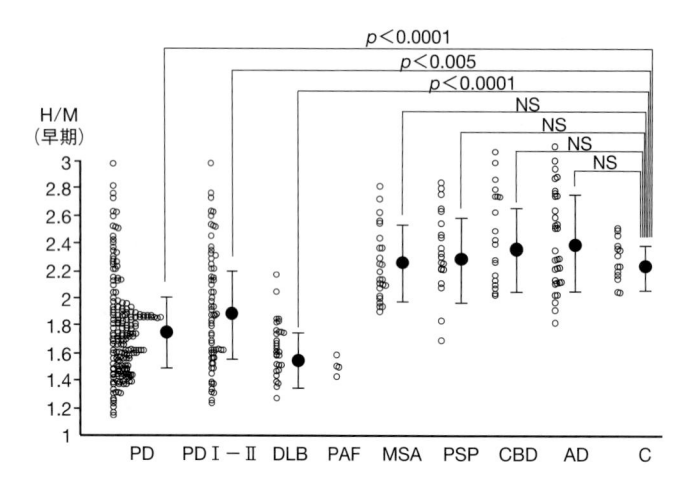

図3. パーキンソン病および類縁疾患におけるH/M比の比較検討（早期像）

PD、Hoehn-Yahr I、II度のPD、DLBのH/M比はCに比し有意に低下、PAFも低下しているが、他の疾患ではCと比較し有意差を認めない。
PD：パーキンソン病　DLB：レビー小体型認知症
PAF：純粋自律神経不全症　MSA：多系統萎縮症
PSP：進行性核上性麻痺　CBD：大脳皮質基底核変性症　AD：アルツハイマー病　C：コントロール
（織茂智之：パーキンソン病の心臓交感神経障害. カレントテラピー 28：797-801, 2010 より改変）

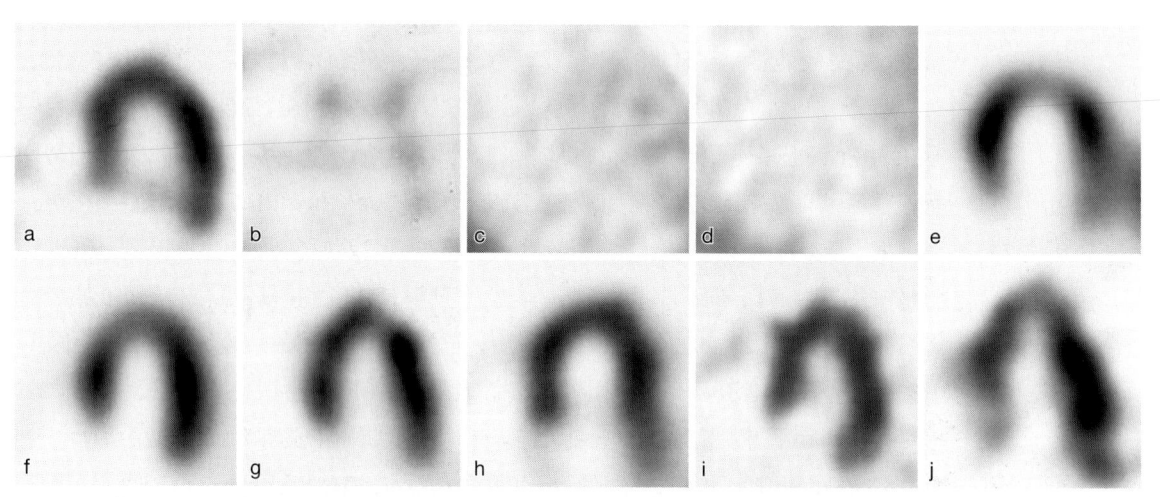

図4. パーキンソン病および類縁疾患におけるMIBG心筋シンチの画像（早期像のスペクト長軸面垂直断層像）
PD（b）、DLB（c）、PAF（d）では心臓のMIBG集積が著明に低下している。一方MSA（e）、PSP（f）、CBD（g）、ET（h）、AD（i）、PARK2（j）ではC（a）と同様心臓のMIBG集積は正常である。
（織茂智之：パーキンソン病の心臓交感神経障害. カレントテラピー 28：797-801, 2010 より改変）

いるが、他の疾患ではCと比較し有意差を認めない[17]。

各群間での比較では、PDとMSA、PSP、CBDでは早期像/後期像ともに有意にPDで低値、PDとDLBでは早期像/後期像ともに有意にDLBで低値、DLBとADでは早期像/後期像ともに有意にDLBが低値であった。

4 レビー小体病と類縁疾患におけるMIBG心筋シンチの画像[17]

図4はC（a）、PD（b）、DLB（c）、PAF（d）、MSA（e）、PSP（f）、CBD（g）、ET（h）、

AD(i)、PARK2(j)のSPECT画像（長軸像）である。PD(b)、DLB(c)、PAF(d)ではMIBG集積が著明に低下しているが、MSA(e)、PSP(f)、CBD(g)、ET(h)、AD(i)、PARK2(j)ではCと同様MIBG集積は正常である。

3 レビー小体病におけるMIBG集積低下の原因

1 心臓交感神経の解剖

　心臓交感神経の上位中枢は吻側延髄腹外側部に存在し、ここから出る刺激は下降性に伝えられ、第1～第4（ないし第5）胸髄の脊髄中間外側核の交感神経節前神経細胞に達する。交感神経節前線維は脊髄前根、白色交通枝を経て交感神経幹の上頸部神経節、星状神経節（一部上胸部神経節）に達し、ここで交感神経節後神経細胞とシナプスを形成する。交感神経節内の神経細胞体から出た交感神経節後線維は、心臓神経枝となり心臓に向かい、心臓神経叢を経て心臓に達し、心外膜内の冠動脈枝に沿って心表面を走る。その後血管に沿って心筋内に進入し細い枝を出しながら心内膜側に分布する。心臓では、tyrosine hydroxylase（TH）陽性の交感神経線維は左室前壁で最もその比率が高い。

▶ tyrosine hydroxylase

2 レビー小体病では心臓交感神経の変性・脱神経が認められる[7)8)]

　レビー小体病、その他のパーキンソニズム、ADの剖検心を検討した。対象はPD 11例、DLB 7例、DLB＋AD 4例、PAF 1例、MSA 8例、PSP 5例、CBD 1例、AD 10例でC 5例である。左室前壁の4μmの連続切片を抗TH抗体で免疫染色、光顕で観察し、心外膜内神経束のTH陽性線維数を半定量的に測定した[8)]。その結果、C、PSP、CBD、ADでは全例、MSAでは8例中5例にTH陽性線維が多数認められた。一方PDでは年齢、性別、罹病期間、起立性低血圧の有無にかかわらず11例中10例、PAFの1例、DLB＋AD全例、DLB 7例中5例ではTH陽性線維数が著明に減少し、PD 1例、DLB 2例においても少数しか認められなかった。

　図5はPDと類縁疾患の心外膜内神経束の免疫染色である。PD、DLBではTH陽性線維（b、c）、NF（neurofilament：軸索のマーカー）陽性線維（i、j）はほとんど認められず、ごく少量のα-synuclein凝集物（p、q：矢頭）がみられる。一方C、MSA、PSP、CBD、ADではTH陽性線維（a、d、e、f、g）、NF陽性線維（h、k、l、m、n）は共によく保たれており、α-synuclein凝集物は認められない（o、r、s、t、u）[17)]。

▶ neurofilament
▶ α-synuclein

　さらに家族性PDの検討においても、PARK2 3例について同様の方法で検討し、心

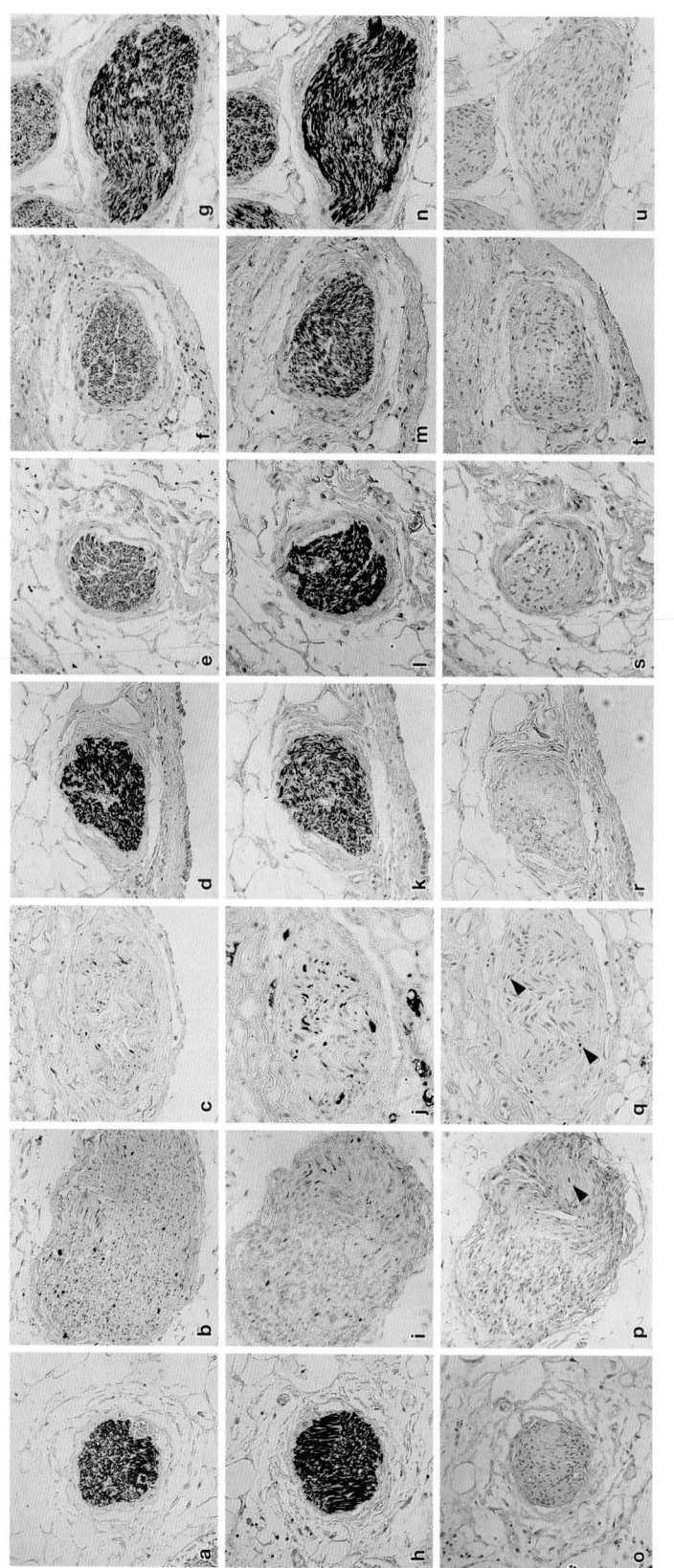

図5. パーキンソン病および類縁疾患における心外膜内神経束の免疫染色

PD、DLBではTH陽性線維(b、c)、NF陽性線維(i、j)はほとんど認められず、ごく少量のα-synuclein凝集物(p、q：矢頭)がみられる。一方C、MSA、PSP、CBD、ADではTH陽性線維(a、d、e、f、g)、NF陽性線維(h、k、l、m、n)は共によく保たれており、α-synuclein凝集物は認められない(o、r、s、t、u)。
TH：a、b、c、d、e、f、g NF：h、i、j、k、l、m、n α-synuclein：o、p、q、r、s、t、u PD：b、i、p DLB：c、j、q MSA：d、k、r PSP：e、l、s CBD：f、m、t AD：g、n、u
TH：tyrosine hydroxylase NF：neurofilament bar＝100mm
(織茂智之：パーキンソン病の心臓交感神経障害. カレントテラピー 28：797-801, 2010による)

外膜内神経束の TH 陽性線維数は、3例中1例が多数、2例が中等数～多数であり、神経病理学的検索で、3例は全例レビー小体が認められなかった[15]。PARK4（α-*synuclein* の遺伝子重複で発症する家族性 PD）では、レビー小体の存在と同時に心臓交感神経の強い脱神経が認められた[18]。さらに PARK8 ではレビー小体存在例では心臓交感神経の変性・脱神経がみられ、レビー小体のない例では心臓交感神経は保たれていた[16]。

▶PARK4
▶レビー小体

このように、レビー小体を有するレビー小体病、PARK4 などでは心臓交感神経の脱神経が認められ、その他のパーキンソニズム、AD、さらに PARK2 ではレビー小体が認められず心臓交感神経の脱神経が認められないことより、レビー小体の存在と心臓交感神経の変性・脱神経は密接に関連しているものと思われる。

4　MIBG 集積低下の診断的意義

　MIBG 心筋シンチは、当初心疾患の局所交感神経障害の診断に用いられていたが、現在はレビー小体病の鑑別診断に用いられることが多くなってきている。これは、レビー小体病における MIBG 集積低下の病理形態学的な根拠が明らかにされたこと、本邦では、臨床の現場でレビー小体病の補助診断に用いることができる有用なバイオマーカーがないためである。

　前述のように、神経系にレビー小体を有するレビー小体病では、心臓交感神経の変性・脱神経により MIBG 集積が低下し、MSA、PSP、CBD、VP など他のパーキンソニズムや AD ではレビー小体はなく、心臓交感神経は保たれる。一方 MSA や PSP においても ILBD（incidental Lewy body disease：生前明らかなパーキンソニズムを呈していないにもかかわらず、剖検時偶然に黒質や青斑核にレビー小体が認められる病態で、発症前の PD と考えられる）または PD を合併すると心臓交感神経の変性がみられることがある[19]。家族性 PD においては、PARK2 ではレビー小体は認められないが、MIBG の集積は正常で、病理学的に心臓交感神経は保たれており[15]、PARK8 ではレビー小体存在例では心臓交感神経の変性・脱神経がみられ、レビー小体のない例では心臓交感神経は保たれており[16]、また PARK4 では、レビー小体の存在と同時に心臓交感神経の強い脱神経がみられた[18]。さらに最近パーキンソニズムで発症した SCA2 では MIBG 集積が低下し、剖検でレビー小体が確認された[20]。このように、心臓交感神経の変性を捉え得る MIBG 集積低下とレビー小体の存在は密接に関連している。現在われわれは、MIBG 集積の明らかな低下は、レビー小体存在のバイオマーカーであると考えている。しかし、前述のとおり PD 早期例や家族性 PD（孤発例もある）では MIBG 集積正常例が存在すること、逆にレビー小体病以外の疾患でも ILBD または

▶ILBD

▶SCA2

PDを合併するとMIBG集積が低下する可能性があることより、MIBG心筋シンチは従来の臨床診断の補助診断法として位置づけ、結果の解釈には慎重を期する必要がある。

(織茂智之)

【文献】

(1) Yoshita M : Differentiation of idiopathic Parkinson's disease from striatonigral degeneration and progressive supranuclear palsy using iodine-123 metaiodobenzylguanidine myocardial scintigraphy. J Neurol Sci 155 : 60-67, 1998.
(2) Orimo S, Ozawa E, Nakade S, et al : ^{123}I-metaiodobenzylguanidine myocardial scintigraphy in Parkinson's disease. J Neurol Neurosurg Psychiatry 67 : 189-194, 1999.
(3) Taki J, Nakajima K, Hwang E-H, et al : Peripheral sympathetic dysfunction in patients with Parkinson's disease without autonomic failure is heart selective and disease specific. Eur J Nucl Med 27 : 566-573, 2000.
(4) Watanabe H, Ieda T, Katayama T, et al : Cardiac ^{123}I-meta-iodobenzylguanidine (MIBG) uptake in dementia with Lewy bodies ; comparison with Alzheimer's disease. J Neurol Neurosurg Psychiatry 70 : 781-783, 2001.
(5) Orimo S, Ozawa E, Nakade S, et al : [^{123}I] MIBG myocardial scintigraphy differentiates corticobasal degeneration from Parkinson's disease. Intern Med 42 : 127-128, 2003.
(6) Hamada K, Hirayama M, Watanabe H, et al : Onset age and severity of motor impairment are associated with reduction of myocardial ^{123}I-MIBG uptake in Parkinson's disease. J Neurol Neurosurg Psychiatry 74 : 423-426, 2008.
(7) Amino T, Orimo S, Itoh Y, et al : Profound cardiac sympathetic denervation occurs in Parkinson disease. Brain Pathol 15 : 29-34, 2005.
(8) Orimo S, Amino T, Itoh Y, et al : Cardiac Sympathetic denervation precedes neuronal loss in the sympathetic ganglia in Lewy body disease. Acta Neuropatol 109 : 583-588, 2005.
(9) 織茂智之：パーキンソン病および類縁疾患のMIBG心筋シンチグラフィー；臨床と基礎．脳神経6：543-557，2004.
(10) Solanki KK, Bomanji J, Moyes J, et al : A pharmacological guide to medicines which interfere with the biodistribution of radiolabelled meta-iodobenzylguanidine (MIBG). Nucl Med Commun 13 : 513-521, 1992.
(11) Sawada H, Oeda T, Yamamoto K, et al : Diagnostic accuracy of cardiac metaiodobenzylguanidine scintigraphy in Parkinson disease. Eur J Neurol 16 : 174-182, 2009.
(12) Nakamura T, Hirayama M, Ito H, et al : Dobutamine stress test unmasks cardiac sympathetic denervation in Parkinson's disease. J Neurol Sci 263 : 133-138, 2007.
(13) Braune S : The role of cardiac metaiodobenzylguanidine uptake in the differential diagnosis of parkinsonian syndromes. Clin Auton Res 11 : 351-355, 2001.
(14) Orimo S, Kanazawa T, Nakamura A, et al : Degeneration of cardiac sympathetic nerve can occur in multiple system atrophy. Acta Neuropathol 113 : 81-86, 2007.
(15) Orimo S, Amino T, Yokochi M, et al : Preserved cardiac sympathetic nerve accounts for normal cardiac uptake of MIBG in PARK2. Mov Disord 20 : 1350-1355, 2005.
(16) 氏家幸子，荻野　裕，織茂智之，ほか：遺伝性パーキンソン病相模原家系(PARK8)の中枢神経病理所見と心臓交感神経の関係．第49回日本神経学会総会プログラム・抄録集，p323，2008.
(17) 織茂智之：パーキンソン病の心臓交感神経障害．カレントテラピー 28：797-801，2010.
(18) Orimo S, Uchihara T, Nakamura A, et al : Cardiac sympathetic denervation in Parkinson's disease linked to *SNCA* duplication. Acta Neuropathol 116 : 575-577, 2008.
(19) Nagayama H, Yamazaki M, Ueda M, et al : Low myocardial MIBG uptake in multiple system atrophy with incidental Lewy body pathology ; An autopsy case report. Mov Disord 23 : 1055-1057, 2008.
(20) 四方野はるみ，栗崎博司，蛇沢　晶，ほか：パーキンソニズムを主症状としたSCA2の1剖検例．臨床神経50：156-162，2010.

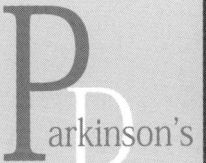

25 パーキンソン病に対する社会的資源

はじめに 現在、病因解明に寄与すると思われる新しい発見や、神経症状をコントロールあるいは病状の進行を遅延させる新しい治療法の開発が進められているが、パーキンソン病(PD)が神経難病の代表的疾患であり、PD患者が大きなハンディキャップを抱えながら生活している事実を、治療者が十分理解し指導することは非常に重要なことである。近年、高齢化に伴い、わが国の社会保障システムと社会的資源の整備・変遷がなされてきた(図1)。ここではPDが社会的にどのような位置づけをされており、PD患者がいかなる処遇をされているのかを述べる。

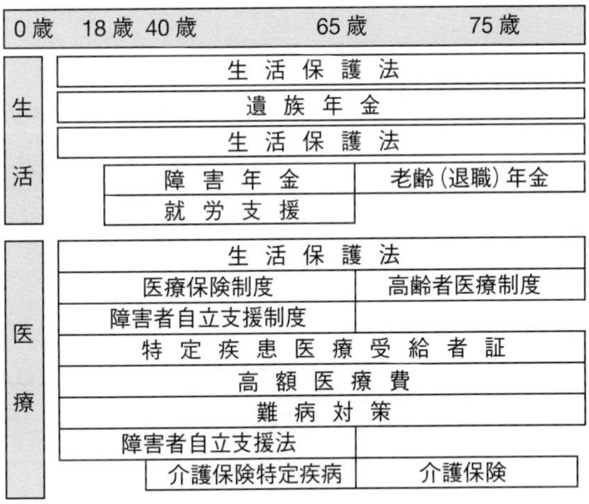

図1. 年齢別社会保障制度

1 特定疾患(難病)

▶特定疾患
▶難病対策要綱

特定疾患(難病)対策は昭和47年に策定された「難病対策要綱」に基づき、いわゆる不治の病として捉えられていた稀少な難治性疾患について、治療研究による自己負担軽減策を通じて患者を掘り起こし、集積した患者の協力を得ながら調査研究を進めることによって治療法確立を図る、という枠組みで行われている施策である。特定疾患として取りあげられる疾患は、原因不明、治療方法未確立であり、かつ後遺症を残す恐れが少なくない疾患、あるいは経過が慢性にわたり単に経済的な問題のみならず介護などに著しく人手を要するために、家庭の負担が重く、また精神的にも負担の大きい疾病と定義されている。前者にはPDをはじめ、重症筋無力症、多発性硬化症、ベーチェット病などがあり、後者には小児癌、小児喘息、ネフローゼ症候群などが挙げられる。現在130疾患が調査研究の対象になっており、そのうち56疾患が公的医療費助

成の対象に指定されている。

特定疾患対策の5本柱は、①調査研究の推進、②医療施設などの整備、③医療費の自己負担の軽減、④地域における保健医療福祉の充実、⑤QOLの向上を目指した福祉施策の推進、である。

調査研究は臓器別に組織された臨床調査研究グループに分かれ、PDは神経変性疾患に関する研究班において行われている。各研究班は疾患ごとの患者数、性別、年齢、地域の偏りなどの実態を明らかにし、一定の基準に基づいた治療法の開発を目指し、対処療法については大きな進歩を遂げるなどの成果を上げている。さらに横断的基盤研究分野として、基盤研究部門、社会医学研究部門、生体試料などの収集に関する研究部門、生体試料などの効率的提供の方法に関する研究部門が組織されている。基盤研究部門において、特定疾患における微生物学的原因究明、新たな診断・治療法開発のための免疫学的手法の開発、HLA多型が寄与する自己免疫疾患の発生機序の解明に関して研究されている。社会医学研究部門においては疫学、QOL、地域ネットワーク、および医療費構造などの研究が行われている。

国は重症難病患者の入院受け入れ施設の確保のための事業を行っている。難病医療拠点病院は全国102ヵ所設置され（平成21年3月）、高度の医療を必要とする患者の入院治療を行い、地域において難病患者の入院を担う難病医療協力病院との連携を担っている。難病医療連絡協議会は全国42都道府県に設置されており、各種相談や研修会を実施し、医療機関との連絡調整を行っている。

▶公費負担

医療費の自己負担の軽減は、稀少で、原因不明、治療方法が未確立であり、かつ生活面への長期にわたる支障がある特定疾患患者の医療費を公費で負担しなければ原因の究明、治療方法の開発などに困難をきたすため、研究事業費として医療保険の自己負担分を公費負担として行われてきた。平成21年10月現在対象となっている疾患は56疾患であり（表1）、都道府県が事業主体となり行われている。平成10年以前は医療費の患者負担分は全額公費で負担されていたが、現在は重症患者を除いて定額による患者一部負担が導入されている。重症患者の医療費自己負担分は全額公費負担とされており、一般患者に対しては定額の患者負担として、入院の場合月額14,000円を限度とし、外来の場合月額2,000円（1日1,000円を限度に月2回）を限度としている。また、介護保険サービスのうち、訪問看護、訪問リハビリテーション、居宅療養管理指導および介護療養型医療施設への入院にかかる医療サービスをこの研究事業の対象として公費負担とすることとされている。

▶難病患者等居宅生活支援事業

QOLの向上を目指した福祉施策の推進として、難病患者等居宅生活支援事業が行われている。「難病患者等ホームヘルプサービス事業」は保健所などによる在宅ヘルパーの派遣である。「難病患者等日常生活用具給付事業」は、療養生活に必要な19品目を給

表1. 特定疾患治療研究事業対象疾患

①血液系疾患
　1. 再生不良性貧血　2. 特発性血小板減少性紫斑病　3. 原発性免疫不全症候群

②免疫系疾患
　4. ベーチェット病　5. 全身性エリテマトーデス　6. 多発性筋炎および皮膚筋炎　7. 大動脈炎症候群（高安病）　8. ビュルガー病（バージャー病）　9. 結節性動脈周囲炎（結節性多発動脈炎、顕微鏡的多発血管炎）　10. ウェゲナー肉芽腫症　11. 悪性関節リウマチ

③内分泌系疾患
　12. 間脳下垂体機能障害

④代謝系疾患
　13. アミロイドーシス　14. 家族性高コレステロール血症

⑤神経・筋疾患
　15. 脊髄小脳変性症　16. 多系統萎縮症（線条体黒質変性症、シャイ・ドレーガー症候群、オリーブ橋小脳萎縮症）　17. ウィリス動脈閉塞症（モヤモヤ病）　18. 多発性硬化症　19. 重症筋無力症　20. 筋萎縮性側索硬化症　21. パーキンソン病関連疾患（進行性核上性麻痺、大脳皮質基底核変性症、パーキンソン病）　22. ハンチントン病　23. 副腎白質ジストロフィー　24. ライソゾーム病（ファブリー病を除く）　25. プリオン病（クロイツフェルト・ヤコブ病、ゲルストマン・ストライスラー・シャインカー病、致死性家族性不眠症）　26. 亜急性硬化性全脳炎　27. 脊髄性筋萎縮症　28. 球脊髄性筋萎縮症　29. 慢性炎症性脱髄性多発神経炎

⑥視覚系疾患
　30. 網膜色素変性症

⑦循環器系疾患
　31. 特発性拡張型心筋症　（24）. ライソゾーム病（ファブリー病）　32. 肥大型心筋症　33. 拘束型心筋症　34. ミトコンドリア病

⑧呼吸器系疾患
　35. 特発性間質性肺炎　36. サルコイドーシス　37. 肺動脈性肺高血圧症　38. 慢性血栓塞栓性肺高血圧症　39. リンパ脈管筋腫症

⑨消化器系疾患
　40. 潰瘍性大腸炎　41. クローン病　42. 原発性胆汁性肝硬変　43. 難治性肝炎のうち劇症肝炎　44. バット・キアリ症候群　45. 重症急性膵炎

⑩皮膚・結合組織疾患
　（6）. 強皮症　46. 混合性結合織病　47. 神経線維腫症　48. 表皮水疱症　49. 膿疱性乾癬　50. 天疱瘡　51. 重症多形滲出性紅斑

⑪骨・関節系疾患
　52. 後縦靱帯骨化症　53. 広範脊柱管狭窄症　54. 特発性大腿骨頭壊死　55. 黄色靱帯骨化症

⑫スモン
　56. スモン

付する。その他、「難病患者等短期入所事業」、保健師や看護師による相談ならびに家庭訪問、難病医療講演会などの事業がある。同様の事業は、介護保険法や老人福祉法、身体障害者福祉法の施策として行われているが、電気式痰吸引機の給付を除きこれらの事業に該当するものは対象から外される。

2 身体障害者手帳

　PDの治療はL-ドパ療法以降、さまざまな治療法が開発・実用化され、近年日本神経学会はPDのガイドラインを提唱した。その甲斐あって、発症しばらくの間、神経症状は良好にコントロールされ安定した日常生活、社会生活を営むことが可能となっ

ている。しかしながら、発症後5年以上経過すると、薬物療法に対する効果の減弱、副作用の発現、不可逆的神経症状の進展などが現れ、症状のコントロールが困難となる。このような状況に陥った場合、患者は指定された医師の診断を受け、居住地を所轄する福祉事務所に申請し、所定の手続きを通過して認定されれば身体障害者手帳の交付を受けることができる。身体障害者手帳制度は、身体障害者が日常的に、医療的、経済的、社会的な各種の援護を受ける必要性を裏づけるものであり、たとえ同程度の障害をもっていたとしても、この手帳を所持しないと援護の対象にならないことが多い。

▶身体障害者手帳

身体障害の種別と程度は、視覚、聴覚、平衡機能、音声言語または咀嚼機能、肢体、内部（心臓、腎臓、呼吸器、膀胱または直腸・小腸）の障害別に、障害の程度で1～7級に区分されている。2つ以上の障害が重複する場合の障害等級は、各々の障害の該当する等級の指数を等級別指数表より割り出し、重複する障害の合計指数から重複障害認定等級に当てはめ、該当する等級を認定する（表2）。障害判定は指定された医師により、身体障害者福祉法に定められた障害程度等級表に基づいて行われるが、障害が固定することが前提で、治療中の場合は原則として対象にならない。したがって、PDなどの進行性難病患者における診断の際には、注釈などを記載し、障害判定が適正になされるよう配慮が必要である。

▶身体障害者福祉法
▶障害程度等級表

障害者自立支援法をはじめとしてさまざまな援助を受けるには、身体障害者手帳を所有する必要がある。重度心身障害者医療費助成制度は身体障害者手帳1・2級および内部障害3級、特別児童扶養手当1級受給資格者などの人が疾病により治療を受けたとき、保険診療分の自己負担金を助成される。また、義肢、車いすなどの補装具、あるいは特殊寝台、特殊マット、入浴補助用具などの日常生活の便宜を図る用具を購入する際の費用が支給されることがある。精神または身体に重度の障害を2つ以上有し、日常生活において常時特別の介護を必要とする20歳以上の在宅障害者には1ヵ月26,440円の特別障害者手当が支給される。20歳未満の在宅障害児には1ヵ月14,380円の障害児福祉手当が支給され、その生活の安定を図るため家庭で養育している保護者には特別児童扶養手当が支給される。

その他、JR・私鉄電車・バスなど料金割引制度、有料道路割引制度、NHK放送受信料の減免、紙おむつ支給、住宅改造費補助、タクシー利用料金助成、自動車改造費補助、自動車運転免許取得費補助、所得税・住民税控除、自動車税などの減免、駐車禁止規制の適応除外、県立施設利用料金減免、携

表2. 障害等級の認定方法

| 重複障害認定等級 || 等級別指数表 ||
合計指数	認定等級	障害等級	指数
18以上	1級	1級	18
11～17	2級	2級	11
7～10	3級	3級	7
4～6	4級	4級	4
2～3	5級	5級	2
1	6級	6級	1
		7級	0.5

帯電話料金の割引などがある。

③ 介護保険

▶社会保障制度

　社会保障制度は、憲法第25条の「国民の生存権、国の社会的使命」に関する規定の中で明文化されており、疾病、負傷、分娩、廃疾、死亡、老齢、多子その他の困窮の原因に対し、保険的方法または直接の公の負担において経済保障の途を講じ、困窮者には最低限の生活を保障するとともに、公衆衛生および社会福祉の向上を図り、すべての国民が文化的社会の成員たるに値する生活を営むことができるようにすることとされている。社会保障推進の原則として、普遍性、公平性、総合性、権利性、有効性が挙げられており、昨今の高齢化による社会保障財源の増大がきっかけとなり公的介護保険制度が2000年4月から創設された。

▶介護保険制度

　介護保険制度の目的は介護の社会化であり、わが国では国民の共同連帯の理念に基づき社会保険制度を採用した。さらに、本制度は在宅重視であり、自立した日常生活を営むための保健医療および福祉サービスを給付し、予防給付を行い、医療との十分な連携を重視している。さらに、利用者の選択に基づく民間を含む多様なサービス提供が、総合的かつ効率的に行われるよう配慮することが規定されている。介護保険の保険者は市町村および特別区であり、65歳以上の第1号被保険者と、40歳以上65歳未満の医療保険加入者である第2号被保険者のうち要介護認定を受けた者が介護給付を受けることができる。第2号被保険者は、癌や難病をはじめとし、老化に起因する特定疾病によって生じた場合に要介護認定を受けることができる(表3)。

▶特定疾病

▶介護認定審査会
▶要介護認定
▶介護サービス計画書

　被保険者が受給権者となるためには、介護認定審査会による要介護認定と保険者に介護サービス計画書を提出しなければならない。被保険者が保険者に介護申請を始めることから介護認定が始まる。申請をした被保険者には基本調査がなされ、コンピュータによる一次判定が行われる。その後、主治医意見書を参考資料とし介護認定審査会において二次判定が決定され、申請者に原則1ヵ月以内に判定結果が通知される。要

表3. 介護保険法における16特定疾病

①癌（癌末期）	⑩早老症（ウェルナー症候群）
②関節リウマチ	⑪多系統萎縮症
③筋萎縮性側索硬化症	⑫糖尿病性神経障害、糖尿病性腎症、糖尿病性網膜症
④後縦靱帯骨化症	
⑤骨折を伴う骨粗鬆症	⑬脳血管疾患
⑥初老期における認知症	⑭閉塞性動脈硬化症
⑦パーキンソン病関連疾患（進行性核上性麻痺、大脳皮質基底核変性症、パーキンソン病）	⑮慢性閉塞性肺疾患
	⑯両側の膝関節または股関節に著しい変形を伴う変形性関節症
⑧脊髄小脳変性症	
⑨脊柱管狭窄症	

介護認定を受けた要支援・要介護者は自らサービス計画書を作成するか、介護支援専門事業者に依頼して保険者に計画書を提出し、介護サービスの現物支給を受けることとなる。
　介護認定審査会の委員は保険・医療・福祉の学識経験者で構成され、審査判定は全国一律の基準で行われる。そこで、申請者の要介護区分が決定されるが、要介護区分は自立、2段階の要支援状態、5段階の要介護状態からなっている。自立は日常の基本的動作を自立で行うことが可能であり、かつ、手段的日常生活動作(IADL)を行う能力もある状態である。要支援状態は基本的動作についてはほぼ自力で行うことができるが、IADLや複雑な動作についてはなんらかの支援を要する状態である。要介護状態は、日常生活上の基本的動作についても自力で行うことが困難であり、なんらかの援助を要する状態である。要介護状態は5段階に分けられ、IADLに部分的援助が必要な軽い状態の要介護1から段階的にほかからの援助なしには日常生活を営むことがほぼ不可能な最重度の要介護5に至る。

▶居宅サービス
▶施設サービス

　保険給付には居宅サービスと施設サービスならびにその他のサービスがあり(**表4**)、利用者は原則的に定められたサービス費用の1割の自己負担を支払う。近年、地域に密着して運用されるサービスが注目されており、小規模多機能型居宅介護事業は通所・訪問・宿泊サービスを一体的にかつ柔軟に提供するもので、介護効果が高いとされている。介護サービスは利用者とサービス事業者の契約に基づき行われるため、利用に際しては契約書を取り交わす。不服・苦情がある場合、介護給付については都道府県

▶介護保険審査会
▶主治医意見書

に設置された介護保険審査会が、サービス関係については国保連合会が処理にあたる。
　介護保険における医師の役割は多方面にわたるが、かかりつけ医として主治医意見書を作成すること、地域における介護認定審査会の委員となること、みなし指定の介護サービス事業者になること(訪問診療・居宅療養管理指導)などである。主治医意見

表4. 指定介護サービスの種類

| ・居宅サービスおよび介護予防サービス
　①訪問介護・介護予防訪問介護
　②訪問入浴介護・介護予防訪問入浴介護
　③訪問看護・介護予防訪問看護
　④訪問リハビリテーション・介護予防訪問リハビリテーション
　⑤居宅療養管理指導・介護予防居宅療養管理指導
　⑥通所介護・介護予防通所介護
　⑦通所リハビリテーション・介護予防通所リハビリテーション
　⑧短期入所生活介護・介護予防短期入所生活介護
　⑨短期入所療養介護・介護予防短期入所療養介護
　⑩特定施設入居生活介護・介護予防特定施設入居生活介護 | ⑪認知症対応型共同生活介護
⑫福祉用具貸与
・施設サービス
　①指定介護老人福祉施設(特別養護老人ホーム)
　②介護老人保健施設
　③指定介護療養型医療施設(2011年度末で廃止予定)
・福祉用具購入費
・住宅改修費
・介護サービス計画費 |

書は要介護認定を受けようとする者にとって揃えなければならない書類である。原則として主治医が記載することとなるが、主治医のいないあるいは記載を拒否された場合には、保険者が指定した医師(指定医)が記載することになっている。二次判定の資料として重要であるとともに、介護サービス計画の策定のための医学的観点からの参考資料として利用されることがある。主治医意見書は、疾患の病態や併存疾患の症状などから、患者の心身の機能からみた介護の有無および必要度、介護サービスを行うことで起こり得る生命のリスクを含めた医学的危険性についての情報を提供することにおいて非常に重要である。記載をする際には、その人の全体像が浮かびあがるよう、介護の手間がどのくらいかかっているか、「麻痺」「拘縮」「歩行」「嚥下」などの身体症状は程度だけでなく、機能状態や動作時間なども含め、認知症の場合は客観的評価と具体的症状を「介護の手間」としての視点で記載することが求められている。PDの場合、運動麻痺はなくとも固縮や無動は意見書では「麻痺」の欄に記載し、症状の日内変動のある点や薬物による精神症状がある場合など漏らさず記載する必要がある。

介護保険事業は国が基本指針を示し、都道府県が介護保険事業支援計画を策定、市町村が介護保険事業計画を策定する。そして、3年ごとに、5年を一期として見直される。

4 障害者自立支援法

加齢に伴う疾病あるいは障害者に対する施策が介護保険法であるのに対し、障害の種類を問わない施策が障害者自立支援法である。そもそも障害者に対する施策は措置制度であったが、2003年4月に支援費制度が導入され、支援費制度の普及とともに利用者は増大した。財政が逼迫する中、身体障害、知的障害、精神障害といった障害種別ごとに異なる受給サービス内容を一元化し、合理的に運用することを目指し制定された。障害程度区分に沿って支給を決定し、かかる費用の半分を国が負担し、1割は本人負担とすることになった。なお、適応については同法よりも介護保険法が優先される点に注意する必要がある。

障害者自立支援法は障害者基本法の理念に則り、障害者の地域生活と就労を支援し、生活の自立を図るものである。自立支援給付には、介護給付、訓練等給付、自立支援医療、補装具などがある。また、地域生活支援事業には、利用者の相談支援、手話通訳などのコミュニケーション支援、日常生活用具の給付・貸与、移動支援、地域活動支援センターの機能強化、福祉ホーム、居住支援、その他の日常生活または社会生活支援が含まれている。補装具の支給は、現物支給から補装具費の支給へと変わり、利用者負担は原則1割の定率負担となった。障害福祉サービスは10種類の介護給付と4種類の訓練等給付である。介護保険サービスと同様に、訪問介護やデイサービスといっ

た通所系サービスがあり、入所施設で提供されるサービスもある。入所サービスは、地域社会とのかかわりのある暮らしを実現するために、昼間の活動を支援する「日中活動」と住まいの場における「居住支援」に分かれている。

　サービスを受けるための手順は次のとおりである。希望者はまず市町村または相談支援事業者に相談し、サービス利用申請を行う。申請後、市町村から現在の生活や障害に関して調査を受け、審査会でサービスの必要性に関する障害程度区分について判定・決定が下される。障害程度区分の認定後、市町村は地域生活の状況や日中活動、介護者、住居などの状況などの勘案事項調査とサービス利用の意向調査を行い、認定結果と利用者のニーズを最終的に判断して支給決定を行う。

5 就労援助

　1975年国連で決議された「障害者の権利宣言」は、「その能力に従い、保護を受け、雇用され、または有益で生産的かつ報酬を受ける職業に従事し、労働組合に参加する権利を有する」と述べ、障害者が働くことを通して通常の社会生活を営もうとすることを、人間として当然のこととしている。さらに、憲法第27条も「すべての国民が勤労の権利と義務を負う」と規定し、すべての国民が就労権を保障されるべきであり、国は必要な政策を採ることが求められている。障害者の働く権利の保障は、障害者の雇用の促進などに関する法律による一般雇用、福祉工場、身体障害者福祉法や授産施設を中心とした福祉的就労からなっている。

▶一般雇用

　一般雇用の窓口は、公共職業安定所が中心となり、地域障害者職業センターがその機能を補完する形で行われている。ここでは、障害者に対し、その能力や適職を判定し、職業相談、就職後の適応指導を行い、事業者に対しては採用、配置、職場管理、施設や補助具の改善指導を行い、雇用および適職に関する情報提供を行っている。また、障害者職業訓練校の設置や職場適応訓練制度などが実施され、障害者の就労が円滑になされるよう配慮されている。

▶身体障害者福祉工場

　身体障害者福祉工場は、作業能力と働く意欲がありながら、身体障害の状況、工場の設備構造および交通事情のため一般企業に雇用されることの困難な身体障害者を、それぞれの能力に応じて就労させ生活指導と健康管理のもとに経済的、社会的自立を図る施設である。対象者は、身体障害者手帳を有する15歳以上の日常生活が自立している障害者である。

▶身体障害者授産施設

　身体障害者授産施設は身体障害者を入所（通所または収容）させ、職業を与え自活させるものである。対象者は身体障害者で雇用されることが困難なものまたは生活に困窮するもので、これらを入所させて、心理的更生および授産指導を中心とした職業更

生を行っている。

いずれの施設も身体障害者の働く場の保障として増設や内容改善が期待されているが、施設の絶対数は少なく、重い障害者を受け止める中で滞留現象を引き起こしていることや職業的自立を目指しているが職種の改善や仕事の確保が難しいなどの問題を抱えている。

6 在宅療養支援診療所

在宅療養支援診療所は、患者や家族が望めば、たとえいかなる疾病に罹患し重度の障害を抱えていたとしても、人生の最期まで安心して在宅で生活できるよう、医療から支援することを目的として創設された制度である。癌患者の在宅医療を想定し、24時間連絡を受ける医師または看護職員の配置と往診あるいは訪問看護の提供が可能な体制整備、そして緊急入院を受け入れる病診連携体制が確保されている。癌患者が適切に緩和ケアなどを受けながら住み慣れた自宅で最後の時を過ごすことで、入院で医療を受けている場合と比べて少ない苦痛で最期を迎えることができることが認知されてきており、医療と介護との橋渡し役である介護支援専門員（ケアマネジャー）などとの連携も重要である。在宅療養支援診療所は、とりもなおさずPDをはじめとする神経難病の在宅医療の場においてその機能を発揮することで重要な社会資源となる。今後、神経難病などの非癌患者の緩和ケアが確立することが、神経内科の力でなされることが期待される。

7 住宅改修

▶住宅改修

PD患者はYahrステージⅡレベルまでは日常生活自立度は比較的良好に保たれているが、加齢に伴いあるいは原疾患と廃用症候群の進行によりYahrステージⅢ以上に病状が悪化すると、身体機能の低下のために従来の住宅での生活環境に適応することが困難となる。住宅改修は患者がより安全に生活できるよう、移動しやすく、暮らしやすい居住空間を提供することを目的に行われる。住宅改修により、①廊下と居間の段差をなくすことにより移動が容易になること、②階段・廊下・浴室・トイレなどに手すりを付けることにより自立支援を図れること、③家族介護者の介護負担の軽減が図れること、④居室に閉じこもりがちな患者の外出が容易となり地域社会への参加が可能となること、などが実現できる。

実際に改修が行われている箇所は、トイレ、浴室、寝室、廊下、玄関が多く、いずれの箇所においても手すりの設置、段差の解消の例が多い。扉については開き戸を引

き戸にする工事、トイレについては和式便器を洋式便器化、浴室では床の滑り止め工事、寝室ではベッドの導入に伴い床材の変更などが行われることが多い。また、最近建てられる住宅では、基礎的バリアフリーが配慮されている例が多い。

▶居宅介護住宅改修費

　介護保険法では住宅改修について必要と認められた場合、市町村から被保険者に対して居宅介護住宅改修費が支給される。実際には、工事を依頼した事業者に費用を支払った後に、市町村から被保険者へ費用の9割が償還払いの形式で支給される。費用には支給限度基準額が設定され、要介護状態区分にかかわらず定額（20万円）であり、一度きりである。介護保険制度での住宅改修は、①手すりの取り付け、②床段差の解消、③すべりの防止および移動の円滑化などのための床材の変更、④引き戸などへの扉の取り替え、⑤洋式便所などへの便器の取り替え、⑥その他付帯して必要となる住宅改修、が対象となっている。

　住宅改修を行うに際して、PDの症状の特性を十分配慮して患者ならび家族の抱える問題点を分析し、本来解決すべきものは何かを把握しなければならない。さらに、住宅改修と合わせて福祉用具の貸与や特定福祉用具の利用も視野に入れながら、建築士、工事業者、理学療法士、作業療法士、ケアマネジャーとともに検討する必要がある。

8 福祉用具援助

▶福祉用具

　福祉用具はPD患者自身が利用する場合と、その介護者が利用する場合がある。PD患者に対し、薬物療法やリハビリテーションを行って身体運動機能障害の改善を図るが、その運動機能は徐々に低下することは避けられない。さらに、身体機能は過剰な安静や怠慢により運動を行わないことによって廃用症候群が進展し、不可逆的な障害に移行する恐れもある。したがって、残されている運動機能を維持強化することに励み、できるだけ生活能力を保つよう、無理のない範囲の中で積極的・活動的な生活を営む必要がある。そのためにも、病気の進行による身体機能の変化に合わせて生活の仕方を変えていくことが求められる。

　福祉用具を利用する患者の生活は、介護者によって大きな影響を受ける。同程度の身体機能障害をもつ患者でも、介護者の知識や技術が十分であるかどうかによって、寝たきり状態で1日を過ごす人もいれば、起きた状態で生活できる人もいる。利用者の身体状況を理解して、介護の知識と技術を併せ持つことが適切な介護に結びつく。しかし、介護は介護者にとって非常に大きな負担であり、体力を必要とする作業である。高齢者が高齢者を介護する場合には介護者の負担が大きく、介護によって腰痛をきたしたり体調を崩すこともある。介護において適切な福祉用具を利用することにより、介護者自身の負担を軽減し、患者のQOLを向上することに結びつく。

▶身体機能の補完

　福祉用具にはさまざまのものがあるが、次のいくつかの機能を有している。まず挙げられるのは身体機能の補完としての機能である。手足や体幹に麻痺や変形があるため日常生活動作に支障がある患者に対し、その機能障害を補うために用いられる。この場合、患者自身が身につけて使用することが多く、日常生活の自立を支援するために使用することもある。移動に用いられる用具としては「車いす」「歩行器」「歩行補助杖」などが使用される。次に挙げられる点は介護・介助者の負担軽減としての機能である。患者の移動・移乗の際に用いられる「移動用リフト」、起居の補助機能がついた「ギャッチベッド」などがこれに相当する。そして、最後に挙げられる点は機能訓練機能である。移動用具として用いられる「歩行器」「車いす」などは廃用症候群の予防にも効果があり、機能訓練機能も併せ持つ。

▶介護・介助者の負担軽減

▶機能訓練機能

▶廃用症候群

　福祉用具を日常生活動作に基づいて分類すると、起居関連用具、移乗関連用具、移動関連用具、排泄関連用具、入浴関連用具、摂食関連用具などがある。福祉用具の選定にあたっては、患者の身体状況、患者の特性、介護の目的、住環境および利用する福祉用具の性能などを踏まえて用具の選定を行う必要がある。その際には安全性と衛生面で十分な配慮が必要である。

▶起居関連用具

　起居関連用具の代表的なものとして身体の傾斜角度や高さの調整ができるギャッチベッドがある。和室で布団を敷いている状況に比べ寝たきりあるいは起居動作が困難で介助が必要な患者ならびに介護者の負担が軽減される。さまざまな機種があるが、ベッドの大きさ、背上げ・膝上げ・高さの調節、操作方法（手動、電動）、マットの種類などについて十分検討する必要がある。背上げ、膝上げ機能は背もたれ坐位を保持するのに有効であり、起きあがりの介助が必要な人でもギャッチベッドを導入すれば、起きあがり動作が自立することがある。PD患者の場合体幹機能が低下しており、容易に寝たきり生活に陥りやすいため、この機能を介護者が十分理解し、活用することが重要である。さらに、ベッドを利用する際には、サイドレールを活用し、起居動作時の安全確保や転落防止を図らなければならない。ギャッチベッドの導入にあたっての留意点としては、背上げ機能だけを使用すると臀部が前方にずれるため、姿勢が安定しないうえ褥瘡を形成しやすいこと、端坐位を取る場合には座面が平らになる機能をもつ必要があること、車いすへの移乗の際にはベッドの高さの調整が必要であること、設置場所を選定する際介護者の操作スペースを取る必要があること、マットレスの堅さが適当であること、などである。

▶移動関連用具

　移動関連用具の代表的なものとして車いすがある。移動動作における福祉用具の意義は、動かないために生じる廃用症候群を予防し、活動範囲を拡大、自立を援助することである。車いすは構造上前方大車輪型と後方大車輪型のものがあり、後者が普及している。操作性から分類すると、自ら操作する自走式と介護者が操作する介助用車

いすに分けられる。車いす導入にあたっては、各個人の体型に適合した寸法を選ぶこと、車いすの機能を利用者、介護者がよく理解すること、直進するだけでなく回転するスペースを設けたり段差を解消する使用環境を整えること、事故防止のためシートベルトを着用することなどに留意する必要がある。

▶排泄関連用具

　排泄関連用具としてはポータブルトイレや特殊尿器があるが、排泄のケアには患者の心理的負担感や介護者の介護負担が大きく、利用者と同居する家族の生活状況を十分検討したうえで用具を選定する必要がある。トイレでの排泄が可能な状況であればトイレの改修などを検討するが、専ら患者のみが使用するのか、同居する家族も使用するのかあるいは昼・夜間の使用状況などによっても改修内容は異なってくる。また、ポータブルトイレを使用する場合には、手すりの形状、便座の高さを調整し、使用後の後始末についても配慮する必要がある。なお、用具の選択やトイレの改修を行う前に、排尿障害に対する治療の余地についても患者と相談したうえで検討することが重要である。

▶入浴関連用具

　入浴は基本的な生活の1つであり、清潔を保ち、血液循環を促進し褥瘡などの予防にも寄与するのみならず、患者にとってQOLの向上につながる効果をもつ。入浴動作は、移動、更衣、浴槽の出入りなどの複合動作であり、PD患者にとっては入浴中の血圧低下や転倒事故などにつながりやすい危険な動作であるのと同時に、介護者にとっても非常に介護負担の大きい動作である。入浴関連用具の導入にあたっては、浴槽のまたぎや浴室自体の段差など家屋構造に関連する問題があり、浴室周りの住宅改修も含めて考慮する。患者の日常動作レベルを勘案し、手すりを設置し転倒を防止することやシャワーチェアでのシャワー浴とすることなどを検討する。同居家族がある場合、トイレと同様に家族の使用も含めて考慮する必要があり、手すりの設置や入浴台の導入には患者の利用しやすい高さや位置を確認し、安全性に関しては浴室の構造を念頭に入れ十分に配慮する必要がある。

おわりに

　将来PDの原因が明らかにされ、根本的治療法が確立されることが期待される。そのとき、ここに紹介したわが国の社会資源の必要性は今よりずっと少なくなるであろう。しかしながらしばらくは、PD患者はより自立した人間らしい生活を営むために社会資源を有効に利用し、神経内科医は疾病や障害の進展を少しでも遅らせるよう治療・指導にあたり、国は人道的かつ合理的に社会資源の充実を図るよう努力する必要がある。

（石垣泰則）

【参考文献】
(1) 疾病対策研究会（監）：難病対策ガイドブック改定版．現代社会保険，東京，2003．
(2) 介護支援専門員テキスト編集委員会（監）：介護支援専門員基本テキスト．長寿社会開発センター，東京，2009．
(3) ミネルヴァ書房編集部：社会福祉小六法2010．ミネルヴァ書房，東京，2010．

II 臨床応用編
Parkinson's Disease

パーキンソン病の臨床について
もっと知りたい人へ

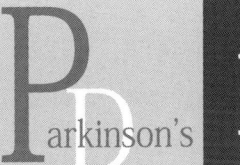

1 パーキンソン病の歴史、疫学、予後

1 James Parkinsonによる本症の発見からL-ドパ治療へ

▶パーキンソン病

　パーキンソン病(PD)では、通常、初期の症状は軽度であるが、疾患が進行すると、一見してPDと推測できるほど特徴的な運動障害がみられる。したがって、この疾患の存在は古くから知られていたのではないかと推測される。事実、インドでは、PDと思われる疾患がKampavataという病名で紀元前に記載されていた[1]。この病名のkampaとは振戦(ふるえ)の意である。また、エジプトでも紀元前にPDと考えられる疾患の記録があり、15～18世紀にもPDと類似した疾患が記載されている[2]。これらのPDに関する歴史的記載の中で、特に注目されるのは、Ayurvedaと呼ばれるインドの紀元前の生命科学に関するテキストで、この中にはPD(kampavata)の症状として、現在の知見と同様に、過剰な唾液分泌と寡動が挙げられている[1]。さらに、当時、Atmaguptaと呼ばれる植物から調整した物質がPDを含めて多くの疾患に対する治療薬として用いられていたが、1937年にこの植物の種の化学組成としてL-ドパが分離された[3]。したがって、紀元前に、L-ドパを含んだ治療剤がPDと考えられる疾患に投与されていたことが示唆される[1]。

▶L-ドパ

▶Parkinson

　PDについての上記の文献は歴史的に興味深い。しかし、PDの症状を正確に記載したのは、1817年のParkinsonの著書が最初である。この原著は、現在、世界に数冊しか存在しないといわれているが、日本では1974年に豊倉康夫教授が中心となって東京大学医学部神経内科のメンバーがParkinsonの原著とその日本語訳を出版したので[4]、この著書に容易に触れることができるのは幸いである。Parkinsonの原著には、6例のPDの症例が記載されている。Parkinsonは特にその1例を長年にわたって注意深く観察し、これは緩徐に変化する運動障害を特異的な症状とする独立した疾患であると結論し、振戦麻痺(shaking palsyあるいはparalysis agitans)と呼んだ。この報告はParkinsonの存命中(1755～1824年)にはほとんど注目されなかったが、約70年後にフランスのCharcot教授によって高く評価され、以来、この疾患は「パーキンソン病」と呼ばれるようになった[4]。

　Parkinsonが記載したPDに特徴的な運動障害は、①静止時の身体のふるえ(振戦)、

②緩慢な動作（寡動・無動）、③前屈姿勢、④早足、小走り歩行と前方転倒、である。現在、PDの4つの主症状は振戦、寡動・無動、筋固縮、姿勢・歩行障害といわれているが、このうち、筋固縮を除く主症状はParkinsonによって正確に把握されていた。PDの筋固縮の症状は後に、Trousseau（1868）とCharcot（1877）によって見い出された[5]。PDは通常、一側の上肢（手あるいは腕）の軽度なふるえ（振戦）といった症状から始まり、極めて徐々に進行する。Parkinsonによれば[4]、振戦が1〜2年の間に上肢から他の部位に拡がることは稀で、PDに特徴的な小走り症状は発病後10年以上が経過して初めてみられる。しかし、究極的には、疾患の進行とともに、振戦の部位と程度が増大し、さらに、寡動・無動が伴って、自力での歩行、起立も不可能になることが記載されている。

　ParkinsonはPDの原因と治療法についても記載しているが、Parkinson自身、この記載は事実ではなく、推論あるいは意見に過ぎないと述べている。PDの症状が身体の多くの部位にみられることから、Parkinsonは疾患の原因が末梢神経でなく、中枢神経の異常と推論している。しかし、知覚、知能には異常がみられないから、病変は大脳には達していないと考え、可能性として脊髄の病変と推測している。疾患の原因が不明であるから、具体的な治療法はほとんど記載されていないが、Parkinsonはこの疾患の治療に関しては悲観的でなく、むしろ、期待してよいと考えた。その理由は、どのような疾患でも、治療が早ければ早いほど成功の確率が高いから、PDのように進行が緩慢であれば、PDの進行を止める手段が開発されたときには、治療効果が期待できる時期の長いPDは有利であると論じている。この原著の最後に、Parkinsonは病理解剖学的検討がこの疾患に適用されることを望んでいる。Parkinsonの大きな功績はPDが独立した疾患であることを指摘したことである。その後、病理解剖が実施され、1895〜1920年に、PDは中脳黒質の神経細胞の減少を伴う病変に起因することが明らかとなった。

▶中脳黒質の神経細胞

　系統的なPDの治療はCharcotによって1880年頃に導入された抗コリン薬（アトロピン）が最初である。これは経験的に開始された薬物治療であるが、現在でも継続されている。次に登場した治療法は外科的手法で、淡蒼球線維の切除により振戦と筋固縮の改善が1940年に報告された。この手法は、Horsley-Clarkeの定位術の導入（1950年代初期）により著しく促進され、本邦では1952年6月に楢林教授が第1例の定位脳手術を実施した[6]。PDの理解と治療に貢献した画期的発見は、ヒトの脳におけるドパミンの特異的な分布と[7]、PD患者における、黒質・線条体ドパミン量の選択的低下である[8)9)]。これらの発見に基づいて、ドパミン補充治療として、その前駆体、L-ドパの投与が試みられ、驚異的な治療効果が得られた。この「奇跡の薬」と呼ばれるL-ドパがPDの治療に用いられたのは1967〜1969年のことである。佐野教授は1960年の論文

▶ドパミン補充治療

1 ●パーキンソン病の歴史、疫学、予後

に[9]、ドパによるPDの治療を試みたことも記載している。ドパを静脈内に投与すると、15～30分後にPD症状は数分間消失した。しかし、効果は一過性であったので、治療法としての実用価値はないと判断したのであるが、このときに、長期間の連日投与を試みていれば、L-ドパ治療法の導入のきっかけとなったかも知れない。

▶ L-ドパ治療法の導入

2 パーキンソン病の疫学：有病率

疫学とは疾患の発生頻度、分布、特徴と、それに影響する因子を統計的に解析する科学であり、その疾患の動態と発病原因を検討することを目的とする。例えば、PDの発症は特発性（sporadic）か、遺伝性（familial）か、あるいは環境（environment）に依存するかの疫学的検討により、その病因に関する仮説を提起することが可能である。PDの発生頻度は高齢者において高く、神経変性疾患の中ではアルツハイマー病（AD）に次いで頻度の高い疾患である。大雑把な数値として、PD患者数は全人口の約0.3％であるが、年齢65歳以上の人口では3％に達するといわれている。したがって、PDに対する明らかな危険因子（risk factor）は年齢（age）であり、社会が高齢化すると、PDの患者数の増加が予測される。疫学調査において検討される事項はその目的によって異なるが、以下、焦点をPDの有病率に限定して、この数値がどのような因子によって影響されるかを記載する。

▶ 特発性
▶ 遺伝性
▶ 環境

▶ 危険因子
▶ 年齢

▶ 有病率

PDの有病率（prevalence）とは、ある一定の時期に発症しているPD患者の総数で、通常、人口10万人に対する患者数で記載する。PDの有病率は、欧米では1955年頃から調査が始まり、本邦では1970年代になって開始された。しかし、これらの初期調査の数値は調査グループによって大きく異なり、さらに、白人と黒人の有病率が異なるという結果と、白人と黒人に差はないという報告もあり、信頼性に疑問があった[10]。Zhang & Roman（1993）は、これらの数値の相違は調査法の不備によるものであって、実際のPD有病率は地域によってそれほど大きな変異はないことを指摘したが、例外として、中国、日本、アフリカではPD有病率が有意に低いと記載している[11]。本邦における、1973年の最初のPD有病率の調査結果では、人口10万人あたり約10人という結果が報告された。これは欧米の調査結果の約1/10という低い数値である。この結果は通院患者の調査による病院統計に基づいたものであり、PDと診断されるべき患者数が十分に把握されていなかった可能性がある。有病率の調査には、専門医によるPDの診断の確認と、調査員による各家族内のPD患者数の確認が望ましい。したがって、最も信頼できるのは、戸別訪問による調査（door-to-door survey）である。筆者らは、1978年に京都府の4町の住民、約2万6,000人を対象として、戸別調査によりPD有病率を推定し、人口10万人に対し49.5人という数値（粗有病率）を得た。これ

▶ door-to-door survey
▶ PD有病率
▶ 粗有病率

261

▶訂正有病率

らの町は過疎地型人口構成の傾向にあったので、京都府人口の年齢構成と対比して算定した訂正有病率は34.4であった[12]。

　先に述べたように、PD有病率は社会の高齢化に伴って増加する可能性がある。この可能性を検討するために、筆者らは、23年後の2001年に京都府の同じ4町で再調査を実施した。その結果、粗有病率は156.9、訂正有病率は112.7という数値が得られ、粗有病率においても訂正有病率においても3.2～3.3倍の増加がみられた[12]。本邦では、1992年から2000年にかけて、鳥取県米子市、鹿児島県鹿屋市、山形県、北海道岩見沢市でも調査が実施され、これらの結果を総合すると、日本のPD粗有病率は人口10万人に対し100～130人と推定され、欧米の調査結果と差はみられなかった[10]。米子市では1980年と12年後の1992年に調査を実施し、この間に、粗有病率は1.5倍に増加した。岩見沢市では1994年と6年後の2000年に調査し、1.1倍の粗有病率の増加がみられた。これらの増加は人口の高齢化によるものと考えられている。京都府における調査では、粗有病率、訂正有病率共に同程度に増加しているから人口の高齢化のみで説明するのは困難である。事実、1978年の粗有病率を2000年の人口構成を用いて訂正有病率を推定すると、1978年の数値の1.8倍となったが、2001年の数値のように3.3倍にはならなかった。この結果は、PD有病率が時とともに増加した原因には社会の高齢化以外の因子にも依存することを示唆する。

▶高齢化

　他の地域と比較して、京都府の再調査ではPD有病率が約3倍と大きく増加していた理由としては、再度の調査が長期間（23年）後に実施されたことと、その実施が特別な時期に一致していたためと推測される。現在、PDに最も有効な治療薬はL-ドパ(levodopa)である。先に記載したように、L-ドパ治療が試みられたのは1960年代の終わりで、治療薬として米国で承認されたのは1970年である。京都府のPD有病率調査が最初に実施された1978年は、日本のPD治療としてはlevodopa時代の初期であり、L-ドパの使用は開始されていたが、L-ドパとcarbidopa (decarboxylase阻害薬)の併用あるいはbromocriptineなどのドパミン作動薬(agonist)は用いられていなかった。日本で、bromocriptineが承認されたのは1979年であり、levodopa/carbidopaが承認されたのは1980年である。したがって、1978年以降、抗PD薬は著しく改善され、その結果、PD患者の生存期間が延長した可能性が考えられる。有病率は当然、その疾患の発生率(incidence)に比例して増加するが、また、病気の期間(disease duration)にも依存する。PDの場合、病気の期間とは、PDと診断されてからの生存期間(the length of survival)である。Hoehn & Yahr (1967)は、L-ドパ治療が導入される前のPD患者の平均死亡年齢は67歳で、死亡率は一般人より2.9倍高いと報告している[13]。Hoehn (1983)はL-ドパ治療導入後15年間のPD患者を再調査し、PD患者の平均死亡年齢が4.5歳延長し、死亡率は一般人と比較して有意差がみら

れなかったと報告している[14]。したがって、PD治療法の改善により生存期間が延長した結果、PD有病率が増加することが考えられ、この可能性は特に、L-ドパ治療の導入前後の比較において期待される。京都府における調査で、PD有病率が1978年度と比較して2001年度で著しく増加しているのは、社会の高齢化に加えて、L-ドパの導入に起因していると推測される。

現在、PD患者は一般人と比較して死亡率が高いという報告が多いが、その比率が2～5倍とする報告、あるいは、その差は僅少という報告もあり、詳細は不明である。PD患者の死亡率は70歳以上の年齢層において対数関数的に増加するので[15]、その比較法によって、異なった結果となる可能性が考えられる。筆者らは、1993年に、70例のPD患者平均死亡年齢を調査したが、男女共に72～73歳であった。この数値は、

▶寿命

当時の日本人男性の寿命と一致し、その意味では、PD患者と一般人の死亡率に差はみられなかった。しかし、当時の日本人女性の寿命はこの数値より約10年長く、このPD患者の死亡年齢に関する男女差が何に起因するのかは明らかでない。いずれにしても、PD患者は一般人と比較して、寿命にそれほど大きな差はないと考えられる。しか

▶死亡率

し、PDと一般人の死亡率の差を強調して、2040年には、PD、AD、ALS（筋萎縮性側索硬化症）を含む神経変性疾患は死亡原因においてがんを凌駕すると予測している報告もある[16]。

▶PDの死亡率

PDの死亡率が一般人の死亡率とどの程度異なるかは明らかでないが、まったく差がないとは考えられない。もし、死亡率に差がなければ、L-ドパ治療の導入によるPD有病率の増加を説明することができない。しかし、L-ドパ治療がPD患者の死亡率あるいは寿命をいかにして改善したかは明らかでない。PD患者の死因は一般人と同様にがん、心筋梗塞、脳梗塞が多い。PDが直接の原因で死亡する例としては、嚥下の過ちで飲食物が気管に入ったことに由来する肺炎、急激な低血圧による事故、歩行障害による転倒事故、原因不明の突然死があるが、L-ドパ治療はこれらの事故の引き金となる錐体外路系症状を有意に改善するので、その結果、死亡率を低下させる可能性が考

▶認知症

えられる。PDでは、疾患の進行に伴って、しばしば、認知症（dementia）がみられ、認知症がPDの死因に関連している可能性が考えられる。米国マンハッタンにおける調査の結果によると、認知症を伴っていないPD患者の方が、認知症を示す非PD患者より死亡率が高く、また、PD患者の死亡率は錐体外路系症状の度合いと相関し、認知症の有無とは無関係であった[17]。したがって、PDの症状重症度は死亡率に関与することが示唆される。Hoehn (1983) は、L-ドパ治療の導入後、PD患者の重症度は、平均して、著しく改善されたと報告している。京都府のPD調査を例に取ると、1978年度

▶Hoehn-Yahr重症度

はHoehn-Yahr重症度がⅣ～Ⅴ度の患者が62%を占めていたのに対し、2001年度には42%に減少していた。逆に、1978年度では重症度Ⅲ度の患者は16%であったが、

2001年度では42％に増加していた。さらに、2001年度の患者の年齢分布は、1978年度と比較して、高年齢側に移動していた[12]。これらの結果は、L-ドパが疾患症状を改善し、寿命の延長に貢献したことを示唆する。

諸外国におけるPD有病率の調査においても、比較的軽度ではあるが、調査年度とともに増加し、その傾向においては日本と差がみられない。欧米では有病率における性差はないか、男性の方が女性より多いという報告が一般的であるが、日本各地では女性の方が男性より多い傾向にあり、最近の山形県での調査では有意差をもって女性の方が多いことが報告されている[18]。

PD有病率が人種によって異なるかどうかは、現在、明らかでないが、ブルガリアの調査は人種差の存在を示唆している。この調査によると、ブルガリアの白人の有病率は137であるのに対し、北インドに由来するブルガリアのジプシーの有病率は16という結果であった[19]。さらに、有病率が人種に依存するのか、調査地域に依存するかの問題に関しては、Morensら[15]の興味深い報告がある。これはホノルルの日系人を対象としてPDの発生頻度（incidence）を調査したものであるが、その数値は欧米白人における調査結果とよく一致していたが、東洋の中国人における結果より5～10倍高かった。この結果から、PDの危険度は人種あるいは遺伝的因子に依存するのでなく、環境因子に依存すると示唆している。

▶ 環境因子

環境因子としては、しばしば、農村の生活が例に挙げられ、その危険因子として殺虫剤が考慮されてきた。Gorellら[20]は、事実、農村におけるPD発症の要因を調査し、殺虫剤あるいは除草剤との接触が有意に関与することを報告している。

3 パーキンソン病の予後

▶ 予後

PDの予後には明暗、2つの面が存在する。明るい面は、PDは疾患の進行が緩慢であり、抗PD薬、特にL-ドパによく応答し、薬物治療によって改善したquality of lifeを比較的長期間維持できることである。Hoehn（1983）[14]は、L-ドパの治療を受けない場合は、PD発症後10～14年の間に起立、歩行が不可能になる患者は約80％であるが、L-ドパ治療はこれを約30％に減少すると報告している。PD予後のnegativeな面は、根治する治療手段が存在しないことである。したがって、現況では、PDには治癒の可能性がない。

現在、L-ドパがPD治療にとって最も有効な薬物であることは疑いない。したがって、PDの予後を規定する大きな因子はL-ドパの長期投与における有効性である。L-ドパによるPD治療に関する懸念が最初にもたれたのは1971年で、このとき、L-ドパを連日、2年以上投与すると、患者の約20％に不随意運動（dyskinesia）が誘発される

ことが報告された。さらに、L-ドパの長期使用に伴って、その効果が減弱する傾向が報告されている。その結果、L-ドパ効果の持続時間（on期間）が短縮し、次回のL-ドパ投与前にPD症状が再発（off期間）するため、同じ日にPD症状の著しい変動（wearing off phenomena；fluctuations）が観察される。サルのPDモデル実験では、L-ドパの連日投与によって比較的短期間にdyskinesiaが誘発されるが、ドパミン作動薬（bromocriptine、pergolideなど）を用いると長期間の投与においてもdyskinesiaの誘発はみられない結果が得られた。この観察に基づいて、PDの初期の軽度な段階ではドパミン作動薬を使用し、L-ドパの導入をできる限り遅らせる試みも検討されている[20]。しかし、現在まで、ドパミン作動薬によるPDの初期治療がL-ドパ治療に勝る結果は得られていない[21]。L-ドパの長期投与に伴って、その効果が減弱することはHoehn（1983）[14]も記載しているが、彼女はこの現象はL-ドパの効果が消失したのではなく、その投与を停止するとPD症状はさらに悪化することを指摘している。したがって、長期投与において、L-ドパはPDの症状を改善する効力を失ってはいないが、疾患の進行を停止することはできないと考えるのが妥当である[22]。この問題に関連して、Hoehn[14]は、L-ドパの治療効果の低下は治療期間には比例しないが、発症から治療開始までの遅延時間に比例すると報告している。つまり、PD症状がある程度進行すれば、L-ドパの著しい効果は期待できないことになる。いずれにしても、PDの症状の進行を阻止する治療法は、現在、まだ開発されていない[23]。

　PDの治療には、薬物療法以外に、定位脳手術療法、神経細胞の移植療法が実施されている[24]。PDでは中枢の特定経路の神経活動が異常に亢進し、その部位を外科的に破壊することによって症状が改善されることが知られている。この療法において、脳特定部位を高頻度刺激によって活動を抑制する手法も開発され、定位脳手術の結果は、高い評価を受けている。

▶ 黒質ドパミン(DA)神経細胞

▶ DA産生細胞

▶ DA神経細胞

▶ DA神経細胞

　移植療法は、PDにおける黒質ドパミン（DA）神経細胞の脱落に由来する線条体へのDA補給の低下を代償する目的の療法である。この目的のために、DA産生細胞を患者の線条体に移植することが企画され、副腎髄質、頸部交感神経節、頸動脈小体（carotid body）の移植が試みられたが、これらの組織のDA産生細胞の数が少なく、良好な結果は得られなかった。さらに、1990年頃から、ヒト胎児の黒質を含む中脳神経細胞を患者の脳へ移植することが試みられ、移植したDA神経細胞が患者の脳内で3～4年にわたって生存し、臨床症状の改善も示唆されていた。その後、4例の7～8週齢の胎児の中脳から得たDA神経細胞を40例の重症PD患者を対象として移植治療が試みられた。移植12ヵ月後に評価した結果、60歳あるいはそれより若いPD患者に対しては有意に症状の改善がみられたが、60歳以上の患者には改善がみられなかった[25]。さらに、移植2年後には、15%の患者にdyskinesiaが誘発され、この症状はL-ドパ投与の中断

▶ 神経幹細胞
▶ 幹細胞
▶ 胚性幹細胞

によっても消失しなかった。したがって、治療効果は十分でなく、また、予期していなかった副作用がみられたが、このアプローチによる症状改善の可能性は残された。しかし、胎児の使用は実用的にも、倫理的にも問題が残され、現在、これに代わる選択肢として、神経幹細胞(neural stem cell)の使用が検討されている[26]。幹細胞は自己複製能と多分化能をもつため、増殖が可能であるのと同時に、ニューロン、アストロサイト、オリゴデンドログリアの3種類の細胞を産生できる。マウス胚性幹細胞(embryonic stem cell；ES細胞)をラットの一側の線条体に移植すると、移植側にDAの産生がみられ、その結果、DA欠損による運動失調が回復することが報告されている[27]。これは、移植されたES細胞が線条体に特異的な情報によって、DA細胞に分化した可能性が考えられる。

▶ ES細胞

ES細胞を脳に移植すると、teratoma(奇形腫)と呼ばれる腫瘍様組織が形成される可能性があるので、分化させた細胞を移植する方が安全である。例えば、培養下において、幹細胞をDA細胞に分化させ、そのDA細胞をPD患者の線条体に移植する手法の開発が期待される。しかし、上述のように、これらの移植後にdyskinesiaが誘発される可能性が残されているので、その対策の検討が必要である。まだ未解決な問題は多数存在するが、神経幹細胞由来の細胞移植は今後大きな期待がもてる手法である。

▶ 遺伝子治療

遺伝子治療はStoessl AJ[28]によれば、主に①DA合成能を回復させる、②栄養因子に関連した細胞死から守る、③PDの発症に関与する異常蛋白の凝集を抑制する、④視床下核の働きを興奮性から抑制性機能に転換する、という4つの目的がある。本邦では、村松らにより、PD患者に対してアデノ随伴ウイルス(AAV)ベクターを使用した芳香族アミノ酸脱炭酸酵素(AADC)遺伝子治療の第Ⅰ相臨床研究が行われた[29]。

AAVベクターが高価であることなどから、現在、多数の患者への応用がなされていないが、6-[^{18}F]fluoro-m-L-tyrosineをトレーサとしたPET計測で、導入遺伝子の長期発現が確認されており、L-ドパ投与試験によってL-ドパ反応の改善効果も得られている。

PDでは、病期の進行により、DA神経細胞は消滅するが、大脳基底核でのDA受容体機能は保たれているため、AADCの遺伝子を導入することによって、L-ドパ治療の有効性が回復する。今後、多数例の検討が待たれる。

〈久野貞子〉

【文献】

(1) Manyam AV : Paralysis agitans and levodopa in "Ayurveda" ; ancient Indian medical treatise. Mov Disord 5 : 47-48, 1990.
(2) Stern D : Did Parkinsonism occur before 1817 ? J Neurol Neuorsurg Psychiat Special Suppl : 11-12, 1989.
(3) Damodaran M, Ramaswamy R : Isolation of 1-3 : 4-Dihydroxyphenylalanine from the seed of

(4) 豊倉康夫，萬年　徹，高須俊明，ほか：パーキンソン病の原著と全訳．三共，東京，1974.
(5) Pearce JMS : Aspects of the history of Parkinson's disease. J Neurol Neurosurg Psychiat Special Suppl : 6-10, 1989.
(6) 楢林博太朗：錐体外路系への歩み．創造出版，東京，2001.
(7) Sano I, Gamo T, Kakimoto Y, et al : Distribution of catechol compounds in human brain. Biochim Biophys Acta 32 : 586-587, 1959.
(8) Ehringer H, Hornykiewicz O : Vertailung von Noradrenalin unde Dopamin (3-Hydroxytyramin) im Gehirn des Menschen und ihr Verhalten bei Erkrankungen der extrapyramidalen Systems. Klin Wochenschr 38 : 1236-1239, 1960.
(9) 佐野　勇：錐体外路系の生化学．神経進歩 5 : 42-48，1960.
(10) 田代邦雄：本邦における Parkinson 病の疫学調査；総論．神経内科 57 : 467-470，2002.
(11) Zhang ZX, Roman GC : Worldwide occurrence of Parkinson's disease ; an updated review. Neuroepidemiology 12 : 195-208, 1993.
(12) 山崎俊三，久野貞子，水田英二：京都府における Parkison 病の疫学調査；1978年調査と2001年調査の比較．神経内科 57 : 478-484，2002.
(13) Hoehn MM, Yahr MD : Parkinsonism ; onset, progression and mortality. Neurology 17 : 427-442, 1967.
(14) Hoehn MM : Parkinsonism treated with levodopa ; progression and mortality. J Neural Trans Suppl 19 : 253-264, 1983.
(15) Morens DAM, Davis JW, Grandinetti A, et al : Epidemiologic observations on Parkinson's disease ; incidence and mortality in a prospective study of middle-aged med. Neurology 46 : 1044-1150, 1996.
(16) Lilienfeld DE, Perl DP : Projected neurodegerative disease mortality in the United States, 1990-2040. Neuroepidemiology 12 : 219-228, 1993.
(17) Louis ED, Marder K, Cote L, et al : Mortality from Parkinson disease. Arch Neurol 54 : 260-264, 1997.
(18) Kimura H, Kurimura M, Wada M, et al : Female predominance of Parkinson's disease in Japan. Neuroepidemiology 21 : 292-296, 2002.
(19) Milanov I, Kmetski TS, Lyons KE, et al : Prevalence of Parkinson's disease in Bulgarian gypsies. Neuroepidemiology 19 : 206-209, 2000.
(20) Gorell JM, Johnson CC, Rybicki BA, et al : The risk of Parkinson's disease with exposure to pesticides, farming well water, and rural living. Neurology 50(5) : 1346-1350, 1998.
(21) Albin RL, Frey KA : Initial agonist treatment of Parkinson disease. Neurology 60 : 390-394, 2003.
(22) Markham CH, Diamond SG : Modification of Parkinson's disease by long-term levodopa treatment. Arch Neurol 43 : 405-407, 1986.
(23) Rascol O, Payoux P, Ory F, et al : Limitations of current Parkinson's disease therapy. Ann Neurol 53(suppl3) : S3-S15, 2003.
(24) Tintner R, Jankovic J : Treatment options for Parkinson's disease. Curr Opin Neurol 15 : 467-476, 2002.
(25) Freed CR, Greene PE, Breeze RE, et al : Transplantation of embryonic dopamine Dopamine neurons for severe Parkinson's disease. New Eng J Med 344 : 710-719, 2001.
(26) 岡田誠司，岡野栄之：脳・神経の再生医学．最新医学 58 : 655-666, 2003.
(27) Bjorklund LM, Sanchez-Pernaute R, Chung S, et al : Embryonic stem cells develop into functional dopaminergic neurons after transplantation in a Parkinson frat model. Proc Natl Acad Sci USA 99 : 2344-2349, 2002.
(28) Stoessl AJ : Gene therapy for Parkinson's disease. Lancet 369 : 2056-2058, 2007.
(29) Muramatsu S, Fujimoto K, Kato S, et al : A phase I study of aromatic L-amino acid decarboxylase gene therapy for Parkinson's disease. Mol Ther 18(9) : 1731-1733, 2010.

2 パーキンソン病の鑑別診断

はじめに 　今日、パーキンソン病（PD）の治療では、薬物療法、手術療法、リハビリテーション療法などにおいて、その選択肢が急速に広がっている。また、EBM（evidence-based medicine）に基づいた治療を行っていくことが、今や常識とさえ考えられるようになってきた。治療の有効性をあらかじめ予測し、最良の治療法を選んでいくにあたっては、正確な鑑別診断を行うことが不可欠である。鑑別疾患は、新たな疾患概念の提唱と遺伝子研究によりますます細分化されている。鑑別診断の方法も、画像診断や遺伝子診断の進歩により多彩になってきた。PDの鑑別診断に先立って、「何をもってPDと診断するのか」を確認することが重要である。したがって、本章を読む際には、診断基準の章を参照しながら読み進めることをお勧めしたい。また、それぞれの疾患の臨床症候は、鑑別診断を進めるうえでの基本であるが、他の疾患との重複があるのは当然であり、さらには、同じ疾患の中でも例外やバリエーションがあることを常に念頭におく必要がある。

1 進行性核上性麻痺

1 概念

▶進行性核上性麻痺（PSP）

　進行性核上性麻痺（progressive supranuclear palsy；PSP）は、1964年にSteele、Richardson、Olszewski[1]により提唱されたパーキンソン症候群の1つである。原著者の名を冠し、Steele-Richardson-Olszewski syndromeと呼ばれることもあるが、一般にはPSPという名称が用いられることが多い。この疾患でみられる眼球運動障害が核上性であることがその名の由来であるが、眼球運動障害以外に姿勢反射障害、固縮、寡動、偽性球麻痺、認知機能障害などを呈する進行性の変性疾患である。

▶核上性眼球運動障害

▶Richardson症候群

▶PSP-parkinsonism（PSP-P）

　Williamsらは、姿勢反射障害、核上性眼球運動障害、認知機能障害を主徴とするPSPのプロトタイプをRichardson症候群とし、他方、非対称性の発症、振戦、L-ドパに対する一定の反応を示すサブグループをPSP-parkinsonism（PSP-P）とすることを提唱した[2]。続いて、今井らがその疾患概念の確立に大きな貢献を果たした純粋無動

▶ pure akinesia with gait freezing (PSP-PAGF)

症を、第3のサブグループ pure akinesia with gait freezing (PSP-PAGF) とした[3]。さらには、PSP-corticobasal syndrome (PSP-CBS)、PSP-progressive non-fluent aphasia (PSP-PNFA) などを加え、PSPをタウ関連疾患スペクトラムという包括的展望の中で位置づけた[4]。

2 疫　学

発症年齢は40歳以上で、50～60歳代が好発年齢である。家族例の報告[5]もあるが、一般的には孤発性である。Steele[6]や西宮[7]らの検討によると男女比は2.4～2.7対1と男性に多い。罹病期間は平均6±3年で死因の82％が肺炎である。有病率に関しての検討は多くはないが、人口10万対5.3（ミネソタ州）、6.4（英国）、1.9（本邦）などの報告[7)-9)]がある。PDでは人口10万対100前後といわれているが、それと比べると1/20となる。

一方、1親等にパーキンソン症候群がいる率（odd's ratio；OR）は3.9（95％ CI＝1.99～7.61）であり、7％の症例で、常染色体優性遺伝に合致する家族歴を示すとの報告がある。家族発症が意外に多い可能性がある[10]。

3 臨床症候[11]

1 運動症状

① 眼球運動障害

▶ 垂直性眼球運動障害

核上性の垂直性眼球運動障害（特に下方視の障害）で始まり、進行すると水平性の眼球運動障害も加わる。頭位変換眼球反射（oculocephalic reflex）は保持される。ただし、この症状は必ずしも初発症状として現れないことがあり、初発症状として出現する頻度は20％程度とする報告[12]もある。眼球運動障害が出現するピークは発症3～5年後であることが多い。ただし、自覚的には、霧視、複視、目の不快感などの症状が初診時の主訴となることがある。

② 姿勢反射障害、歩行障害

▶ 姿勢反射障害

病初期より不安定歩行、易転倒性が認められる。下方視の眼球運動制限が加わると一層後方へ転倒しやすくなる。PSPの転倒は、パーキンソン症状の評価尺度であるUPDRSとは関連せず、Dual-task（同時に2つの課題を実施）下で悪化する特徴をもつ[13]。

▶項部ジストニー
▶すくみ足

　PDの前屈姿勢、小刻み歩行とは異なり、頸部の後屈姿勢（項部ジストニー）、不安定歩行が特徴で、すくみ足を伴うことが多い。項部ジストニーの出現は発症4〜5年後がピークである。
　なお、小脳症状がみられることは稀とされているが、病理学的にPSPと診断された22例のうち4例で小脳症状を呈し、そのうち3例では、初期症状かつ主要症状であったという報告があり[14]、無視できない症候である。ただし、その頻度には人種差があり欧米では少ないとする意見がある[15]。

③ 寡動、固縮

　寡動はPDと同様だが、固縮は四肢よりも頸部・体幹に強く、左右差はほとんど認められないのが特徴である。また振戦はほとんどないか、あっても極めて軽微である。

2 非運動症状

① 認知機能障害

▶皮質下性認知症

　病初期より皮質下性認知症の特徴を呈する。初期には易刺激性、易怒性など性格変化、人格変化などを呈し、次第に抑うつ、思考緩慢などが出現してくる。

▶進行性非流暢性失語

② 進行性非流暢性失語（progressive non-fluent aphasia；PNFA）

　PNFAでは、非流暢性の自発言語にhesitancy、agrammatism、phonemic errorsを伴い言葉を発するのに多大な努力を必要とする。PNFAを呈した14例中4例がPSPの病理診断であり、その例（4例）では、中脳被蓋の萎縮が軽度で、前頭前野の萎縮が高度であった[16]。また、別の報告でも、PNFAを呈した16例中3例が大脳皮質基底核変性症（CBD）、2例がPSPの病理診断[17]であり、PNFAはPSPにとっても忘れてはならない症候である。

③ 幻覚、自律神経障害、衝動制御障害、嗅覚障害などPDとの関連

　PDで注目されている非運動症状に関する報告に、PRIAMO studyがある。同研究において、非運動症状をatypical & secondary parkinsonismで検討したところ、多系統萎縮症（MSA）やレビー小体型認知症（DLB）に比較するとPSPでは少ないとの報告であった[18]。またWilliamsらは、PSP-PとPD、MSA、血管性パーキンソン症候群との鑑別について検討し、薬剤性ジスキネジア、進行期自律神経障害、幻視はPDに高率であり、鑑別に有用であると述べている[19]。幻視の出現はPDに特徴的でPSPとの鑑別に有用との報告もある[20]。
　一方、PDで注目されている衝動制御障害に関しては、病理学的に診断されたPSP 3

例においても、ドパミンアゴニスト使用に関連して出現した報告がある[21]。同様にPDで注目されている嗅覚障害についても、病理学的に診断されたPSP 6例中3例に嗅覚低下が認められており[22]、PDとの鑑別においては決定的ではない可能性がある。

3 その他

▶ Applause sign

興味深い症候に、"Applause sign"がある。検者の見本の後に続いて、拍手の要領で3回手を打つ課題である。PSPの症例では、4回以上手を打つ、あるいは打つ手が止まらなくなるという現象が71.4％に認められた。PD、前頭側頭型認知症（FTD）には1例も出現しなかった[23]。

顔貌は瞬目の減少と眼球運動障害のため特徴的である。偽性球麻痺も比較的初期から認められ、進行期には構音障害、嚥下障害のため意思の疎通や経口摂取が困難となっていく。嚥下障害は窒息や誤嚥性肺炎などの危険性を惹起し、それが原因でADLの低下を招くことが多い。

4 病理、病因

神経細胞の脱落とグリオーシスは、淡蒼球、視床下核、黒質、中脳被蓋、上丘、赤核、橋核、青斑核、下オリーブ核、歯状核などでみられる。これらの部位では神経細胞内に、タウ蛋白異常による神経原線維変化（neurofibrillary tangle；NFT）が高率に出現する。さらに、グリアについては、coiled body、tufted（tuaft-shaped）astrocytesが特徴的であり、グリア細胞内にもタウ蛋白の蓄積を認める。このことから、PSPは、タウオパチー（tauopathy）の1つとして位置づけられる。

▶ 神経原線維変化（NFT）
▶ coiled body
▶ tufted astrocytes
▶ タウオパチー

タウ蛋白は細胞骨格を形成する微小管に結合して安定・重合化させる機能があり、6種類のアイソフォームがある。微小管の結合部位の数によって4リピートタウと3リピートタウに分かれる。PSPのタウは4リピートタウである。

PSPにおけるタウ遺伝子に関する検討では、タウ遺伝子自体の変異はないが、タウ遺伝子 *H1* ハプロタイプとの関連を示唆する報告が散見される。また、*H1* 遺伝子内多型は、PSPのみではなく、PD（*H1*-rs242557（G）、$p = 0.005$）、CBD（*H1*-rs242557（A）、$p = 0.0002$）とも関連するとの報告がある[24]。ただし、これらは白人種での検討で、日本人の場合、ほとんどが *H1/H1* であるため、これらの結果の解釈には注意を要すると考えられる[25]。

一方、タウ遺伝子変異によるFTDP-17Tの中にPSPの表現型をとるものがある[10]。FTDで関連が報告されているVEGFハプロタイプを検討した研究では、PSP（OR = 6.64、95% CI = 2.3〜19.6、$p = 0.0003$）、CBD（OR = 5.20、95% CI = 1.70〜

15.9、$p=0.003$）と、この両疾患でも関連が示唆されている[26]。

5 診断、鑑別診断

1 検査所見

▶画像検査

① 画像検査

a. 脳CT、MRI

中脳被蓋部の萎縮、四丘体の萎縮、第3脳室の拡大、Sylvius裂の開大、前頭葉の萎縮などが特徴とされる。中脳被蓋部萎縮は、矢状断においてhumming bird signあるいはpenguin silhouette signと呼ばれる所見を呈する（**図1**）。第3脳室の拡大が早期から認められ、それが経過と予後に比例しているという報告[11]もある。

▶humming bird sign
▶penguin silhouette sign

PSPとCBDの鑑別において、MRI上、中脳被蓋部萎縮、視床下核信号異常では、鑑別が困難であり、白質の変化、非対称性萎縮が決め手であるとしている[27]。
PD、MSA-parkinsonism（MSA-P）との鑑別に、MR parkinsonism index（〔矢状断橋面積／矢状断中脳面積〕×〔傍矢状断中小脳脚幅／水平断上小脳脚幅〕）が、感度、特異度共に100％であるとの報告があるが、測定がやや煩雑である[28]。

b. PET

D'Antonaら[29]が最初の報告をして以来、多数の検討がなされてきた。ほぼすべてに共通しているのは前頭葉（外側上部）での局所脳血流量と局所脳酸素代謝率の低下で

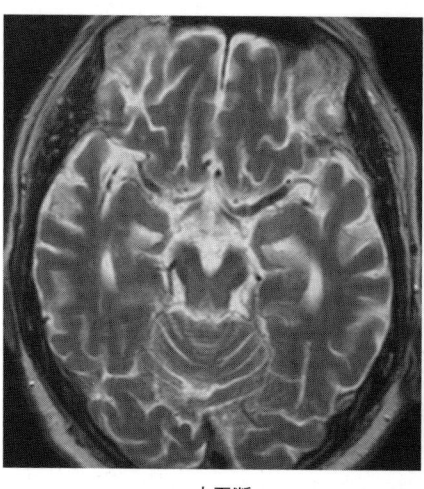

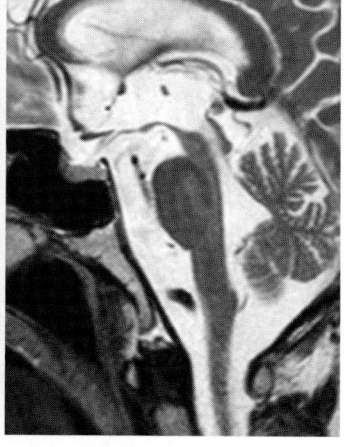

a：水平断　　　　　　　　　　b：矢状断

図1．中脳被蓋部萎縮（MRI T2WI）
a：中脳被蓋部萎縮によりambient cisternの開大を認める。
b："humming bird sign"あるいは" penguin silhouette sign"と呼ばれる。

▶humming bird sign
▶penguin silhouette sign

ある。基底核、視床、脳幹での代謝が低下しているという報告も多い。また、ドパミン神経終末機能（前シナプス機能）の指標となる ^{18}F-DOPAの取り込みが被殻、尾状核で低下し、尾状核ではPDよりも有意に低下していたという検討もある[30]。さらに後シナプス機能の指標である基底核でのD_2受容体結合能の低下も示されている[31]。また、前帯状回でベンゾジアゼピン受容体の機能低下を示唆する報告[32]やムスカリン性アセチルコリン受容体の測定でPDよりも前頭葉や視床で取り込みが低下することが指摘されている[33]。また、脳幹での低下は歩行障害と関連するという報告もある[34]。

c. SPECT

PETと同様に多数の検討がなされてきた。いずれも前頭葉での脳血流量の低下が示されている。さらにドパミン神経終末機能（前シナプス機能）の指標となる^{123}I-β-CITを用いた検討[35]では線条体での結合率が有意に低下していることが指摘された。低下はほぼ左右対称性であり、尾状核ではPDよりも有意に低下していた。基底核でのD_2受容体結合能の低下も示されている[36][37]。

d. MRスペクトロスコピー（MRS）

PDと比べ、前頭葉や被殻、淡蒼球においてNAA/Cre比が有意に低下しているとされる[38)-40]。

2 髄液検査

▶ニューロフィラメント

▶タウ

髄液中のニューロフィラメント蛋白が高値を示すという報告や、タウ蛋白の増加は認めない[41][42]か、あるいはCBDと比較すると軽度の増加[43]があるとの報告があり、一定していなかった。しかし、最近、髄液中タウの33 kDa/55 kDa比が、PSPで著明に低下しており、アルツハイマー病（AD）、FTD、CBD、PD、DLBとオーバーラップしない特異的マーカーであるとの報告があり[44]、今後の検証が待たれる。

❷ 鑑別診断の問題点

▶診断基準

1 診断基準

▶NINDS-SPSPの診断基準

定型的な症候が揃っていれば、臨床診断は困難ではない。現在まで、数施設から診断基準が提唱されているが、特異度の高いものとしてNINDS-SPSP (the National Institute of Neurological Disorders and Stroke and the Society for PSP)の診断基準（**表1**）[45]がある。

しかし、PSPは冒頭に述べたようにタウ関連疾患スペクトラムという包括的展望の中で語られるほど非常に多様な疾患と考えられるため、病理学的にPSPと診断された7症例中、死亡時にこの診断基準を満たしていたのは3例（42.9%）のみであり、初診時に至ってはわずか1例（14.3%）のみであったという報告がある[46]。

▶ NINDS-SPSP
診断基準

表1. PSPのNINDS-SPSP診断基準

Possible PSP
［必須項目］
・徐々に進行する経過
・発症は40歳以上
・上方または下方への垂直性核上性麻痺または両方向への垂直性サッケードの遅れと発症後1年以内の著明な姿勢反射障害と転倒
・除外項目で示唆されるような他の疾患が存在しないこと

Probable PSP
［必須項目］
・徐々に進行する経過
・発症は40歳以上
・上方または下方への垂直性核上性麻痺と発症後1年以内の著明な姿勢反射障害と転倒
・除外項目で示唆されるような他の疾患が存在しないこと

Definite PSP
［必須項目］
・臨床的に probable あるいは possible PSP と典型的な PSP の組織病理学的証拠

［必須除外項目］
・最近の脳炎の既往
・他人の手徴候、皮質性感覚障害、局所的な前頭葉あるいは側頭頭頂葉の萎縮
・ドパミン作動性治療と無関係の幻覚またはせん妄
・アルツハイマー型の皮質性認知症（NINCDS-ADRA診断基準による、高度の健忘症と失語症あるいは失認症）
・著明な早期からの小脳徴候あるいは著明な早期からの自律神経障害（著明な低血圧と排尿障害）
・高度な非対称的なパーキンソン徴候（動作緩慢など）
・症状と関連する部位の構造異常の神経放射線学的証拠（基底核あるいは脳幹の梗塞、葉萎縮）
・Whipple病（適応があればPCR法で確認）

［支持項目］
・左右対称性、近位優位の無動あるいは固縮
・異常な頸部肢位、特に頸部後屈
・L-ドパ治療に対するパーキンソン症状の反応がない～乏しい
・早期からの嚥下障害および構音障害
・早期に発症する認知機能障害、次のうち少なくとも2つ
・アパシー、抽象的思考の障害、言語の流暢性の障害、utilization あるいは模倣行為、あるいは前頭葉解放徴候

　そもそもこの診断基準では、診断の確実性を possible、probable、definite の3段階に分けているが、possible では感度は83％と高いものの疑陽性が17％と特異性に問題があり、probable では特異度は100％と高いのに対して感度が50％と低い[45]。このことはこの診断基準が提案された論文で既に指摘されており、possible は記述的な疫学調査などに向いていて、probable は薬剤の臨床治験や臨床研究を行う際に用いるのに適しているとされている[45]。いずれにしても、この診断基準はこういった背景を踏まえて適用すべきと考えられる。

▶臨床経過

② 臨床経過

　疾患そのものの臨床経過や検査所見そのものにも、鑑別診断の問題点が含まれている。初期には眼球運動障害が認められず、易転倒性や不安定歩行のみしか呈さない症例や症状に左右差のある症例などもあり、発症時の確定診断が困難な場合がある。画像検査は補助検査として有用だが決め手にはならない。鑑別はPD、CBD、MSA、血管障害性パーキンソン症候群などで、特にCBDとの境界は不明瞭な点が多い。また、寡動、すくみ足、姿勢反射障害などを呈するが、他のパーキンソン症候を伴わない純粋無動症とされる症例の中に、経過とともにPSPの症候が出現してくる場合もあることがわかってきた。いずれにせよ、現時点では一般的に測定可能な確定診断のための生物学的マーカーはなく、臨床症候と補助検査で総合的に判断する。

6 治療、予後

　有効な治療法はない。抗PD薬が一時的に有効なことがあるが、効果は持続しない。三環系抗うつ薬のアミトリプチリンの有効性を示す症例報告があり、二重盲検・交叉試験によってその有効性を指摘する報告[47]もあるが、症例数が少なく長期的効果も不明である。選択的セロトニン再取込み阻害薬である塩酸トラゾドンやコリン作動薬であるアニラセタムが有効であるという症例報告[48)49]も散見されたが、その後、多数例での検討はなく、効果は不定である。最近ではセロトニン受容体作動薬であるクエン酸タンドスピロンの有効性を指摘する報告[50]がある。

（菊地誠志、田代　淳）

【文献】

(1) Steele JC, Richardson JC, Olszewski J : Progressive supranuclear palsy. Arch Neurol 10 : 333-359, 1964.
(2) Williams DR, de Silva R, Paviour DC, et al : Characteristics of two distinct clinical phenotypes in pathologically proven progressive supranuclear palsy ; Richardson's syndrome and PSP-parkinsonism. Brain 128 : 1247-1258, 2005.
(3) Williams DR, Holton JL, Strand K, et al : Pure akinesia with gait freezing ; a third clinical phenotype of progressive supranuclear palsy. Mov Disord 22 : 2235-2241, 2007.
(4) Williams DR, Lees AJ : Progressive supranuclear palsy ; clinicopathological concepts and diagnostic challenges. Lancet Neurol 8 : 270-279, 2009.
(5) Rojor A, Pernaute RS, Fontlan A, et al : Clinical genetics of familial progressive supuranuclear palsy. Brain 122 : 1233-1245, 1999.
(6) Steele JC : Progressive supranuclear palsy. Brain 95 : 693-704, 1972.
(7) 西宮　仁：進行性核上性麻痺の疫学．神経内科 56：120-124, 2002.
(8) Bower JH, Maraganore MM, McDonnell SK, et al : Incidence of progressive supranuclear palsy and multiple system atrophy in Olmsted County, Minnesota, 1976 to 1990. Neurology 49 : 1284-1288, 1997.

(9) Schrag A, Ben-Schlomo Y, Quinn NP : Prevalence of progressive supranuclear palsy and multiple system atrophy ; a cross-sectional study. Lancet 20 : 354 : 1771-1775, 1999.

(10) Kaat LD, Boon AJ, Azmani A, et al : Familial aggregation of parkinsonism in progressive supranuclear palsy. Neurology 73 : 98-105, 2009.

(11) 西宮 仁, 湯浅龍彦：進行性核上性麻痺. 医学のあゆみ 186 : 83-88, 1998.

(12) Pfaffenbach DD, Layton DD, Kearns TP : Ocular manifestations in progressive supranuclear palsy. Am J Opthalmol 74 : 1179-1184, 1972.

(13) Lindemann U, Nicolai S, Beische D, et al : Clinical and dual-tasking aspects in frequent and infrequent fallers with progressive supranuclear palsy. Mov Disord 25 : 1040-1046, 2010.

(14) Kanazawa M, Shimohata T, Toyoshima Y, et al : Cerebellar involvement in progressive supranuclear palsy ; A clinicopathological study. Mov Disord 24 : 1312-1318, 2009.

(15) Jellinger K : Cerebellar involvement in progressive supranuclear palsy. Mov Disord 25 : 1104-1105, 2010.

(16) Rohrer JD, Paviour D, Bronstein AM, et al : Progressive supranuclear palsy syndrome presenting as progressive nonfluent aphasia ; a neuropsychological and neuroimaging analysis. Mov Disord 25 : 179-188, 2010.

(17) Rohrer JD, Rossor MN, Warren JD : Apraxia in progressive nonfluent aphasia. J Neurol 257 : 569-574, 2010.

(18) Colosimo C, Morgante L, Antonini A, et al, PRIAMO STUDY GROUP : Non-motor symptoms in atypical and secondary parkinsonism ; the PRIAMO study. J Neurol 257 : 5-14, 2010.

(19) Williams DR, Lees AJ : What features improve the accuracy of the clinical diagnosis of progressive supranuclear palsy-parkinsonism (PSP-P) ? Mov Disord 25 : 357-362, 2010.

(20) Williams DR, Warren JD, Lees AJ : Using the presence of visual hallucinations to differentiate Parkinson's disease from atypical parkinsonism. J Neurol Neurosurg Psychiatry 79 : 652-655, 2008.

(21) O'Sullivan SS, Djamshidian A, Ahmed Z, et al : Impulsive-compulsive spectrum behaviors in pathologically confirmed progressive supranuclear palsy. Mov Disord 25 : 638-642, 2010.

(22) Silveira-Moriyama L, Hughes G, Church A, et al : Hyposmia in progressive supranuclear palsy. Mov Disord 25 : 570-577, 2010.

(23) Dubois B, Slachevsky A, Pillon B, et al : "Applause sign" helps to discriminate PSP from FTD and PD. Neurology 64 : 2132-2133, 2005.

(24) Ezquerra M, Pastor P, Gaig C, et al : Different MAPT haplotypes are associated with Parkinson's disease and progressive supranuclear palsy. Neurobiol Aging 32 : 547, 2011.

(25) Kobayashi H, Ujike H, Hasegawa J, et al : Correlation of tau gene polymorphism with age at onset of Parkinson's disease. Neurosci Lett 405 : 202-206, 2006.

(26) Borroni B, Del Bo R, Goldwurm S, et al : VEGF Haplotypes are associated with increased risk to progressive supranuclear palsy and corticobasal syndrome. J Alzheimers Dis 21 : 87-94, 2010.

(27) Tokumaru AM, Saito Y, Murayama S, et al : Imaging-pathologic correlation in corticobasal degeneration. AJNR 30 : 1884-1892, 2009.

(28) Quattrone A, Nicoletti G, Messina D, et al : MR imaging index for differentiation of progressive supranuclear palsy from Parkinson disease and the Parkinson variant of multiple system atrophy. Radiology 246 : 214-221, 2008.

(29) D'Antona R, Baron JC, Samson Y, et al : Subcortical dementia ; Frontal cortex hypometabolism detected by positron tomography in patients with progressive supranuclear palsy. Brain 108 : 785-799, 1985.

(30) Bhatt MH, Snow BJ, Martin WRW, et al : Positron emission tomography in progressive supranuclear palsy. Arch Neurol 48 : 389-391, 1991.

(31) Brooks DJ, Ibanez V, Sawle G, et al : Striatal D2 receptor status in patients with parkinson's

disease, striatonigral degeneration, and progressive supranuclear palsy, measured with ^{11}C-raclepride and positron emission tomography. Ann Neurol 31 : 184-192, 1992.
(32) Foster NL, Minoshima S, Johanns J, et al : PET measures of benzodiazepine receptors in progressive supuranuclear palsy. Neurology 54 : 1768-1773, 2000.
(33) Shinotoh H, Namba H, Yamaguchi M, et al : Positron emission tomographic measurement of acetylcholinesterese actvity reveals differential loss of acending cholinergic systems in Parkinson's disease and progressive supranuclear palsy. Ann Neurol 46 : 62-69, 1999.
(34) Gilman S, Koeppe RA, Nan B, et al : Cerebral cortical and subcortical cholinergic deficits in parkinsonian syndromes. Neurology 74 : 1416-1423, 2010.
(35) Pirker W, Asenbaum S, Bencsits G, et al : [^{123}I] beta-CIT SPECT in multiple system atrophy, progressive supranuclear palsy, and coriticobasal degeneration. Mov Disord 15 : 1158-1167, 2000.
(36) Royen E, Verhoeff NFLG, Speelman JD, et al : Multiple system atrophy and progressive supranuclear palsy ; Diminished striatal D2 dopamine receptor activity deomnstrated by ^{123}I-IBZM single photon emission computed tomography. Arch Neurol 50 : 513-516, 1993.
(37) Bucke T, Westera G, Sutter M, et al : Ionidine-123-IBF SPECT evaluation of extrapyramidal disease. J Nucl Med 36 : 1196-1200, 1995.
(38) Tadeschi G, Litvan I, Bonavita A, et al : Proton magnetic resonance spectroscopy imaging in progressive supranuclear palsy, Parkinson's disese and corticobasal degeneration. Brain 120 : 1541-1552, 1997.
(39) Abe K, Terakawa H, Takanashi M, et al : Proton magnetic resonance spectroscopy of patients with parkinsonism. Brain Res Bull 52 : 589-595, 2000.
(40) Guevara CA, Blain CR, Stahl D, et al : Quantitative magnetic resonance spectroscopic imaging in Parkinson's disease, progressive supranuclear palsy and multiple system atrophy. Eur J Neurol 17 : 1193-1202, 2010.
(41) Holmberg B, Rosengren L, Karlson JK, et al : Increased cerebrospinal fluid levels of neurofilament protein in progressive supranuclear palsy and multiple-system atrophy comared with Parkinson's disease. Move Disord 13 : 70-77, 1998.
(42) Constantinescu R, Rosengren L, Johnels B, et al : Consecutive analyses of cerebrospinal fluid axonal and glial markers in Parkinson's disease and atypical Parkinsonian disorders. Parkinsonism Relat Disord 16 : 142-145, 2010.
(43) Urakami K, Wada K, Arai H, et al : Diagnostic significance of tau protein cerebrospinal fluid from patients with corticobasal degeneration or progressive supranuclear palsy. J Neurol Sci 183 : 95-98, 2001.
(44) Borroni B, Malinverno M, Gardoni F, et al : Tau forms in CSF as a reliable biomarker for progressive supranuclear palsy. Neurology 71 (22) : 1796-1803, 2008.
(45) Litvan I, Agid Y, Calne D, et al : Clinical research criteria for the diagnosis of progressive supranuclear palsy (Steele-Richardson-Olszewski syndrome) ; report of the NINDS-SPSP international workshop. Neurology 47 : 1-9, 1996.
(46) Sakamoto R, Tsuchiya K, Mimura M : Clinical heterogeneity in progressive supranuclear palsy ; problems of clinical diagnostic criteria of NINDS-SPSP in a retrospective study of seven Japanese autopsy cases. Neuropathology 30 : 24-35, 2010.
(47) Newman GC : Treatment of progressive supranuclear palsy with tricyclic antidepressants. Neurology 35 : 1189-1193, 1985.
(48) 加藤悦子, 高橋 智, 阿部隆志, ほか：セロトニン再取り込み阻害薬 trazodone が固縮, 頸部ジストニアおよび自律神経症状に奏功した進行性核上性麻痺の1例. 臨床神経34：1013-1017, 1994.
(49) 池田 憲, 木下真男：Aniracetam 療法によりパーキンソン徴候の改善を認めた進行性核上性麻痺の1例. 神経治療14：59-61, 1997.
(50) 飯嶋 睦, 赫 洋美, 岩田 誠：Tandospirone citrate が有効であった進行性核上性麻痺. 臨床神経 41：150-153, 2001.

2 純粋無動症

1 概念

　1974年、本邦の今井らにより初めて報告された[1]疾患で、1980年に11例が「L-DOPA無効の純粋アキネジア―すくみ足現象のみを呈した症例」としてまとめられた[2]。今井らによれば、歩行・書字・会話などの反復運動の加速とすくみを主徴とし、固縮や振戦を認めず、L-ドパが無効である疾患群と定義される。Williamsらは、純粋無動症を、Richardson症候群、PSP-parkinsonism(PSP-P)に次ぐ、PSPの第3のサブグループ pure akinesia with gait freezing(PSP-PAGF)としている[3]。

▶ pure akinesia with gait freezing (PSP-PAGF)

2 疫学、臨床症候

　発症年齢は平均61.5歳(32〜73歳)、男女差はほとんどない[4]。孤発例がほとんどであるが、家族内発症の報告[5]もある。臨床症候の特徴は上述したとおり、歩行・書字・会話などの反復運動の加速とすくみである。今井らによると、加速とは、これらの運動が次第に速まり、かつ運動の振幅が小さくなること、すくみとは、これらの運動遂行時に止まってしまうことをいう。歩行時のすくみ足は、加速歩行が増強して最終的にすくむこともあれば、滑らかな歩行の途中で方向転換や狭いところの通過に遭遇すると突然すくむこともある。また、すくみ足には必ず矛盾性運動(kinésie paradoxale)が認められるとされる。四肢や頸部の振戦、固縮は認められず、認知症もない。L-ドパは無効である。当初、純粋無動症と思われていた症例の中には経過中に眼球運動障害、項部ジストニー、認知症症状などを呈し、臨床的にも病理学的にもPSPと診断される症例もあることがわかってきた[6]。また、純粋無動症と診断されていた剖検例では、病理学的にはPSPの病理像に合致していたという報告もある[7]。今井は経過観察10年を経た症例について好発する随伴症状として34例中31例に眼球運動障害が、ほかにも開眼失行、項部ジストニー、嚥下障害、認知症などが認められたとしている[4]。また、本邦例以外でも初期にはすくみ足のみで後に垂直性眼球運動障害が出現した症例も報告されている[8]。

▶ すくみ足
▶ 加速歩行
▶ 矛盾性運動

3 診断、鑑別診断

血液、髄液検査や脳MRIなどの形態的脳画像検査では特異的な異常は認められない。SPECT検査では、^{123}I-IMPを用いた検討で前頭葉での脳血流量の低下が示唆されており、PETを用いた検討でも前頭葉、線条体での局所ブドウ糖代謝率低下が認められている[9]。また純粋無動症とPSPとの比較検討においては、局所脳血流量、局所ブドウ糖代謝率が前頭葉、視床、脳幹部において両者共に同様に低下していることが示されている[10]。

4 治療、予後

▶ L-threo-DOPS

L-ドパは無効である。1984年の近藤による報告[11]以降、L-threo-DOPSが有効であるという報告は少なくないが、検討症例が少数である。^{123}I-IMPを用いた検討では治療後に前頭葉での血流が軽度増加したという例がある[12]。また、効果が一過性である、あるいは無効であるという報告も多く、有効性は不定である。最近はセロトニン1A受容体作動薬であるクエン酸タンドスピロンの有効性が注目されている。治療前後で臨床症候の改善および歩行負荷後のSPECT所見で右帯状回での集積増加を認めたという報告[13]やL-threo-DOPS無効例に対してクエン酸タンドスピロンが著効したという例[14]もある。今後は多数例での検討、長期的効果の観察が必要であろう。すくみ足に対しては前述した矛盾性運動を利用するリハビリテーション療法が有効なことがある。床上に均等にビニールテープなどで横縞の目印を付ける、杖を蹴って進む、歩行開始時に一歩足を後方へ引いてから歩き出す、頭の中で「1、2、3」と数を数えたり、録音したメトロノームの音を聞きながら歩き出すなどの視覚刺激、音刺激が有効である。ただし、これらの効果も一過性であることが多い。

(菊地誠志、田代　淳)

【文献】

(1) 今井壽正，楢林博太郎：アキネジア；純粋アキネジアの2症例を中心にして．神経進歩18：787-794，1974．
(2) 今井壽正：L-DOPA無効の純粋アキネジア；すくみ足現象のみを呈した症例．神経進歩24：838-848，1980．
(3) Williams DR, Holton JL, Strand K, et al：Pure akinesia with gait freezing；a third clinical phenotype of progressive supranuclear palsy. Mov Disord 22：2235-2241, 2007.
(4) 中村利生，今井壽正：純粋アキネジア．日本臨床領域別症候群27：70-73，1999．
(5) 奈良井恒，真邊泰宏，村上哲郎，ほか：家族性純粋無動症の1家系例．臨床神経40：1101-1104,

2000.

(6) 湯浅龍彦, 本間義章, 高橋 均, ほか：純粋アキネジアで初発し, その後の経過において進行性核上性麻痺と診断された3例. 神経内科 26：460-467, 1987.

(7) Matsuo H, Takashima H, Kishikawa M, et al：Pure akinesia；an atypical manifestation of progressive supranuclear palsy. J Neurol Neurosurg Psychiatry 54：397-400, 1991.

(8) Riley DE, Fogt N, Leigh RJ：The syndrome of 'pure akinesia' and its relationship to progressive supranuclear palsy. Neurology 44：1025-1029, 1994.

(9) Taniwaki T, Hosokawa S, Goto I, et al：Positron emission tomography(PET) in "pure akinesia". J Neurol Sci 107：34-39, 1992.

(10) 近藤 進, 田中 真, 孫 小燕, ほか：純粋アキネジアと進行性核上性麻痺の脳循環代謝. 臨床神経 34：531-537, 1994.

(11) 近藤智善：Parkinson病および pure akinesia に対する D,L-threo-3,4-dihydroxyphenylserine 投与の効果. 臨床神経 24：280-288, 1984.

(12) 馬原孝彦, 加納広子, 岩本俊彦, ほか：高齢者で認められたすくみ足を主徴とする例の臨床的検討；皮質下白質障害例および純粋アキネジア例の MRI・SPECT 所見を中心に. 日本老年医学会雑誌 28：377-384, 1991.

(13) 渡辺宏久, 新畑 豊, 田所匡典, ほか：初期進行性核上性麻痺のすくみ足にセロトニン1A受容体作動薬クエン酸タンドスピロンが有用であった1例；歩行負荷 SPECT による検討. 臨床神経 40：1130-1132, 2000.

(14) Miyata S, Hamamura T, Yoshinaga J, et al：Amelioration of frozen gait by tandospirone, a serotonin1A agonist, in a patient with pure akinesia developing resistance to L-threo-3,4-dihydroxyphenylserine. Clin Neuropharmacol 24：232-234, 2001.

3 大脳皮質基底核変性症

1 概念

▶大脳皮質基底核変性症

大脳皮質基底核変性症（corticobasal degeneration；CBD）の概念は、1968年にRebeizらによる「Corticodentatonigral degeneration with neuronal achromasia」と題された論文[1]に始まる。その約20年後の1989年にGibbらが3剖検例をまとめて「corticobasal degeneration」の名称を提唱した[2]。CBDはその名のとおり、大脳皮質、大脳基底核、黒質などに変性をきたし、失行などの高次脳機能障害とパーキンソン症状を中心とした多彩な症状を呈する疾患である。1990年代には、症例報告のみならず、画像検査所見などを併せた多数の報告や研究が発表され、定型的な臨床像が確立し、臨床の場面では決して稀な疾患ではなくなってきた。当初よりPSPとの異同が問題とされてきたが、昨今では、PSPと同様に神経細胞やグリア細胞にタウ蛋白が蓄積する疾患群「タウオパチー（tauopathy）」として位置づけられるようになった。しかし、本疾患の病因はいまだ不明である。

▶タウオパチー（tauopathy）

2 病理

大脳皮質および黒質を中心として淡蒼球、線条体、視床、視床下核、中脳〜橋被蓋に神経細胞脱落とグリオーシスが認められる。ルイ体、赤核、歯状核、下オリーブ核などでの神経細胞脱落は軽度である。残存する神経細胞の中にはballooned neuronと呼ばれる特徴的な細胞がみられる。Ballooned neuronはタウ抗体陽性、リン酸化ニューロフィラメント抗体陽性、ユビキチン抗体弱陽性であり、その中には径10〜15 nmのフィラメントが充満しており、ニューロフィラメントの異常と考えられている[3]。タウ陽性物質は神経細胞のみならず、グリア細胞にも認められ、中心領域（中心前回、中心後回）に多くみられる。Astrocytic plaquesが特徴的である。

▶ballooned neuron

▶astrocytic plaques

NFTは黒質の一部以外には稀であり、基底核以下の変性領域に多数出現するPSPとは異なっている[4]。

一方、CBDの臨床症状を呈した、FTLD-TDPが報告されている。Homozygous for the T allele of the rs5848 PGRN vatiantで、病理学的にTDP43の病理所見を示した[5]。CBDの臨床症状を呈し病理診断がADであったという報告もある。Shelleyらは、CBDの臨床症状を呈した12例のうち、6例がAD、6例がCBDの病理診断で

あったことを報告している[6)7)]。

3 疫学、臨床症候

　臨床症候については森ら[8)]が1968～1994年に剖検によってCBDと診断された11編の論文を詳細にレビューしている。それによるとCBDの発症年齢は平均62歳（46～72歳）で中年以降に発症することが多く、男女差はない。罹病期間は平均6年（2～10年）である。一般的に孤発性で家族内発症は認めない。初発症状は一側上肢の拙劣さ、不器用さ（clumsy hand）が多く、患者は「なんとなく手が使いづらい」「手がこわばる」「手の自由が効かない」などを訴えることが多い。

　CBDでは、左右差が非常に特徴的であるが、病理学的に診断確定した5例のsymmetric CBDの検討がある。四肢ジストニー、ミオクローヌス、失行、他人の手徴候のようなCBDに特徴的な症候は認めず、40%に家族歴を認め特異な一群と考えられる[9)]。

▶ジストニー
▶ミオクローヌス

1 大脳皮質症状

　病初期から失行症状が認められる。上肢の拙劣さ、不器用さは肢節運動失行が主な原因と考えられ、左右いずれか一側に優位に現れ、進行する。手の使用が自分の思いどおりにいかないようになり、ボタン留め、箸などの道具の使用や細かな巧緻運動が障害される。肢節運動失行は中心領域（中心前回、中心後回）が責任病巣とされている。観念運動失行や観念失行が生じることもあり[10)]、構成失行も高率に認められる。これらはいずれも頭頂葉の障害で出現する。また、一側の手が不随意に無目的に動く「他人の手徴候（alien hand）」や対側の手の動きを妨げる拮抗失行、病的把握現象、探索反応、道具の使用現象などが前頭葉内側面の障害で生じることもある。中心後回の障害により二点識別感覚、立体感覚などの大脳皮質性の感覚障害が認められることがある。また、失語としては、FTDで注目される進行性非流暢性失語（PNFA）を呈した16例中について病理所見を検討した報告では、そのうち3例がCBD、2例がPSPの病理診断であった[11)]。

▶他人の手徴候
　（alien hand）
▶拮抗失行
▶病的把握現象
▶探索反応

▶進行性非流暢性
　失語（PNFA）

2 錐体外路症状

　パーキンソン症状が初期から認められる。やはり左右いずれかの一側上肢に固縮が出現し、寡動とともに対側へ進行していくことが多い。患者の訴える「手がこわばる」という特徴は前述の肢節運動失行だけでなく、固縮による要素が併存していることもあり、両者の判別が困難なことも多い。姿勢反射障害による易転倒性も認められる。

振戦も上肢の拙劣さに次いで多い初発症状の1つである。ただし、その性状は姿勢時・動作時振戦が特徴で静止時振戦は稀である。ミオクローヌスも特に患側上肢に認められることがあり、振戦と同様に姿勢時・動作時に出現し局所性である。ミオクローヌスには刺激過敏性があり、触覚や叩打などの刺激で誘発される。四肢の固縮とともに

▶ジストニー

ジストニーを呈することもあり、病期が進行するに伴いジストニーの程度も強くなってくる。Rinneら[11]によるとジストニーは36例中12例でみられ、その特徴は「上肢が内転し、肘、手首が屈曲、手指も屈曲し、受動的に手指を伸展できなくなり手掌に食い込むほどである」と記述されている。ほかにはアテトーシス、舞踏運動が認められることがある。

3 認知機能障害

認知機能は病期が進行すると低下し、皮質下性認知症を呈してくることがあるが、初期にはよく保持されている。

4 その他の神経症状

腱反射亢進、病的反射、偽性球麻痺などの錐体路徴候も認められる。また、眼球運動障害も60%程度にみられており、その内容は衝動性眼球追従運動障害、滑動性眼球追従運動障害、核上性眼球運動障害などである。眼球運動障害は水平方向よりも垂直方向での障害がより強い、という傾向がある[12]ものの確定的ではない。

4 診断、鑑別診断

1 脳CT、MRI

Gibbら[2]の報告以来、多数の検討が蓄積されてきた。左右差のある大脳皮質の萎縮の所見が認められ、特に中心領域から頭頂葉の萎縮が特徴とされる(図2)。

2 PET、SPECT

1991年Eidelbergら[13]がFDGを用いて局所脳ブドウ糖代謝率の検討を行っている。彼らによれば、側頭葉外側、中心領域、下頭頂葉、前頭弁蓋でブドウ糖代謝率が低下しており、視床、海馬、下頭頂葉で左右差が明らかであったと述べている。Sawleら[14]はさらに^{18}F-DOPAを用いたシナプス前機能の検討を加え、後頭葉、下頭頂葉、下側頭葉、上側頭葉、島回でブドウ糖代謝率が低下しているとともに病側での^{18}F-DOPAの取り込みが有意に低下していたと述べている。その後も多数の報告があるが、

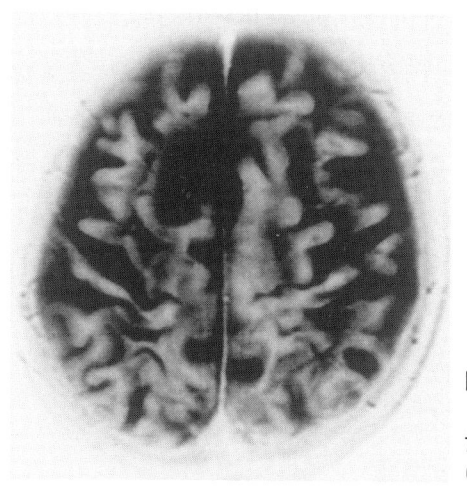

図2. 大脳皮質基底核変性症、脳MRI、surface anatomical scan（SAS）
78歳、女性。大脳右半球、特に右前頭葉内側に高度の萎縮を認める。

病側の側頭葉、下頭頂葉、基底核、島回での脳血流、脳代謝の低下がほぼ共通した所見といえる。シナプス後機能に関する検討はまだ多くはないが、^{123}I-IBZMや^{123}I-β-CITを用いた検討ではシナプス後D$_2$受容体の障害が示唆されている[15)16)]。

また、Huらは、脳血流SPECTで、ADは頭頂葉で、CBDは前頭側頭葉で血流が低下しており、鑑別に有用であると述べている[17)]。

3 髄液検査

髄液中のタウ蛋白に関する検討がある。当初はFTD、レビー小体病ではタウ蛋白の上昇を認めたが、PSPとCBDでは上昇を認めなかったとされた[18)]。その2年後にUrakamiら[19)]がPSPとCBDでは正常対照と比べて有意にタウ蛋白が上昇しており、CBDでよりその傾向が強いことを報告し、さらに症例数を増やして検討した結果、CBDではPSPや正常対照よりも有意に上昇を認め、症状が軽度～中等度の症例においてその傾向が明らかであるとし、早期診断の一助となる可能性を示唆している[20)]。

4 鑑別の問題点

定型的な症候が揃っていれば、診断は困難ではない。症状の発現に左右差があるのが特徴で、PSPとの鑑別点として重要である。静止時振戦は稀で、高次脳機能障害が前面に現れる点が、PDとは大きく異なる特徴である。

CBDの診断基準はいくつか提案されているが、大部分がそれぞれの著者らの臨床経験のみまたは臨床経験と文献的検討に基づいたもので、病理学的に確認がなされておらず、正式に妥当性が評価されているものはない[21)]。本邦では、「神経変性疾患に関する研究班」（田代邦雄班長）において全国調査を行った際に用いた暫定診断基準がある

▶大脳皮質基底核変性症(CBD)の臨床診断基準

表2. 大脳皮質基底核変性症(CBD)の臨床診断基準(暫定)

"probable CBD"：以下の(A)(B)(C)のいずれかに該当するもの
(A) 古典型：①〜③のすべてを満たす。
　① 緩徐進行性の神経変性疾患(画像的に他疾患を除外する)
　② 以下のaおよびbが一側優位性に出現する
　　　a. 大脳皮質徴候として肢節運動失行
　　　b. 錐体外路徴候として無動・固縮
　③ 認知症は遅れて出現する
　　　注：CT、MRI、SPECTを含む画像検査で一側優位性の障害(大脳半球の萎縮または血流・代謝障害)は診断上、重要な支持的所見であるが、びまん性の萎縮または血流・代謝障害の例もあるので、診断上必須所見とはしない。
(B) 準古典型：ほぼ古典型に似るが、一部条件を満たさないもの。ただし①〜③のすべてを満たす。
　① 緩徐進行性の神経変性疾患(画像的に他疾患を除外する)
　② 以下のaまたは(および)bが一側優位性に出現する
　　　a. 大脳皮質徴候として肢節運動失行が明瞭でなくても、皮質性感覚障害、把握反応、他人の手徴候、反射性ミオクローヌスのいずれかを示す。ただし、肢節運動失行よりも観念運動失行が顕著な場合は通常、両上肢に出現する。
　　　b. 錐体外路徴候として無動・固縮がなくてもジストニー、振戦を示す。
　③ 認知症は遅れて出現する
(C) 非古典型：(1)(2)を満たす。
　① 緩徐進行性の神経変性疾患(画像的に他疾患を除外する)
　② 早期には失語、注意障害、異常行動、認知症、尿失禁、偽性球麻痺などの皮質徴候または運動徴候が目立つが、やがて(A)(B)に示した大脳皮質徴候および錐体外路徴候の両者が一側優位性に出現する
"definite CBD"：病理学的にCBDに該当するもの。臨床徴候は問わない
"possible CBD"：資料不足により現状では設けない

(表2)。これはいわゆる古典的診断基準を踏襲しているが、「非典型例」も含めている。

5 治療、予後

　有効な治療法は確立していない。L-ドパをはじめとする抗PD薬の効果は一過性あるいは無効なことが多いが、それでも他の薬剤と比較すると最も有効であったという報告[22]もある。ミオクローヌスやジストニーなどの症状に対してはクロナゼパムなどによる対症療法が奏効することがある。

(菊地誠志、田代　淳)

【文献】

(1) Rebeiz JJ, Kolodny EH, Richardson EP Jr.：Corticodentatonigral degeneration with neuronal achromasia. Arch Neurol 18：20-33, 1968.
(2) Gibb WR, Luthert PJ, Marsden CD：Corticobasal degeneration. Brain 112：1171-1192, 1989.
(3) Smith TW, Lippa CF, de Girolami U：Immunocytochemical study of ballooned neurons in cortical degeneration with neuronal achromasia. Clin Neuropathol 11：28-35, 1992.
(4) 池田研二：進行性核上性麻痺(PSP)とCorticobasal dengeneration；病理学的側面．神経内科43：1-7, 1995.

(5) Tartaglia MC, Sidhu M, Laluz V, et al : Sporadic corticobasal syndrome due to FTLD-TDP. Acta Neuropathol 119 : 365-374, 2010.
(6) Okazaki K, Fu YJ, Nishihira Y, et al : Alzheimer's disease ; report of two autopsy cases with a clinical diagnosis of corticobasal degeneration. Neuropathology 30 : 140-148, 2010.
(7) Shelley BP, Hodges JR, Kipps CM, et al : Is the pathology of corticobasal syndrome predictable in life ? Mov Disord 24 : 1593-1599, 2009.
(8) 森 秀生, 今井壽正：進行性核上性麻痺 (PSP) と Corticobasal dengeneration；臨床的側面. 神経内科 43：17-21, 1995.
(9) Hassan A, Whitwell JL, Boeve BF, et al : Symmetric corticobasal degeneration (S-CBD). Parkinsonism Relat Disord 16 : 208-214, 2010.
(10) Leiguarda R, Lees AJ, Merello M, et al : The nature of apraxia in corticobasal degeneration. J Neurol Neurosurg Psychiatry 57 : 455-459, 1994.
(11) Rohrer JD, Rossor MN, Warren JD : Apraxia in progressive nonfluent aphasia. J Neurol 257 : 569-574, 2010.
(12) Rinne JO, Lee MS, Thompson PD, et al : Corticobasal degeneration ; A clinical study of 36 cases. Brain 117 : 1183-1196, 1994.
(13) Eidelberg D, Dhawan V, Moeller JR, et al : The metabolic landscape of cortico-basal ganglionic degeneration ; regional asymmetries studied with positron emission tomography. J Neurol Neurosurg Psychiatry 54 : 856-862, 1991.
(14) Sawle GV, Brooks DJ, Marsden CD, et al : Corticobasal degeneration ; A unique pattern of regional cortical oxygen hypometabolism and striatal fluorodopa uptake demonstrated by positron emission tomography. Brain 114 : 541-556, 1991.
(15) Frisoni GB, Pizzolato G, Zanetti O, et al : Corticobasal degeneration ; neuropsychological assessment and dopamine D2 receptor SPECT analysis. Eur Neurol 35 : 50-54, 1995.
(16) Gerschlager W, Bencsits G, Pirker W, et al : [^{123}I] beta-CIT SPECT distinguishes vascular parkinsonism from Parkinson's disease. Mov Disord 17 : 518-523, 2002.
(17) Hu WT, Rippon GW, Boeve BF, et al : Alzheimer's disease and corticobasal degeneration presenting as corticobasal syndrome. Mov Disord 24 : 1375-1379, 2009.
(18) Morikawa Y, Arai H, Matsushita S, et al : Cerebrospinal fluid tau protein levels in demented and nondemented alcoholics. Alcohol Clin Exp Res 23 : 575-577, 1999.
(19) Urakami K, Mori M, Wada K, et al : A comparison of tau protein in cerebrospinal fluid between corticobasal degeneration and progressive supranuclear palsy. Neurosci Lett 259 : 127-129, 1999.
(20) Urakami K, Wada K, Arai H, et al : Diagnostic significance of tau protein in cerebrospinal fluid from patients with corticobasal degeneration or progressive supranuclear palsy. J Neurol Sci 183 : 95-98, 2001.
(21) Litvan I, Bhatia KP, Burn DJ, et al, Movement Disorders Society Scientific Issues Committee : Movement Disorders Society Scientific Issues Committee report ; SIC Task Force appraisal of clinical diagnostic criteria for Parkinsonian disorders. Mov Disord 18 : 467-486, 2003.
(22) Kompoliti K, Goetz CG, Boeve BF, et al : Clinical presentation and pharmacological therapy in corticobasal degeneration. Arch Neurol 55 : 957-961, 1998.

4 多系統萎縮症

1 概　念

- 多系統萎縮症(MSA)
- 線条体黒質変性症(SND)
- オリーブ・橋・小脳萎縮症(OPCA)
- Shy-Drager症候群(SDS)
- グリア細胞内封入体(GCI)
- α-シヌクレイン

　多系統萎縮症(multiple system atrophy；MSA)は、GrahamとOppenheimerにより病理学的観点より提唱された疾患単位である[1]。従来、線条体黒質変性症(striatonigral degeneration；SND)、オリーブ・橋・小脳萎縮症(olivopontocerebellar atrophy；OPCA)、Shy-Drager症候群(SDS)は、それぞれが独立した疾患として扱われてきたが、進行期の病理所見が共通していることから、同一疾患としてまとめて考えられるようになった。これにより、進行期の臨床像の類似性も説明し得るものとなったわけである。その後Pappら[2]、Nakazatoら[3]によってグリア細胞内封入体(glial cytoplasmic inclusion；GCI, oligodendroglial microtubular tangle)が発見され、それがSND、OPCA、SDSに共通して認められる病理学的特徴であると報告された。この発見は、MSAの概念の正しさを支持する決定的な証拠と考えられた。つまり、GCIは、MSAのすべての症例に共通して認められるものであり、PD、OPCA以外の小脳変性症、その他の変性疾患(PSP、AD、ピック病、筋萎縮性側索硬化症)、脳血管障害などでは出現しないことが確認されたのである[2,3]。しかし最近では、GCIの構成成分がα-シヌクレインであることが判明し[4]、PD、レビー小体病とともに、α-シヌクレイノパチーと総称される。

2 病理[2,3]、病因

　GCIは大きさが4～20μmで、HE染色では淡くエオジン好性に染まる烏帽子状の細胞質内封入体である。Gallyas-Braak染色で明瞭に同定される。GCIを含んでいる細胞は、免疫組織化学的にオリゴデンドログリアであると考えられる。GCIは、抗α-シヌクレイン抗体以外にも、抗ユビキチン抗体で染色される。この他、αB-クリスタリンに対する抗体でも認識される[5]。αおよびβチュブリン、フェリチン、Cu/Zn SOD、アポリポ蛋白Eに対する抗体でも一部のGCIが認識される。GCIのほかに神経細胞の細胞質内にも封入体を認めることがあり、neuronal cytoplasmic inclusion (NCI)と呼ばれる。GCI、NCIをもつグリア細胞、あるいは神経細胞の核内にも封入体を認めることがある(glial nuclear inclusion；GNI, neuronal nuclear inclusion；NNI)。GCIの分布と神経細胞の変性の程度は必ずしも一致しないことが報告されてい

る。両者とも被殻、橋底部、小脳には高度に出現するが、GCIは神経細胞変性の強い下オリーブ核、黒質、胸髄中間外側核には多くない[6]。

　MSAの病因に迫る試みとして、疾患感受性遺伝子の研究が進められている。最近では、酸化ストレス関連のいくつかの遺伝子との関連が報告された[7]。また、MSAのモデル動物として、α-シヌクレインのトランスジェニックマウスが作製され、今後の病因・病態の解明に大いに役立つものと期待されている[8]。

3 臨床症候

　パーキンソン症状を呈し剖検で診断が確定された症例のうち、MSAは3.2〜22%を占めると報告されている[9)10)]。脊髄小脳変性症の中では孤発性のOPCAが最も多く35%、SDSは6.8%、SNDは1.4%を占めた[11]。

▶線条体黒質変性症(SND)

1 線条体黒質変性症(SND)[12]

　SNDは、1961年、Adamsにより最初に報告された。固縮、動作緩慢などパーキンソン症状を主体とし、病理学的には被殻、黒質に変性を認める。発症年齢は40〜70歳、非遺伝性である。初発症状は、歩行障害、動作緩慢が多い。経過中、錐体外路症状として、振戦、固縮、寡動、すくみ足が出現する[9)10)13)14)]。振戦は、静止時振戦が少ない(PD 60%に対してSND 12.5%)[15)16)]。PDの特徴とされる症状の左右差は、SNDでは目立たないとされているが、50〜60%に左右差を認めるとの報告がある[15)16)]。PDに比べて、構音障害(抑揚に乏しく、声量が低い)、嚥下障害が強く、時にジストニーを認める。比較的早期より自律神経症状を認め、経過中に明らかとなり次第に前景に立つ。これには、起立性低血圧、神経因性膀胱、陰萎などがある。小脳症状は、MRIにて小脳・脳幹萎縮が認められるにもかかわらず、軽度であり、初期には認められないことがある。錐体路徴候として腱反射の亢進、病的反射(Babinski徴候)を認めるが、痙縮は稀である。知的機能障害は、皮質下性認知症として認知機能の低下と思考の遅延を認める[17]。

▶オリーブ・橋・小脳萎縮症(OPCA)

2 オリーブ・橋・小脳萎縮症(OPCA)

　OPCAは、1900年、DejerineとThomasが、四肢の運動失調と運動失調性歩行を呈し、病理学的に小脳皮質・髄質、橋核、橋腕、オリーブ核に変性を呈した症例の報告に始まる[18]。発症年齢は40〜60歳で、初発症状としては歩行障害など下肢の症状が多い。上肢の症状、運動失調性構音障害で発症するものも約10%ある。経過中に自律神経症状、錐体外路症状が加わる。錐体外路症状としては、固縮、振戦、寡動、姿勢

反射障害、小刻み歩行がある。固縮に比べて振戦の頻度は低い。高齢者では、錐体外路症状が前面に現れて、小脳症状がはっきりしなくなる。ミオクローヌス、舞踏運動、ジストニー、顔面ミオキミーなどを認めることがある。

▶ Shy-Drager症候群(SDS)

3 Shy-Drager症候群(SDS)

SDSは、1960年、ShyとDragerが、起立性低血圧など種々の自律神経障害を中心として、パーキンソン症状、協調運動障害、四肢遠位部の筋萎縮を呈した症例を報告したのに始まる[19]。初発症状は自律神経障害で、経過中にもこれが主要症状である。徐々に小脳症状、錐体外路症状が加わっていく。一方、慢性進行性の自律神経障害を主徴とする変性疾患の総称として、進行性自律神経不全症(progressive autonomic failure)があり、SDSもその亜型として分類されている。

4 診断、鑑別診断

MSAの診断基準としては、1998年に発表されたconsensus statementが有名で広く用いられてきたが[20]、最近2008年に新しいconsensus statementが発表された(表3)[21]。新しい診断基準には、この間の各領域における進歩が盛り込まれているのはもちろんであるが、以前あった'features'と'criteria'の区別をなくすなど、より簡潔になっているのが特徴である。この新しい診断基準により、初診での診断率が上がったと考えられている[22]。

1 画像診断[23)24)]

▶ MRI

1 MRI

SNDでは脳MRI T2強調画像にて被殻外側に線状の高信号域を認める(図3)。被殻外側の尾側・外側・背側部分に強く認められ、症状の進行とともに被殻の頭側・前方に伸展する。この高信号域は直線状を呈し、被殻の萎縮を示唆するものと考えられる。被殻(高信号域の前内側部)の大きさが縮小していること、低信号を呈することも特徴的所見の1つである。ただし、被殻の低信号は、高齢者、他の錐体外路疾患にも認められる所見である。これらの所見は、症状の左右差に対応して、より症状の強い側の反対側に認められる。

▶ hot cross bun sign

OPCAでは、顕著に示される小脳萎縮、一般には十字徴候「hot cross bun sign」と呼ばれる橋底部の逆T字の高信号域が特徴的だが、SNDでも初期から軽度ながら認める。

▶ MSAの診断基準

表3. MSAの診断基準

[probable MSAの診断基準]
　孤発性、進行性の成人（30歳以上）発症の疾患であり、以下により特徴づけられる。
　・自律神経障害［尿失禁（膀胱からの排尿をコントロールできない、男性の場合は勃起障害を伴う）あるいは起立性低血圧（起立後3分以内に少なくとも収縮期30mmHg、拡張期15mmHgの低下）］と
　・L-ドパ反応性不良のパーキンソン症状（固縮、振戦あるいは姿勢反射障害を伴う寡動）あるいは
　・小脳症状（小脳性の構音障害、四肢の失調あるいは小脳性眼球運動障害を伴う歩行失調）

[possible MSAの診断基準]
　孤発性、進行性の成人（30歳以上）発症の疾患であり、以下により特徴づけられる。
　・L-ドパ反応性不良のパーキンソン症状（固縮、振戦あるいは姿勢反射障害を伴う寡動）あるいは
　・小脳症状（小脳性の構音障害、四肢の失調あるいは小脳性眼球運動障害を伴う歩行失調）と
　・少なくとも1つの自律神経障害を示唆する特徴（ほかに原因のない尿意切迫、頻尿あるいは残尿、男性の場合は勃起障害、あるいはprobable MSAの基準を満たさない起立時の血圧低下）と
　・以下に示す付加的特徴のうち少なくとも1つ

[possible MSAの付加的特徴]
　possible MSA-PまたはMSA-C
　　・腱反射亢進を伴うBabinski反射
　　・喘鳴
　possible MSA-P
　　・急速進行性のパーキンソン症状
　　・L-ドパへの反応不良
　　・運動症状発症後3年以内の姿勢不安定
　　・歩行失調、小脳性構音障害、四肢の失調、あるいは小脳性眼球運動障害
　　・運動症状発症後5年以内の嚥下障害
　　・MRIでの被殻、中小脳脚、橋、あるいは小脳の萎縮
　　・FDG-PETでの被殻、脳幹、あるいは小脳の代謝低下
　possible MSA-C
　　・パーキンソン症状（寡動と固縮）
　　・MRIでの被殻、中小脳脚、あるいは橋の萎縮
　　・FDG-PETでの被殻の代謝低下
　　・SPECTまたはPETでの黒質線条体系ドパミン神経のシナプス前脱神経の所見

[MSAの診断を支持する特徴（red flags）と支持しない所見]
　支持する特徴
　　・口顔面のジストニア
　　・不均衡なantecollis
　　・Camptoccormia and/or Pisa徴候
　　・手または足の拘縮
　　・吸気性の喘鳴
　　・高度の発声障害
　　・高度の構音障害
　　・新規または増強したいびき
　　・手足の冷感
　　・病的な笑いまたは泣き
　　・素速く大きなミオクローヌスのような姿勢時/動作時振戦
　支持しない特徴
　　・典型的な丸薬丸め様振戦
　　・臨床的に明らかな末梢神経障害
　　・薬剤によらない幻覚
　　・75歳以上の発症
　　・小脳失調またはパーキンソン症状の家族歴
　　・DSM-IVによる認知症
　　・多発性硬化症を示唆する白質病変

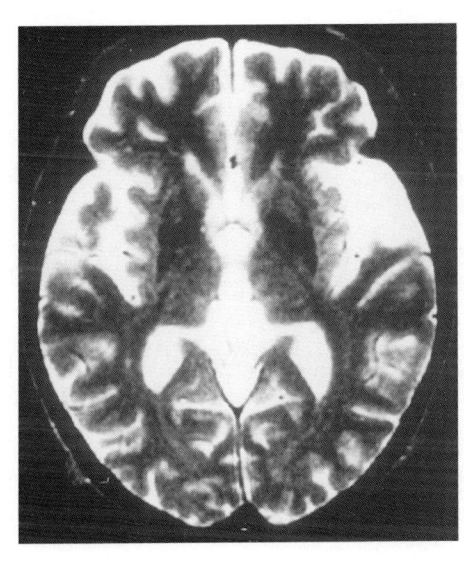

図3. 線条体黒質変性症、脳MRI、T2強調画像
70歳、男性。両側被殻外側にスリット状の高信号域を認める。被殻後外側部のT2強調画像での低信号化は必ずしも線条体黒質変性症に特異的とはいえず、本所見が重視されつつある。

▶PET
▶SPECT
▶核医学検査

❷ PET、SPECT、核医学検査

SNDでは一般に線条体、小脳での脳血流、脳代謝の低下がみられる。シナプス前部機能については ^{18}F-DOPAを用いたPET検査にて線条体での取り込み低下が認められる。さらに線条体D₂受容体機能の検討では ^{123}I-IBZM (^{123}I-idobenzamide)を用いたSPECT検査などで受容体結合能の低下が示唆されている。最近では、GCIのPETによる画像化が試みられている[25]。

また、MIBG心筋シンチグラフィにてPDとMSAに著明な相違が認められるとの報告が多い。すなわち、PDではMIBGの取り込みがほとんど消失しているのに対し、MSAではそれが保たれているというものである。ただし、発症早期のPDでは正常の場合があり、また、MSAでも低下を示す症例があることに注意しなければならない[26)27)]。

❷ 鑑別診断の問題点[10)15)16)]

MSAのうち、OPCAは症状の主体が小脳性運動失調であり、またSDSは自律神経症状が初期から前面に出現し、錐体外路症状は経過中に加わるのが一般的であり、いずれもPDとの鑑別は比較的容易である。

その一方で、PDと初期のSNDの鑑別は困難である。SNDは過少に診断されることが多く、生前に診断し得たのは50%以下であったとの報告がある。Colosimoら[15)]によるとPDとの鑑別には、①急速な進行、②対称性の発症（症状の左右差に乏しい）、③振戦の欠如、④抗PD薬への低反応性、⑤自律神経症状、の5点が重要である。しかし、対称性の発症についていえば、MSAでも約40%にしか当てはまらない。抗PD薬に対する反応も乏しいとされているが、初期には多くの症例で明らかな反応があると

報告されている。Hughesらは75％で初期効果があり、40％では死亡時にも限定的ではあるがなんらかの効果が持続していたとしている[28]。55％にはジスキネジーも出現していた。SNDは早期から自律神経症状を伴うが、PDの中にも自律神経症状を伴う症例（PD with autonomic failure；PDAF）は珍しくなく、その場合、鑑別が困難になる[29)30]。

▶ PD with autonomic failure（PDAF）

このような臨床的特徴による鑑別診断に加えて、前述した画像診断が補助診断として有用である。

なお、SDSに関しては、自律神経症状からだけでは、MSAとPDを鑑別するのは困難とする報告があり[30]、注意が必要である。

5 治療[31)32]

SNDの初期には、抗PD薬が有効なこともあるが、進行とともに効果は減弱していくことが多い。OPCAには、TRH（タルチレリン水和物）が使用されるが、一般に著明な効果は認められていない。起立性低血圧には、交感神経作動薬やドロキシドパを使用する。神経因性膀胱は、膀胱機能検査の結果によって種々の薬剤が試みられるが、間欠導尿が必要になることが多い。また、声帯外転麻痺に対しては気管切開術が施行される。

▶ TRH（タルチレリン水和物）

薬物治療の試みとしては、ミノサイクリン1年間投与の効果について、63例のランダム化比較試験がある。臨床効果に差は明らかでなかったが、ミクログリアの画像化PETでは、ミクログリア活性化が抑制された[33]。

6 予後[11)34]

歩行不能（車いすあるいは臥床）となるのは、SND、OPCA、SDSでそれぞれ発症後、5.2年、7.5年、5.9年である。MSAは緩徐進行性で、多くの症例が7〜10年で死亡する。声帯外転麻痺、睡眠時無呼吸などが突然死の原因になることもあり、患者および家族に対しては気管切開術の是非も含めて病期に適した病状の説明が不可欠である[35)36]。

（菊地誠志、田代　淳）

【文献】

(1) Graham JG, Oppenheimer DR : Orthostatic hypotension and nicotine sensitivity in a case of multiple system atrophy. J Neurol Neurosurg Psychiatry 32 : 28-34, 1969.

(2) Papp MI, Kahn JE, Lantos PL : Glial cytoplasmic inclusions in the CNS of patients with multiple system atrophy (striatonigral degeneration, olivopontocerebellar atrophy and Shy-Drager syndrome). J Neurol Sci 94 : 78-100, 1989.
(3) Nakazato Y, Yamazaki H, Hirato J, et al : Oligodendroglial microtubular tangles in olivopontocerebellar atrophy. J Neuropathol Exp Neurol 49 : 521-530, 1990.
(4) Wakabayashi K, Hayashi S, Kakita A, et al : Accumulation of α-synuclein/NACP is a cytopathological feature common to Lewy body disease and multiple system atrophy. Acta Neuropathl (Berl) 96 : 445-452, 1998.
(5) Tamaoka A, Mizusawa H, Mori S, et al : Ubiquitinated αB-crystallin in glial cytoplasmic inclusions from the brain of a patient with multiple system atrophy. J Neurol Sci 129 : 192-198, 1995.
(6) Papp MI, Lantos PL : The distribution of oligodendroglial inclusions in multiple system atrophy and its relevance to clinical symptomatology. Brain 117 : 235-243, 1994.
(7) Soma H, Yabe I, Takei A, et al : Associations between multiple system atrophy and polymorphisms of SLC1A4, SQSTM1, and EIF4EBP1 genes. Mov Disord 23 : 1161-1167, 2008.
(8) Stefanova N, Bücke P, Duerr S, et al : Multiple system atrophy ; an update. Lancet Neurol 8 : 1172-1178, 2009.
(9) Wenning GK, Ben-Shlomo Y, Magalhaes M, et al : Clinicopathological study of 35 cases of multiple system atrophy. J Neurol Neurosurg Psychiatry 58 : 160-166, 1995.
(10) Litvan I, Goetz CG, Jankovic J, et al : What is the accuracy of the clinical diagnosis of multiple system atrophy? A clinicopathologic study. Arch Neurol 54 : 937-944, 1997.
(11) 村田顕也, 高　哲也 : 我が国の脊髄小脳変性症（外国との比較についても）. Ann Review神経 : 323-335, 1996.
(12) Adams RD, van Bogaert L, van der Eecken H, et al : Degenerescences nigro-striees et cerebello-nigro-striees. Psychiat Neurol Basel 142 : 219-259, 1961.
(13) Wenning GK, Tison F, Ben-Shlomo Y, et al : Multiple system atrophy ; A review of 203 pathologically proven cases. Mov Disord 12 : 133-147, 1997.
(14) Goudier-Khouja N, Vidailhet M, Bonnet AM, et al : "Pure" striatonigral degeneration and Parkinson's disease ; a comparative clinical study. Mov Disord 10 : 288-294, 1995.
(15) Colosimo C, Almanese A, Hughes AJ, et al : Some specific clinical features differentiate multiple system atrophy (striatonigral variety) from Parkinson disease. Arch Neurol 52 : 294-298, 1995.
(16) Gelb DJ, Oliver E, Gilman S : Diagnostic criteria for Parkinson disease. Arch Neurol 56 : 33-39, 1999.
(17) Robbins TW, James M, Lange KW, et al : Cognitive performance in multiple system atrophy. Brain 115 : 271-291, 1992.
(18) Dejerine J, Thomas A : L'atrophie olivo-ponto-cerebelleuse. Neuv Iconogr Salpetriere 13 : 300-370, 1900.
(19) Shy GM, Drager GA : A neurological syndrome associated with orthostatic hypotension. Arch Neurol 2 : 511-527, 1960.
(20) Gilman S, Low PA, Quinn N, et al : Consensus statement on the diagnosis of multiple system atrophy. J Neurol Sci 163 : 94-98, 1999.
(21) Gilman S, Wenning GK, Low PA, et al : Second consensus statement on the diagnosis of multiple system atrophy. Neurology 71 : 670-676, 2008.
(22) Osaki Y, Ben-Shlomo Y, Lees AJ, et al : A validation exercise on the new consensus criteria for multiple system atrophy. Mov Disord 24 : 2272-2276, 2009.
(23) 柳下　章 : 画像診断と神経病理（多系統萎縮症の被殻病変についてのMRIと剖検所見との対比）. 病理と臨床 12 : 327-334, 1994.
(24) Shrag A, Kingsley D, Phatouros C, et al : Clinical usefulness of magnetic resonance imaging

in multiple system atrophy. J Neurol Neurosurg Psychiatry 65：65-71, 1998.
(25) Kikuchi A, Takeda A, Okamura N, et al：*In vivo* visualization of alpha-synuclein deposition by carbon-11-labelled 2-[2-(2-dimethylaminothiazol-5-yl) ethenyl]-6-[2-(fluoro) ethoxy] benzoxazole positron emission tomography in multiple system atrophy. Brain 133：1772-1778, 2010.
(26) Sawada H, Oeda T, Yamamoto K, et al：Diagnostic accuracy of cardiac metaiodobenzylguanidine scintigraphy in Parkinson disease. Eur J Neurol 16：174-182, 2009.
(27) Nagayama H, Hamamoto M, Ueda M, et al：Reliability of MIBG myocardial scintigraphy in the diagnosis of Parkinson's disease. J Neurol Neurosurg Psychiatry 76：249-251, 2005.
(28) Hughes AJ, Colosimo C, Kleedorfer B, et al：The dopaminergic response in multiple system atrophy. J Neurol Neurosurg Psychiatry 55：1009-1013, 1992.
(29) Lipp A, Sandroni P, Ahlskog JE, et al：Prospective differentiation of multiple system atrophy from Parkinson disease, with and without autonomic failure. Arch Neurol 66：742-750, 2009.
(30) Reimann M, Schmidt C, Herting B, et al：Comprehensive autonomic assessment does not differentiate between Parkinson's disease, multiple system atrophy and progressive supranuclear palsy. J Neural Transm 117：69-76, 2010.
(31) 長谷川康博：多系統萎縮症における血圧調節障害；最近の治療法．神経治療27：13-18，2010.
(32) 榊原隆次，内山智之，山本達也，ほか：多系統萎縮症における神経因性膀胱．神経治療27：33-41, 2010.
(33) Dodel R, Spottke A, Gerhard A, et al：Minocycline 1-year therapy in multiple-system-atrophy；effect on clinical symptoms and [(11) C](R)-PK11195 PET(MEMSA-trial). Mov Disord 25：97-107, 2010.
(34) Ben-Shlomo Y, Wenning GK, Tison F, et al：Survival of patients with pathologically proven multiple system atrophy；meta-analysis. Neurology 48：384-393, 1997.
(35) Isozaki E, Naito A, Horiguchi S, et al：Early diagnosis and stage classification of vocal cord abductor paralysis in patients with multiple system atrophy. J Neurol Neurosurg Psyciatry 60：399-402, 1996.
(36) Hayashi M, Isozaki E, Oda M, et al：Loss of large myelinated nerve fibres of the recurrernt laryngeal nerve in patients with multiple system atrophy and vocal cord palsy. J Neurol Neurosurg Psychiatry 62：234-238, 1997.

5 淡蒼球黒質ルイ体萎縮症

1 概念

▶淡蒼球黒質ルイ体萎縮症（PNLA）

淡蒼球の神経細胞脱落とグリオーシスを病巣の主体とする疾患群を淡蒼球萎縮症候群とすると、その中の1つに淡蒼球黒質ルイ体萎縮症（pallidonigroluysian atrophy；PNLA）がある。比較的稀な錐体外路系疾患であり、Contaminらの報告に始まる[1]。

最近では、PNLAが、臨床的・病理学的にPSPのサブタイプであるとの考えが提唱されている[2]。

2 病理

病理学的には、淡蒼球、黒質、ルイ体の著明な神経細胞脱落とグリオーシスを認める[3]。下オリーブ核、小脳歯状核の変化は例外的であるが、進行した症例では認めることがある。一方、PD、PSPに特徴的な病理所見は認められない。特にPSPに特徴的な中脳被蓋の病変は軽度で、globose型のNFT、グリアタングル、neuropile threadを認めないとされている。しかし、Moriら[4]はBodian染色ではなくGallyas-Braak染色を使うことによって、淡蒼球、黒質、中脳・橋被蓋に嗜銀性ニューロン、嗜銀性グリア、neuropile threadを多数見い出している（前頭葉皮質にも少数が存在）。これら嗜銀性構造物は64kDaと68kDaの異常リン酸化タウであり、さらに4リピートであることが確認された。このようなタウ蛋白の異常は、PSP、CBDと共通の変化である。Ahmedらの報告もこれらの所見を支持するものである[2]。

3 臨床症候

初老期（29～80歳、平均58歳）に歩行障害を初発症状として発症することが多く、緩徐進行性である[5]。寡動と姿勢反射障害を主症状とする。易転倒性を認めるが、加速歩行は認めない。多くの症例では、明らかな眼球運動障害、項部ジストニー、認知症を伴わない。症状は通常両側性であるが、稀に片側の振戦で発症することがある。眼球運動障害はあっても進行期の上転制限にとどまることが多い。発症後2～3年経過すると筋トーヌスは低下してくる。

4 診断、鑑別診断

　画像診断では、脳MRIで、第3脳室の拡大と脳幹・小脳の軽度の萎縮を認めるが、PSPに特徴的な上丘の萎縮は認めない。

　鑑別診断では、PSPが最も重要である。眼球運動障害はあっても進行期の上方視制限のみであり、項部ジストニーや認知症は認められない。片側の振戦で発症する症例ではPDとの鑑別が困難なこともある。

　前述のように、PNLAが、臨床的・病理学的にPSPのサブタイプであるとの考えがある[2]。

5 治療、予後

　L-ドパの効果に乏しいが、初期には有効の症例もある。一般的に機能予後は良好とされている。

（菊地誠志、田代　淳）

【文献】

(1) Contamin F, Escourolle R, Nick J, et al : Atrophie pallido-nigre-luysienne syndrome akinetique avec palilalie, rigidite oppositionnelle et catatonie. Rev Neurol 124 : 107-120, 1971.
(2) Ahmed Z, Josephs KA, Gonzalez J, et al : Clinical and neuropathologic features of progressive supranuclear palsy with severe pallido-nigro-luysial degeneration and axonal dystrophy. Brain 131 : 460-472, 2008.
(3) Hasegawa K, Ryou M, Kowa H, et al : A clinicopathologic examination of pallidonigroluysian atrophy. Neuropathology 17 : 134-139, 1997.
(4) Mori H, Motoi Y, Kobayashi T, et al : Tau accumulation in a patient with pallidonigroluysian atrophy. Neurosci Lett 309 : 89-92, 2001.
(5) 長谷川一子：淡蒼球黒質ルイ体萎縮症．日本臨床領域別症候群27：78-81, 1999.

6 ハンチントン病

1 概念

▶ハンチントン病(HD)

▶舞踏運動

▶pseudopurposeful movements
▶parakinesia

▶darting tongue
▶motor impersistence

ハンチントン病(Huntington disease；HD)[1]は進行性の遺伝性疾患で通常は成人になると発症する。遺伝形式は常染色体優性遺伝を呈し、舞踏運動、認知機能障害、人格障害で特徴づけられる。このうち最も目立つ舞踏運動は無目的に突然起こる不随意運動で四肢体幹の骨格筋に不規則に出現する。軽症のものは間欠的にしかめ顔や肩をすぼめたり、四肢を急にグイッと動かしたりする。不自然な動きを隠すためにいかにも目的がある動作であるかのようにふるまう pseudopurposeful movements(parakinesia)がよくみられる。進行すると、四肢の激しい不随意運動により踊り跳るようなぎくしゃくしたHD特有の歩行を呈する。検者の指を握らせると乳搾りをするような動きをしたり(milkmaid grip)、持っているものを突然落としたり、挺舌を指示してもそれを維持することができず舌を出したり引っ込めたりして(darting tongue)、ある動作を維持することができない(motor impersistence)。舞踏運動は情動刺激で増強し睡眠時は消失する。舞踏運動が強くなると発語や嚥下を含め日常動作が困難となる。末期になると舞踏運動は目立たなくなり固縮、ジストニアを呈するようになる。

2 臨床的特徴

HDは世界中のあらゆる人種に認められる。欧米における有病率は人口10万人あたり4～8人、わが国では少なく欧米の1/10程度である。発症年齢は通常35～40歳であるが、早期発症は5歳、晩期発症は70歳と幅広い報告がなされている。三主徴である舞踏運動、認知機能障害、人格障害がほぼ同時期に発症することもあれば、いずれかが数年先行しその後経過とともに他の障害が加わることもある。多くの場合は手先の不器用さやmotor impersistence、気難しさ、怒りっぽさ、衝動的な行動、身なりのだらしなさ、職務の怠慢などが徐々に始まり、やがて明らかな舞踏運動、認知機能障害へと進行する。体重減少がよくみられる。統合失調症的な精神障害、うつ、無責任な行動が問題になることがある。これらによりしばしば精神科施設への収容が必要となる。通常全経過は15年以上で、早期発症例では進行が早い。神経学的診察所見では感覚系は正常、深部腱反射は通常正常で亢進することもある。筋緊張は無動固縮型

▶無動固縮型
▶Westphal variant

(Westphal variant)を除いてはほとんどの患者で低下する。全症例のうち約10%は小

児期発症で舞踏運動はみられず無動と固縮、精神異常、痙攣を呈する。無動固縮型は進行が早く発症後10年未満で死に至る。圧倒的に若年発症が多いが、成人発症例の一部は家族性PDやMSAと診断されていることもあり注意が必要である。

　HDの剖検所見では脳は全体的に萎縮を示し、特に尾状核の萎縮が顕著である。組織学的には大脳皮質の神経細胞脱落に加え、線条体の変性、とりわけ medium-sized spiny neurons とそれらのGABA作動性遠心線維に強い変性を認める。淡蒼球外節への線維の変性が舞踏運動を、淡蒼球内節への線維の変性が固縮、ジストニアを引き起こすと考えられる。本症の認知機能障害は大脳皮質と基底核（皮質下性認知障害）の両方の変性が関与していると考えられる。無動固縮を呈する進行例では線条体神経細胞は完全に消失しグリオーシスが著明である。発症年齢と線条体変性の程度は逆相関する。

　HDの原因遺伝子は4番染色体短腕に局在する*IT15*である。患者ではこの遺伝子のエクソン1内のCAGリピート数が増加している。正常リピート数は10～29であるのに対し、患者では36～121と延長が認められる。このトリプレットリピートは配偶子において不安定で、子孫に受け継がれる際にリピート数が変化しやすい。多くの場合は延長し、特に精子でその傾向が強く父親が変異を有していると子の発症年齢が若年化しやすい（anticipation）。一方、母親由来の場合はリピート数の増減の範囲は3リピート以内である。リピート数が30～35のときは無症候性キャリアとなり、anticipationにより子が発症した場合は一見孤発性にみえることがある。

▶ anticipation

　診断は上記臨床症候と常染色体優性遺伝の家族歴が揃えば難しくないが、そうでない場合もあり遺伝子検査が最も確実である。

3　治　療

　疾患自体の根本的治療あるいは進行を抑制する方法はまだ開発されておらず対症療法にとどまる。舞踏運動に対してはハロペリドール、パーフェナジンなどのドパミン受容体阻害薬や、レセルピン、テトラベナジンなどのシナプス前のドパミンを枯渇させる薬物が投与される。遅発性ジスキネジア発現のリスクから後者が好まれる傾向にある。うつ、精神障害に対しては抗うつ薬、定型あるいは非定型向精神薬を投与する。Westphal variantにはL-ドパは無効とされてきたが、成人発症例ではL-ドパ、ドパミンアゴニストを試す価値がある。

（久保紳一郎）

【文献】

(1) Walker FO：Huntington's disease. Lancet 369(9557)：218-228, 2007.

7 前頭側頭葉変性症

1 概念

▶前頭側頭葉変性症（FTLD）

▶前頭側頭型認知症（FTD）

▶語義性失語（SD）
▶原発性進行性非流暢性失語（PNFA）

　前頭側頭葉変性症（frontotemporal lobar degeneration；FTLD）[1]は前頭葉、側頭葉あるいは両者の変性を主体とする疾患群（**図4**）の包括的概念である。AD、DLBに続いて3番目に多い神経変性による知的機能障害の原因である。FTLDのうち最も多い病型である前頭側頭型認知症（frontotemporal dementia；FTD）は道徳観の欠如、情動不安定、脱抑制、無関心、強迫行動といった人格変化、行動異常と言語機能の障害で特徴づけられる。FTDは45〜65歳の人口10万人あたり10〜15人の有病率で初老期の知的機能障害の原因としてADに続いて2番目に多い。FTDに加えFTLDに包括される病型として病初期より言語機能の障害が前景に立つ語義性失語（semantic dementia；SD）と原発性進行性非流暢性失語（primary progressive non-fluent aphasia；PNFA）がある。SDは流暢性失語を呈し、発語のリズムと速度は正常であるが語義に関する理解が障害される（個々の語は理解できるが、聞いたことのより広い意味は把握できない）。対照的にPNFAでは失文法、努力性の発語困難を伴う運動性

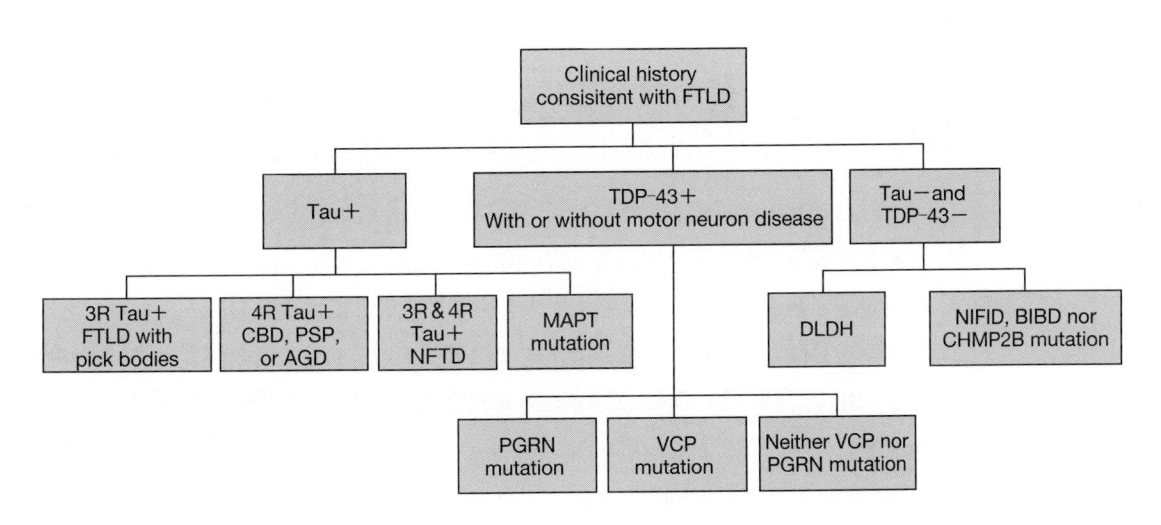

図4. 神経病理学に基づいたFTLDの診断アルゴリズム

AGD：argyrophilic grain disease　BIBD：basophilic inclusion body disease　CBD：corticobasal degeneration　CHMP2B：charged multivesicular body protein 2B gene　DLDH：dementia lackingdistinctive histopathology　FTLD：frontotemporal lobar degeneration　MAPT：microtubule-associated protein tau　NFTD：neurofibrillary tangle dementia　NIFID：neuronal intermediate filament inclusion disease　PGRN：progranulin　PSP：progressive supranuclear palsy　VCP：valosin-containing protein
（Rowland LP, Pedley TA：Merritt's Neurology. 12th ed, Lippincott Williams & Wilkins, Philadelphia, 2010より改変）

失語を呈する。SD、PNFA共に進行期になるとFTDにみられる行動異常が出現することがある。FTLDでは記憶は晩期まで保たれることが多く、病初期より記憶障害が目立つADと対照的である。FTLD、特にFTDでは運動ニューロン疾患を合併することがある（ALS-dementia/FTLD-MND）。また一部のFTLD患者はパーキンソニズムを呈する。FTLDの病理学的特徴としては肉眼所見において前頭葉、側頭葉あるいは両者の萎縮を認める。萎縮は非対称性のこともある。顕微鏡的には萎縮を呈する部位の皮質表層の神経細胞脱落とグリオーシスを認める。一部の症例では大脳基底核と黒質の神経細胞脱落を呈することがある。上述したようにFTLDは多様な疾患を含む包括的概念であることから免疫組織化学的所見も多様である。図4に示すようにtau（タウ）蛋白あるいはTDP-43（transactive response DNA-binding protein 43）蛋白を含む封入体の有無により大別される。TDP-43蛋白は孤発性および家族性FTLD-U（FTLD with ubiquitin-positive, tau-negative inclusions）に認められるユビキチン陽性タウ陰性封入体の主要構成成分である。FTLDの約40％は家族性に発症するが明らかな常染色体優性遺伝形式を示すのは10％程度である。これまでに*MAPT*（microtubule-associated protein tau）、*PGRN*（progranulin）、*VCP*（valosin-containing protein）、*CHMP2B*（charged multivesicular body protein 2B）の4つの関連遺伝子が同定されている[2]。FTLDにおいてこれらの遺伝子に変異を有する頻度は*MAPT*（孤発性の5％、家族性の30〜40％）と*PGRN*（孤発性の3〜5％、家族性の13〜20％）遺伝子で比較的高い。*VCP*あるいは*CHMP2B*遺伝子に変異を認めるのはそれぞれ1％未満である。

▶ ALS-dementia/FTLD-MND

▶ TDP-43
▶ FTLD-U

▶ *MAPT*
▶ *PGRN*
▶ *VCP*
▶ *CHMP2B*

2 臨床的特徴

　FTLDの臨床病理学的特徴についてSnowdenら[3]は肉眼的所見における大脳萎縮の分布と左右非対称性が臨床病型と強く相関するとしている。FTDでは前頭葉および側頭葉前部の萎縮が共に認められることが多く、左右非対称性は目立たず典型的にはナイフエッジ様の外観を呈する。PNFAでは優位半球シルビウス裂周囲の萎縮が特徴である。SDの萎縮は優位半球側頭葉にみられることが多く、前頭葉の萎縮は目立たない。免疫組織化学的所見からはFTDの約50％、PNFAの約10％の症例においてtau病理が認められ、FTLD-MNDとSDではtau病理は認められないとしている。
　遺伝性FTDの臨床病理学的特徴を表4に示す[3][4]。17番染色体に局在する*MAPT*遺伝子変異によるFTD and parkinsonism linked to chromosome 17q21-22（FTDP-17）は知的機能障害が目立つ型とパーキンソニズムが目立つ型に大別される。FTDP-17にみられるパーキンソニズムは進行性核上性麻痺（PSP）、大脳皮質基底核症候群

▶ FTDP-17

表4. 遺伝性FTDの臨床病理学的特徴

Hereditary FTD variant	Prevalence in FTD	Number of mutations	Age at onset (years)	Clinical presentation	Neuropathology
MAPT mutations	5〜15%	>40	25〜65	Behavioral changes, cognitive dysfunction, and parkinsonism (progressive supranuclear palsy, corticobasal syndrome)	Neuronal and glial tau-positive inclusions
VCP mutations	Rare	8	48〜65	Inclusion body myositis, Paget's disease, behavioral changes, and cognitive dysfunction	Ubiquitin-positive and TARDBP-positive NII and dystrophic neurites
CHMP2B mutations	Rare	5	>50	Behavioural changes, cognitive dysfunction, extrapyramidal features, and motor neuron disease	Ubiquitin-positive, p62-positive and TARDBP-negative NCI
PGRN mutations	>5〜15%	>50	35〜89	FTD, Alzheimer's disease, corticobasal syndrome, and parkinsonism	Ubiquitin-positive, TARDBP-positive NCI, NII and dystrophic neurites
Chromosome 9-linked FTD	Unknown	Unknown	39〜72	Motor neuron disease, behavioral changes, and cognitive dysfunction	Ubiquitin-positive, TARDBP-positive NCI, and glial inclusions

FTD：frontotemporal dementia　NCI：neuronal cytoplasmic inclusions　NII：neuronal intranuclear inclusions
(文献4) より改変)

(CBS)からPDに類似するものもあるがL-ドパ反応性は不良である[5]。錐体外路障害は*PGRN*遺伝子変異によるFTDで頻度が高い傾向にある。病初期より動作緩慢、左右差のある固縮を呈することがあり、時に安静時振戦やジストニアを認める。CBSを呈する症例も報告されている。いずれもL-ドパ反応性はよくない。*PGRN*遺伝子変異による運動ニューロン疾患の報告はほとんどない。*VCP*遺伝子変異によるFTDでは封入体筋炎、ページェット病の合併がみられる。これらは平均40歳で発症し、40〜60歳で出現する人格変化や認知機能障害に先行することが多い。*CHMP2B*遺伝子変異では顕著な前頭葉障害に加え、進行期になるとパーキンソニズム、ジストニア、ミオクローヌスがみられることがある。本遺伝子変異による運動ニューロン疾患の報告もある[6]。*CHMP2B*遺伝子の変異は神経病理学的にはユビキチン陽性TDP-43陰性封入体を呈する。まだ原因遺伝子同定に至っていない常染色体優性遺伝を示すFTLDもあり[7)8)]、今後の研究成果が期待される。

孤発性FTLDも通常65歳以前に発症し、行動変化と認知機能障害に加え運動ニューロン疾患を伴うこともあり家族性のものと類似する。しかしPNFAとSDの症例はほとんどが孤発性である。

3 治療、予後

確立された治療法はまだなく対症療法にとどまる。精神症状に対しては錐体外路への影響を考慮し非定型向精神薬が投与される。発症からの平均余命はおおよそ10年（3〜18年）とされる。SDの生命予後はやや長い傾向にある。運動ニューロン疾患を合併した場合の平均生存期間は5年（3〜12年）である。

（久保紳一郎）

【文献】

(1) Cairns NJ, Bigio EH, Mackenzie IR, et al；Consortium for Frontotemporal Lobar Degeneration：Neuropathologic diagnostic and nosologic criteria for frontotemporal lobar degeneration；consensus of the Consortium for Frontotemporal Lobar Degeneration. Acta Neuropathol 114(1)：5-22, 2007.
(2) Goldman JS, Adamson J, Karydas A, et al：New genes, new dilemmas；FTLD genetics and its implications for families. Am J Alzheimers Dis Other Demen 22(6)：507-515, 2008.
(3) Snowden J, Neary D, Mann D：Frontotemporal lobar degeneration；clinical and pathological relationships. Acta Neuropathol 114(1)：31-38, 2007.
(4) van Swieten JC, Heutink P：Mutations in progranulin (GRN) within the spectrum of clinical and pathological phenotypes of frontotemporal dementia. Lancet Neurol 7(10)：965-974, 2008.
(5) Ludolph AC, Kassubek J, Landwehrmeyer BG, et al；Reisensburg Working Group for Tauopathies With Parkinsonism：Tauopathies with parkinsonism；clinical spectrum, neuropathologic basis, biological markers, and treatment options. Eur J Neurol 16(3)：297-309, 2009.
(6) Parkinson N, Ince PG, Smith MO, et al；MRC Proteomics in ALS Study；FReJA Consortium：ALS phenotypes with mutations in CHMP2B (charged multivesicular body protein 2B). Neurology 67(6)：1074-1077, 2006.
(7) Seelaar H, Kamphorst W, Rosso SM, et al：Distinct genetic forms of frontotemporal dementia. Neurology 71(16)：1220-1226, 2008.
(8) Vance C, Al-Chalabi A, Ruddy D, et al：Familial amyotrophic lateral sclerosis with frontotemporal dementia is linked to a locus on chromosome 9p13.2-21.3. Brain 129(Pt 4)：868-876, 2006.

8 アルツハイマー病

1 概念

▶アルツハイマー病（AD）

アルツハイマー病（Alzheimer's disease；AD）[1]は当初は初老期の知的機能障害をきたす疾患として捉えられ65歳未満で発症するものを指していた。しかし65歳以降の老年期に多くみられる知的機能障害も臨床病理学的、超微形態的、生化学的解析から現在では同一疾患であると考えられている。ADは高齢者の知的機能障害の原因として最も頻度が高く、その有病率は65歳未満では1％未満であるが、65歳から急激に高くなり5〜10％となり、85歳以上では30〜40％に達する。発症率も65歳未満では1％/年未満であるが、その後急激に高くなり85歳以上では6％/年となる。発症率の男女差をみると女性でやや高い。本症は進行性の知的機能障害で特徴づけられ平均10年（4〜16年）で死に至る。病初期は記銘力障害が目立ち遠隔記憶は保たれる。進行するにつれ言語、抽象的思考、遂行機能、意思決定が障害される。知的機能低下の重症度とは関連なく不眠や食欲不振を伴ううつが5〜8％の患者でみられる。病期の進行に伴い妄想や不穏、精神障害が増え、2割の患者ではこれらが永続する。約2割の患者では幻視、幻聴が現れる。神経病理学的[2]には肉眼的に前頭葉、頭頂葉、側頭葉に目立つびまん性の大脳萎縮が認められる。顕微鏡的には大脳皮質神経細胞の脱落、二次性の皮質下白質の脱髄が認められる。さらに細胞外にアミロイドβ（Aβ）が沈着した老人斑、神経細胞内でリン酸化タウがらせん細線維状にもつれた神経原線維変化が観察され本症の特徴的所見である。レビー小体も大脳皮質を中心に認められ、興味深いことにAβおよび神経原線維変化の数とレビー小体の数は逆比例する。大脳の神経変性は広範囲にわたるが定量的モルフォメトリーの検討から側頭葉内側の内側嗅領の変性が最初に起こると推測される。中隔野とマイネルトの基底核のコリン作動性神経細胞も脱落しており、その投射先である海馬および大脳皮質のアセチルコリンは低下する。本症の原因はさらなる研究の成果を待たねばならないが遺伝学的要因も関与していると考えられる。本患者の同胞では発症のリスクが2倍になる。一卵性双生児間ではそのリスクがさらに高くなる。また疾患感受性遺伝子としてアポリポ蛋白E（ApoE）が知られている。遺伝子多型であるApoE-ε4アリルをヘテロ接合で有すると2〜3倍、ホモ接合だと5倍に発症のリスクが高まる。ApoE-ε4アリルの量依存的に発症年齢も早まる。ADの一部は浸透率の高い常染色体優性遺伝を示す。現在までにアミロイド前駆体蛋白（amyloid precursor protein；APP）、プレセニリン1、プレセニリン2が原因

▶アミロイドβ（Aβ）

▶アミロイド前駆体蛋白（APP）
▶プレセニリン1
▶プレセニリン2

遺伝子として同定されている。これらの遺伝性ADでは発症年齢が30〜70歳と若くなる傾向がある[1)3)]。遺伝要因以外に本症と関連するリスクファクターとしては頭部外傷、うつ、心血管障害、喫煙がある。逆に発症のリスクを低くする要因としては学歴、抗炎症薬、エストロゲンが知られている[4)5)]。

2 臨床的特徴

　ADの症候の中核は知的機能障害であり、通常は他の神経学的診察所見は正常で眼球運動障害、小脳失調、末梢神経障害などの所見が認められるときは他疾患の可能性を強く示唆する。しかし固縮、動作緩慢、すり足歩行、姿勢異常、仮面様顔貌、構音障害といった錐体外路症候は比較的よくみられる[6)7)]。しかし安静時振戦の頻度は低い。発症時から十数％の患者において上記のうち少なくとも1つの錐体外路症候が認められ、疾患の進行に伴いその率は上昇し最終的には30％前後の患者が錐体外路徴候を呈する。安静時振戦以外の上記各錐体外路徴候の出現頻度に差異はない。これらの錐体外路症候の程度をUPDRS（Unified Parkinson's Disease Rating Scale）でみると年に1.3〜3％の割合で進行する。錐体外路徴候を伴うADでは伴わないものより知的機能障害の進行が早い。ADで錐体外路症候が出現する機序はまだ明らかになっていない。病理でレビー小体が確認されたAD患者ではレビー小体のない患者と比較して錐体外路症候を呈することが多いとする報告[8)9)]がある一方で、レビー小体の有無と錐体外路症候の出現には関連がないとする報告[10)11)]もある。実際にレビー小体はないが錐体外路症候を示す症例が認められる[12)]。これらの症例ではADの病理すなわち線条体と黒質における老人斑、黒質神経細胞における神経原線維変化が錐体外路症候と関連している可能性も推測される[13)14)]。

3 治療、予後

▶コリンエステラーゼ阻害薬
▶ドネペジル
▶リバスチグミン
▶ガランタミン

　コリンエステラーゼ阻害薬であるドネペジル、リバスチグミン、ガランタミンが世界で広く使われているが、わが国ではドネペジル、ガランタミンが使用可能である。本薬はアセチルコリンエステラーゼを阻害することによりシナプス前膜からシナプス間隙に放出されたアセチルコリンが加水分解されるのを抑え、結果的にシナプス後膜のアセチルコリン受容体の刺激を促進することにより知的機能を改善する[15)]。近年、L-グルタミン酸の N-methyl-D-aspartate（NMDA）タイプ受容体のアンタゴニストであるメマンチンが開発されわが国でも使用可能となっている。その作用機序は不明な点も多いが中等度から高度のADの認知機能、日常生活動作に有効性が示されてい

る[16]。妄想や不穏、精神障害に対しては向精神薬が使われる。うつに対しては抗うつ薬が投与されるがいずれも十分なエビデンスがあるとはいえない。錐体外路症候についても現時点では確立された治療法はなく、知的機能、精神症状を勘案しながら抗PD薬を試すのが実際的であろう。

〈久保紳一郎〉

【文献】

(1) Blennow K, de Leon MJ, Zetterberg H : Alzheimer's disease. Lancet 368(9533) : 387-403, 2006.
(2) Jellinger KA : Neuropathological aspects of Alzheimer disease, Parkinson disease and fronto-temporal dementia. Neurodegener Dis 5(3-4) : 118-121, 2008.
(3) Bertram L, Tanzi RE : Thirty years of Alzheimer's disease genetics ; the implications of systematic meta-analyses. Nat Rev Neurosci 9(10) : 768-778, 2008.
(4) Qiu C, De Ronchi D, Fratiglioni L : The epidemiology of the dementias ; an update. Curr Opin Psychiatry 20(4) : 380-385, 2007.
(5) Luchsinger JA, Mayeux R : Cardiovascular risk factors and Alzheimer's disease. Curr Atheroscler Rep 6(4) : 261-266, 2004.
(6) Scarmeas N, Hadjigeorgiou GM, Papadimitriou A, et al : Motor signs during the course of Alzheimer disease. Neurology 63(6) : 975-982, 2004.
(7) Portet F, Scarmeas N, Cosentino S, et al : Extrapyramidal signs before and after diagnosis of incident Alzheimer disease in a prospective population study. Arch Neurol 66(9) : 1120-1126, 2009.
(8) Olichney JM, Galasko D, Salmon DP, et al : Cognitive decline is faster in Lewy body variant than in Alzheimer's disease. Neurology 51(2) : 351-357, 1998.
(9) Heyman A, Fillenbaum GG, Gearing M, et al : Comparison of Lewy body variant of Alzheimer's disease with pure Alzheimer's disease ; Consortium to Establish a Registry for Alzheimer's Disease, Part XIX. Neurology 52(9) : 1839-1844, 1999.
(10) Weiner MF, Risser RC, Cullum CM, et al : Alzheimer's disease and its Lewy body variant ; a clinical analysis of postmortem verified cases. Am J Psychiatry 153(10) : 1269-1273, 1996.
(11) Stern Y, Jacobs D, Goldman J, et al : An investigation of clinical correlates of Lewy bodies in autopsy-proven Alzheimer disease. Arch Neurol 58(3) : 460-465, 2001.
(12) Snowden MB, Bowen JD, Hughes J, et al : Study of Alzheimer's dementia patients with parkinsonian features. J Geriatr Psychiatry Neurol 8(3) : 154-158, 1995.
(13) Liu Y, Stern Y, Chun MR, et al : Pathological correlates of extrapyramidal signs in Alzheimer's disease. Ann Neurol 41(3) : 368-374, 1997.
(14) Burns JM, Galvin JE, Roe CM, et al : The pathology of the substantia nigra in Alzheimer disease with extrapyramidal signs. Neurology 64(8) : 1397-1403, 2005.
(15) Hansen RA, Gartlehner G, Webb AP, et al : Efficacy and safety of donepezil, galantamine, and rivastigmine for the treatment of Alzheimer's disease ; a systematic review and meta-analysis. Clin Interv Aging 3(2) : 211-225, 2008.
(16) McShane R, Areosa Sastre A, Minakaran N : Memantine for dementia. Cochrane Database Syst Rev 2 : CD003154, 2006.

9 Spinocerebellar ataxia type 17 (SCA17)

1 概念

▶SCA17

　SCA17は常染色体優性遺伝性小脳失調症（spinocerebellar ataxia；SCA）の約1.5〜3.0％を占め頻度は低い。臨床症候は多彩で進行性の小脳失調、構語障害、認知機能障害、精神障害、錐体路障害、舞踏運動、ジストニア、パーキンソニズムを呈し得る。精神障害と舞踏運動は本病型に比較的特徴的である[1)2)]。これら多彩な症候がすべて出現するわけではないので、症例によってはHDやMSAに類似することもある[3)-5)]。典型的神経病理学的所見では黒質を含む脳幹および小脳皮質の変性が目立つがポリグルタミン陽性核内封入体は大脳灰白質に広範に認められる。脊髄の変性は強くない。病理学的に黒質変性が存在するにもかかわらずパーキンソニズムを呈することは稀であり、たとえ認められても小脳失調など上記の症候に付随して認められる程度である[1)]。しかし近年SCA17の原因遺伝子 *TBP*（TATA-binding protein）[6)]の変異と関連しパーキンソニズムを主要症候とする症例が報告され注目されている[5)]。

2 臨床的特徴

　*TBP*遺伝子変異と関連したパーキンソニズムの発症年齢は44〜61歳（平均53.8歳）で孤発性PDとの差異はない。臨床症候も典型的なパーキンソニズムの四徴を示し、左右差を認め、L-ドパ反応性は良好でL-ドパ長期治療に伴う運動合併症もみられ、臨床的に孤発性PDと区別できない。頭部MRIでも特異的所見は認められない。遺伝学的には孤発性にみえる患者が多く、実際に孤発性PD患者のうち0.7％に*TBP*遺伝子におけるCAG/CAAリピートの軽度延長が認められる。正常リピート数は28〜44であるが、SCA17パーキンソニズム患者ではこれが43〜47に延長している。小脳失調を主徴とするSCA2患者ではさらに45〜54まで延長している[1)5)]。後者ではCAGリピート内のCAA配列の挿入がなく世代を経るごとにリピートが延長し発症年齢が若くなる促進現象（anticipation）を示す家系が報告され、リピート数は49〜66であった[7)]。各群のリピート数にはオーバーラップがありリピート延長以外の因子も臨床表現型に関与していると考えられる。またSCA17パーキンソニズムと正常のリピート数にも明確なカットオフがなく、SCA17パーキンソニズムで孤発例が目立つ一因と推測される。

3 治療、予後

これまでのところ臨床症候、薬剤反応性、予後において孤発性PDとの差異は認められず、治療は孤発性PDに準じて行うのが妥当と考えられる。

(久保紳一郎)

【文献】

(1) Rolfs A, Koeppen AH, Bauer I, et al : Clinical features and neuropathology of autosomal dominant spinocerebellar ataxia (SCA17). Ann Neurol 54 (3) : 367-375, 2003.
(2) Lee WW, Kim SY, Kim JY, et al : Extrapyramidal signs are a common feature of spinocerebellar ataxia type 17. Neurology 73 (20) : 1708-1709, 2009.
(3) Bauer P, Laccone F, Rolfs A, et al : Trinucleotide repeat expansion in SCA17/TBP in white patients with Huntington's disease-like phenotype. J Med Genet 41 (3) : 230-232, 2004.
(4) Lin IS, Wu RM, Lee-Chen GJ, et al : The SCA17 phenotype can include features of MSA-C, PSP and cognitive impairment. Parkinsonism Relat Disord 13 (4) : 246-249, 2007.
(5) Kim JY, Kim SY, Kim JM, et al : Spinocerebellar ataxia type 17 mutation as a causative and susceptibility gene in parkinsonism. Neurology 72 (16) : 1385-1389, 2009.
(6) Koide R, Kobayashi S, Shimohata T, et al : A neurological disease caused by an expanded CAG trinucleotide repeat in the TATA-binding protein gene ; a new polyglutamine disease? Hum Mol Genet 8 (11) : 2047-2053, 1999.
(7) Rasmussen A, De Biase I, Fragoso-Benítez M, et al : Anticipation and intergenerational repeat instability in spinocerebellar ataxia type 17. Ann Neurol 61 (6) : 607-610, 2007.

10 Machado-Joseph病／Spinocerebellar ataxia type 3(MJD/SCA3)

1 概念

▶ Machado-
　Joseph病(MJD)

▶ SCA3

　Machado-Joseph病(MJD)は常染色体優性遺伝性小脳失調症(SCA)の3型(SCA3)に分類され、多彩な臨床症候を呈し得る。進行性の小脳失調、外眼筋麻痺、錐体路障害、錐体外路障害(ジストニア、固縮)、筋萎縮が主な症候である。その臨床的多様性からⅠ～Ⅲ型に分類される[1]。

・Ⅰ型：若年発症(平均24.3歳)で進行も比較的速い。各型に共通の小脳失調、外眼筋麻痺に加え錐体路および錐体外路症候が目立つ。

・Ⅱ型：平均発症年齢は40.5歳で小脳失調、外眼筋麻痺を中核症候とする。一部はⅠ型あるいはⅢ型へ移行する。

・Ⅲ型：平均発症年齢は46.8歳で、小脳失調、外眼筋麻痺に加え神経原性筋萎縮、筋力低下を呈する。神経病理学的には広範囲に及ぶ変性が認められ、小脳歯状核、橋核、黒質、青斑核、淡蒼球およびルイ体、さらに脳神経の運動核、脊髄前角、後根神経節が障害される。大脳皮質、小脳皮質、下オリーブ核の変性は目立たない[2-5]。黒質変性を示すにもかかわらず多くの患者はパーキンソニズムを示さない。しかしながらⅣ型として少数のSCA3患者においてパーキンソニズムが認められる[6-8]。

2 臨床的特徴

　SCA3 Ⅳ型の発症年齢は30～40歳前後で孤発性PDより早期に発症する傾向にあるが、パーキンソニズムの四徴を示し、左右差を認め、L-ドパによく反応する。L-ドパ長期治療により典型的な運動合併症も出現する。発症年齢が若い点を除けば臨床的に孤発性PDと類似する。頭部MRIにも異常は認められない。しかし経過中に末梢神経障害が出現する。深部腱反射は減弱消失し、深部および表在感覚障害が目立つようになり、電気生理学的検査では左右対称性に運動感覚神経の軸索障害所見が認められる。さらに歩行はbroad-basedとなり継ぎ足歩行が障害され、滑動性眼球運動の障害、眼球の外転障害、水平性注視方向性眼振、舌の線維束性攣縮、四肢のジストニア、錐体路徴候がみられるようになる。これらの症候からSCA3 Ⅳ型は"atypical parkinsonism"と捉えるのが適当と考えられるが、アフリカ起源の黒人家系において非典型的な症候が目立たず、孤発性PDと極めて類似する症例が報告されておりさら

▶ ATXN3遺伝子

に検討が必要である[9]。遺伝学的には14番染色体長腕に局在する*ATXN3*遺伝子におけるCAGリピートの延長が認められる[10)11]。正常リピート数は12〜37であるが、MJD患者ではこれが60〜84に延長しておりリピート数が大きいほど発症が早くなる傾向がみられる[12]。SCA3 IV型ではリピート数が短い傾向が指摘されているが、同一家系内でも臨床症候は均一でなくリピート延長以外の要因も臨床症候に関連していると考えられる。家族性パーキンソニズムにおいて特に末梢神経障害など上記非典型的症候を呈する場合、MJDである可能性を考慮すべきである。

3 治療、予後

MJDにみられるパーキンソニズムにはL-ドパが有効であり、孤発性PDに準じた治療が妥当と考えられる。進行性の経過を示し車いすから寝たきりの状態となり、発症後の平均生存期間は20年とされる。

(久保紳一郎)

【文献】

(1) Lima L, Coutinho P : Clinical criteria for diagnosis of Machado-Joseph disease ; report of a non-Azorena Portuguese family. Neurology 30(3) : 319-322, 1980.
(2) Coutinho P, Andrade C : Autosomal dominant system degeneration in Portuguese families of the Azores Islands ; A new genetic disorder involving cerebellar, pyramidal, extrapyramidal and spinal cord motor functions. Neurology 28(7) : 703-709, 1978.
(3) Kanda T, Isozaki E, Kato S, et al : Type III Machado-Joseph disease in a Japanese family ; a clinicopathological study with special reference to the peripheral nervous system. Clin Neuropathol 8(3) : 134-141, 1989.
(4) Rosenberg RN, Nyhan WL, Bay C, et al : Autosomal dominant striatonigral degeneration ; A clinical, pathologic, and biochemical study of a new genetic disorder. Neurology 26(8) : 703-714, 1976.
(5) Sakai T, Ohta M, Ishino H : Joseph disease in a non-Portuguese family. Neurology 33(1) : 74-80, 1983.
(6) Tuite PJ, Rogaeva EA, St George-Hyslop PH, et al : Dopa-responsive parkinsonism phenotype of Machado-Joseph disease ; confirmation of 14q CAG expansion. Ann Neurol 38(4) : 684-687, 1995.
(7) Rosenberg R : Dominant ataxias. Genetics of Neurological and Psychiatric Disorders, Kety S, Rowland L, Sidman R, et al(eds), pp195-213, Raven Press, New York, 1983.
(8) Socal MP, Emmel VE, Rieder CR, et al : Intrafamilial variability of Parkinson phenotype in SCAs ; novel cases due to SCA2 and SCA3 expansions. Parkinsonism Relat Disord 15(5) : 374-378, 2009.
(9) Gwinn-Hardy K, Singleton A, O'Suilleabhain P, et al : Spinocerebellar ataxia type 3 phenotypically resembling parkinson disease in a black family. Arch Neurol 58(2) : 296-299, 2001.
(10) Takiyama Y, Nishizawa M, Tanaka H, et al : The gene for Machado-Joseph disease maps to human chromosome 14q. Nat Genet 4(3) : 300-304, 1993.
(11) Kawaguchi Y, Okamoto T, Taniwaki M, et al : CAG expansions in a novel gene for Machado-Joseph disease at chromosome 14q32.1. Nat Genet 8(3) : 221-228, 1994.
(12) Maciel P, Gaspar C, DeStefano AL, et al : Correlation between CAG repeat length and clinical features in Machado-Joseph disease. Am J Hum Genet 57(1) : 54-61, 1995.

11 Spinocerebellar ataxia type 2(SCA2)

1 概念

▶SCA2

　SCA2は常染色体優性遺伝性小脳失調症（SCA）の約15%を占め、SCA中で2番目に頻度が高い。臨床症候の特徴は進行性の歩行失調、四肢失調、構語障害、衝動性眼球運動障害（slow ocular saccades）、核上性眼球運動障害、深部腱反射減弱ないしは消失、深部感覚障害、認知機能障害である。典型的神経病理学的所見は小脳皮質、橋核、下オリーブ核および黒質の変性で特徴づけられる。黒質変性を呈するにもかかわらず多くの患者はパーキンソニズムを示さない[1]。しかしながら家族性あるいは孤発性にパーキンソニズムを呈する患者の一部にSCA2の原因遺伝子（*ATXN2*）変異が認められ注目されている[2-8]。

▶ATXN2

2 臨床的特徴

　*ATXN2*遺伝子変異と関連したパーキンソニズム（SCA2パーキンソニズム）の発症年齢は20～80歳代と幅広いが多くは50～70歳前後で、孤発性PDとの差異は明確でない。臨床症候も典型的なパーキンソニズムの四徴を示し、左右差を認め、L-ドパ反応性は良好で臨床的に孤発性PDと区別するのは困難である。頭部MRIでもSCA2にみられる脳幹小脳の萎縮や橋横走線維の変性によるクロスバンサインは認められず、孤発性PDに矛盾しない。病理学的に違いがあるか否かが興味深いが病理の報告はまだなされていない。遺伝学的には家族性パーキンソニズムの1.3～10%、孤発性PDの0.4～0.5%に*ATXN2*遺伝子におけるCAGリピートの軽度延長が認められる[6,7]。アジア系人種での正常リピート数は19～27であるが、SCA2パーキンソニズム患者ではこれが32～36に延長している。SCA2患者ではさらに38～51まで延長している。両者の変異の違いはリピート数のみならず、正常アリルに認められるCAGリピート内のCAA配列の挿入が前者では保たれているが後者では認められない[6]。まだ少数例にとどまるが*ATXN2*遺伝子変異と関連したMSA-P、PSP、CBDも報告されている。ごく最近、抗PD薬に反応性のパーキンソニズムに加え軽度の小脳失調を呈した症例の病理学的所見が報告された。各アリルのリピート数は38と40でSCA2パーキンソニズムより長く典型的なSCA2よりも短い。病理学的所見は典型的なSCA2に矛盾しないがその程度は軽度で、さらにレビー小体が認められた[9]。両病型の特徴を有しており

貴重な症例と考えられる。

3 治療、予後

これまでのところ臨床症候、薬剤反応性、予後において孤発性PDとの差異は認められず、治療は孤発性PDに準じて行うのが妥当と考えられる。

〈久保紳一郎〉

【文献】

(1) Dürr A, Smadja D, Cancel G, et al：Autosomal dominant cerebellar ataxia type I in Martinique (French West Indies)；Clinical and neuropathological analysis of 53 patients from three unrelated SCA2 families. Brain 118(Pt 6)：1573-1581, 1995.
(2) Modoni A, Contarino MF, Bentivoglio AR, et al：Prevalence of spinocerebellar ataxia type 2 mutation among Italian Parkinsonian patients. Mov Disord 22(3)：324-327, 2007.
(3) Charles P, Camuzat A, Benammar N, et al；French Parkinson's Disease Genetic Study Group：Are interrupted SCA2 CAG repeat expansions responsible for parkinsonism? Neurology 69(21)：1970-1975, 2007.
(4) Furtado S, Payami H, Lockhart PJ, et al：Profile of families with parkinsonism-predominant spinocerebellar ataxia type 2(SCA2). Mov Disord 19(6)：622-629, 2004.
(5) Lu CS, Wu Chou YH, Kuo PC, et al：The parkinsonian phenotype of spinocerebellar ataxia type 2. Arch Neurol 61(1)：35-38, 2004.
(6) Kim JM, Hong S, Kim GP, et al：Importance of low-range CAG expansion and CAA interruption in SCA2 Parkinsonism. Arch Neurol 64(10)：1510-1518, 2007.
(7) Wang JL, Xiao B, Cui XX, et al：Analysis of SCA2 and SCA3/MJD repeats in Parkinson's disease in mainland China；genetic, clinical, and positron emission tomography findings. Mov Disord 24(13)：2007-2011, 2009.
(8) Socal MP, Emmel VE, Rieder CR, et al：Intrafamilial variability of Parkinson phenotype in SCAs；novel cases due to SCA2 and SCA3 expansions. Parkinsonism Relat Disord 15(5)：374-378, 2009.
(9) Yomono HS, Kurisaki H, Hebisawa A, et al：Autopsy case of SCA2 with Parkinsonian phenotype；Article in Japanese. Rinsho Shinkeigaku 50(3)：156-162, 2010.

12 Pantothenate kinase 2欠損症

1 概念

▶ Hallervorden-Spatz syndrome (HSS)

▶ neurodegeneration with brain iron accumulation (NBIA)

　Hallervorden-Spatz syndrome (HSS) は多くの場合小児期に発症し、脳に鉄の沈着をみる稀な常染色体劣性遺伝性の神経変性疾患 (neurodegeneration with brain iron accumulation；NBIA) である[1]。

　歴史的には Hallervorden と Spatz による1922年の報告に始まる[2]。すなわち、12人の同胞のうち、5人の姉妹が構音障害、固縮、不随意運動、知能低下を呈し、剖検にて淡蒼球と黒質に鉄の沈着をみた症例で、その後同様の症例の報告が積み重ねられ Hallervorden-Spatz syndrome と呼ばれるようになった。

▶ pantothenate kinase 2 (PANK2)

▶ pantothenate kinase-associated neurodegeneration (PKAN)

　2001年、HSS/NBIA の臨床症状を呈する患者の多くに pantothenate kinase 2 (PANK2) をコードする遺伝子に変異を呈することが報告され[3]、近年これらの患者は pantothenate kinase-associated neurodegeneration (PKAN) と呼ばれるようになった。

2 病因

　Pantothenate kinase 2 (PANK2) をコードする遺伝子 *PANK2* は染色体20p12.3-p13[4]にあり、その変異が多くの HSS/NBIA の病因である。

　Pantothenate kinase 2はミトコンドリア内に存在し[5]、エネルギー、脂肪酸、神経伝達物質の代謝などに重要な coenzyme A (CoA) の生合成にかかわる。

　ヒトでは pantothenate kinase はほかに、関連蛋白 PANK1、PANK3、PANK4をコードする3つの遺伝子があるが、ミトコンドリア内に局在するのは PANK2のみである。

3 病理

　特徴的な病理所見は淡蒼球と黒質網様体の鉄沈着と軸索にスフェロイドがみられることである[6]-[9]。スフェロイドは軸索輸送の障害のため軸索が腫脹したものと考えられ、鉄の沈着の多いところに検出される。神経細胞の内部、細胞外で血管の周囲、また、ミクログリア、マクロファージに貪食されていることもある。タウ、α-シヌクレイン

の蓄積を伴うLewy小体、神経原線維変化をみる場合もある[10)-12)]。

4 臨床症候[1)8)9)13)]

▶ 固縮
▶ ジストニア
▶ 歩行障害
▶ 視野障害
▶ 発達遅滞

▶ 構音障害

▶ 錐体路症状

典型例の臨床症状は小児期早期、通常6歳前(平均3.4歳)に発症する。

初発症状は下肢の固縮、ジストニアによる歩行障害が主である。網膜変性のため視野障害を呈することもある。発達遅滞を呈することもあり、この場合運動発達遅滞が多いが、全般性の遅滞のこともある。

経過中みられる症状は、錐体外路系の症状、すなわち、ジストニア、構音障害、固縮などで、ジストニアは常にみられ、通常早期から出現する。頭部、顔面、四肢のジストニアから全身に及ぶジストニアである。強いジストニアのために舌の損傷、骨折を生ずることもある。筋痙直、腱反射亢進、バビンスキー反応など錐体路症状を呈することもある。痙攣は稀である。知的退行は主症状の1つである。網膜色素変性は典型例の約2/3にみられる。網膜変性は夜盲から始まり、辺縁視野障害を呈し、盲に進行する場合がある。視神経萎縮は稀である。

経過は進行性で、その速度は発症年齢による。すなわち、早期の発症は進行の速度が速い。進行するとジストニア、痙直のため歩行が不能となり、10代半ばまでに車いすとなることが多い。進行の仕方は一定でなく、1〜2ヵ月のうちに急速に進行し、その後安定することもある。

生命予後は一定しない。成人まで生存することも多いが、早期の死亡もある。これは多くの場合、顔面口部のジストニアのため嚥下、食事摂取の障害から栄養状態の問題、嚥下性肺炎などの合併症によることが多い。

非典型例の症状は多様である。発症年齢は多くの場合20歳台までであり(平均13.6歳)、進行は典型例に比し緩徐である。初発症状は言語障害が多い。その内容はpalilalia(繰り返し単語、文節をいう)、tachylalia(急速に単語、文節をいう)、dysarthria(構音障害)などである。運動チック、音声チックを呈する例もある。衝動的、乱暴などの性格変化、うつ状態、情緒不安定などはしばしば遅い発症例にみられる。早期発症例と同様に認知障害をみることもあるがその場合軽度である。運動症状を伴う場合は、その出現は通常遅れるが、小児期から不器用であったとされることが多い。筋痙性、腱反射亢進、バビンスキー反射など錐体路症状はしばしばみられ、歩行障害を呈する。PDを思わせるようなfreezing gaitを呈することもある。本態性振戦に似た症状の報告もある[14)]。非定型例では網膜障害は稀であり、視神経萎縮はみない。

5 診断、鑑別診断

はじめに述べた如く、HSSは当初、臨床病理学的な診断であった。したがって、当初その病因は異種のものが含まれていた。その後、脳内、特に錐体外路系に鉄の沈着をみる遺伝性の神経変性疾患（NBIA）としての概念が出てきた。NBIAの診断基準は初めDoolingによりなされ、その後Swaimanにより見直された。NIBAはかつてHSSとされたいくつかの異なった疾患を含んでいた。すなわち、**表5**に挙げたものであるが、これらが鑑別診断となる。

その後PKANの特徴として次の点が挙げられた。

①MRIの特徴的な所見が報告された。すなわち、*PANK2*の変異では、T2強調画像にて淡蒼球内節に低信号の中に高信号を呈するものである。これは壊死、または浮腫による組織損傷を反映するといえる。これは"eye-of-tiger sign"といわれ、本症に特異的である[1]。T1強調画像では等信号となる。

▶ eye-of-tiger sign

これに比し、non-PKAN NBIAは、多くの場合T2強調画像にて淡蒼球は均一に低信号である。すなわち、鉄の沈着を示唆する。

赤核、歯状核の鉄の沈着、小脳萎縮はNBIAにはしばしばみられる所見である。

②PKANには通常てんかんはみないが、non-PKAN NBIAにはてんかんは顕著である。

▶ sea-blue histiocytes

③骨髄でのsea-blue histiocytes：歴史的にはHSSの特徴とされたが、PKANにはみられず、他のNBIAにみられることがある。

遺伝子検査より*PANK2*の変異が証明されれば、確定診断といえる。

鑑別疾患としては、**表5**に示したnon-PKAN NBIAのほかに、典型的なPKANでは、X-linked mental retardation with Dandy-Walker malformation、alfa fucosidosisなどがある。また非典型的なPKANは、early-onset Parkinson disease

---

表5. NBIAの鑑別疾患

1. 早期発症、急速な進行を呈するNBIA：10歳前に発症するもので、次のものがある。
   ①PKANの典型例
   ②Infantile neuroaxonal dystrophy
   ③最近明らかにされた*PLA2G6*の変異による疾患[15]
2. 発症の遅い、緩徐進行性のNBIA：10歳以降に発症するもので、次のものがある。
   ①PKANの非典型例
   ②Neuroferritinopathy：ferritinのlight chainをコードする*FTL*の変異によるもの
   ③Aceruloplasminemia：ceruloplasminをコードする遺伝子の変異によるもの
   ④非典型的なneuroaxonal dystrophy：infantile neuroaxonal dystrophyより慢性の経過をとり、*PLA2G6*の変異によるもの
   ⑤本態性のNBIA

(PARK2)、progressive supranuclear palsy、primary psychiatric illnessesがある。

6 治療、予後

治療は対症療法である。特に主となるのはジストニアの対症療法である。経口投与薬としてtrihexyphenidylおよびbaclofen、ボトックス®注射、intrathecal baclofen、定位脳手術（淡蒼球または視床をターゲットとする）などがなされてきているが、近年淡蒼球の脳深部刺激術がよい効果を呈したという報告がある[16)17)]。

▶脳深部刺激術

特に口、舌のジストニアに対してのサポートおよび治療、重度のジストニアのために経口摂取ができない場合、胃瘻も検討される必要がある。網膜の症状がある場合は盲に対するサポートも必要である。移動に関する歩行器、車いすなどのサポート、また、社会的なサポートも必要である。

パントテン酸の大量療法、docosahexanoic acid（DHA）の可能性が検討されている。前者は残存酵素が想定される場合、PANK2酵素の基質であるパントテン酸を投与することである。その効果は不明であるが、副作用は知られていない。後者は、脂肪酸の合成、分解におけるCoAの役割において、DHAが重要であることからその効果が推測されているが、治験はなされていない。

予後は通常進行性である。

（野村芳子）

【文献】

(1) Hayflick SJ, Westaway SK, Levinson B, et al : Genetic, clinical, and radiographic delineation of Hallervorden-Spatz syndrome. N Engl J Med 348 : 33-40, 2003.
(2) Hallervorden J, Spatz H : Eigenartige Erkrankung im extrapyramidalen System mit besonderer Beteiligung des Globus pallidus und der Substantia nigra ; Ein Beitrag zu den Beziehungen zwischen diesen beiden Zentren. Z Gesamte Neurol Psychiatr 79 : 254-302, 1922.
(3) Zhou B, Westaway SK, Levinson B, et al : A novel pantothenate kinase gene (PANK2) is defective in Hallervorden-Spatz syndrome. Nat Genet 28 : 345-349, 2001.
(4) Taylor TD, Litt M, Kramer P, et al : Homozygosity mapping of Hallervorden-Spatz syndrome to chromosome 20p12.3-p13. Nat Genet 14 : 479-481, 1996.
(5) Johnson MA, Kuo YM, Westaway SK, et al : Mitochondrial localization of human PANK2 and hypotheses of secondary iron accumulation in pantothenate kinase-associated neurodegeneration. Ann N Y Acad Sci 1012 : 282-298, 2004.
(6) SHallervorden J : Uber eine familiare Erkrankung im extrapyramidalen System. Dtsch Z Nervenheilkd 81 : 204-210, 1924.
(7) Koeppen AH, Dickson AC : Iron in the Hallervorden-Spatz syndrome. Pediatr Neurol 25 : 148-155, 2001.
(8) Swaiman KF : Hallervorden-Spatz syndrome and brain iron metabolism. Arch Neurol 48 : 1285-1293, 1991.

(9) Swaiman KF : Hallervorden-Spatz syndrome. Pediatr Neurol 25 : 102-108, 2001.
(10) Arawaka S, Saito Y, Murayama S, et al : Lewy body in neurodegeneration with brain iron accumulation type 1 is immunoreactive for alpha-synuclein. Neurology 51 : 887-889, 1998.
(11) Zarranz JJ, Gómez-Esteban JC, Atarés B, et al : Tau-predominant-associated pathology in a sporadic late-onset Hallervorden-Spatz syndrome. Mov Disord 21 : 107-111, 2006.
(12) Wakabayashi K, Fukushima T, Koide R, et al : Juvenile-onset generalized neuroaxonal dystrophy (Hallervorden-Spatz disease) with diffuse neurofibrillary and lewy body pathology. Acta Neuropathol 99 : 331-336, 2000.
(13) Dooling EC, Schoene WC, Richardson EP Jr. : Hallervorden-Spatz syndrome. Arch Neurol 30 (1) : 70-83, 1974.
(14) Yamashita S, Maeda Y, Ohmori H, et al : Pantothenate kinase-associated neurodegeneration initially presenting as postural tremor alone in a Japanese family with homozygous N245S substitutions in the pantothenate kinase gene. J Neurol Sci 225 : 129-133, 2004.
(15) Morgan NV, Westaway SK, Morton JE, et al : PLA2G6, encoding a phospholipase A2, is mutated in neurodegenerative disorders with high brain iron. Net Genet 38 : 752-754, 2006.
(16) Castelnau P, Cif L, Valente EM, et al : Pallidal stimulation improves pantothenate kinase-associated neurodegeneration. Ann Neurol 57 : 738-741, 2005.
(17) Isaac C, Wright I, Bhattacharyya D, et al : Pallidal stimulation for pantothenate kinase-associated neurodegeneration dystonia. Arch Dis Child 93 : 239-240, 2008.

13 Wilson病

1 概念

▶ Wilson病
▶ 銅代謝異常症
▶ 肝障害
▶ 大脳基底核の変性

　Wilson病は常染色体劣性遺伝をとる銅代謝異常症で、主として肝障害、大脳基底核の変性を呈する疾患である。治療可能な疾患であり早期の診断が大切である。
　19世紀の後半、pseudosclerosisという概念がmultiple sclerosisの眼症状を欠くものとして認識された。1902年Kayserがそのような1人の患者において角膜に緑色の色素沈着を観察した。1903年Fleischerも同様の角膜の緑色の環状の色素沈着に気づいた[1,2]。1912年Wilsonは本症についてその臨床と病理の古典的な論文を記した[3]。
　わが国における発症頻度は35,000～45,000人に1人で、保因者は100～120人に1人と推定されている。

2 病因

▶ ATP7B

　病因遺伝子は*ATP7B*である[4]。染色体13q14.3にあり、21個のエクソンからなる。
　*ATP7B*のmRNAは肝臓で強く発現している。ATP7B蛋白は膜蛋白であり、肝細胞内から胆汁に銅の排泄と、活性型セルロプラスミン蛋白の合成過程において銅の供給に重要な役割をしている。

▶ セルロプラスミン蛋白

▶ 銅の代謝

　銅の代謝[5]のホメオスターシスは取り込みと排泄のバランスで銅中毒を防ぎ、銅を必要とする大切な酵素、すなわち、チトクロームオキシダーゼ、リシルオキシダーゼなど重要な酵素に銅を供給している。銅は食事から取り込まれる。細胞内の移送は、細胞に取り込まれ、細胞内の配置、利用、排泄からなる。銅の吸収は胃腸管の近位部にてなされる。メタロチオネイン（MT-I、MT-II）が銅の吸収の調整に関連する。腸管内の移送とともに銅の肝への取り込みにも関与する。MT-I、MT-IIとも16番染色体にマップされている。腸管から吸収後、銅は血漿に入り、第二銅の形でアルブミンに結合する。吸収後2時間以内に肝の蛋白に取り込まれる。肝では銅は胆汁に分泌され、または肝のリソゾームにMTの重合体の形で貯留され、またはアポセルロプラスミンに結合しセルロプラスミンを形成し、血中に入る。血清中の銅の95％以上がこの形をとる。
　セルロプラスミンはα-グロブリンで1分子に6個の銅をもつ。銅の腸からの移送には関連しないが、多くの銅をもつ酵素の生成に際し、肝の銅を供給する機能をもつ。セルロプラスミンは細胞にferritinとして蓄えられている鉄を血漿中に分泌させる[6,7]。

また、血清中の最も強力な抗酸化物質である。また、炎症反応を調節し、血清中の生体アミンの濃度を調節する。

セルロプラスミンは妊娠、炎症、肝硬変、悪性腫瘍、甲状腺機能亢進症、心筋梗塞などのとき増え、2ヵ月以下の乳児、鉄および銅欠乏性貧血で低下する。また、kinky hair病でも低下する。

3 病 理

▶ hepatolenticular degeneration

歴史的にはWilsonの報告の1年後、1913年にhepatolenticular degenerationの肝に多量の銅が蓄積していることがRumpelにより報告された[8]。また、大脳基底核にも銅の濃度が高いことがLüthyにより証明されたが[9]、これらの報告は1945年まで注目されなかった[10]。すなわち、1945年Wilson病の患者の血清、肝、脳には銅が異常に高いことがGlazebrookにより報告された。1952年、Wilson病でセルロプラスミンが低値であることが報告された。その後長い間Wilson病はセルロプラスミン障害であると考えられていたが、無セルロプラスミン血症は本症と異なり、鉄の代謝の障害を呈することが明らかとなった[11]。

▶ セルロプラスミン低値

銅の代謝異常は種々の臓器にその蓄積を呈する。肝は部分的な壊死を示し、壊死後の結節性の肝硬変を呈する[12]。結節はさまざまな大きさで、線維性の組織で分けられている。一部の肝細胞は拡大し、脂肪滴、核内グリコーゲン、塊状の色素顆粒を含有する。周囲の実質に再生性の変化を伴う壊死細胞もみる。電顕では、銅ははじめは細胞質内全体に拡がっているが、後に病気が経過すると、銅はライソゾームの中に貯留し、破れやすくなる。銅はおそらくライソゾームの膜の脂肪の酸化を触媒し、リポフスチンの蓄積を起こす。腎臓内では尿細管上皮細胞は変性し、その細胞質に銅の蓄積をみることがある。

脳では銅は可溶性の状態で存在する。特に発症が思春期より前の場合、大脳基底核が著しい変化を示す。レンガ色の色素沈着を呈し、被核はスポンジ様変性を呈し、しばしば小さい空洞を形成する[13]。顕微鏡的には神経細胞の消失、軸索変性、原形質性星状膠細胞の増殖をみる。原形質性星状膠細胞のうち巨大なものはアルツハイマー細胞と呼ばれる。これらの細胞はWilson病に特異的ではない。Opalski細胞は灰白質にみられる。これはおそらく変性した星状細胞である。約10％の患者では大脳基底核より皮質灰白質と白質が障害される。この場合も広範にスポンジ変性を示し、星状細胞の増殖をみる。銅は毛細管周囲と星状細胞内に蓄積し、しかし、一様に神経細胞内と基質には存在しない。脳幹、歯状核、黒質、脳回白質には変性性変化は少ない。銅は角膜にもみられる。角膜固有質に存在する。この蓄積がKayser-Fleischer ringを形

▶ Kayser-Fleischer ring

成する[14]。黄色から緑茶色を呈する。

4 臨床症候[15)16)]

進行性の経過で、一時的に改善、停滞を示す。常染色体劣性遺伝をとる。したがって、血族結婚の多いところに高頻度にみられる。

初発症状は小児期にしばしば肝障害で見つかり、神経所見なく急速な経過をとることもある。

神経学的な症状を主症状とする場合、発症は10〜20歳と遅れる。しかし、稀に10歳未満にて発症する場合もある。通常、進行は緩徐である。

▶ ジストニア

初発症状は、不明瞭な話し方、嚥下障害などの球症状が多い。小児期に急速に進行するジストニアで出現することも稀ではない。すなわち、ジストニア、固縮、高CK血症を伴う発熱で発症する場合もある。軽度の精神発達遅滞や情緒障害をみることもある。しかし、てんかん、知的退行は稀である。

発症後間もなく典型的な笑ったような顔貌がみられるようになる。開口し涎をみることもある。言語はかなり障害される。本症の顕著な症状は振戦で、通常は片側から

▶ 振戦

始まるが、進行とともに全身性になる。安静時にもみられるが、動作時、精神的な緊張時などに増強する。軽度で始まるが、やがて"羽ばたき振戦"といわれる激しい振戦

▶ 羽ばたき振戦

となる。四肢の固縮、関節拘縮が進行性の経過をとる。知的退行、情緒不安定などは個人差がある。パーキンソニズム、進行性の舞踏アテトーゼ症状、片麻痺をみることもある。

Kayser-Fleischer ringは角膜内の茶色の色素が環状に出現するもので、はじめはスリットランプ検査により初めて見つかるが進行すると肉眼的にもみられるようになる。

治療がなされないと神経症状発症後1〜3年で通常肝障害で死亡する。

5 診断、鑑別診断

Wilson病が神経症状で発症する場合、10代に進行性の錐体外路症状として出現することが多い。診断は臨床的特徴に加え、検査所見を参考として行う。*ATP7B*遺伝子変異の種類は多く報告されている。

検査所見は血清セルロプラスミン値、血清銅の低下、尿中銅排泄量の増加である。肝機能異常、アミノ酸尿症をみる場合もある。

Kayser-Fleischer ringは本症に特異的である。小児にて神経症状があり、Kayser-Fleischer ringを欠く場合Wilson病は否定されるともいえる。発症前の大部分の患者

ではみられないが、肝症状で発症した患者の15％にはみられる。

　しかし、セルロプラスミン低値は診断上必ずしも必発ではない。5〜20％の患者では正常な銅蛋白を呈する。これらにつきヘテロかホモの発症前の状態かの診断は重要である。なぜならば後者の場合予防治療が推奨されている[17]。

　発症前の場合、Kayser-Fleischer ring、24時間尿中の銅排泄の増加、肝脾腫、画像の異常をみることもあるが、まったく正常のこともある。セルロプラスミン値が低値で肝機能障害、銅排泄異常を呈しないときはWilson病のヘテロのことが多い。肝生検を行う場合、銅染色、銅関連蛋白の組織検査、銅の定量を行う。肝の銅の濃度はWilson病では3.9 μmol/g dry weight以上である（正常は0.2〜0.6 μmol/g）。

　MRIにて淡蒼球、尾状核頭部、視床にT1強調画像にて低信号、T2強調画像にて高信号となる特徴的な所見をみる。中脳、橋、小脳の異常、大脳萎縮をみることもある[18][19]。これらのMRI所見は必ずしも臨床所見と平行しない。

6 治療、予後

　Wilson病は症状の有無にかかわらず治療を要する。まず、銅を中毒量の銅を取り除くことである。その後その再蓄積を防ぐことを維持することである。しかし、Wilson病の銅代謝異常を正常化する治療法の確立はまだなされていない。

　基本は銅をキレート剤により尿中に排泄させること、亜鉛剤により銅の吸収を阻害することである[20]。また、銅の摂取を制限することも必要である。

▶ D-penicill-amine

　①まず、D-penicillamine（D-ペニシラミン）で始める。尿に銅を排泄することに役立つが時に副作用をみる。すなわち、治療の初期に不可逆的な神経症状の増悪を呈することがある。それらは皮疹、胃腸障害、脱毛などである。継続中にみられる副作用は多発性神経炎、多発筋炎、腎障害などである。これらの一部はピリドキシン投与にて予防することができる。

▶ ammonium tetrathiomolyb-date

　これらのD-ペニシラミンによる副作用の可能性のため、ammonium tetrathiomolybdateでの治療を行う場合がある。

▶ 塩酸トリエンチン

　②Triethylene tetramine dihydrochloride（塩酸トリエンチン）も銅の排泄を促すキレート剤である。その効果はD-ペニシラミンより弱いが副作用の頻度は低い。

▶ zinc acetate

　③Zinc acetate（酢酸亜鉛）は維持療法として、また症状発現前に使用される。副作用は大変少ない。

　肝障害の進行例では肝移植もなされる[21]。

　予後については早期からの適切な投薬治療が大切である。

　症状の発現前からの投薬は症状の発症を防ぐ。治療の効果は、肝障害のみの場合、

神経症状の場合、肝障害と神経症状をみる場合の順に症状消失の割合が減ずる。

症状が消失している患者がキレート療法を中断すると肝機能障害が急速に進行する。

このように本症の治療は早期からの適切な投薬と維持が予後を左右するといえる。

(野村芳子)

【文献】

(1) Kayser B : Ueber einen Fall von angeborener grünlicher Verfärbung der Cornea. Klin Monatsbl Augenheikd 40 : 22-25, 1902.
(2) Fleischer B : Über einer der "Pseudosklerose" nahestehende bisher unbekannte Krankheit (gekennzeichnet durch Tremor psychische Störungen, bräunliche Pigmentierung bestimmter Gewebe, insbesondere auch der Hornhautperipherie, Lebercirrhose). Deutsch Z Nervenheilk 44 : 179-201, 1903.
(3) Wilson SAK : Progressive lenticular degeneration ; a familial nervous disease associated with cirrhosis of the liver. Brain 34 : 295-509, 1912.
(4) Tanzi RE, Petrukhin K, Chernov I, et al : The Wilson disease gene is a copper transporting ATPase with homology to the Menkes disease gene. Nat Genet 5 : 344-350, 1993.
(5) Vulpe CD, Packman S : Cellular copper transport. Annu Rev Nutr 15 : 293-322, 1995.
(6) Davis W, Chowrimootoo GF, Seymour CA : Defective biliary copper excretion in Wilson's disease ; the role of caeruloplasmin. Eur J Clin Invest 26(10) : 893-901, 1996.
(7) Frommer DJ : Defective biliary excretion of copper in Wilson's disease. Gut 15(2) : 125-129, 1974.
(8) Rumpel A : Über das Wesen und die Bedeutung der Leberveranderungen und der Pigmentierungen bei den damit verbundenen Fällen von Pseudosklerose, zugleich ein Beitrag zur Lehre der Pseudosklerose (Westphal-Strümpell). Deutsch Z Nervenheilk 49 : 54-73, 1913.
(9) Lüthy F : Über die hepato-lentikuläre Degeneration (Wilson-Westphal-Strümpell). Deutsch Z Nervenheilk 123 : 101-181, 1931.
(10) Glazebrook AJ : Wilson desease. Edinburgh Med J 52 : 83-87, 1945.
(11) Mukhopadhyay CK, Attieh ZK, Fox PL : Role of ceruloplasmin in cellular iron uptake. Science 279(5351) : 714-717, 1998.
(12) Strohmeyer FW, Ishak KG : Histology of the liver in Wilson's disease ; a study of 34 cases. Am J Clin pathology 73 : 12-24, 1980.
(13) RichterR : The pallidal component in hepatolenticular degeneration. J Neuropathol Exp Neurol 7 : 1-18, 1948.
(14) Uzman LL, Jakus MA : The Kayser-Fleischer ring ; a histochemical and electron microscope study. Neurology 7 : 341-355, 1957.
(15) Arima M, et al : Prognosis of Wilson's disease in childhood. Eur J Pediatr 126 : 147-154, 1977.
(16) Slovis TL, et al : The varied manifestation of Wilson's disease. J Pediatr 78 : 578-584, 1971.
(17) Walshe JM : Diagnosis and treatment of presymptomatic Wilson's disease. Lancet 2(8608) : 435-437, 1988.
(18) Prayer L, Wimberger D, Kramer J, et al : Cranial MRI in Wilson's disease. Neuroradiology 32(3) : 211-214, 1990.
(19) King AD, Walshe JM, Kendall BE, et al : Cranial MR imaging in Wilson's disease. AJR Am J Roentgenol 167(6) : 1579-1584, 1996.
(20) Brewer GJ : Practical recommendations and new therapies for Wilson's disease. Drugs 50 : 240-249, 1995.
(21) Bax RT, Hässler A, Luck W, et al : Cerebral manifestation of Wilson's disease successfully treated with liver transplantation. Neurology 51 : 863-865, 1998.

14 瀬川病

1 概念

▶ 姿勢ジストニア

▶ 著明な日内変動を呈する遺伝性進行性ジストニア

▶ 瀬川病

小児期に発症する姿勢ジストニアである。瀬川らにより1971年「著明な日内変動を伴った遺伝性進行性基底核疾患」として初めて報告され[1]、その後本症の運動障害がジストニアであることが瀬川本人により解析され、1976年「著明な日内変動を呈する遺伝性進行性ジストニア Hereditary Progressive Dystonia with marked diurnal fluctuation (HPD)」とされた[2]。1994年HPDの病因遺伝子が解明され[3]、HPDが一疾患単位であることが明らかにされた。近年瀬川病として広く知られるところとなった[4]。

1986年ヨーロッパでは瀬川症候群という terminology も使われたが[5]、これは劣性遺伝性のチロシン水酸化酵素異常症も含んでいた。

▶ dopa responsive dystonia (DRD)

また、1988年欧米の一部ではdopa responsive dystonia(DRD)とも呼ばれたが[6]、当時臨床的に厳密に定義されたDRDはHPDであった[7]。

他のプテリジン異常症、小児期発症のPARK2にみるジストニアは部分的にL-ドパ反応性である。したがって、瀬川症候群、DRDは瀬川病の病名としては適切ではない。

2 病因

▶ GTPシクロヒドロラーゼ1

1990年藤田と新宅によるHPDの一女児患者の髄液解析より本症の病因はGTPシクロヒドロラーゼ1(GCH1)酵素の部分欠損であることが示唆され[8]、次いで一瀬がGCH1の塩基配列を解明したことから瀬川は一瀬と共同研究を行い、HPDの原因遺伝子はGCH1をコードする*GCH1*であることが明らかにされた[3]。以後、本症は優性遺伝性GCH1欠損症、または瀬川病と呼ばれるようになった。

GCH1はテトラヒドロビオプテリン(BH$_4$)生成の律速酵素であり、BH$_4$はドパミン(DA)およびセロトニンの生成にかかわるチロシン水酸化酵素(TH)、トリプトファン水酸化酵素(TPH)の補酵素である。

3 病理

神経病理は黒質DA神経細胞のメラニン色素の減少と未熟性を示唆する神経細胞の

報告がある。Levy小体様の構造が報告されているが、変性性所見、グリオーシスはない[9]。

組織化学的にはDA活性は線条体(被核に比し、より尾状核で)で低下、そのグラディアントは背側に比し、より腹側優位の低下、特に尾状核でストリオゾーム部に著明な低下が認められた[10]。これはパーキンソン病と異なる点である。ストリオゾームは発達の早期に成熟する部であり、これは瀬川病が発達早期に始まる代謝異常がその病態の基礎にあることを示すといえる。

4 臨床症候[1)2)4)11)-14)]

▶ 一側下肢のジストニア姿勢
▶ 内反尖足

典型的な瀬川病は6歳頃一側下肢のジストニア姿勢(多くは内反尖足)で発症、15歳くらいまでに他肢、および躯幹に拡がる。また、ジストニア性の固縮が増強する。20代以降は症状の進行は緩徐となり、ほぼ定常状態となる。この典型例は姿勢ジストニア型とされる。

一方、ジストニア姿勢に加えジストニア運動が加わる家系があり、これは動作ジストニア型とされる。

本症の症状は朝に消失または軽快しているが、午後から夕方になるに従い増強するという日内変動があることが特徴である。この日内変動は小児期には著明であるが、10代中頃以降は目立たなくなる。

また、10歳前後より8〜10Hzの姿勢時振戦が一側上肢に出現するが、以後全身に拡がることもある。

また、未治療の場合身長の伸びが緩徐となる場合もある。

▶ 姿勢ジストニア

姿勢ジストニア型の経過は黒質線条体DAニューロン終末部のTH活性の正常経年齢減衰性の低下(McGeerら)の経過をたどっており、これは本症の病態はTH活性が正常の20%以下で経過していることで説明できる。すなわち、TH活性そのものには進行性の変化はないことが示唆される。また、日内変動は黒質線条体DAニューロンの黒質ではみられず、終末部にてみられることからも本症は終末部(線条体)のTH活性の減少によることを示唆するといえる。

▶ 動作ジストニア

一方、動作ジストニア型の小児発症例は典型例の如く下肢のジストニア姿勢で始まるが、8歳頃から上肢にジストニア運動が出現し、思春期以後斜頸、書痙が出現する場合がある。動作ジストニア型には成人発症例があり、その場合、斜頸または書痙で発症、下肢、躯幹のジストニア姿勢はなく、日内変動もない。稀に高齢にてパーキンソニズムで発症する場合もあるが、PDと異なり以後の経過は進行性でない。

臨床神経学的には固縮はplastic rigidity(可塑性固縮、鉛管様固縮)でなく、ジスト

▶ジストニア性固縮

ニア性固縮（伸張反射を加えることによりみられる筋緊張の亢進）である。そのため、足第一趾の背屈をみることがある（線条体趾、striatal toe）。また、長期経過例では側関節の内反尖足位が固定し、正しい診断がなされず、アキレス腱の腱延長術を受けている例もある。振戦をみる場合も多くの場合歯車様の固縮はない。深部腱反射は亢進し、時に足クローヌス（足間代）を呈する例があるが、錐体路徴候はない。この場合線条体趾とバビンスキー反射の鑑別に注意を要する。歩行はジストニア姿勢を呈する歩行であるが、ロコモーションは保たれており、歩行不能例で、這い這いは可能である。突進現象は時にあるが、通常すくみはない。しかし、高齢発症のパーキンソニズムを呈した症例にて軽度のすくみをみた。

症状の左右差は常に存在し、姿勢ジストニア型では胸鎖乳突筋と四肢筋が交差しているが、動作ジストニア型では同側である。振戦、斜頸は四肢筋と同側である。

小脳系、感覚系、末梢神経、自律神経系、高次脳機能は正常である。

うつ症状を伴うことがあり、これはDA系の低下に加え、セロトニン系の低下の関与の可能性が示唆される。

5 診断、鑑別診断

診断は注意深い臨床歴と臨床所見により多くの場合可能であるが、検査所見（特に髄腋中のネオプテリン値の低下、GCH1遺伝子の変異の証明）が役立つことがある。

検査所見で、当初、瀬川らは終夜睡眠ポリグラフの詳細な解析によりレム睡眠での筋攣縮の低下から本症の病態が黒質線条体DA系の終末部のTHの低下によることを示唆した[15]。

髄腋のネオプテリンとビオプテリン値の低下をみる[16]。末梢有核球のGCH1活性の低下の報告もあるが、現時点では測定法が大変困難である。

GCH1は染色体14q22.1-22.2に連鎖し、6つのエクソンから成り立っている。瀬川病はGCH1のヘテロの変異による。変異の部位、種類は多様であり、一部の患者ではphenotype-genotypeの関連がある[4]。

臨床的に典型例でも遺伝子異常が証明されず、髄液検査の所見も必ずしも異常を呈しない例があり、最終的には現時点では臨床的特徴による。

鑑別診断は、まずL-ドパに反応するジストニアが挙げられる[17]。

▶プテリジン代謝異常症

これらには他のプテリジン代謝異常症が大切である、劣性遺伝性GCH1欠損症、劣性遺伝性ピルボイド・テトラヒドロプテリン・シンターゼ（PTPS）欠損症、劣性遺伝性セピアプテリン・リダクターゼ（SPR）欠損症がある。

劣性遺伝性GCH1欠損症は乳児期早期からの運動・精神発達遅滞、躯幹筋緊張低

下、セロトニン欠損の症状、痙攣、発熱をみる。

劣性遺伝性 PTPS 欠損症はほかに早期からの運動・精神発達遅延を呈し、筋緊張低下、痙攣を伴う。症状の日内変動を呈することもある。

劣性遺伝性 SPR 欠損症は早期からの運動・精神発達遅延、筋緊張低下を呈し、oculogyric crises を呈する。症状の日内変動もみる。

劣性遺伝性ディヒドロプテリン・リダクターゼ (DHPR) 欠損症も L-ドパ反応性のジストニアを呈する。本症は筋緊張低下、運動・精神機能低下、てんかんを伴う。

劣性遺伝性 TH 欠損症も鑑別を要する。しかし、本症は発達早期からの進行性脳症の症状を呈し、筋緊張低下、運動・精神機能低下、錐体路症状、眼瞼下垂、oculogyric crises を呈する。症状により小児期ジストニアで発症することもある。

▶瀬川症候群

Deonna が L-ドパ反応性のジストニアを瀬川症候群といい、劣性遺伝性の HPD もあるとした。これは TH 欠損症の存在の確定以前であり、劣性遺伝性 TH 欠損症を含んでいた。

劣性遺伝性日内変動を伴う若年性パーキンソニズム (PARK2) も鑑別を要する。本症は 20〜40 歳にパーキンソニズムで発症するが、日内変動を呈する下肢のジストニア姿勢で小児期 10 歳前後に発症することもあり、その場合瀬川病より発症年齢はやや遅れることが多い。10代後半以降、姿勢振戦を伴うパーキンソニズムに移行する。PET スキャン、MIBG 検査が PD との鑑別に役立つことがある。

6 治療、予後

▶L-ドパ

治療は L-ドパ単剤で 20 mg/kg/日、または脱炭酸化酵素阻害薬併用薬では 4〜5 mg/kg/日の投与にて永続的な効果をみる[2)4)8)11)18)]。しかし、動作ジストニア型では姿勢ジストニアに比し効果が不十分なことがある[8)]。

通常、罹病期間にかかわらず良好な効果をみる。しかし、発症後長期にわたり L-ドパ治療が開始されなかった場合、開始後も軽度の内反足または外反足を残すことがある。大量の L-ドパ投与や急速な増量によりジスキネジア様運動をみることがあるが、減量、少量からの緩徐投与により良好な結果を得られる。

▶ジスキネジア様運動

L-ドパの効果は生涯副作用なく永続する。これは本症では DA 受容体の過感受性が発現していないことを示唆する。

正しい診断と適量の L-ドパ投与は症状の完全な消失をもたらし、一生涯まったく正常な生活を可能とする。L-ドパは副作用を生ずることなく、その効果も減弱しない[4)8)11)18)]。

(野村芳子)

【文献】

(1) 瀬川昌也，近江一彦，伊東　繁，ほか：L-DOPAが著効を呈した小児基底核疾患；著明なる変動を伴った遺伝性進行性基底核疾患．診療 24（5月臨時増刊号）：667-672，1971.

(1) Segawa M, Hosaka A, Miyagawa F, et al：Hereditary progressive dystonia with marked diurnal fluctuation. Adv Neurol 14：215-233, 1976.

(2) Ichinose H, Ohye T, Takahashi E, et al：Hereditary progressive dystonia with marked diurnal fluctuation caused by mutations in the GTP cyclohydrolase I gene. Nat Genet 8：236-242, 1994.

(3) Segawa M, Nomura Y, Nishiyama N：Autosomal dominant guanosine triphosphate cyclohydrolase I deficiency（Segawa disease）. Ann Neurol 54：S32-S45, 2003.

(4) Deonna T：Dopa-responsive progressive dystonia of childhood with fluctuations of symptoms；Segawa's syndrome and possible variants. Neuropediatrics 17：81-85, 1986.

(6) Nygaard TG, Marsden CD, Duvoisin RC：Dopa responsive dystonia. Adv Neurol 50：377-384, 1988.

(7) Calne DB：Dopa-responsive dystonia. Ann Neurol 35：381-382, 1994.

(8) 藤田　繁，新宅治夫：著明な日内変動を伴う遺伝性進行性ジストニア（HPD：瀬川病）の病因とプテリジン代謝異常．市立釧路医誌 2：64-67，1990.

(9) Rajput AH, Gibb WRG, Zhong XH, et al：Dopa-responsive dystonia；pathological and biochemical observations in one case. Ann Neurol 35：396-402, 1994.

(10) Hornykiewicz O：Striatal dopamine in dopa-responsive dystonia；Comparison with idiopathic Parkinson's disease and other dopamine-dependent disorders. Age-Related Dopamine-Dependent Disorders, Monogr Neural Sci Vol 14, Segawa M, Nomura Y（eds）, pp101-108, Basel, Karger, 1995.

(11) Segawa M, Nomura Y, Kase M：Diurnally fluctuating hereditary progressive dystonia. Handbook of Clinical Neurology Vol 5（49）, Extrapyramidal Disorders, Vinken PJ, Bruyn GW（eds）, pp529-539, Elsevier, Amsterdam, 1986.

(12) Segawa M, Nomura Y：Hereditary progressive dystonia with marked diurnal fluctuation and dopa-responsive dystonia；Pathognomonic clinical features. Age-Related Dopamine-Dependent Disorders. Monogr Neurol Sci Vol 14, Segawa M, Nomura Y（eds）, pp10-24, Basel, Karger, 1995.

(13) Segawa M：Hereditary progressive dystonia with marked diurnal fluctuation. Brain Dev 22：S65-S80, 2000.

(14) Segawa M：Progress in Segawa's disease. Mapping the Progress of Alzheimer's Disease and Parkinson's Disease, Mizuno Y, Fisher A, Hanin I（eds）, pp353-359, Kluwer Academic/Plenum, New York, 2002.

(15) Segawa M, Nomura Y, Tanaka S, et al：Hereditary progressive dystonia with marked diurnal fluctuation；Consideration on its pathophysiology based on the characteristics of clinical and polysomnographical findings. Adv Neurol 50：367-376, 1988.

(16) Furukawa Y, Nishi K, Kondo T, et al：CSF biopterin levels and clinical features of patients with juvenile parkinsonism. Adv Neurol 60：562-567, 1993.

(17) Segawa M：Dopa-responsive dystonia. Handbook of Clinical Neurology, Vol 100（3rdseries）, Hyperkinetic Movement Disorders, Weiner WJ, Tolosa E（eds）, pp541-559, Elsevier BV, 2011.

(18) Segawa M, Nomura Y, Yamashita S, et al：Long-term effects of L-dopa on hereditary progressive dystonia with marked diurnal fluctuation. Motor disturbances II, Berardelli A, et al（eds）, pp305-318, Academic Press, London, 1990.

15 血管障害性パーキンソニズム

1 概念

▶血管障害性パーキンソニズム
▶vascular parkinsonism
▶動脈硬化性パーキンソニズム

　血管障害性パーキンソニズム（vascular parkinsonism；VP）は脳血管疾患とパーキンソニズムの間に関連性があると理解されている臨床疾病概念であるが、病因論的にも症候学的にも均一のものではない[1)2)]。VPの概念の源流は、1921年にLhermitteがラクナによるパーキンソニズムを発表し、1929年にCritchleyが動脈硬化性パーキンソニズム（arteriosclerotic parkinsonism）という用語を提唱したことに始まる。しかし、その時代には比較対照されるべき特発性PD自体が病因も責任病巣も明らかではなかった。Critchleyの動脈硬化性パーキンソニズムは臨床的に5つのタイプに定義され、病理的にも多様な責任病巣と病理所見を含んでいた。このような不均一性は、1980年代に動脈硬化性に限らないより包括的な用語であるVPが確立しても引き継がれている。このような歴史的経緯があり、VPにはいまだに臨床的にも神経病理学的にも正確な定義がない[1)]。研究を目的としたincluding criteriaも提唱されているが[3)]、国際的に受け入れられるようなVPの診断基準を早急につくるべきだと提起されている[4)]。

　歴史的経緯以外にも、VPの概念が混乱する理由として、さまざまなパーキンソニズムと脳血管障害は共に高齢者に起こりやすく、しかも脳血管障害は高頻度であることがある。すなわち、脳血管障害、加齢性変化、変性が併存しているとパーキンソニズムとの関連性を特定することが困難になる。

　1980年代以後にCTやMRIなどの画像診断が進歩し、VPについての知見は拡大している。VPの分類にMRI所見を用いた分類も登場している[1)]。またPETやSPECTによる病態の研究も行われている。

2 病因、病理

▶脳卒中
▶片側性パーキンソニズム
▶lower body parkinsonism

　VPは2つのタイプに大別される[5)]。第一のタイプは脳卒中発作に続発し、脳卒中の病巣と対側に急性発症する片側性パーキンソニズムである。第二のタイプは広範な皮質下白質病変に伴う慢性進行性の歩行障害を主徴とする"lower body parkinsonism"である。

　第一のタイプでは、脳卒中は虚血性と出血性のどちらも原因になり得る。パーキン

ソニズムと対側の脳血管病巣は、線条体、淡蒼球、黒質、視床などが報告されている[1]。黒質の虚血性あるいは出血性病変は稀である。線条体ないし淡蒼球の虚血性病変の報告が最も多いが、線条体や淡蒼球の梗塞が高頻度である割合に少ないのはこれらの部位は錐体路に隣接するため重症の中枢性運動麻痺にマスクされるからであると考えられている。視床ないし視床-脚の血管病変によるパーキンソニズムは稀である。

第二のタイプでは、血管性病変は主として前頭葉の広範な白質病変である。白質病変がどのようにして歩行障害を起こすかまだ明らかではない。運動皮質と基底核の連絡を障害しているという仮説と、前頭葉皮質と基底核の連絡ないし脳幹への投射を重視する仮説がある。Long-loop reflexの障害によって知覚運動統合が障害されるとする見解もある。

▶ビンスワンガー型皮質下脳症

病理学的に指摘されているVPの脳血管障害には、多発ラクナ梗塞、ビンスワンガー型皮質下脳症、基底核や脳幹の小梗塞がある。その病変の性質は不均一で、虚血性、出血性、脱髄性を含む。その一方でVPとされる患者の10%には脳血管障害と同時にレビー小体を認めるといわれている。VP群では、対照群に比べてレビー小体の出現頻度が2倍であるとする報告があり、PDとVPが合併する場合もあると考えられている。

Yamanouchiら[6]はVPを呈した患者とパーキンソニズムを伴わないビンスワンガー病の患者の病理を比較した。ビンスワンガー病では白質病変は高頻度に基底核病変を伴うが、両者の基底核の血管病変には差がなかったと指摘している。VPでは白質病変をしばしば認めるが、白質病変そのものは非特異的な徴候である。

以上のように、病理学的にVPの病変は不均一で、その局在も組織学的特徴も多様であり、病理と臨床を一義的に関連づけることは難しい。

3 疫学、臨床症候

剖検による報告ではパーキンソニズムを呈した症例の1～3.2%がVPである。

PDにより特徴的な症候は、非対称であること、上半身の症状や徴候が優位であること、そして振戦があることであり、VPでより特徴的であるのは下半身の症状や徴候が優位であること、姿勢保持障害、転倒を繰り返すことであると指摘されている[5]。固縮は両者を区別できない。VPでは、錐体路徴候、仮性球麻痺、失禁がより伴いやすい[4]。L-ドパに対する反応性は特発性PDで有効率が73.6%であるのに対してVPでは24.6%と大きな差がある。またVPでは脳卒中発作の頻度が高い。

前項に述べた第一のタイプでは、脳卒中病巣と対側の片側性パーキンソニズムが特徴である。視床病変の場合は、多くは対側の振戦として発症する。振戦は、いわゆる赤核振戦に類似するとされている。視床-脚の出血後の振戦では安静時振戦が報告され

ている。

　第二のタイプでは、症候はいわゆる"lower body parkinsonism"であり、特徴的な歩行障害を示す。歩行の開始や方向転換でhesitationがあり、widened baseで重心がその上になるように下肢を屈曲し、小歩、すり足で歩行する。姿勢反射の障害による平衡機能障害がある。認知症や失禁を呈することもある。

4 診断、鑑別診断

▶ MRI

　診断は、症候と臨床経過、MRIやCT所見、血管障害のリスクファクター、L-ドパに対する反応性などを総合的に判断することによって得られる。

　脳卒中発作に続発した急性発症の脳卒中病巣と対側の片側性パーキンソニズムでは診断は迷うことは少ない。問題は、パーキンソニズムが慢性に経過し、MRIで白質病変ないし基底核病変を認めるタイプである。この場合は鑑別診断として、PDを含む広義のレビー小体病、進行性核上性麻痺、皮質基底核変性症、多系統萎縮症、特発性正常圧水頭症などが挙げられる。これらの変性疾患と類似したVPの報告があり、VPの亜型としてまとめているreviewもある[2]。

　VPのMRI所見では、複数の血管領域に血管性変化を認めるか、あるいは基底核、皮質下と脳室周囲の白質、脳幹に虚血性変化を認めることが重要であるとされている[7]。しかし、萎縮や白質病変自体は特異的な所見とは言えない。

▶ ^{123}I-FP-CIT SPECT

▶ MIBG心筋交感神経機能シンチグラフィ

　補助診断としては、VPとPDの鑑別に[123]I-FP-CIT SPECTなどのシナプス前dopamine transporter ligandによるscanが主にヨーロッパで利用されている[3]。日本では認可されていない。日本では、PDを含むレビー小体病を診断するためにMIBG心筋交感神経機能シンチグラフィが用いられることが多い。

5 治療、予後

　治療としてPD治療薬を使うことがあるが、有効率は低い。しかし、診断的治療としてPD治療薬、特にL-ドパを用いることは考慮すべき選択肢である。予後についての報告は乏しいが、脳卒中発作の頻度が高いことから、機能予後は低下傾向であると考えられる。また、高血圧などの合併が多いことから、心臓疾患や慢性腎臓病などのリスクが高いと推定される。

〔林　理之〕

【文献】

(1) Rektor I, Rektorová I, Kubová D : Vascular parkinsonism ; an update. J Neurolog Sci 248 : 185-191, 2006.
(2) Sibon I, Fenelon G, Quinn N, et al : Vascular parkinsonism. J Neurol 251 : 513-524, 2004.
(3) Zijlmans J, Evans A, Fontes F, et al : ^{123}I FP-CIT SPECT study in vascular parkinsonism and Parkinson's disease. Mov Disord 22 : 1278-1285, 2007.
(4) Kalra S, Grosset DG, Benamer HTS : Differentiating vascular parkinsonism from idiopathic Parkinson's disease ; a systemic review. Mov Disord 25 : 149-156, 2010.
(5) Winikates J, Jankovic J : Clinical correlates of vascular parkinsonism. Arch Neurol 56 : 98-102, 1999.
(6) Yamanouchi H, Nagura H : Neurological signs and frontal white matter lesions in vascular parkinsonism ; A clinicopathological study. Stroke 28 : 965-969, 1997.
(7) Zijlmans JCM, Thijssen HOM, Vogels OJM, et al : MRI in patients with suspected vascular parkinsonism. Neurology 45 : 2183-2188, 1995.

16 薬物性パーキンソニズム

1 概念

▶薬剤性パーキンソニズム
▶drug-induced parkinsonism
▶ドパミン

▶薬剤性白質脳症

薬剤性パーキンソニズム（drug-induced parkinsonism；DIP）は医薬品の投与によって引き起こされるパーキンソニズムである[1]。2つのタイプに大別される。第一のタイプは脳内のドパミンの作用に拮抗する薬物によって生じる機能的なパーキンソニズムであり、狭義のDIPといってよいタイプである。第二のタイプは薬剤の毒性によって主として大脳白質に損傷が生じる薬剤性白質脳症に認めるパーキンソニズムである[2]。

第一のタイプ（狭義のDIP）は1950年代から精神科領域でクロルプロマジンなどの抗精神病薬の副作用として急性の錐体外路症状が報告されるようになったのが始まりである[3]。抗精神病薬を開始後1〜2週間程度の間に、一般的な順序ではジストニア反応、無動、固縮、振戦、アカシジアの順に生じるという[3]。実際には順序が前後したり、どれか1〜2つの症状だけが現れることも多く、抗精神病薬を継続することで耐性が生じて出現しにくくなるという[4]。これはDIPのプロトタイプであるが、基礎疾患として精神疾患をもつ比較的若年の患者が多いと考えられる。一方、内科領域では比較的年齢の高い患者が抗精神病薬に限らないさまざまな薬剤でパーキンソニズムをきたしている[5]。しかも、純粋なDIPだけでなく、発症前PD患者が薬剤によって顕性化したと思われる場合が少なくない[5]。

▶発症前PD

第二のタイプの薬剤性白質脳症は、抗腫瘍薬や免疫抑制薬によって生じることが多く、これらの薬剤は時代の経過とともに使用する薬が変化したり、新たな種類が登場するため多くの薬剤で副作用として報告されるようになっている[2]。

2 病因、病理

▶D₂受容体
▶抗精神病薬

狭義のDIPの原因薬剤は多くの種類にわたって報告されている[1,5]。代表的なものはドパミン受容体、特にD₂受容体に強い遮断作用がある定型的抗精神病薬（第一世代抗精神病薬）のフェノチアジン系（代表薬剤ハロペリドール）やブチロフェノン系（同クロルプロマジン）、抗精神病薬や消化管薬として使われるベンザミド系（同スルピリド）である。リスペリドンやクエチアピンなどの非定型的抗精神病薬（第二世代抗精神病薬）はD₂受容体の遮断率が低いので、比較的錐体外路症状が少ないとされている。カテコラミン枯渇薬のレゼルピンも古典的原因薬剤である。セロトニン作動薬はドパミン放出

▶セロトニン作動薬

表6. 薬剤性パーキンソニズムの主な原因薬剤

抗精神病薬	フェノチアジン系	気分安定薬	炭酸リチウム
	フルフェナジン	抗不安薬	タンドスピロン
	クロルプロマジン		ジアゼパム
	チオリダジン		エチゾラム
	レボメプロマジン		アルプラゾラム
	クロルプロマジン・プロメタジン配合剤		フルニトラゼパム
			ロフラゼプ
	ペルフェナジン	抗てんかん薬	バルプロ酸ナトリウム
	プロクロルペラジン	抗認知症薬	ドネペジル
	プロペリシアジン	眼科用剤	ベルテポルフィン
	トリフロペラジン	血圧降下薬	マニジピン
	ブチロフェノン系		メチルドパ
	ハロペリドール		レセルピン・ベンチルヒドロクロロチアジド配合剤
	フロロピパミド		
	モペロン		レシナミン
	スピペロン		レセルピン
	チミペロン		レセルピン・ヒドララジン配合剤
	ブロムペリドール		ジルチアゼム
	ベンザミド系		アムロジピン
	スルトプリド	消化性潰瘍薬	ラニチジン
	スルピリド		ファモチジン
	ネモナプリド		クレボプリド
	チアプリド		スルピリド
	第二世代	消化器官用薬	ドンペリドン
	ペロスピロン		メトクロプラミド
	オランザピン		イトプリド
	リスペリドン		オンダンセトロン
	クエチアピン	泌尿器官用薬	プロピベリン
	その他	ビタミン	ファレカルシトリオール
	カルピプラミン	無機質製剤	塩化マンガン・硫酸亜鉛配合剤
	クロカプラミン	免疫抑制薬	シクロスポリン
	モサプラミン	抗悪性腫瘍薬	イホスファミド
	オキシペルチン		カペシタビン
	ゾテピン		カルモフール
	ピモジド		テガフール
抗うつ薬	三環系		テガフール・ウラシル
	アモキサピン		テガフール・ギメラシル・オテラシル配合剤
	アミトリプチリン		
	イミプラミン		ドキシフルリジン
	クロミプラミン		フルオロウラシル
	ノルトリプチリン	抗アレルギー薬	オキサトミド
	ロフェプラミン	抗真菌薬	ボリコナゾール
	トリミプラミン	インターフェロン製剤	インターフェロンα-2b(遺伝子組換え)
	四環系		インターフェロンα (BALL-1)
	マプロチリン		インターフェロンα (NAMALWA)
	ミアンセリン	合成麻薬	フェンタニル
	SSRI、SNRI		フェンタニル・ドロペリドール配合剤
	トラゾドン	全身麻酔薬	ドロペリドール
	ミルナシプラン		
	パロキセチン		
	フルボキサミン		

を抑制する傾向があるので、抗うつ薬は全般にリスクがある。ドパミンと拮抗するコリン作用薬のドネペジルや抗てんかん薬のバルプロ酸もリスクがある。以上の精神神経用薬に限らず、各科で処方される薬剤にも、降圧薬のCa拮抗薬（アムロジピンなど）、抗不整脈薬（ベラパミルなど）、H_2遮断薬（ファモチジンなど）、胃腸機能調整薬（メトクロプラミドなど）、泌尿器用薬（プロピベリン）など広範な報告がある（**表6**）。このタイプでは基本的に機能性変化であり、病理的変化はない。

薬剤性白質脳症の原因薬剤では代謝拮抗薬の抗腫瘍薬が多く、メトトレキサート、フルオロウラシル、テガフール、カルモフールが代表的である。免疫抑制薬も多く、タクロリムス、シクロスポリンが代表的である。病理的には大脳白質の脱髄性白質脳症や多発性凝固壊死巣を伴う壊死性白質脳症、小血管のフィブリノイド壊死や石灰化を認める[2]。

3 疫学、臨床症候

狭義のDIPでは、抗精神病薬投与による急性のパーキンソニズムの頻度は20〜30%であり、錐体外路症状が比較的現れにくいとされる第二世代抗精神病薬でも振戦や固縮は4〜22%に認めている[4]。抗精神病薬以外の薬剤では比較的頻度は低いものと思われるが、降圧薬などは処方対象患者が多いので、実数は多くなる可能性がある。患者のリスクとしては、女性、高齢者、脱水、身体合併症などが挙げられている。

狭義のDIPの臨床症候はPDと異なり、発症時に左右差が少ない（両側性が86%）ことが特徴である[5]。

薬剤性白質脳症では、初発症状は歩行時のふらつきが最も多く（60%）、認知症様症状や口のもつれが続いている[2]。進行期では、意識障害や認知症、錐体路症状、固縮、不随意運動などが指摘されている。

4 診断、鑑別診断

▶ LUNSERS

スクリーニングとしてLiverpool University Neuroleptic Side-Effect Rating Scale（LUNSERS）を用いることが推奨されている[1]。診断の基本は原因薬剤に気づくことである。広範な薬剤が原因になり得るので、原因薬剤リストを確認する必要がある。

狭義のDIPの鑑別診断で問題になるのは、純粋のDIPと発症前のPD（あるいはパーキンソン症候群）が薬剤で顕性化した場合の鑑別である。発症が片側性の場合は発症前PDの可能性が高くなるが、発症前PDであった場合も発症は片側性と両側性はほぼ同数である[5]。^{123}I-FP-CITなどのシナプス前dopamine transporter ligandによる

▶ ^{123}I-FP-CIT

▶ MIBG心筋シンチグラフィ

SPECTが鑑別に有用とする指摘があるが[6]、本邦では認可されていない。MIBG心筋シンチグラフィが鑑別に役立つ可能性がある[7]。

▶ MRI

薬剤性白質脳症はMRIで広範な白質病変、特に拡散強調画像で高信号を確かめれば、診断に有用である[2]。

5 治療、予後

原因薬剤を中止するのが基本である。狭義のDIPでは原因薬剤を中止後2〜3ヵ月ほどで改善するとされているが、改善まで半年〜1年近くかかることもある[5]。PD治療薬による対症療法を考慮する。抗コリン薬やアマンタジン、抗ヒスタミン薬が一般的である。第一世代抗精神病薬を投与した原因疾患が精神疾患の場合は中止すると精神症状を悪化させる可能性があるので、第二世代抗精神病薬に変更する。

薬剤性白質脳症は原因薬剤を中止後、徐々に改善傾向になるが、不完全回復の可能性もある。

(林　理之)

【文献】

(1) 厚生労働省：重篤副作用疾患別対応マニュアル；薬剤性パーキンソニズム．平成18年11月 (http://www.mhlw.go.jp/topics/2006/11/dl/tp1122-1c01.pdf)．
(2) 大越教夫, 吉沢和朗：薬剤性白質脳症．神経内科 72：343-351, 2010.
(3) DiMascio A, Sovner RD：Neuroleptic-induced extrapyramidal side effects；a plan for rational treatment. Drug Ther 10：99-103, 1976.
(4) 原田俊樹：続発性パーキンソン症候群と薬剤性錐体外路症候群．精神科治療学 20（増刊号）：312-315, 2005.
(5) 兒玉光生：薬剤性パーキンソニズム．神経内科 72：352-360, 2010.
(6) Lorberboym M, Treves TA, Melamed E, et al：[^{123}I]-FP/CIT SPECT imaging for distinguishing drug-induced parkinsonism from Parkinson's disease. Mov Disord 21：510-514, 2006.
(7) Lee PH, Kim JS, Shin DH, et al：Cardiac ^{123}I-MIBG scintigraphy in patients with drug induced parkinsonism. J Neurol Neurosurg Psychiat 77：372-374, 2006.

17 中毒性パーキンソニズム

1 概念

▶ マンガン(Mn)
▶ 一酸化炭素(CO)
▶ MPTP

外因性物質が神経毒として作用して、脳組織障害を引き起こし、パーキンソニズムを呈するに至るものである。代表的な中毒物質として、マンガン(Mn)、一酸化炭素(CO)、1-methyl-4-phenyl-1,2,3,6-tetrahydropyridine(MPTP)があるが、化学作用は共通ではなく、個別に理解する必要がある。なお医薬品によってパーキンソニズムが生じる場合は薬剤性パーキンソニズムに分類される。

▶ リスクファクター

MnはMn中毒としてのパーキンソニズムだけではなく、PDのリスクファクターでもある[1]。農薬のパラコートは構造がMTPTに類似し、パーキンソニズムをきたす可能性が指摘されており、疫学的にも農薬や殺虫剤はPDのリスクファクターである。

▶ ロテノン
▶ ミトコンドリア

MPTPは黒質線条体系への選択性が高いため、PDのモデル動物をつくるために研究応用されている。同様にマメ科植物デリスの根に含まれる自然毒であるロテノン(rotenone)はミトコンドリアcomplex-Iの選択的阻害作用があるため、PDのモデル動物の作成に用いられているが、自然毒であるため環境因子としても注目されている。

2 病因、病理

Mnは主として肺から吸収され、慢性中毒を起こす。本邦では、Mn鉱山や精錬所、電池工場などのMn曝露が多い職場での労働者に発生してきたが、職場環境の改善によって中毒例は激減しているという[2]。高カロリー輸液の長期投与が原因になることもある。病理的には、被殻、淡蒼球などに神経変性・神経細胞脱落を認めるが、黒質は保たれる。

CO中毒は密閉した屋内環境でのガス、練炭などの不完全燃焼や自動車排気ガス吸入などで起きる。過去には炭坑の炭塵爆発で多数の人がCO中毒になった惨事がある[3]。意識障害などの急性期症状から引き続き神経症状が現れる場合と、急性期症状がいったん改善してから1〜3週間後に神経症状が現れる間欠型がある。病理的には、淡蒼球内節の軟化壊死と広範な大脳白質の脱髄変性が特徴的である。

MPTPは合成ヘロインの不純物であり、その中毒はMPTPを含んだ合成ヘロインを注射することで起きる。MPTPは脳内でモノアミン酸化酵素によって1-methyl-4-phenylpyridium(MPP$^+$)になり、ドパミントランスポーターによってドパミン神経に

取り込まれ、ミトコンドリアに毒性を示す。したがって、黒質ドパミン神経が選択的に変性する。

3 臨床症候

　Mn中毒では、睡眠障害、情動失禁、攻撃性、行動異常、幻覚などの精神症状が先行し、パーキンソニズムとジストニアを中核とする錐体外路症状が進行する。姿勢異常や歩行障害はPDに類似するが、重症例では鶏歩が現れるという。

　CO中毒では、急性期に頭痛や意識障害などを認める。亜急性期から自発性低下などの精神症状や健忘などの神経症状とともにパーキンソニズムが現れる。パーキンソニズムとしては動作緩慢、仮面様顔貌、小刻み歩行、固縮などが指摘されている。深部腱反射は亢進することが多い。慢性期に失行や失認が残存することもある。重症例では失外套症候群になる。

　MPTP中毒では、急性発症のパーキンソニズムが特徴であるが、症状自体はPDと酷似している。

4 診断、鑑別診断

　中毒性パーキンソニズムでは、中毒物質の曝露歴が最も重要である。

▶MRI　Mn中毒ではMRIのT1強調画像での基底核の高信号や尿中Mn定量が参考になる。

　CO中毒では曝露直後であれば、CO-Hbの定量が参考になる。慢性期にCTやMRIで特徴的な淡蒼球内節の嚢胞状の壊死病巣や対称性びまん性の白質変性を認める。

　MPTP中毒は合成ヘロインの曝露歴が決め手である。

5 治療、予後

　中毒物質の曝露中止が基本であるが、COやMPTPでは発症時点では既に曝露が終了していることが多いと考えられる。

　Mn中毒ではCa EDTAなどのキレート薬が有効とされている。PD治療薬も用いられるが、L-ドパは無効であることが多いとされている。錐体外路症状は発症すると改善することはない。

　CO中毒では急性期に高濃度酸素吸入や高圧酸素療法をする。パーキンソニズムには一般的にL-ドパは無効である。慢性期になって経時的に自発性低下やパーキンソニズムは軽快することもある。

MPTPでは、L-ドパが著効するが、早期から motor fluctuation を生じる。

(林　理之)

【文献】
(1) 竹島多賀夫, 今村恵子, 中島健二：PDの環境因子. Clin Neurosci 25：936-938, 2007.
(2) 井上尚英：マンガン. Clin Neurosci 7：1090-1091, 1989.
(3) 黒岩義五郎, 志田堅四郎, 加藤元博：急性一酸化炭素中毒の神経学的考察. 神経進歩 13：4-10, 1969.

18 脳炎後パーキンソニズム

　狭義では、嗜眠性脳炎後パーキンソニズムを指すが、広義では日本脳炎、インフルエンザ、西ナイル熱などの中枢性感染症を契機に発症するパーキンソニズムすべてを含む。

1 嗜眠性脳炎[1]

　嗜眠性脳炎 (encephalitis lethargica；EL) は第一次世界大戦終了前後1917年頃から1928年にわたって、ヨーロッパを中心に世界的に流行した脳炎であり、von Economoによって最初に報告されたためエコノモ脳炎とも呼ばれている。食事中や仕事中にも「眠り込んでしまう」ことが特徴的なため「sleeping sickness」とも呼ばれ、世界中で500万人が罹患したといわれている。病因はその流行過程からウイルス性と考えられているが、原因ウイルスは同定されていない。当時流行していたインフルエンザとの関連性も疑われたが、その後のEL患者の剖検脳の検討からはインフルエンザウイルスとの関連性は否定的である。von EconomoはELの臨床型をsomnolent-ophthalmoplegic form、hyperkinetic form、amyostatic-akinetic formの3型に分類し、somnolent-ophthalmoplegic formがELの主たる表現型だとした。その病型の命名からわかるように、ELではさまざまな睡眠障害、眼症状、不随意運動や自発運動減少などが出現する。

　von Economoは、他の脳炎と比べ、ELでは睡眠異常（嗜眠や昼夜逆転など）、眼症状（眼球運動制限、眼振、眼瞼下垂、瞳孔不同など）、不随意運動（ジストニア、ミオクローヌス、チック、舞踏運動、斜頸など）、精神症状（興奮、うつ、無気力など）、錐体路徴候、呼吸障害、そしてパーキンソニズム（脳炎急性期だけではなく、脳炎回復後数ヵ月、数年の潜伏期を経て出現することあり）が特徴的にみられるとした。ELの多くは、病初期にはカタトニア状態のように表情も自発運動もほとんどなく無言無動のままの嗜眠状態が数日から数週間持続し、時々不随意運動やせん妄などの精神症状を呈したようである。ELの経過中には上記の3型がいろいろと混在し、1つの型に終始することはないといわれ、またEL患者の約1/3が死亡し、1/3が後遺症を残し、残り1/3が完全に回復したという。

2 嗜眠性脳炎後パーキンソニズム[2]

ELでは、前述のamyostatic-akinetic formがそのまま慢性化した場合だけでなく、ELからいったん回復したものの、数ヵ月から数年経過後にパーキンソニズムが出現することがあり、これは嗜眠性脳炎後パーキンソニズム（postencephalitic parkinsonism；PEP）と呼ばれている。PEPでみられるパーキンソニズムは、PDのように片側手足の振戦や巧緻運動障害などで発症し、徐々にそれが両側性に進展するのではなく、初期から体幹や頸の固縮が強く、また前述のELでみられる睡眠異常、眼症状、不随意運動、精神症状などを随伴することが特徴である。

▶ postencephalitic parkinsonism

▶ oculogyric crises

PEPの特徴として非常に有名なのは、oculogyric crises（OGC）と呼ばれる痙攣性の眼球共同運動である。これは、眼球上転発作、注視発作、注視痙攣とも呼ばれ、通常眼球が上方につり上がり白目をむいた状態になる発作で、数秒から数時間持続し、時には側方や下方に偏位することもある。OGCはPEPに必ずみられるわけではないが、EL以外の脳炎後パーキンソニズムではみられないことが重要である。また、ドパミン遮断薬の副作用として出現することも知られているが、PDの自然経過中にみられることはない。因みに、筆者は線条体黒質変性症の症例でOGCを経験したことがある。

ELの重症度とその後のPEPの重症度の間に相関はなく、また明らかなELの既往がないにもかかわらず、臨床的にPEPと診断せざるを得ない症例も少なくなかったという[3]。

他の脳炎後パーキンソニズムとの相違点として非常に重要なことは、PEPではELがいったん回復しても、数年間、時には数十年の長い潜伏期を経た後にパーキンソニズムが出現し、その後も老年期にパーキンソニズムの進展がみられることである。どのような病態背景があり、このような潜伏期を経てPEPが発症し、その後進展するのか非常に興味深い。Calneは、このようなPEPの発症・進展様式とその後のMPTP中毒患者発見を契機に、パーキンソニズムの発症・進行と黒質細胞死の経過におけるeventとprocess仮説を提唱するに至った[4]。この仮説によれば、あるevent（例えば神経毒曝露やウイルス感染）を契機に中脳黒質ドパミン神経が著減し、その後なんらかのactive processが働き黒質細胞死が加速され、黒質神経細胞数がある「閾値」以下に減少すると、パーキンソニズムが生じることになる。ELは1928年以降の流行はないが、その後も臨床症候がPEPのそれと酷似している症例が報告されている。これらの症例では既知のウイルス感染も否定されているが、興味深いことに髄液中にoligoclonal bandが存在[5]したり、基底核に対する抗体が存在[6]したり、ステロイド治療が有効[5]であったりと、PEP急性期以降の進展に免疫学的な機序の関与の存在が示

▶ MPTP中毒

唆されている。このことはCalneのいうactive processは、PEPでは免疫学的な反応が該当することを示唆しているのかも知れない。

1 PEPの病理

PEPでの中脳黒質の神経細胞脱落は、PDのように緻密層外側により強い障害を呈することなく、緻密層内側まで広範に及び、またLewy小体も認められない。その他、中脳背側縫線核、青斑核、マイネルト核、淡蒼球、海馬にも神経細胞脱落が認められ、中脳被蓋部の病変はPEPでみられるさまざまな眼症状の原因病巣と考えられる。さらに興味深いことに、アルツハイマー病でみられるような神経原線維変化がみられることがPDとの大きな病理上の相異点であり、これはPEPで精神症状が出やすい理由の1つであると想定される。因みに、本邦でも少なからずPEPやEL後遺症の患者は存在し、その多くが精神症状を伴っていたことから、精神科施設に入院していたという。

2 PEPにおけるL-ドパ反応

▶ awakenings

1967年になると、PDに対するL-ドパ療法の有効性が初めて報告された。神経内科医であり作家でもあるOliver Sacksは、自己体験をもとに『awakenings』という著書を1973年に発表した。題材は、PEP患者20名の病歴とPDで効果が認められたL-ドパを投与した後のそれぞれの患者における「awakenings（目覚め）」についてである。『awakenings』は科学的論文ではないが、1969～1970年にかけてL-ドパをPEP患者に投与した経過を詳細に記した貴重な記録である。『awakenings』は1990年に映画化され（邦題：レナードの朝）、一躍有名にもなった。1990年版[7]では、患者の写真や初版出版後のPEP研究の推移などについての記載も追記されている。

L-ドパは多くの場合、PEPのパーキンソニズムに対して有効であるが、PDと比べてより少ない量のL-ドパにてジスキネジアが出現しやすく、また幻覚やせん妄など精神症状の副作用が出現しやすい。前述のOGCに対しては、効果がある場合と、逆に増悪する場合があるという[8]。

3 日本脳炎後パーキンソニズム

はしか、水痘、エコー、コクサッキー、単純ヘルペス、ポリオ、サイトメガロ、HIVなどのウイルス感染でもパーキンソニズムが出現することが報告されているが、頻度としては稀であり、そのパーキンソニズムの程度も軽く一過性であることが多い。本邦で報告が散見されるのは、日本脳炎後パーキンソニズムである。わが国の日本脳炎患者報告数は、ワクチン接種の推進、媒介蚊に刺される機会の減少、生活環境の変

化などにより、その数は著しく減少し、近年では、年間数名程度の発生にとどまっている。しかし、日本脳炎ウイルスの増幅動物であるブタにおける感染状況は、毎年広い地域で抗体陽性のブタが確認されているのが現状である。2005年の厚生労働省による日本脳炎ワクチン積極的勧奨の差し控え以降、3～6歳での日本脳炎ワクチンの接種率が激減し、その結果、ヒトの日本脳炎に対する抗体保有状況は幼児～学童期でこれまでになく低下しており、今後感染が拡大する可能性も残っている［国立感染症研究所感染症情報センター HP（http://idsc.nih.go.jp/disease/JEncephalitis/QAJE.html）参照］。日本脳炎ウイルスは、感染しても発病率は低く、100～1,000人に1人程度と考えられているが、いったん脳炎を発症すると、致死率は20～40％前後と高く、回復しても半数程度に重度の後遺症が残るため流行予防のさらなる対策が肝要である。アジア全体でみると、3万～5万人/年の感染があり、ベトナム、カンボジア、ビルマ、インド、ネパール、マレーシアなどでは季節的な流行が農村部で観察されている。

　日本脳炎では、視床、中脳黒質、脊髄前核、大脳皮質などが重点的に障害されることが知られている（図5）が、大脳基底核や小脳が障害されることもある。視床や大脳基底核とその皮質との連絡が障害されるため、その結果として振戦、ジストニア、舞踏運動などの錐体外路症状が出現することが多い。パーキンソニズムが出現することは稀であるが、EL後のPEPと異なり、パーキンソニズムは日本脳炎の急性期に引き続き起こっており、ウイルス感染の直接的影響が考えられる。パーキンソニズム以外

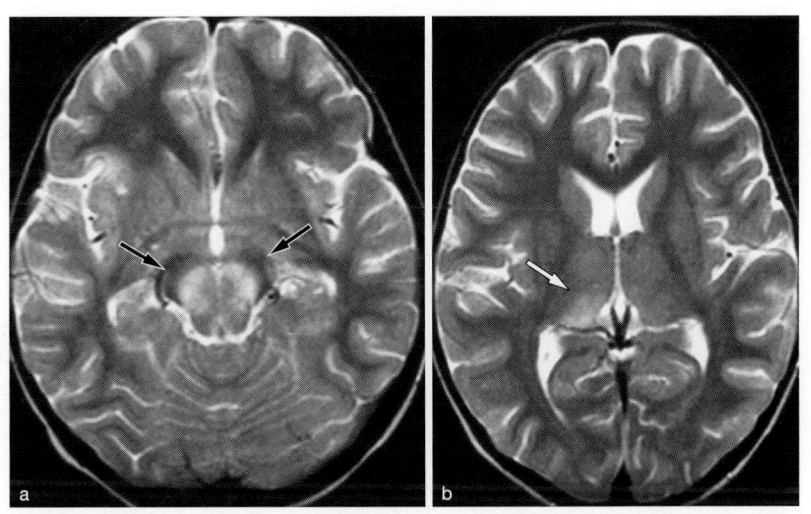

図5. 日本脳炎インド人患者の Flair MRI 画像（5歳、女児）
両側の中脳黒質壊死（a：矢印）と右側視床病変（b：白矢印）があり、垂直眼球運動制限、全身ジストニア、パーキンソニズムを呈した。その後垂直眼球運動制限と全身ジストニアは改善したが、L-ドパ反応性のパーキンソニズムは残存した。
（Dr. Aggarwal A, Dr. Bhatt M, Mumbai, India のご厚意による）

に知能低下、性格変化などの後遺症が残る可能性が高いが、中脳黒質のみが障害された症例では完全な回復例もある[9]。パーキンソニズムに対してL-ドパはある程度有効である[10]。

(高橋裕秀)

【文献】

(1) Dickman MS：von Economo Encephalitis. Arch Neurol 58：1696-1698, 2001.
(2) 安藤和也：脳炎後パーキンソニズム；歴史的考察．神経内科 52：361-368, 2000.
(3) Duvoisin RC, Yahr MD：Encephalitis and parkinsonism. Arch Neurol 12：227-239, 1965.
(4) Calne DB：Is idiopathic parkinsonism the consequence of an event or process? Neurology 44：5-10, 1994.
(5) Williams A, Houff S, Lees A, et al：Oligoclonal banding in the cerebrospinal fluid of patients with postencephalitic parkinsonism. J Neurol Neurosurg Psychiatry 42：790-792, 1979.
(6) Dale RC, Church AJ, Surtees RAH, et al：Encephalitis lethargica syndrome；20 new cases and evidence of basal ganglia autoimmunity. Brain 127：21-33, 2004.
(7) Sacks O：Awakenings. 1st Vintage Books edition, Vintage Books, New York, 1999.
(8) Duvoisin RC, Lobo-Antunes J, Yahr MD：Response of patients with postencephalitic Parkinsonism to levodopa. J Neurol Neurosurg Psychiatry 35：487-495, 1972.
(9) Pradhan S, Pandey DM, Shashank S, et al：Parkinsonism due to predominant involvement of substantia nigra in Japanese encephalitis. Neurology 53：1781, 1999.
(10) 庄司紘史：日本脳炎後パーキンソニズム．神経内科 52：369-373, 2000.

19 腫瘍性パーキンソニズム

　本邦では、比較的容易に神経画像検査を施行することができるため、症候性パーキンソニズムの原因として腫瘍が見落とされることは稀である。腫瘍性パーキンソニズムの発症機序としては、①脳腫瘍による大脳基底核への圧迫、直接浸潤、②中脳黒質への機械的圧迫、直接浸潤、中脳のねじれ、③大脳基底核と補足運動野の線維連絡の障害、④パーキンソニズムが出現しやすい年齢的な素因、などが考えられている[1]。腫瘍としては、下垂体部、蝶形骨稜など前頭葉腹側面に腫瘍局在をもつものや前頭葉穹蓋部の腫瘍が約半数を占め、組織型も髄膜腫のような固形腫瘍が多く、非浸潤性のものが多い。逆に、大脳基底核や脳幹に浸潤する腫瘍では頻度が低い[1]。腫瘍の存在部位によって、運動麻痺、視力・視野障害、感覚障害などが随伴する。固形腫瘍の圧迫によるパーキンソニズムは、腫瘍の摘出によって改善することも多く、これらの症例ではパーキンソニズムの発現が機能的な異常であったことが示唆される。一方、1999〜2008年の報告例の検討によると、神経膠腫、悪性リンパ腫、血管腫、頭蓋咽頭腫など脳幹や大脳基底核への浸潤性腫瘍による報告もあり[2]、以前考えられていた以上に浸潤性腫瘍によるパーキンソニズムも多いようである。治療は、腫瘍の治療に準ずる。

〈高橋裕秀〉

【文献】
(1) 近藤智善：脳腫瘍と parkinsonism．日本臨床 55：118-122，1997．
(2) 安原隆雄，上利　崇，神原啓和，ほか：脳腫瘍とパーキンソニズム．日本臨床 67：286-290，2009．

20 外傷性パーキンソニズム

▶殴打酩酊症候群

　頭部外傷が原因でパーキンソニズムが出現することが知られており、特に有名なのはボクサーにみられる殴打酩酊症候群 "punch-drunk" syndrome である。これは、ボクシングで頭部が殴打され subclinical な脳挫傷が繰り返されることによって慢性脳症が生じ、パーキンソニズムを呈するものである[1]。パーキンソニズムの重症度は、ボクシング歴の長さ、試合数に相関するが、現役を引退して数年経た後にパーキンソニズムが出現することが多いという。パーキンソニズムは振戦が目立つことが多く、著明な構音障害、声量低下などを伴う。また、認知行動障害、小脳失調、錐体路徴候などの随伴症状も認められることが多い。殴打酩酊症候群では、中脳黒質の障害だけではなく、MRSの検討では線条体受容体側の節後機能障害も明らかにされている[2]。また、^{18}F-dopa PET による黒質線条体系ドパミン神経節前機能の検討では、被殻と尾状核両者に低下がみられ、被殻でより強く低下しているPDパターンとは異なっていた[3]。治療は、PDのそれに準ずる。

　なお、単回の頭部外傷によってパーキンソニズムが生じることは珍しい。もし生じた場合、一般的には閉鎖的外傷によるものが多く、無動・固縮主体のパーキンソニズムであるが、錐体路症状などの随伴症状を合併することが多い。銃創、ナイフによる切創などの開放的外傷によって中脳黒質が直接傷害された場合には、反対側に片側性のパーキンソニズムが生じ得る。中脳黒質の直接傷害の場合は、L-ドパが有効な場合がある[4]。

　一方、稀であるが、慢性硬膜下血腫によってパーキンソニズムが出現することもあり、この場合無表情、動作緩慢、振戦が主体で他の随伴症状がみられることが多いが、時には純粋なパーキンソニズムのみを呈することがある。このようなときには診断が遅れることがあり注意が必要である。ほとんどの場合、血腫除去によってパーキンソニズムは完全に消失するが、そうでない場合は、隠れていたPDの症状が外傷によって顕在化した可能性を検討する必要がある[1]。

〈高橋裕秀〉

【文献】

(1) Krauss JK, Jankovic J：Head Injury and Posttraumatic Movement Disorders. Neurosurgery 50：927-940, 2002.
(2) Davie CA, Pirtosek Z, Barker GJ, et al：Magnetic resonance spectroscopic study of parkinsonism related to boxing. J Neurol Neurosurg Psychiatry 58：688-691, 1995.
(3) Turjanski N, Lees AJ, Brooks DJ：Dopaminergic function in patients with posttraumatic parkinsonism；An ^{18}F-dopa PET study. Neurology 49：183-189, 1997.
(4) Bhatt M, Desai J, Mankodi A, et al：Posttraumatic akinetic-rigid syndrome resembling Parkinson's disease；A report on three patients. Mov Disord 15：313-317, 2000.

21 正常圧水頭症

　正常圧水頭症(normal pressure hydrocephalus；NPH)とは、歩行障害、認知症、尿失禁を三徴とする髄液圧が正常の交通性水頭症である。原因が不明の特発性と、くも膜下出血、髄膜炎、脊髄腫瘍などに続発するものとがある。

　NPHでみられる歩行異常は、左右の歩幅が広く"開脚気味"で、"小刻み"、足底が床に貼りついたような"すり足"であることが多い。手振りは障害されず、下半身の症状が目立つためにいわゆる"lower-body"とも呼ばれる血管障害性パーキンソニズムにみられる歩行障害と類似している。このような歩行は、未治療のPDでみられるような前屈姿勢で閉脚気味の小刻み歩行とは臨床的に明らかに異なる。病態としては、脳室の拡大によって脳室周囲の白質線維、もしくは線条体自体が圧迫され、随意運動の遂行に重要な皮質-線条体-淡蒼球-視床-皮質のループ回路の機能障害が生じることが想定されている[1]。

　特発性NPH 17例のAkiguchiらによる検討では、その77%にパーキンソニズムがみられた[1]。症候としては無動が主体であり、固縮はあったとしても軽く、またPDで典型的にみられる振戦は少ない。NPHのパーキンソニズムでは、シャント手術後に脳室の縮小とともにパーキンソニズムは軽減し、脳室周囲の白質病変も改善する[2]。

　筆者は、仮面様顔貌、動作緩慢、小字症を呈した馬尾腫瘍による続発性NPHの中高年患者を経験したが、やはり固縮は軽度であり、静止時振戦は認めなかった。この症例では、馬尾腫瘍の摘出で脳室の縮小がみられパーキンソニズムも改善した[3]。一方、くも膜下出血後のNPHによる歩行障害と診断され車いす状態で脳外科医によってフォローされていた老齢患者が、実際はPDを併発していた症例も経験している。この患者では、左右非対称性の固縮と静止時振戦がみられ、症候学的にPDが疑われたためL-ドパを投与したところ、自力歩行が可能となった。後日施行したMIBG心筋シンチ検査では、やはり著明なトレーサの集積低下がみられ、PDの臨床診断が裏づけされた。このような症例では、潜在していたPDの症状がNPHによって顕在化した可能性も考えなければならない[1]。脳MRI/CT画像診断に頼り過ぎた結果、隠れたPDが見落とされることにも注意する必要があり、同様のことが血管障害性パーキンソニズムについてもいえる[4]。

〔高橋裕秀〕

【文献】

(1) Akiguchi I, Ishii M, Watanabe Y, et al : Shunt-responsive parkinsonism and reversible white matter lesions in patients with idiopathic NPH. J Neurol 255：1392-1399, 2008.
(2) Curran T, Lang AE : Parkinsonian Syndromes Associated with Hydrocephalus ; Case Reports, a Review of the Literature, and Pathophysiological Hypotheses. Mov Disord 9：508-521, 1994.
(3) 高橋裕秀, 須田南美, 田邊 等, ほか：水頭症を呈した馬尾腫瘍の1例. 東京都医師会雑誌 41：111-112, 1989.
(4) 高橋裕秀, 篠原幸人：脳血管性パーキンソニズム. 日本内科学会雑誌92：1472-1478, 2003.

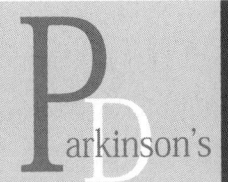

3 パーキンソニズムと紛らわしい症状

はじめに

▶パーキンソニズム

パーキンソン病 (PD) に特徴的な症状は安静時振戦、動作緩慢、固縮、姿勢反射障害であり、これらをパーキンソニズムと呼ぶ。しかし、ふるえや歩行障害を主訴に来院する患者の中にはパーキンソニズムとは少し異なった症状を認める場合もあり鑑別が必要である。本章ではパーキンソニズムと紛らわしい症状について解説する。

1 姿勢時振戦と本態性振戦

▶振戦

振戦とは本人の意志とは関係なく、四肢や頭部に認める一平面内の比較的規則的な周期で繰り返される不随意運動である。喉頭周囲の筋に振戦があるときは声のふるえとなる。振戦は出現する状況により安静時振戦、姿勢時振戦、企図振戦、動作時振戦に分類される(表1)[1]。

▶安静時振戦

安静時振戦は筋肉に緊張がかかっていない状態に最も顕著に現れ、随意運動中は減

表1. 振戦の種類と代表的な疾患

安静時振戦
　　パーキンソン病
　　パーキンソン症候群(多系統萎縮症の一部の例など)
　　脳幹部障害による振戦(骨格筋ミオクローヌス、中脳振戦など)
　　重度の本態性振戦
　　薬剤誘発性

姿勢時振戦(一定の姿勢保持で現れる)
　　本態性振戦、老人性振戦
　　生理的振戦
　　パーキンソン病(re-emergent tremor)
　　小脳、脳幹部の病変(血管障害、多発性硬化症など)
　　大脳基底核病変(Wilson病、脳性小児麻痺など)
　　甲状腺機能亢進症
　　尿毒症、透析脳症
　　慢性アルコール中毒
　　脊髄小脳変性症の一部

動作時振戦、企図振戦
　　小脳、脳幹病変、特に上小脳脚の障害で生じる
　　脊髄小脳変性症の一部

弱ないし消失する振戦である。例えば上肢の場合は安静坐位で膝の上に手を置き筋肉を随意的に収縮しないよう緊張をとり、重力もかからないようにした状態で出現する。安静時振戦はPDに特徴的なふるえである。姿勢時振戦はある姿勢をとった場合に出現する振戦で、上肢を挙上した姿勢や人差し指を鼻の少し前で保持する、左右の人差し指をわずかに離して目の前で保持するといった姿勢で振戦は出現する。姿勢時振戦はPDで安静時振戦が強い場合にも出現するが、本態性振戦に特徴的である。本態性振戦の場合は両上肢を水平挙上位に保持したときに直ちに出現する5〜12Hz前後の振戦が主体である。一方で、PDの安静時振戦の場合は姿勢保持により一時的に振戦は抑制・消失するが、一定の潜時があって徐々に振戦が大きくなり安静時振戦と似たような性状の振戦が再出現しこれをre-emergent tremorとして区別している[2]。動作時振戦は随意運動を行っている最中に出現するやや不規則な振戦で、小脳や脳幹に障害がある場合にみられることが多い。ミオクローヌスという素早い動きが動作時に振戦様にみえることもある。さらに、企図振戦と呼ばれる不随意運動があるが、これは動作時振戦の特殊なタイプで、指鼻試験などでゴールに近づくに従って増大する激しい、不規則な振戦である。ここでは姿勢時振戦の代表的なものについて述べる。

① 生理的振戦

生理的振戦は姿勢を保持しようとするときに出現する生理的なふるえのことである。これは正常者に出現し、ふるえの周波数は負荷をかけないときは8Hz程度であり、重み負荷をかけると8Hzのほかに12Hzの成分が入る細かい速いふるえである。通常は特別に機能障害を示すことはないが、不安や精神的ストレス、疲労状態などの状況下で増悪する。治療は少量のβブロッカー、抗不安薬が有効である。

② 本態性振戦

本態性振戦は最も頻度の多い神経疾患といわれており、頻度はてんかんや脳梗塞、多発性硬化症よりも多いといわれている。どの年齢でも発症する可能性はあるが、一般的に老人に多く発症する。年齢が上がるにつれて発症頻度も増加し、95歳以上では20%を超えるともいわれている[3]。また、約30〜50%は家族性で優性遺伝をする傾向が多いことがわかっている。振戦は身体のどの部分にも生じる可能性があるが、上肢に出現する頻度が95%と高く、その他の部位の頻度は、頭部（〜34%）、顔（〜5%）、声（〜12%）、体幹（〜5%）、そして下肢（〜20%）である[4]。上肢に生ずると書字がふるえて不自由になる（図1）。上肢に次いで多い頭部振戦はまるでイヤイヤと頭を横に振るタイプ（no-no tremor）が多く、ハイハイとうなずく縦振りタイプの振戦（yes-yes tremor）はむしろPDの頭部振戦に多い。PDでは頭部優位に振戦が出現することは稀

であるが、本態性振戦では上肢と同等またはそれ以上に目立つこともある。

　本態性振戦の患者の剖検脳を調べると、PDで出現するレビー小体を脳幹に認めている症例が比較的多いという報告や、小脳のプルキンエ細胞の数が本態性振戦を認めない症例と比較すると明らかに減少し、torpedoes、軸索腫大などの異常をより多く認めることがあるという報告もある。これらの病理所見から本態性振戦の原因は均一ではないと考えられるが、一部の患者は小脳の異常により発病する可能性がある[5]。また、PETを用いた研究では小脳の活動性亢進が報告されている[6]。さらにアルコールを服用すると小脳の血流が低下しそれに対して下オリーブ核の血流が上昇して振戦の発現頻度が低下することが報告されている[7]。また小脳遠心路の入力を受ける視床中間腹外側核（Vim）の破壊で本態性振戦は消失する。これらのことからオリーブ-小脳-視床路の障害で本態性振戦が生じている可能性があるという仮説が立てられている。一方では小脳の活動性亢進は本態性振戦に特異的でないという考えもある[8]。

　また、本態性振戦は遺伝的素因で発症することが知られており、一部の家系で原因遺伝子が推定されている。Gulcherらは遺伝子座位3q13（ETM1）に連鎖するアイスランドの家系を報告した[9]。その後、JeanneteauらによりETM1の原因としてドパミンD_3受容体にSer9Glyの変異を認めることを報告している[10]。また、Higginsらは遺伝子座位2p22-p25（ETM2）に連鎖する家系を報告している[11]。さらにETM2の原因遺伝子として*HS1BP3*が疑われたが、その後関連していないという報告が多く[12)13]、さらなる検討が必要である。

▶ βブロッカー
▶ primidone

　薬物治療としてはβブロッカーとprimidoneが試みられる[14]。βブロッカー（propranolol, arotinorol）の詳しい機序は不明だが末梢のβ2遮断作用の効果が主と考えられている。Propranololの場合30～90mg/日、arotinorolは20～30mg/日を投与する。効果は症例によって一定せず、特にvoice tremorやhead tremorには効果が薄い。副作用は血圧低下、徐脈、心収縮力の減弱などである。また、気管支喘息、緑内障には禁忌である。Primidoneは抗てんかん薬であるが本態性振戦に有効であることが報告されている。Primidoneの作用機序は明らかではないがphenobarbitalに

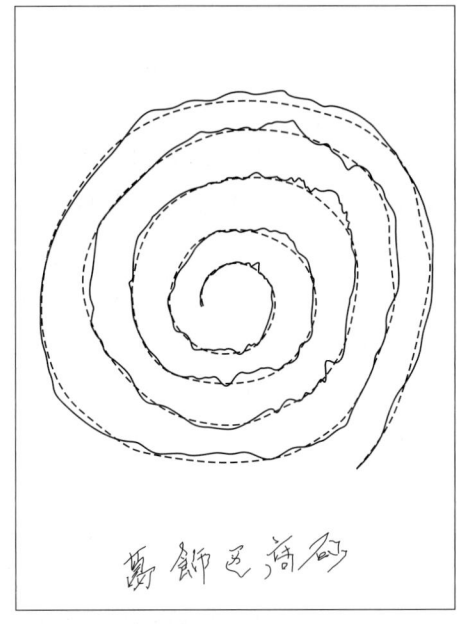

図1. 本態性振戦患者の円描きと書字のふるえ

完全に代謝されると効果が薄くなることがわかっており、primidone自体もしくは別の代謝産物に効果があると予測される。効果はβブロッカーと同じように症例間で差がある。眠気に注意しながらてんかんに使用する量より少量（例えば25〜50 mg/日、眠前から開始）から始め徐々に増量する。Clonazepamを用いることもあるが評価は一定しない。薬物の効果が薄い症例でADLが障害されている場合は定位脳手術の適応がある。以前よりVim破壊術が行われてきたが、近年刺激電極を植め込んで慢性電気刺激を行うdeep brain stimulation (DBS)が主流となっている。

▶ 定位脳手術

❸ 皮質性振戦

▶ cortical tremor
▶ 皮質性振戦

　Cortical tremor（皮質性振戦）という語は1990年Ikedaらによって提唱された。彼らは皮質性ミオクローヌスの症例で上肢遠位部に本態性振戦様の振戦を認める例があることを報告した[15]。その例は日本に多い家族性の皮質性振戦で良性のてんかんを伴うものであった。その後Teradaらがfamilial cortical myoclonic tremorとして3家系報告し[16]、Okumaらもfamilial cortical tremor with epilepsyとして4家系を報告した[17)18]。診断は家族歴やてんかん発作歴の聴取と脳波（発作波がみられることがある）、さらに体性感覚誘発電位（SEP）でgiant SEPを認めることが参考になる。

　図2にfamilial cortical tremor症例のgiant SEPとC-reflexを示す。治療はβブロッカーよりも抗てんかん薬のclonazepamやvalproic acidが有効であるので、本態性振戦との鑑別は大変重要である。現在までに、8q23.3-q24.11（FAME1/CMTE1）[19]、2p11.1-q12.2（FAME2/FCMTE2）[20]、5p15.31-p15（FCMTE3）[21]に遺伝子座が同定されている。

▶ 抗てんかん薬の clonazepam
▶ valproic acid

❹ 小脳性振戦

▶ 小脳性振戦

　比較的遅い（3〜4 Hz）の姿勢時振戦が上肢挙上時、指鼻試験、起立などでみられる。小脳遠心系の障害に筋緊張異常、小脳失調が加わって生じると考えられる。脊髄小脳変性症ではオリーブ橋小脳萎縮症（OPCA、MSA-C）でみられやすい。

❺ 脳幹障害による振戦

▶ 中脳（赤核）振戦
▶ 骨格筋ミオクローヌス
▶ Benedikt症候群

　中脳（赤核）振戦と骨格筋ミオクローヌスがその代表的なものであるが、多くの共通点がある[22)23]。例えば両者とも脳血管障害などの発作後数週間から数ヵ月して出現する振戦で、一般に2〜4 Hzの姿勢時または安静時振戦である。中脳振戦に動眼神経麻痺を伴うものをBenedikt症候群という。中脳振戦は上肢遠位筋に目立つが肩にみられることもある。中脳病変に含まれる可能性のある経路としては、上小脳脚（小脳歯状核遠心系）、中心被蓋路（central tegmental tract）、黒質線条体路（ドパミン系）が挙

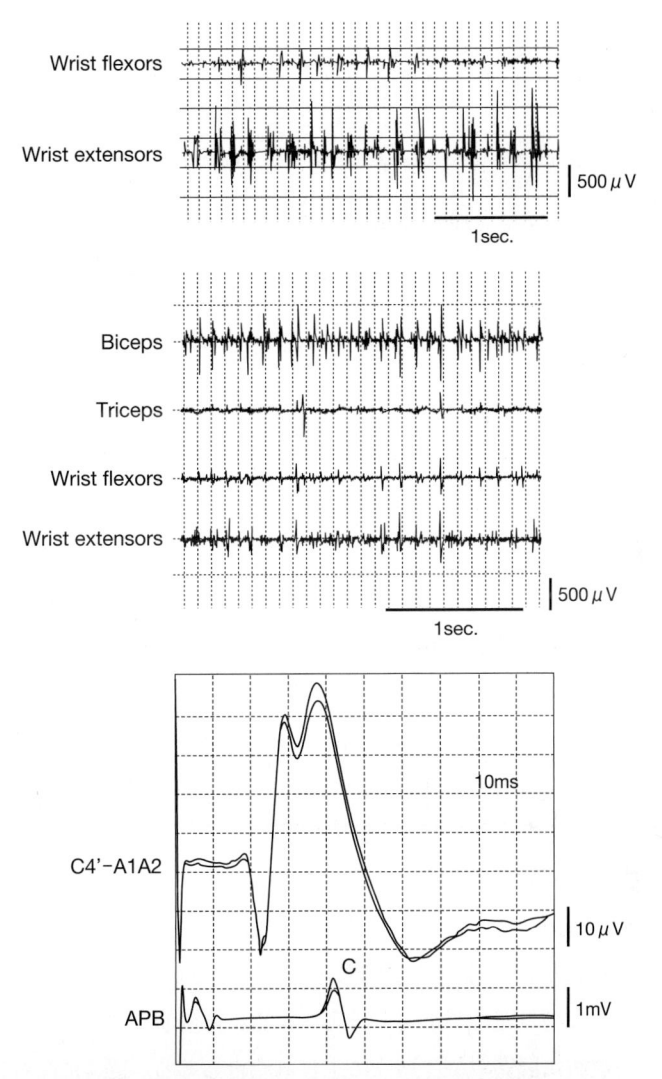

図2. 皮質性振戦の表面筋電図（上、中）と体性感覚誘発電位（SEP）（下）
上：持続10〜50msの筋電図バーストが7〜8Hzの頻度で挙上した前腕筋に認められる。
中：指鼻試験中にもところどころ同期する筋電図バーストがみられる。
下：正中神経を刺激すると数十μVのgiant SEPがみられる（正常は数μV）。
(Okuma Y, et al：Familial cortical tremor with epilepsy. Parkinsonism Rel Disord 3：83-87, 1997による)

げられる。中脳振戦という症候名は誤解を招きやすいので、最初に記載したHolmesの名を取って[24]Holmes振戦としようという意見もある。一方、小脳歯状核・赤核・下オリーブ核を結ぶ経路はGuillain-Mollaretの三角と呼ばれ、その障害によって軟口蓋ミオクローヌスをはじめとするさまざまなmyorhythmia（骨格筋の律動的収縮）が生ずる。おそらく脳幹部にリズムジェネレーターが形成され、そのリズムが各筋の髄節

▶ Guillain-Mollaretの三角

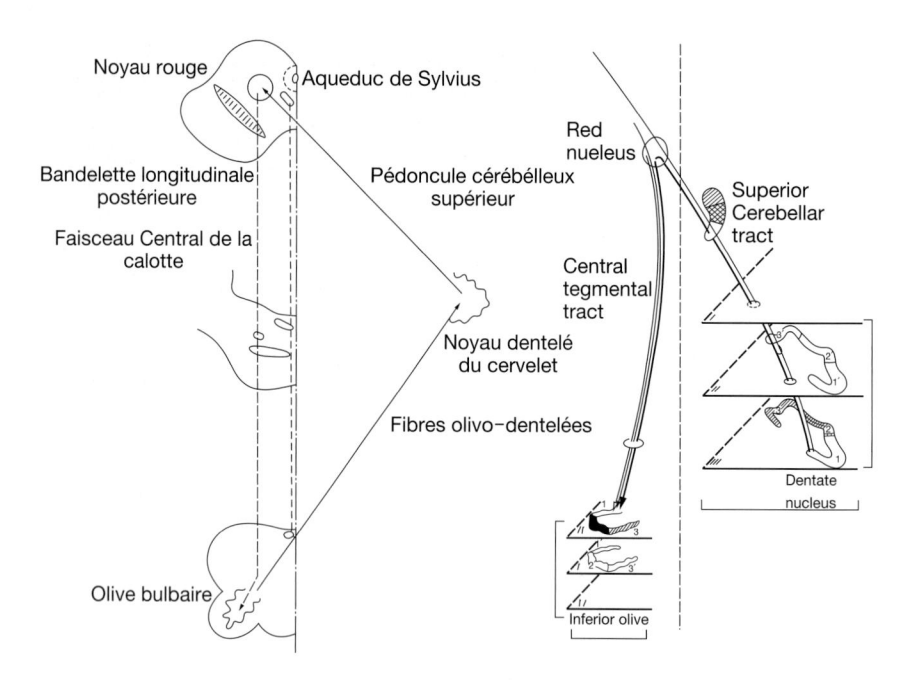

図3. Guillain-Mollaretの三角
左：一側の小脳歯状核、対側赤核、下オリーブ核の線維連絡を示す。
右：実線で示す小脳歯状核を発した線維は、上小脳脚下部を通り対側赤核の付近で方向を変えて下行し（中心被蓋路）下オリーブ核に終わる。
（長岡正範：Palatal myoclonus. 神経進歩28(5)：776, 1984による）

▶中心被蓋路
▶小脳遠心系

の運動ニューロンに及ぶためと推測されている[22)23)]。いわゆる骨格筋ミオクローヌスもその1つである。図3にGuillain-Mollaretの三角を示すが、特に中心被蓋路と小脳遠心系の障害が重要と考えられる。骨格筋ミオクローヌスはどちらかというと上肢近位筋に目立つが、遠位に生じる場合もある。図4に脳幹梗塞による軟口蓋ミオクローヌスに伴って上肢遠位部の安静-姿勢時振戦がみられた症例のMRIと表面筋電図を示す。MRIでは左の下オリーブ核の仮性肥大が認められ、筋電図では軟口蓋の筋放電に一致して三角筋と大胸筋に群化放電がみられる。この症例についてはヒラメ筋H反射を用いて、中枢からのリズムがα運動ニューロンだけでなく相反性Ia抑制介在ニューロンにも影響を及ぼしていることを示したので、文献を参照されたい[22)]。

▶下オリーブ核の
　仮性肥大

6 甲状腺機能亢進症に伴う振戦

本態性振戦に似る上肢遠位部優位の振戦を呈するが、甲状腺機能を測定することにより鑑別可能である。

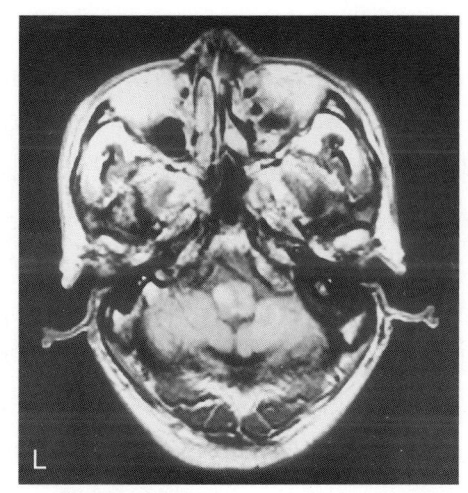

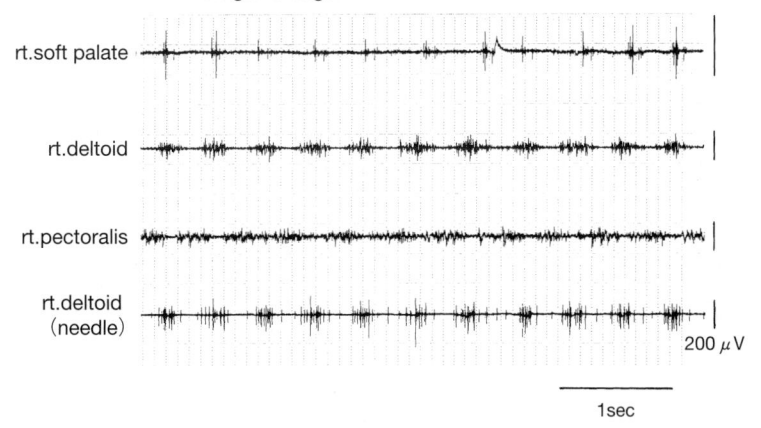

図4. 脳幹梗塞で姿勢時振戦を呈した例のMRIと表面筋電図
上：プロトン強調画像で左の下オリーブ核に high intensity を認め、仮性肥大の所見と考えられる。
下：表面筋電図ではゆっくりした（約2.5Hz）の筋放電が上肢近位筋にみられ、軟口蓋ミオクローヌス（最上段）と同期している。図には示していないが、ふるえが激しくなると群化放電の頻度はやや増加し、軟口蓋ミオクローヌスのリズムとの間にずれが生じてくる。

2 前頭葉障害による歩行障害、動作緩慢

▶前頭葉性歩行失調
▶歩行失行

　前頭葉障害による歩行障害の代表的なものに前頭葉性歩行失調と歩行失行がある[25]。前頭葉障害に伴う歩行失調の記載は1886年、1892年にBrunsが前頭葉の占拠性病変（腫瘍3例、硬膜下血腫1例）で小脳失調と区別がつかない運動失調が生ずることを指摘したことに始まる。Brunsによると失調症状は起立と歩行に現れ、体幹のバランスも悪く歩行は1人では困難である。失調症状の発生機序としては小脳の圧迫ま

たは前頭橋路障害が考えられるとした[26]。

　一方、歩行失行という言葉を初めて使ったのはGerstmannとSchilder（1926）である[27]。歩行失行の特徴は、wide baseで足尖は屈曲して地面を捕えるような肢位を示す、歩行を命ずると足が地面に根づいたようになかなか一歩を踏み出せない、踏み出すときも地面をこするように小さいステップをとる、リズムをもった歩行への移行が困難、強制把握反射や、Gegenhaltenといった前頭葉症状が認められる、などである[28)29)]。歩行失行の病巣は両側前頭葉内側面の障害といわれており、上野は両側前大脳動脈領域の梗塞に伴う典型的な歩行失行例の歩行分析を行った[30]。それによるとheel contactとtoe offの区別がはっきりせず、足底全体で接地し、一歩一歩が非常にゆっくりしており、歩行の中途停止がみられ10秒間で34cmしか前進しなかった。しかし歩行失行という概念にも議論が多く、水野は歩行失行といっても皮質機能の障害による真の失行というよりは、前頭葉障害による把握反射の亢進や立位での体幹下肢の筋緊張の異常（Gegenhalten）に基づく症例も多いのではないかと考察している[28)29)]。

　Binswanger病や多発性脳梗塞でみられる歩行障害はPDと似ているために血管障害性パーキンソニズムと呼ばれる。やや wide basedで小歩を認め、すくみ足もみられる。この場合上肢の機能は比較的保たれるため、下半身パーキンソニズム（lower-half parkinsonism）とも呼ばれる。塩酸アマンタジンやドロキシドパ（L-threo-DOPS）を試みるが著効することは少ない。

表2. 歩行障害の特徴と鑑別

1. パーキンソン病様歩行（Parkinsonian gait）
   前屈前傾姿勢、上肢を振らず、小さなステップでつま先から床をこするようにシュッシュッと歩く（shuffling gait）。歩いているうちに次第に歩幅が小さく、小走りになってしまうこともある（festinating gait）。すくみ足が出現することもある。

2. 下半身パーキンソニズム（Lower-body parkinsonism）の歩行
   パーキンソン病様歩行に似た小刻み歩行であるが、スタンスは幾分広くやや wide baseの傾向がある。上肢の機能は比較的保たれ、振戦や歯車様固縮のないこと、軽度の痙直や深部腱反射亢進がみられることをもってパーキンソン病様歩行と区別する。すくみ足がみられることもある。

3. 歩行失行（Apraxia of gait）
   前頭葉内側面の障害時にみられ、足を前に出そうとしても足趾が強く地面を捕えるように屈曲して、なかなか前に出せない。ステップは小さく、歩行のリズムは崩れている。手足の把握反射、Gegenhaltenがみられる。

4. 痙性歩行（Spastic gait）
   両下肢の痙縮による歩行障害で、膝は突っ張って下肢全体が棒のようになった印象を受ける。歩行時の自然な屈伸が減少する。ステップは小さいがスタンスは広くはならない。

5. 小脳性失調性歩行（Cerebellar ataxic gait）
   スタンスが広く、体幹の動揺がみられる。つぎ足歩行は困難である。

3 両側錐体路障害による歩行障害

▶痙性片麻痺歩行

▶痙性対麻痺歩行

　痙性片麻痺歩行は、最もよく遭遇するもので、麻痺側上肢を屈曲、内転させ、下肢を膝関節で伸展させたいわゆるWernicke-Mann肢位となり、脳梗塞などによる片側大脳の錐体路障害によって生じる。これが両側性になるとステップは小歩になりバランスの悪いゆっくりした歩行になる。痙性対麻痺歩行は、家族性痙性対麻痺、脊髄小脳変性症、多発性硬化症、筋萎縮性側索硬化症、種々の脊髄病変（腫瘍、血管障害、外傷）など両側錐体路病変によって生じる。痙性対麻痺歩行では、股、膝、足の各関節がしなやかに曲がらず、下肢全体が直立し、大腿は接近し、腰を回して外側から弧を描くように歩く。これは、下肢伸筋と大腿内転筋のトーヌスが高まるためである。また、内反尖足となり踵は地面から離れ、つま先をこするようにして、ゆっくりと狭い歩幅になる。PD歩行との違いは、歩行時の体幹の動揺があること、膝の屈曲や前傾姿勢はみられないこと、段々小走りになるといったリズムの変化（突進現象）は伴わないこと、その他、深部腱反射亢進、病的反射出現などの随伴する神経症候がみられることなどである。**表2**に各種歩行障害の特徴と鑑別を示した。

〈波田野琢、波田野靖子、大熊泰之〉

【文献】

(1) 水野美邦：ふるえの診察と検査；問診と身体診察のポイント．Clinical Neuroscience 25：325-329, 2007.

(2) Jankovic J, Schwartz KS, Ondo W：Re-emregent tremor of Parkinson's disease. Journal of Neurology Neurosurgery Psychiatry 67：646-650, 1999.

(3) Louis ED, Thawani SP, Andrews HF：Prevalence of essential tremor in a multiethinic, communitiy-based study in northern Manhattan. New York, N.Y. Neuroepidemiology 32：208-214, 2009.

(4) Elble RJ：Diagnostic criteria for essential tremor and differential diagnosis. Neurology 54 (Suppl 4)：S2-S6, 2000.

(5) Louis ED：Essential tremor；evolving clinicopathological concepts in an era of intensive post-mortem enquiry. Lancet Neurology 9：613-622, 2010.

(6) Jenkins IH, Bain PG, Colebatch JG, et al：A positron emission tomography study of essential tremor；evidence for overactivity of cerebellar connection. Ann Neurol 34：82-90, 1993.

(7) Boecker H, Wills AJ, Ceballos-Baumann A, et al：The effect of ethanol on alcohol-responsive essential tremor；A positron emission tomography study. Ann Neurol 39：650-658, 1996.

(8) Deuschl G, Elble RJ：The pathophysiology of essential tremor. Neurology 54 (Supple 4)：S14-S20, 2000.

(9) Gulcher JR, Jonsson P, Kong A, et al：Mapping of a familial essential tremor gene, FET1, to chromosome3q13. Nature Genet 17：84-87, 1997.

(10) Jeanneteau F, Funalot B, Jankovic J, et al：A functional variant of the dopamine D3 receptor is associated with risk and age-at-onset of essential tremor. Proc Natl Acad Sci USA 103：

10753-10758, 2006.
(11) Higgins JJ, Pho LT, Nee LE : A gene (ETM) for essential tremor maps to chromosome 2p22-25. Mov disord 12 : 859-864, 1997.
(12) Higgins JJ Lombardi RQ, Pucilowska J, et al : A variant in the HS-BP3 gene is associated with familial essential tremor. Neurology 64 : 417-421, 2005.
(13) Deng H, Le W, Jankovic J : Genetics of essential tremor. Brain 130 : 1456-1464, 2007.
(14) Koller WC, Hristova A, Brin M : Pharmacologic treatment of essential tremor. Neurology (Suppl 4) : S30-S38, 2000.
(15) Ikeda A, Kakigi R, Funai N, et al : Cortical tremor ; a variant of cortical reflex myoclonus. Neurology 40 : 1561-1565, 1990.
(16) Terada K, Ikeda A, Mima T, et al : Familial cortical myoclonic tremor as a unique form of cortical reflex myoclonus. Mov Disord 12 : 370-377, 1997.
(17) Okuma Y, Shimo Y, Hatori K, et al : Familial cortical tremor with epilepsy. Parkinsonism Rel Disord 3 : 83-87, 1997.
(18) Okuma Y, Shimo Y, Shimura H, et al : Familial cortical tremor with epilepsy ; an under-recognized familial tremor. Clin Neuerol Neurosurg 100 : 75-78, 1998.
(19) Mikami M, Yasuda T, Terao A, et al : Localization of a gene for benign adult familial myoclonic epilepsy to chromosome 8q23.3-q24.1. American Journal of Human genetics 65 : 745-751, 1999.
(20) Guerrini R, Bonanni P, Patrignani A, et al : Autosomal dominant cortical myoclonus and epilepsy (ADCME) with complex partial and generalized seizures ; a newly recognized epilepsy syndrome with linkage to chromosome 2p11.1-q12.2. Brain 124 : 2459-2475, 2001.
(21) Depienne C, Magnin E, Bouteiller D : Familial cortical myoclonic tremor with epilepsy ; The third locus (FCMTE3) maps to 5P. Neurology 74 : 2000-2003, 2010.
(22) 長岡正範：骨格筋ミオクローヌスと中脳振戦．脳神経 48：209-216，1996．
(23) 長岡正範：Palatal myoclonus．神経進歩 28(5)：774-788，1984．
(24) Holmes G : On certain tremors in organic cerebral lesions. Brain 27 : 327-375, 1904.
(25) 水野美邦：前頭葉性失調．神経内科 20：410-422，1984．
(26) Bruns L : Uber Tumoren des Balkens. Deut Med Wschr 18 : 138-140, 1892.
(27) Gerstmann J, Schilder P : Uber eine besondere Gangstoreung bei Stirnhirnerkrankung. Wiener Med Wochr 76 : 97-102, 1926.
(28) 水野美邦：歩行失行．神経内科 17：532-537，1982．
(29) 上野エリ子：歩行失行およびすくみ足の臨床ならびに生理学的検討．臨床神経 29：275-283，1989．
(30) 上野エリ子：歩行失行．神経進歩 35：308-316，1991．

III 基礎応用編
Parkinson's Disease

パーキンソン病の基礎について
もっと知りたい人へ

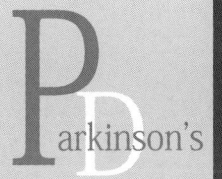

1 パーキンソン病の原因

はじめに　分子遺伝学の目覚ましい発展により、家族性パーキンソン病（PD）の研究を中心にPDに関連する遺伝子異常と機能蛋白の異常が徐々に明らかにされている。孤発性PDの原因はまだ十分明らかにされていないが、なんらかの遺伝的因子と環境因子の相互作用によって生じる多因子疾患と考えられている。

　PDが多因子疾患であるという証明は、アイスランドにおける疫学調査の結果が非常に重要である。アイスランドは、全国民によるデータが明らかにされている。50歳以上のPD患者の妻や夫の発症率に比して同胞、子ども、甥、姪の危険率は有意に高く、PDの発症には遺伝的因子が影響されていることが判明した。一卵性双生児のPDの両者の発症率が高ければ、遺伝的素因があると考えられるのだが、今までは両者で発症する率は低いとされていた。しかし、症状が発症する前にPETによる発症前診断を加えると、一卵性双生児の一致率は二卵性双生児の3倍もあるという報告により、孤発性PDにおいても遺伝的因子があるといわれている。一方、一卵性双生児の一致率は二卵性双生児とほぼ同じである、という研究結果もある。

1 パーキンソン病と遺伝子多型

　PDの発症を促進したり、抑制しやすくする遺伝子の異常を見つけるために、多くのPDに関連する候補遺伝子の遺伝的多型が調べられている。調べられたものとしては、神経毒を摂取したときに解毒する酵素や代謝に関連する酵素の遺伝子多型、酸化的ストレス関連、ドパミントランスポーターやドパミンレセプターの遺伝子多型などがある。

　近年、遺伝子を構成する塩基は1,000～2,000個に1個の割合で個人ごとに違っておりこれが体質に影響していること、つまり人間は数百万個の遺伝情報のわずかな違い（single-nucleotide polymorphism；SNP）をもっていることがわかってきた。PD患者群と正常者群の遺伝子を用いた比較により（SNPタイピング）この遺伝子のわずかな違いがPDの発症に影響を及ぼすことがわかりつつあり、PD患者群においてさまざまな遺伝子の多型が認められたという報告が相次いでいる。全世界の施設で行った大規模調査で、Gaucher病の原因遺伝子（*GBA*遺伝子）変異をもつ人がもたない人よりもPDになりやすいことが証明された。中でも日本の調査ではPD患者の約10％が*GBA*

▶ single-nucleotide polymorphism（SNP）

▶ *GBA*遺伝子

遺伝子変異をもっており、この変異をもたない人の28倍もPDになりやすいことが明らかになった。またGBA遺伝子変異をもつPD患者はもたないPD患者より発症年齢が若いこと、認知症を起こす頻度が高いことが示された。

▶ ゲノムワイド関連解析
▶ PARK16
▶ BST1
▶ SNCA
▶ LRRK2
▶ SNCA
▶ MAPT

2009年に大規模なゲノムワイド関連解析が、日本人集団とヨーロッパ人集団を対象として、2つの研究チーム[1)2)]で行われた。日本の研究チームは、PARK16、BST1、SNCA、LRRK2各遺伝子がPDのリスクに強く関連することを見い出し、ヨーロッパ人集団を研究したチームは、SNCA、MAPT両遺伝子内の多型がPDのリスクに強く関連することを発見した。2つの研究チームは、互いのデータを比較し、PARK16、SNCA、LRRK2各遺伝子における多型が、日本人集団とヨーロッパ人集団の両方でPDのリスクを高めていることを報告している。

このような遺伝子異常と詳細な症状の検討をすることにより、予防や治療法の確立につながる可能性がある。また同じ薬剤を投与する場合でも薬の効果・副作用が異なることが予想され、患者個人に適したオーダーメイド医療がPDにおいても確立できると考えられる。

2 パーキンソン病における環境因子

▶ 環境因子

田舎に住む人が多く罹患するという報告がある。そのほかには、井戸水の利用者、農薬の曝露、工場の化学物質の曝露、外傷などがPDの環境因子となる可能性が指摘されている。

▶ 農薬

1 パーキンソン病と農薬

動物にパラコートを投与すると、PDの場合と同じように、黒質のドパミン作動性細胞の変性が起こることがわかっている。

また殺虫剤の成分であるロテノンをラットの頸静脈より持続的に静注したところ、線条体と黒質のドパミン神経細胞が選択的に障害されることがわかった[3)]。ロテノンはMPTP同様ミトコンドリア複合体Ⅰを選択的に抑制する物質である。これらのラットは、アポモルフィンにより症状の改善が確認されている。また、サルにロテノンを投与すると黒質の細胞が脱落し、黒質に残存するドパミン神経細胞の一部にPD患者でみられるLewy小体がみられ、2年間の投与後パーキンソン症状をきたすことが報告さ

▶ ロテノン

れた。ロテノンは、広く使用されている農薬であり、この論文を機に、PD発症機序に環境因子の関与も注目を集めた。今後は、このようなモデル動物を用いた解析により、ミトコンドリア障害と病態との関連がさらに解明され、PDの治療法の開発が行われるものと思われる。

2 外傷とパーキンソン病

▶外傷

外傷によりパーキンソニズムを生じることは古くから知られており、外傷後パーキンソニズムと定義されている。外傷後に病理を含め典型的なPDを呈した報告例もあり、外傷をPDの危険因子の1つと提案するグループもあるが、確証はない。

3 喫煙とパーキンソン病

▶喫煙

喫煙者はむしろPDになりづらいという報告がいくつかある。喫煙者のPDになる危険率は報告者により多少異なるが、非喫煙者に比較して20〜70%程度少ないといわれている。ニコチンはドパミン神経細胞を活性化させ線条体のドパミン放出を促進することが知られている。PDの症状を一過性に改善することもある。

しかし一方で非喫煙者と喫煙者のPD罹患率は変わらないと報告するものもあり、PDにならないように喫煙することは勧められない。

3 MPTPとパーキンソン病

▶N-methyl-4-phenyl-1,2,3,6-tetrahydropyridine (MPTP)

1980年代にアメリカで麻薬患者がパーキンソン症状を呈するという報告が相次いだ。1983年にLangstonら[4]は、合成麻薬生成の際の副産物であるN-methyl-4-phenyl-1,2,3,6-tetrahydropyridine (MPTP) がヒトでパーキンソン症状を引き起こす神経毒であることを見い出した。そのため、孤発性PDの原因は解明されたかとの騒ぎとなったが、この物質は自然界には存在せず、この報告以来、この類似物質がPDを生じる可能性があることより多数調べられ報告された。

MPTPの投与により、神経症状に加え病理所見でも黒質の神経細胞が選択的に脱落していることが示された。MPTPは、脳内のアストロサイトに取り込まれ、モノアミン酸化酵素MAO-Bにより酸化されてN-methyl-4-phenyl-pyridinium ion (MPP$^+$) となる(図1)。MPP$^+$はドパミントランスポーターを介してドパミン神経細胞に取り込まれ、神経細胞内のミトコンドリアの中で濃縮されミトコンドリアの電子伝達系の複合体Iとalpha-ketoglutarate dehydrogenase complex (KGDH) を阻害し、ATP合成障害を呈し神経細胞死を引き起こすことが知られている。一方で、MPTPがアポトーシスという細胞死の形態を取る可能性もいわれている(図2)。マウスやサルなどを用いてMPTP投与によるパーキンソンモデルが作成されるようになった(図3)。

PDにおいても、ミトコンドリアの電子伝達系複合体Iの低下が知られている[5]。そのためこのような毒性物質が体内に存在し、さらに弱毒の神経毒による慢性中毒ではないかとの仮説が浮上し、多くのMPTP類似物質が検索された。特に詳しく検討され

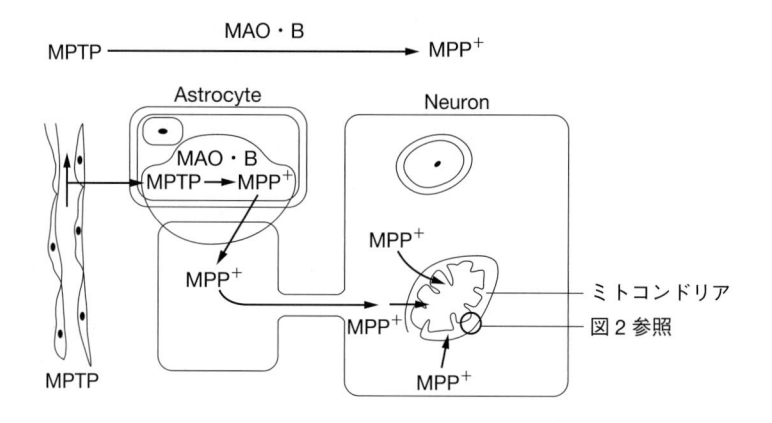

図1. MPTPによる細胞死の機序（1）

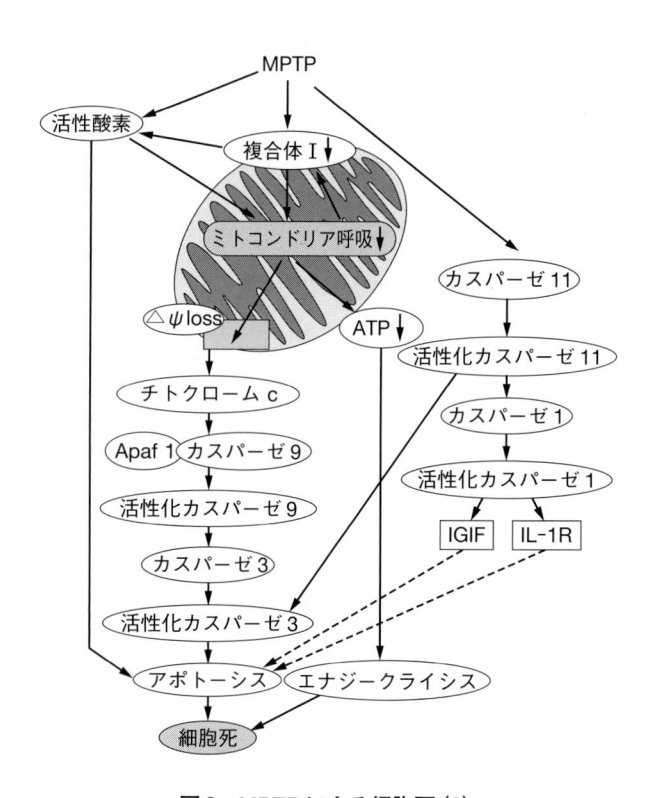

図2. MPTPによる細胞死（2）

ているのは、テトラハイドロイソキノリン類とカーボリン類である。これはアミンとアルデヒドが縮合して生じる。多くの外因性・内因性化合物について細胞、実験動物、さらにヒト検体について毒性や蓄積が解析された。

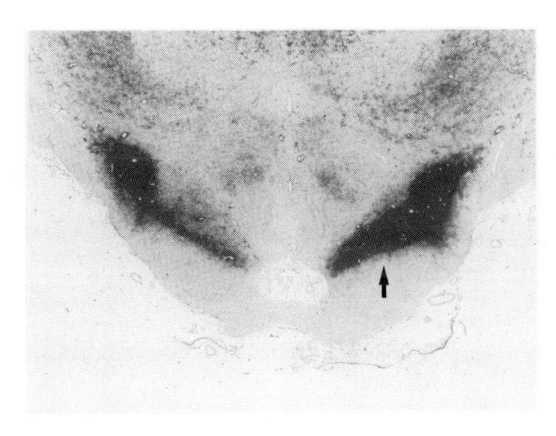

図3. MPTP投与によるサルの片側パーキンソニズムモデル
片側MPTP投与によるヘミパーキンソニズムザルの中脳。矢印がMPTP投与側黒質、非投与側に比し鉄の過剰沈着を認める。

1 カーボリン類

▶カーボリン類

　カーボリン類では構造的にMPTP or MPP$^+$と類似しており、マウスに投与すると線条体のドパミン含量が減少することが判明している。この化合物はインドールアミン類とアルデヒドが縮合閉環して生成すると考えられている。元来は植物成分として検出されていたが、哺乳類の臓器からも検出されている。

　この物質が生体内で酸化され2,9-ジメチル-β-カルボニールイオンとなる。しかし、まだPD患者の黒質に特異的に蓄積する化合物は発見されていない。

2 テトラハイドロイソキノリン類

▶テトラハイドロイソキノリン類

　わが国では、内因性に生じるテトラハイドロイソキノリン類について優れた研究が行われている。最初に報告されたものは1,2,3,4-tetrahydroisoquinoline (TIQ) である。TIQはチーズなどの食物にも豊富に含まれ、自然界に広く存在する物質である。このTIQを霊長類に投与させることでパーキンソン症状が惹起され、注目されたが、病理学的にドパミン神経細胞が障害されずPD患者剖検脳においてもTIQは同定されなかった。そのためその後、神経毒候補物質の研究のさらなる進展がなされることになった。

3 サルソリノール（図4）

▶サルソリノール

　ドパミンとアセトアルデヒドの縮合により生成されるアルカロイドでイソキノリンの1つであるサルソリノールがL-ドパ投与中の人の尿に存在することが報告された。サルソリノールは、ワインや果物などに含まれる。その化合物の中で窒素原子がメチル化された光学異性体の1つ N-methyl-(R)-salsolinolが、PD発症候補物質の1つとして注目された。N-methyl-(R)-salsolinolは、PD患者の髄液中で上昇がみられ、さ

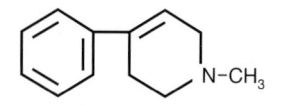

① N-methyl-4-phenyl-1,2,3,6-tetrahydropyridine (MPTP)

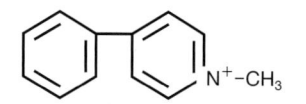

② N-methyl-4-phenyl-pyridinium ion (MPP⁺)

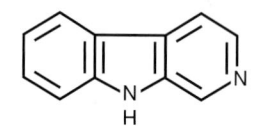

③ β-carboline

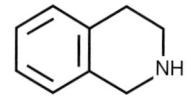

④ 1,2,3,4-tetrahydroisoquinoline (TIQ)

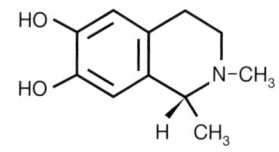

⑤ N-methyl-(R)-salsolinol

図4. パーキンソン病関連神経毒物質

らにsalsolinolからN-methyl-(R)-salsolinolを合成する酵素がPD患者の白血球で上昇していることが判明した。またこの物質を、ラット線条体に注入すると黒質神経細胞に変性が起き、培養細胞に担架するとアポトーシスが誘導されると報告されている。しかし、PD患者の黒質で蓄積しているかどうかはまだ明らかにされていない。

現在のところPDで確定した内因性神経毒はないと考えてよいだろう。今後の研究テーマとしては、PD黒質において蓄積している神経毒があるとすればそれが何であるかの解析であろう。

4 ミトコンドリア障害とパーキンソン病

▶ミトコンドリア

▶活性酸素

ミトコンドリアは、細胞内小器官の1つで、ATPを最終産物とするエネルギー産生を行う場である。ミトコンドリアが障害を受けた場合は、ATP産生が低下し、電子伝達系からの活性酸素の漏出により細胞障害を生じ得る。また、肺から取り込まれた酸素の90%以上がミトコンドリアで消費される。その数%が活性酸素になると推定され、ミトコンドリアがその障害を受ける可能性は高い。そのため、老化に加え、加齢に伴い生じる神経変性疾患とミトコンドリア機能障害の関与が注目された。

1 酸化的リン酸化の障害

▶酸化ストレス

孤発例のPDでは、剖険脳による検討で黒質のミトコンドリア電子伝達系の複合体I[5]とKGDHが低下していることが知られている。ミトコンドリア呼吸障害は、酸化ストレスを生じ、酸化ストレスはミトコンドリア呼吸障害を生じるという悪循環を形成し

神経細胞障害を生じることが考えられる。さらに、PD黒質では、鉄が増加していることも知られており、黒質ドパミン神経細胞は酸化ストレスに障害を受けやすい環境にある。この悪循環が、病因の1つになる可能性が考えられている。このミトコンドリアの電子伝達系の異常は、黒質線条体以外に、骨格筋、血小板、リンパ球で正常対照群に比し、PD患者群で有意に低下しているという報告があり、全身臓器に広く冒される病気である可能性が示されたが、これはその結果が報告者により異なることより結論は出ていない。

既に述べたようにMPTP投与によるパーキンソン症状の機序が神経細胞内のミトコンドリア障害があることもミトコンドリアの関与をうかがわせるものである。

2 ミトコンドリアDNAの障害

▶ミトコンドリア呼吸障害

ミトコンドリア呼吸障害を生じる理由として、ミトコンドリアDNAの欠失が、PD患者で認められるか多くの研究がなされた。最近の知見ではミトコンドリアDNAの欠失が加齢に伴って蓄積され、PDの場合にはドパミン産生ニューロンにミトコンドリアDNAの欠失が高レベルで蓄積することが判明した。またミトコンドリアDNAの欠失とミトコンドリアの機能喪失が関連していることが明らかにされた。加齢によりPD患者が増加することを説明できる仮説である。

3 活性酸素とミトコンドリア

▶活性酸素

ミトコンドリアゲノムの不安定さは、ミトコンドリア機能不全によって蓄積している活性酸素によるミトコンドリアDNAの酸化に起因するとも考えられる。ミトコンドリア複合体Iの機能低下に伴いミトコンドリア内のスーパーオキシド産生が亢進し、そこにNO合成酵素(NOS)の発現により細胞内に蓄積された一酸化窒素(NO)が反応しperoxinitrite($ONOO^-$)が生じると考えられる。この$ONOO^-$が脂質、蛋白質そして核酸を酸化させる原因となっている。PDの剖検脳でも$ONOO^-$で生じるニトロチロシン残基の蓄積が観察されている。

4 ミトコンドリアとアポトーシス

▶ミトコンドリア障害
▶アポトーシス

ミトコンドリア障害による神経細胞死の機序の1つがアポトーシスの系である。ミトコンドリア呼吸障害はミトコンドリア膜ポテンシャルの低下をきたし、それによりミトコンドリアからチトクロームcが漏出し、Apaf-1、カスパーゼ9を介し下流のカスパーゼ3を活性化することによりアポトーシスを引き起こす。この経路は、Cassarinoらにより、MPP^+によっても引き起こされることが証明され、PDモデルにおけるミトコンドリア障害が黒質神経細胞死を呈する経路が示された。また、カスパー

図5. AAV-Apaf-1-DN による MPTP の防御細胞死(黒質の TH 染色)
b：non injection side 黒質の強拡大
c：injection side 黒質の強拡大

ゼは二量体を形成し下流の遺伝子を活性化するものもあり、ドミナント・ネガティブ・インヒビターとしてその活性中心を潰したものを過剰発現することによりその系を抑制することが可能となる。カスパーゼ9とApaf-1がそれぞれのcaspase-recruitment domain (CARD) を介して結合することによりカスパーゼ9は活性化されるため、Apaf-1のCARDのみを過剰発現させることにより、カスパーゼ9の活性化を抑制することができ、Apaf-1のCARDそのものがApaf-1-ドミナント・ネガティブとして働く。PDモデルとしてMPTPを連日腹腔内に投与し、黒質神経細胞死を引き起こすと、黒質TH陽性細胞数は減少するが、Apaf-1-ドミナント・ネガティブ投与側ではその減少を抑制した[6]（図5）。すなわち、MPTP慢性モデルによる黒質神経細胞死はミトコンドリアを介したアポトーシスの系が一部関与すると考えられた。将来的にはその関与する経路を正確に遮断することで病気の進行を抑制する治療法の開発が期待される。

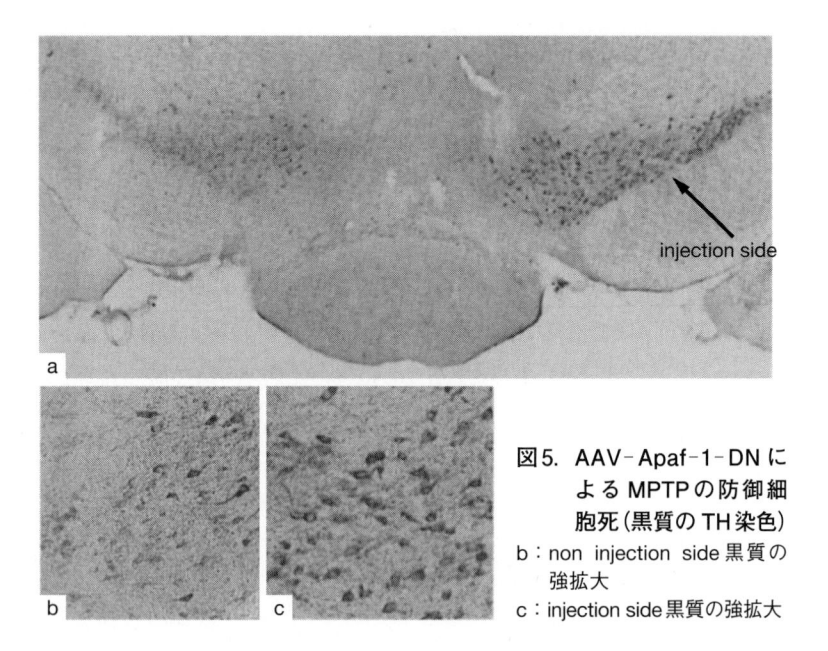

▶カスパーゼ9

▶黒質神経細胞死

5 マイトファジー

▶オートファジー

細胞内の環境を改善し、機能を維持するのにオートファジーと呼ばれるシステムがあり、オートファジーは細胞内の不要物質を捕らえて分解する。正しく機能しなくなった蛋白質や細胞小器官が細胞内に溜まって問題を起こす前に、オートファジーはそれらを取り除くことができる。また、細胞が飢餓状態に陥ったときには、蛋白質などの細胞構成物質を消化し、生存に必要な栄養やエネルギーとして供給する。この機構が

適切に機能することが神経細胞生存にとって不可欠であること、またその調節不全によって神経変性が生じることが提唱されている。

特にミトコンドリアは生命活動に必須なATPを生産するが、その過程で生じる酸化ストレスに直接曝されている。このため、ミトコンドリアの品質管理は細胞の恒常性維持に極めて重要であり、障害を受けたミトコンドリアを選択的に丸ごと隔離・除去する機構は"マイトファジー"と呼ばれ、酵母からヒトまで保存された、基本的な仕組みとして注目が集まっている。遺伝性PDの原因遺伝子産物Parkin、PINK1が膜電位を失ったミトコンドリアをオートファジーに導くことが報告され、ミトコンドリアに特異的なオートファジー（マイトファジー）とPDとの関連が急激に注目されてきている。

▶ マイトファジー

5 酸化ストレスとパーキンソン病

Super oxide anion (O_2^-)、過酸化水素 (H_2O_2)、ヒドロキシラジカル（・OH）、OH^-などの活性酸素は、酸素が水になる過程での中間段階の産物であり、酸素に依存する生物の細胞内でのミトコンドリアの電子伝達系やチトクロームP450系、ペルオキシソームの酸化系、細胞質のキサンチノキシダーゼなどによって産生される。活性酸素中、ヒドロキシラジカルは鉄や銅とともにHaber-Weiss反応により生じている極めて反応性の高い酸素種である。生体内では蛋白質、脂質、核酸などを障害する。

▶ Haber-Weiss反応

$$H_2O_2 + Fe^{2+} \rightarrow \cdot OH + OH^- + Fe^{3+}$$

過酸化水素そのものはフリーラジカルではないが、鉄などと反応し、ヒドロキシラジカルを生ずる。生体内ではカタラーゼやグルタミンペルオキシダーゼ（GPX）により過酸化水素を消去する機構がある。

$$2H_2O_2 \rightarrow 2H_2O + O_2 (カタラーゼ)$$

$$H_2O_2 + 2GSH \rightarrow 2H_2O + GSSG (GPX)$$

この反応では、還元型グルタチオン（GSH）が絶えず供給される必要があるため、酸化型グルタチオンが還元されて再利用される。グルタチオンペルオキシダーゼはさらに種々のヒドロキシペルオキシド（ROOH）を還元して水酸化物を生じる反応を触媒する。O_2^-は、super oxide dismutase（SOD）により過酸化水素を生じる。

$$2O_2 + 2H^+ \rightarrow H_2O_2 + O_2 (SOD)$$

これは蛋白質、生体膜遺伝子などを攻撃することになる。

また、活性酸素の一種であるNOとO_2^-から生じる$ONOO^-$は蛋白質のチロシン残基を攻撃してニトロ化する。NOは細胞内でNOSが作用し合成され多様な機能を保持している。NOSにはnNOS、iNOS、eNOSの3種類が存在する。神経細胞では

nNOSは発現し、グリア細胞では虚血やウイルス感染時にiNOSが発現する。NOは、ミトコンドリアで産生されたO_2^-と反応し$ONOO^-$となる、この$ONOO^-$が脂質、蛋白質、核酸を攻撃して酸化すると考えられる。

表1. パーキンソン病と酸化的障害の関与
1. 黒質にドパミンが多い
2. 鉄の沈着
3. 脂質過酸化の亢進
4. 還元型グルタチオンの減少
5. ミトコンドリア複合体Iの減少
6. ヒドロキシグアニンの増加
7. SOD活性の増加

▶黒質ドパミンニューロン

PDの発症機序に関しても、酸化的障害が関与していると考えられてきたいくつかの事実がある。選択的変性を生じるのは、黒質ドパミンニューロンである。ドパミンはその代謝過程において、モノアミンオキシダーゼで酸化される際に過酸化水素を発生し、鉄などの存在下において、酸化的障害を惹起させるヒドロキシラジカルを生じやすい。つまり、PDにおいて、神経変性が生じている細胞そのものに酸化的障害を受けやすい条件が整っていることが背景にある(表1)。

■1 パーキンソン病における鉄の増加

PDの主要な病変である黒質において、鉄が増加していることが知られている。鉄は組織上では三価鉄として存在するが、神経メラニンとの相互作用で一部が二価鉄に還元されヒドロキシラジカルを生じ、これが酸化的障害を惹起する可能性が指摘されている。実験的にも、黒質ドパミン神経細胞培養に三価鉄と合成神経メラニンを添加すると、選択的な神経細胞死を生じることが確認でき、三価鉄のドパミン神経障害を合成メラニンが増強することが知られている。鉄はフェリチンとして貯蔵され、そこから遊離されることによりラジカル産生を引き起こすが、PD黒質においては増加しているという報告と、減少しているという報告がある。これらは、フェリチンのアイソフォームによる差と考えられている。一方フェリチン以外にヘム蛋白としての鉄の輸送経路でヘムオキシゲナーゼ(HO^{-1})が鉄の遊離をコントロールしている。PD黒質では、HO^{-1}が増加しており鉄沈着の一役を担っている可能性がある。しかし、MPTPを投与した片側サルパーキンソニズムモデルにおいてMPTP投与側と非投与側で鉄の沈着の差を鉄染色により検討したところ、MPTP投与側の黒質神経細胞に過剰な鉄沈着を認めた[7](図6)。つまり、MPTP投与による黒質変性で、二次的に鉄が上昇することが確認されたことにより、PD黒質における鉄の増加が変性の原因ではなく、二次的な増加である可能性を指摘した。

▶鉄沈着

▶還元型グルタチオン(GSH)

■2 パーキンソン病における還元型グルタチオン(GSH)の低下

細胞死にフリーラジカルが関与していることは1975年にはカタラーゼとグルタチオ

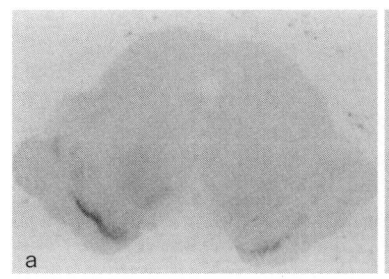

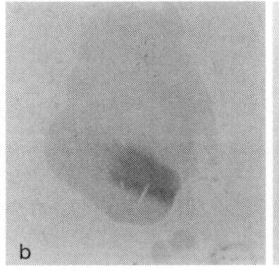

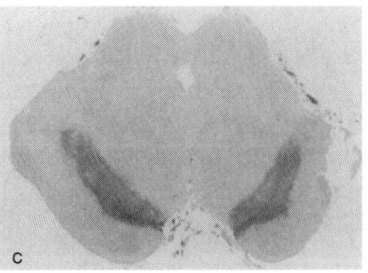

図6. 正常（a）、PD（b）、ARJP（c）の黒質鉄染色

ンペルオキシダーゼがPDの黒質・線条体で低下しているという報告から始まっている。さらに、PD黒質における還元型グルタチオン（GSH）の低下も報告されている。GSHは、不飽和脂肪酸を含め、種々のラジカルや過酸化物から侵襲を防御している。PDのみならず、偶発的Lewy小体病においてもGSHは対照の70％も低下している。偶発的Lewy小体病は、PDの臨床症状は示さず、病理学的に黒質神経細胞内にLewy小体を認めた一群を指す。そのため、GSHの低下が、PDの一時的な変化ではないかと考えられたが、in vitroの系において、GSHのみの低下では神経細胞死を生じることはできなかった。またGSHは主にグリア細胞に存在し神経細胞自体には極めて少ないためGSHの低下が直接の病因とは考えられていない。

3 パーキンソン病における脂質過酸化の上昇

▶脂質過酸化

PD黒質では、脂質過酸化が上昇していることも知られている。活性酸素が上昇すると脂質の過酸化が亢進するが、脂質過酸化の指標であるチオバルビツール酸（TBA）の反応物質が、PDの黒質で対照に比し35％増加していること、脂質ヒドロペルオキシドがやはりPDの黒質で対照に比し10倍に増加していることが報告されている。また脂質過酸化物で、それ自体も毒性を有するハイドロキシノネナール付加化合物がPD黒質ドパミン神経細胞に沈着し、さらに髄液中にも増加していることが報告された。しかし、電子スピン共鳴（ESR）によるスーパーオキシドの測定では、PDにおいて生成増加はなく、脂質過酸化物は、神経変性過程の二次的産物と考えられている。

4 パーキンソン病におけるDNA損傷

▶8-ヒドロキシグアニン

フリーラジカルは、蛋白、脂質に加え核酸分子と容易に反応してそれを酸化する。その蓄積が細胞の機能障害や細胞死をもたらす。特に水酸化ラジカルがDNAやヌクレチドに作用して生じる酸化塩基の中で、グアニンが酸化され8-ヒドロキシグアニンとなることはよく知られている。特に脳の老化においてはその損傷が上昇しており、

老化の原因の1つと考えられている。

　PD黒質においても、生化学的な検討により、8-ヒドロキシグアニンが対照に比し有意に増加している。免疫組織化学による病理学的な検討でも、黒質神経細胞において、対照群に比較してその発現は増加している。さらにRNaseやDNaseの前処理によりその染色性は消失したことによって、主に酸化的損傷を受けるのはRNAとミトコンドリアDNAではないかと考えられている。

5 α-synucleinと酸化的障害

▶ α-synuclein

　1997年、常染色体優性遺伝の家族性PDの解析から、α-synucleinをコードする遺伝子の異常が確認された[8]。次に、α-synucleinは、遺伝性、孤発性を問わずLewy小体の構成成分であることが明らかにされ、さらに多系統萎縮症（MSA）においてもglial cytoplamic inclusionにおいてα-synucleinの存在が指摘された。それ以来α-synuclein異常を呈するconformational disorder、すなわちα-synucleinopathyという疾患概念が提唱され、それぞれの細胞死にα-synucleinの凝集・蓄積が関与していると考えられている。

▶ α-synucleino-pathy

▶ フリーラジカル

　α-synucleinの凝集・蓄積やそれによる細胞死の過程で活性酸素、フリーラジカルが関与しているという報告が最近になって相次いでいる。α-synucleinを過剰発現させた神経細胞培養系におてミトコンドリア活性が対照と比し30％低下し、それは抗酸化剤であるビタミンEにより抑えられる。さらに過剰発現系の細胞ではグルタチオンレベルが対照に比し85％も増加していた。この実験系では、α-synucleinの凝集がフリーラジカルを上昇させている可能性を指摘している。

　また、常染色体優性遺伝の家族性PDにみられた、A53Tの変異をもつα-synucleinを過剰発現させたstable cell lineは、wild typeのα-synucleinを過剰発現させたstable cell lineに比較して、$FeCl_2$の存在下でα-synucleinが凝集しやすく、さらにその細胞死を増強させるという報告がある。この結果より、優性遺伝の家族性PDでは、変異を有したα-synucleinの凝集過程において、鉄を含めたフリーラジカルが症状をさらに増悪させている可能性も否定できない。

　スーパーオキシドは、NOと反応してperoxinitriteを産生する。そのperoxinitriteは蛋白質のtyrosineをnitrotyrosineに変換する。そのnitrotyrosineを同定する抗体を用いて孤発性PDの剖検脳で検討したところ、黒質のLewy小体でその発現が確認された。さらにニトロ化されたα-synucleinの抗体でLewy小体が染色されたことにより、Lewy小体の構成成分のうちα-synucleinがNOを介した活性酸素に関与しているという直接的な証明がなされ、孤発性のPDの発症機序にも、α-synucleinの凝集を介してフリーラジカルが重要な役割を果たしていると結論している。

6 常染色体劣性若年性パーキンソニズムと酸化的障害

▶常染色体劣性若年性パーキンソニズム（ARJP）

▶parkin遺伝子

　家族性の常染色体劣性若年性パーキンソニズム（ARJP）は本邦に比較的多い病型で、全世界でも広く報告がある疾患群である。連鎖解析により遺伝子座は第6染色体長腕に決定され、さらに1998年Kitadaらが、全長は1Mbを超える巨大遺伝子の単離に成功し、parkin遺伝子と命名している[9]。このARJPは、孤発型PDの黒質におけるMnSOD活性よりも高値であることが判明している。また鉄染色においてやはりARJP黒質脳では孤発型PDの黒質脳に比較し三価鉄の沈着が強いことが知られている（図6)[10]。これは、神経細胞体と神経突起に強くParkin蛋白の局在と一致していた。ユビキチンリガーゼであるParkin蛋白の基質としてsynucleinが候補の1つである。そうであれば、鉄がその凝集に関与している可能性がある。遺伝性PDの細胞死にも酸化的障害がかかわっていると思われる。

▶抗酸化薬

7 抗酸化薬とパーキンソン病治療

　PDの発症機序に酸化ストレスが関与することがわかってきたため、抗酸化作用のある物質によるPDの治療が試みられてきた。ビタミンEもその1つであるが有効とする研究がある一方、無効という報告もあった。マウスでの興味深い研究にビタミンEの分泌をコントロールするα-tocopherol transfer proteinをノックアウトしたマウス（ビタミンEが欠損）をMPTP処理してドパミン神経細胞の障害を検討した報告がある。MPTPマウスモデルではビタミンEは十分なドパミン神経細胞保護効果を発揮しない、という結果であった[11]。

▶コエンザイムQ10
▶グルタチオン

　現在、コエンザイムQ10、グルタチオン投与によりPDの進行を遅延できるのか、臨床研究が行われている。

6 アポトーシス

▶アポトーシス
▶ネクローシス

　細胞死の形態は大きくアポトーシスとネクローシスの2つに分けられる。アポトーシスは、1972年にKerrらにより形態をもとに定義されたものであり、核の断片化、核内のクロマチンの凝集、細胞の分断化（アポトーシス小体の形成）、マクロファージや隣接細胞によるアポトーシス小体の貪食消化などを特徴とする。もともとギリシャ語で"木から葉が落ちる"という意味である。このように形態学的に定義された後、アポトーシスに伴う生化学的特徴として、endonucleaseによるゲノムDNAの1～数ヌクレオソーム単位（約180塩基対での整数倍）での断片化、核DNA成分の電気泳動によるladder形成することが見い出された。

1 アポトーシスの経路

アポトーシスの経路は、その刺激により異なるが、カスパーゼの活性化が重要な役割をしている。カスパーゼとは、アスパラギン酸を含む特定のアミノ酸配列部分を認識して切断することを共通の性質として保持するシステインプロテアーゼの一群である。細胞死の刺激を受けた後、上流のカスパーゼ（カスパーゼ8、カスパーゼ10）群が活性化され、下流のカスパーゼ（カスパーゼ3、カスパーゼ7）群が活性化されることによりさまざまな基質が分解され細胞死を実行する。カスパーゼ1、カスパーゼ11群は、サイトカイン産生に関与するカスパーゼとして知られている。一方カスパーゼ11はその活性化により直接カスパーゼ3を活性化し細胞死を引き起こすことも知られている。ミトコンドリアにおけるアポトーシスのメカニズムも主要なカスケードで、ミトコンドリアからのチトクロームcが放出が引き金となりカスペース3が活性化されることにより、アポトーシスが誘導される。小胞体においてもストレスが細胞死を引き起こすことが知られている。異常蛋白の蓄積を感知して小胞体分子シャペロンがその蓄積を防いでいる。小胞体ストレスを与えると活性化したカスパーゼ12が核内に移行する。活性化したカスパーゼ12がカスパーゼ9を活性化する経路が知られている。この経路はチトクロームcやApaf-1と独立した系で活性化されその下流のカスパーゼ3を活性化し、その細胞死に関与しているようである。また小胞体ストレスはJNKの活性化にも関与している。

▶カスパーゼ

▶ストレス

核においてはtumor necrosis factor α（TNF-α）の刺激により核転写因子であるNF-κBが誘導される。その下流にはiNOS、IL-6などが知られているが、刺激や細胞の種類により細胞死抑制だけではなく細胞死誘導にも働くという二面性があることが指摘されている。これらの系が神経系においても発達ばかりではなく、老化に伴う神経変性疾患においてもその関与が注目されている。

孤発例のPDでは、その神経細胞死に関して、アポトーシスのメカニズムが関与しているという仮説があるが、反論もあり議論が絶えない。アポトーシスを引き起こすといわれているミトコンドリア呼吸障害、酸化ストレス、サイトカイン類については、PDおよび実験系で詳細な検討が行われつつあり、それらに関しては、それぞれの項を参照されたい。

2 パーキンソン病におけるアポトーシス

PD脳における神経細胞に関して電顕像で黒質メラニン含有細胞での核内クロマチンの凝集像と、グリアでの取り込み像を示し、PDの神経細胞死がアポトーシスであることを報告している。対照脳では2％、PDでは5％であった。しかし、アポトーシス小

体は観察されていない。同様に Tompkins らも、PD の黒質において、電顕による検討で核の凝集像とアポトーシス小体様の観察とミクログリアによる貪食像を報告している。

▶TUNEL法

TUNEL 法による PD での検討は、1996 年にわれわれが報告して以来多数の追試がなされている。PD 黒質における TUNEL 陽性のメラニン含有細胞の割合は、平均で正常では陽性細胞は認めず、PD では 2.1％であった[12]。Tompkins らは、in situ end labeling 法を用いて正常では 0.9％、PD では 5％のアポトーシス様変化を観察している。Kingsbury らは、正常対照で平均 1％、PD で 2％の TUNEL 陽性神経細胞を確認し、perimortem effect との関連も検討しているが有意な相関は認めていない。Tatton らは、TUNEL 法と YOYO 法（dimetric cyamine dye）を用いた方法で、PD と Lewy 小体病で少数の陽性神経細胞を確認し、PD でのアポトーシスの存在の可能性を指摘している。

一方で、Banati ら、Dragunow らも in situ end labeling 法を用いて検討しているが、正常、PD とも陽性細胞は確認できなかったと報告しており、PD 黒質神経細胞のアポトーシスには否定的である。同様に Kosel らも TUNEL 法で検討しているが、その染色性が網状（reticular labeling）であることより否定している。しかし、その陽性率は PD 22 例中 4 例（＋もしくは＋＋）で観察しており、8 例の正常対照では同様の変化を全例で認めていない。現在のところ、PD において病理学的にアポトーシス小体は確認されておらず、その細胞死がアポトーシスであるという確証はない。

PD の実験系モデルとして、MPP^+（50μM）を用いた小脳顆粒細胞でアポトーシスが生じることを Dipasquale らは 1991 年に報告している[13]。黒質線条体神経細胞 MPP^+（20μM）での検討でもアポトーシスによる神経細胞が引き起こされることを示している[14]。

MPTP マウスの検討では、1 日連続投与による急性モデルではアポトーシスは確認できず、連日投与による慢性モデルでアポトーシスによる細胞死が証明されている。

3 Bcl-2 とパーキンソン病

▶Bcl-2

Bcl-2 は、ヒトリンパ腫にかかわるがん遺伝子として、1985 年に Tsujimoto らにより単離されそれ以降細胞死を抑制する機構が明らかになった。多くの Bcl-2 ファミリーが単離されているが、大きく Bcl-2 や Bcl-Xl のようにアポトーシス抑制作用を有するものと、Bax や Bcl-Xs のようにアポトーシスを促進する群に分けられる。

PD における検討では、Mogi らは、PD 髄液で正常対照に比し Bcl-2 蛋白が上昇していることを報告し、Marshall らは、western blotting による検討で PD の黒質、線条体においてのみ Bcl-2 蛋白が有意に上昇していることを示し、incidental Lewy body diseaseでも有意差は得られなかったが、同様の傾向にあることより、Bcl-2の上昇が早期のeventであるとしている。その一方で、Tortosaら、Wullnerらは、免疫組織化学でBcl-2とBaxを、Vyasらは *in situ* hybridizationと免疫組織化学で正常対照とPD黒質でBcl-2の発現を検討しているが、正常対照と比較して有意な差がないという報告をしており、PDの神経細胞死には別の経路が関与している可能性を指摘している。

4 NF-κB

▶NF-κB

NF-κBは、Relファミリーに属する転写因子で、Iκ-Bと結合して複合体を形成し細胞質に存在し、Iκ-Bが分解されることにより核に移行し機能する。その活性化により免疫系や炎症などで重要な役割をしている。Huntらは、PD剖検脳においてNF-κBの核への移行の上昇を指摘し、さらにセラミドによる神経細胞培養における細胞死の系で一過性ではあるがNF-κBの核への移行を認め、細胞死の関与を提唱している。

▶iNOS

NF-κBの神経細胞死での役割はいまだ不明であるが、その下流にあるiNOSの発現などが、神経細胞死に作用していると考えられている。NF-κBは、TNF-αによるアポトーシスの系でカスパーゼをblockすることも知られておりPDでは代償的に上昇している可能性も考えられる。

5 カスパーゼとパーキンソン病

▶カスパーゼ

カスパーゼは、システインプロテアーゼで現在14種類がクローニングされている。アポトーシスのシグナル伝達における重要な分子である。カスパーゼ3は、カスパーゼの経路の最下流に位置し活性化によりヌクレオソームレベルでのDNA断片化を誘導する。PD患者では、その上流にあるFASやTNF-αが増加していることは報告されている。詳細はサイトカインの項(次頁)参照。PD黒質においても、正常対照例に比較して活性化カスパーゼの発現が有意に高いことが知られている。

▶カスパーゼ1
▶カスパーゼ11

カスパーゼ1とカスパーゼ11は、サイトカインを切る酵素で、炎症反応などで重要な役割をしている。しかし、ALSモデルとして変異型SOD1を発現するトランスジェニックマウス活性化型カスパーゼ1が発現しているという報告、そのマウスとカスパーゼ1のドミナント・ネガティブな変異型を発現するトランスジェニックマウスと交配したところ生存率が上昇し、ハンチントン病のモデルマウスとの交配でも同様な結果の報告が相次ぎ、神経細胞死との関連が指摘されている。カスパーゼ1のドミナント・ネガティブな変異型は、MPTP投与でもその細胞死を防ぐことが示され変性疾患細胞死の共通なメカニズムが存在する可能性がある[15]。

7　パーキンソン病とサイトカイン

▶サイトカイン

　サイトカインは炎症反応や免疫応答などを制御する細胞外分泌蛋白の総称であり、直接的、間接的に細胞の増殖、分化、死を制御する生活活性因子といえる(表2)。
　脳内は古くから免疫応答は行われないところと考えられてきた。しかしミクログリアなどが主役となり免疫反応が行われていることが徐々に明らかになってきた。これらのグリア細胞などがサイトカインを産生し、神経成長因子、増殖因子、免疫系、アポトーシスに関与し、PDにおいても、これらの物質の変化が明らかになりつつあり、ドパミンニューロンへの作用、治療への研究が進んでいる。
　PDの剖検脳および髄液におけるサイトカイン量の測定に関していくつかの報告がある。炎症の最も初期に認められるTNF-αは、アポトーシスの初期シグナルとなり得る

▶TNF-α

サイトカインで、PDの線条体では増加している。TNF受容体は、ほとんどの黒質ドパミン神経細胞に陽性で、PDの黒質では、正常では認められないTNF-α陽性グリアの増殖が存在している。TNF-αは末梢血、脳室内脊髄液でも上昇しており、PDの末梢血でのTリンパ球は健康体のTリンパ球に比べ、他の活性化Tリンパ球同様、多くのTNF-α受容体を含み、末梢血単核球能の検討では、TNF-α分泌能も上昇している。

▶interleukin-1β (IL-1β)

　Interleukin-1β (IL-1β)は、アストロサイトの増殖を促し、NO、peroxynitriteを産生して神経細胞死を促進させる一方で、IL-6、NGFの産生促進する。PDの線条体、

表2．パーキンソン病におけるサイトカイン類および神経栄養因子の働き

	striatum	VCSF	LCSF	serum
TNF-α	↑	—	↑	↑
interferon-γ	—	—	—	↓
IL-1β	↑	↑	↑、ND	→
IL-2	↑	↑	ND、→	↑、→
IL-4	—	↑	ND	—
IL-6	↑	↑	↑、ND	↑、→
EGF	↑	—	—	—
TGF-α	↑	—	ND	—
TGF-β1	↑	↑	—	—
bFGF	→	—	—	—
β2-microglobulin	↑	—	↓	—
soluble form of Fas	↑	ND	ND	—
NGF	↑	—	—	—
BDNF	↓	—	—	—
GDNF	→	—	—	—

VCSF：脳室内髄液　LCSF：腰部髄液　ND：検出不能

▶ IL-6

▶ IL-2

脳室内脊髄液では増加しており、若年性PDの脳室内脊髄液でも上昇が認められている。末梢血でのIL-1βの変化は認められなったが、末梢血単核球能の検討では、IL-1β分泌能は上昇していた。IL-6は、急性期の蛋白産生を促進し、ACTH、グルココルチコイドを産生させる一方で、神経細胞を分化させ、カテコラミン、コリン作動性細胞の細胞死を抑制する。PDの線条体、脳室内脊髄液では、IL-6は増加しており、未治療のPDの髄液でも同様であった。さらに、IL-6はPDの末梢血単核球能の検討においても、IL-6分泌能は上昇していた。IL-2は、CD4リンパ球のTH1サブセットから産生されるT細胞の活性化のマーカーである。IL-2は、アポトーシス抑制に働くといわれ、同様にTH1サブセットから産生されるIFN-γと生理学的に関係している。PDの線条体、脳室内脊髄液ではIL-2の上昇を認めている。末梢血でもIL-2の濃度の上昇があり、抗PD薬で減少したとの報告がある。

このように、PDの患者脳線条体や脳室内脊髄液におけるサイトカインの上昇は、主として活性化したミクログリアにおいて認められ周辺の神経細胞やオリゴデンドロサイトに酸化ストレスなどを上昇させる結果、細胞死を引き起こす要因となり得る可能性が指摘されている。一方で、IL-2、IFN-γの産生能はPDの末梢血でむしろ減少しているという報告などがあること、PDにおけるサイトカインの上昇の程度では *in vitro* の結果とは異なること、サイトカインの測定が安定しないことなど、どの程度細胞死に影響しているかを判定するには難しい点もある。

8 パーキンソン病と神経栄養因子

▶ 神経栄養因子

▶ ニューロトロフィン

神経栄養因子は特定の神経細胞に働く、標的細胞から分泌される蛋白質で広い意味でサイトカインに含まれることもある。1968年、Levi-Montalciniらによってはじめてのニューロトロフィンであるnerve growth factor (NGF) が単離、化学的に特徴づけられた。ニューロトロフィンは、構造的、機能的に関係したファミリーと考えられており、NGFのほか、brain-derivedneurotrophicfactor (BDNF)、neuro-trophin-3 (NT-3)、NT-4/5、NT-6が知られている。これらのレセプターには、NGFと親和性の高いtrk-A、BDNF、NT-4/5と親和性の高いtrk-B、NT-3と親和性の高いtrk-Cが知られており、ドパミン神経細胞では、trk-BがGDNFレセプターとともに最も豊富である。黒質緻密層のメラニン含有細胞は、PDで比較的保たれる内側部での、NGF、BDNF、NT-3およびtrk-A、trk-B、trk-Cの陽性細胞の比率が、外側部より多く、PDでの選択的な細胞死を考えるうえで興味深い。Mogiらは、PD患者の剖検脳での、神経成長因子であるBDNFの濃度を測定し、黒質、線条体いずれでも有意な低下、NGFは、黒質での有意な低下が認められることを報告した。また、免疫組織染

色体で、BDNFは、ドパミン神経細胞、グリア細胞を含むすべての中脳領域に認められ、正常の黒質緻密層では、メラニン含有細胞の65％に陽性で、PDでは、BDNF陽性メラニン含有細胞はコントロールの9.6に減少していたという。一方、BDNF陰性メラニン含有細胞の生存率の方がより高いことから、BDNFは、一元的にメラニン含有ドパミン細胞を保護しているものではないと報告している。Kawamotoらは、線条体黒質変性症の線条体のグリア細胞でBDNFが発現していることとBDNF陽性のneuriteの増加を報告している。

▶ transforming growth factor (TGF)-β₁

Transforming growth factor (TGF)-β₁は、PDの剖検脳の線条体、脳室内脊髄液で増加し、TGF-β₂は、脳室内脊髄液での有意な増加が報告されている。TGF-αは、培養系ではグリアの増殖を伴って、TH陽性細胞の生存、形態学的な分化、ドパミン取り込みを促進する。黒質、線条体のドパミン細胞は、豊富にTGF-αのmRNAを発現している。TGF-αのノックアウトマウスは、黒質ドパミン神経細胞が約半数に減少しており、ドパミン神経細胞の分化に影響を与えている可能性がある。TGF-αはPDの剖検脳の線条体、若年性PDの脳室内髄液で増加している。

▶ fibroblast growth factor (bFGF)
▶ epidermal growth factor (EGF)

Fibroblast growth factor (bFGF)、epidermal growth factor (EGF) は、培養系でグリアの増殖を伴って、TH陽性細胞の生存、形態学的な分化、ドパミン取り込みを促進する。EGFはPDの剖検脳での線条体にて増加している。またPD黒質では、残存ドパミン神経細胞に対するbFGF陽性ドパミン神経細胞の割合の低下が認められるという。

▶ glial cell line-derived neurotrohic factor (GDNF)

Glial cell line-derived neurotrohic factor (GDNF) は、B49ラットグリア細胞によって精製、クローニングされた栄養因子である。GDNFは、その構造の類似性からTGF-βファミリーの1つである。このレセプターは、GDNF、neurturinと結合するαサブユニットと、チロシンキナーゼRETレセプターサブユニットから成り、このmRNAは、黒質の細胞体、および標的となる線条体、側坐核に豊富に発現している。

PD患者の剖検脳では、GDNFの受容体であるRETが、正常のドパミン神経細胞と同様に残存した神経細胞に存在しており、その周囲にRET陽性ミクログリアの増殖が認められた。ただPDの脳内GDNF濃度は対照脳GDNFと比較して有意な差がないことが知られている。PDの動物モデルではGDNF投与で改善したという報告は多数あるが、PDの髄液内投与では症状の改善は認めなかった。

Neurturinは、GDNFのファミリーでGDNFと同等の治療効果がPDモデルで報告されている。その結果、神経栄養因子neurturinを用いて黒質ドパミン神経細胞死を制御しようという遺伝子治療がPD患者で既に試みられている。クリニカルプロトコールは、*neurturin*遺伝子をAAVベクターに組み込んだもの (CERE-120) を線条体に投与するものである。2005年9月、Rush大学とCeregene Inc.が共同で第I相オー

プンラベル安全性治験を開始した。進行したPD患者12例に対し、すべての治験が終了し、安全性に問題ないことが報告された。その結果をもとに、*AAV-neurturin*遺伝子治療、第II相無作為、多施設、二重盲検治験が8施設で開始された。二重盲検治験でコントロール群にはプラセボ手術が行われたが、1年後の検討で*AAV-neurturin*投与群でコントロール群との有意差が出ず治験が中断された。現在新規の投与方法などについて検討中である。

(望月秀樹、永井真貴子)

【文献】

(1) Satake W, Nakabayashi Y, Mizuta I, et al：Genome-wide association study identifies common variants at four loci as genetic risk factors for Parkinson's disease. Nat Genet 41(12)：1303-1307, 2009.
(2) Simón-Sánchez J, Schulte C, Bras JM, et al：Genome-wide association study reveals genetic risk underlying Parkinson's disease. Nat Genet 41(12)：1308-1312, 2009.
(3) Betarbet R, Sherer TB, MacKenzie G, et al：Chronic systemic pesticide exposure reproduces features of Parkinson's disease. Nat Neurosci 3(12)：1301-1306, 2000.
(4) Langston JW, Ballard P, Tetrud JW, et al：Chronic Parkinsonism in humans due to a product of meperidine-analog synthesis. Science 219(4587)：979-980, 1983.
(5) Mizuno Y, Ohta S, Tanaka M, et al：Deficiencies in complex I subunits of the respiratory chain in Parkinson's disease. Biochem Biophys Res Commun 163(3)：1450-1455, 1989.
(6) Mochizuki H, Hayakawa H, Migita M, et al：An AAV-derived Apaf-1 dominant negative inhibitor prevents MPTP toxicity as anti-apoptotic gene therapy for Parkinson's disease. Proc Natl Acad Sci USA 98：10918-10923, 2001.
(7) Mochizuki H, Imai H, Endo K, et al：Iron accumulation in the substantia nigra of MPTP-induced hemiparkinsonian monkeys. Neurosci Lett 168：251-253, 1994.
(8) Polymeropoulos MH, Lavedan C, Leroy E, et al：Mutation in the alpha-synuclein gene identified in families with Parkinson's disease. Science 276(5321)：2045-2047, 1997.
(9) Kitada T, Asakawa S, Hattori N, et al：Mutations in the parkin gene cause autosomal recessive juvenile parkinsonism. Nature 392(6676)：605-608, 1998.
(10) Takanashi M, Mochizuki H, Yokomizo K, et al：Iron accumulation in the substantia nigra of autosomal recessive juvenile parkinsonism (ARJP). Parkinsonism Relat Disord 7：311-314, 2001.
(11) Ren Y-R, Yoshimi K, Yasuda T, et al：Genetic vitamin E deficiency does not affect MPTP susceptibility in the mouse brain. J Neurochem 98：1808-1813, 2006.
(12) Mochizuki H, Goto K, Mori H, et al：Histochemical detection of apoptosis in Parkinson's disease. J Neurol Sci 137：120-123, 1996.
(13) Dipasquale B, Marini AM, Youle RJ：Apoptosis and DNA degradation induced by 1-methyl-4-phenylpyridinium in neurons. Biochem Biophys Res Commun 181(3)：1442-1448, 1991.
(14) Mochizuki H, Nakamura N, Nishi K, et al：Apoptosis is induced by 1-methyl-4-phenylpyridinium ion (MPP$^+$) in ventral mesencephalic-striatal co-culture. Neurosci Lett 170：191-194, 1994.
(15) Furuya T, Hayakawa H, Yamada M, et al：Caspase-11 mediates inflammatory dopaminergic cell death in the 1-methyl-4-phenyl-1,2,3,6-tetrahydropyridine mouse model of Parkinson's disease. J Neurosci 25：1865-1872, 2004.
(16) LeWitt PA, Rezai AR, Leehey MA, et al：AAV2-GAD gene therapy for advanced Parkinson's disease；a double-blind, sham-surgery controlled, randomised trial. Lancet Neurol 10：309-319, 2011.

2 遺伝性パーキンソン病

1 遺伝性パーキンソン病の分類

▶遺伝性 PD
▶6つの遺伝子
▶原因遺伝子
▶孤発型 PD

　パーキンソン病(PD)は人口10万人に対して約120〜130人の発症率をもち、アルツハイマー病に次いで頻度の高い神経変性疾患である。多くは孤発型であるが一部(約5〜10%)は遺伝性に発症する。臨床型として PD と区別のつかない遺伝性 PD の原因としては、今までに6つの遺伝子、α-synuclein、parkin、PINK1、DJ-1、ATP13A2、Lrrk2が単離・同定されている。UCH-L1 も Park5 の原因遺伝子として単離・同定されているが1家系の報告であり、その病的意義については稀な遺伝子多型(SNP)の可能性も指摘されている。これら遺伝子の単離された遺伝性 PD ではそれぞれの原因遺伝子の機能や発症原因の解明も進んできている。また、非定型的 PD の遺伝子座や原因遺伝子も単離されており、遺伝性 PD の進歩は目覚ましいものがある。原因遺伝子が確認されればその病態に迫ることが可能となり、遺伝性 PD だけでなく孤発型 PD の

表1. 遺伝性パーキンソン病

病型	遺伝子座	遺伝子	発症年齢	遺伝形式
PARK1/4	4q21-23	α-synuclein	around 40	AD
PARK2	6q25-27	parkin	<40	AR
PARK3	2p13	?	35〜89	AD
PARK5	4p14	UCHL1	〜50	AD(?)
PARK6	1p35-36	PINK1	32±7	AR
PARK7	1p36	DJ-1	27〜40	AR
PARK8	12p11.2-13p.1	LRRK2	〜65	AD
PARK9	1p36	ATP13A2	11〜16	AR
PARK10	1p32	?	Late	(susceptibility locus)
PARK11	2p36-37	GIGYF2	Late	AD
PARK12	Xq21-25	?	Late	(susceptibility locus)
PARK13	2p12	Omi/HtrA2	Late	(susceptibility locus)
PARK14	22q12.3-13.1	PLA2G6	20〜25	AR
PARK15	22q12-13	FBXO7	10〜19	AR
PARK16	1q32	?	Late	(susceptibility locus)

AD：autosomal dominant　AR：autosomal recessive

原因解明にも寄与することが予想される[1]。これまで遺伝子座が確認された遺伝性PDは遺伝子シンボルによって名前がつけられ分類されている。現在までに遺伝子座がわかっている遺伝性PDおよび遺伝性パーキンソニズムを表1に示す。

2 遺伝性パーキンソン病の各論

1 PARK1/4

▶ PARK1

▶ α-synuclein

▶ 点変異

▶ PARK4

▶ triplication

▶ duplication

PARK1はα-synucleinの点変異により常染色体優性遺伝形式で発症する。家系により差はあるが、経過がやや早く、認知機能障害を伴いやすい点を除くと孤発型PDに類似している。病理像は黒質の神経細胞脱落と、黒質、青斑核にLewy小体(LB)がみられ、皮質型LBも伴うことが多い。PARK1自体は稀な家系であるが、α-synucleinがLBの主要構成蛋白であることがわかって以来、PDの病因に大きく関与していることが推測されている。今まで点変異についてはA30P、E46K、A53Tの3種類が報告されている[1,2]。変異を起こしたα-synucleinは異常リン酸化を認め、凝集傾向を亢進させ、LB形成を促進させることが推測されている。その凝集過程において毒性を発揮すると考えられている。PARK4はα-synucleinの重複(duplication, triplication)で発症する。Triplicationは、発症年齢は若く、パーキンソン症状に加え認知機能障害を呈しLewy小体型認知症の特徴をもち、皮質型LBを認め、びまん性Lewy小体病の病理像を呈す。Duplicationは孤発型PDに類似し、発症年齢はtriplicationよりも遅く、認知機能障害はある例とない例がある[3]。このことはα-synucleinのgene dosageと重症度は相関することを示唆するものである。神経病理学的にはLBのみならずglial cytoplasmic inclusions (GCIs)も観察される。GCIsは多系統萎縮症(MSA)の病理学的マーカーであり、PDとMSAの共通メカニズムにα-synucleinが関与していることは間違いない。事実、ゲノムワイド関連解析からα-synucleinの遺伝子多型が、PDとMSAの危険因子として同定されている[4-6]。

▶ PARK2

2 PARK2

▶ L-ドパ誘発性ジスキネジア
▶ wearing off 現象

Parkinの変異により常染色体劣性遺伝形式で若年発症するPDであり、わが国で臨床病型の報告と遺伝子単離がなされた[7]。常染色体劣性遺伝性で若年発症であれば50%の症例で変異がみられ、若年性PDの中では最も頻度の高いタイプである。臨床症状はパーキンソニズムに加え、下肢のジストニアがやや多く、日内変動や睡眠効果がみられる。少量のL-ドパにもよく反応する反面、L-ドパ誘発性ジスキネジアやwearing off現象が早期から出やすい。MIBG心筋シンチで取り込み低下がなく、病理学的に

LBはみられないことが多い。Parkinはubiquitin ligase機能をもつことから、PDの原因にユビキチン-プロテアソーム系の異常が指摘されるようになった[8]。また、シナプスでのドパミン放出や小胞体ストレス抑制などにも関与することが報告されており、それらの機能破綻がPD発症へ関与することが推測されている。最近では後述するPINK1と協働して、異常ミトコンドリアをクリアランスするmitophagyにかかわっていることが報告されている[9)-11)]。

▶ mitophagy

▶ PARK6

3 PARK6

*PINK1*の変異により常染色体劣性遺伝形式で若年発症し、PARK2とほぼ類似した臨床型を呈する。1例のみの剖検例ではあるが、LBはみられている[12]。PINK1はミトコンドリア機能維持に関与するkinaseであり、parkinと神経変性の過程で同一の経路に存在することが報告されている。PINK1の基質はまだはっきりわかっていない。2010年になり、PINK1とparkinによるmitochondrial autophagy (mitophagy)についての報告が相次いでなされ注目されている。概要としては、傷害されたミトコンドリアの外膜に、PINK1とparkinが細胞質から移行し、PINK1存在下でparkinはミトコンドリアにおいてなんらかの蛋白質(候補はVDAC1、mitofusin)を基質としてユビキチン化する。そのユビキチン化蛋白質をp62蛋白質が認識し、autophagyを誘導させ傷害ミトコンドリアを分解・除去し、ミトコンドリアの品質を保つというメカニズムである[9)-11)]。この機構の破綻がPARK2、PARK6のみならず孤発型PDの発症原因に大きく関与しているのではないかと注目されている。

▶ PINK1

▶ mitophagy

▶ PARK7

4 PARK7

*DJ-1*の変異により常染色体劣性遺伝形式で若年発症し、PARK2やPARK6とほぼ類似した臨床型を呈する。稀な変異であり、これまで日本からの報告はない。DJ-1は特に抗酸化ストレス作用があることがいわれているが、転写調節やシャペロン活性、ドパミン放出など多くの機能をもつ。DJ-1はミトコンドリアにも局在し、酸化ストレスの負荷によりミトコンドリアへの局在が増加する。最近では、DJ-1はミトコンドリアの形態リモデリングに関与し、autophagy活性を調節することが報告された[13]。上記のPINK1/parkin誘導性のmitophagyとの関連も推測されるが、今後の研究が待たれる。

▶ DJ-1

▶ PARK8

5 PARK8

PARK8は日本の相模原から報告された遺伝性PDである。常染色体優性遺伝形式を示し、臨床症状の特徴は孤発型PDに非常によく似ている。発症年齢や初発症状、経

過も孤発型PDと同様でありL-ドパの反応も良好である。Late onsetのPDとしては最も頻度が高いタイプであり、加齢とともに発症頻度が高くなることが報告されている。変異は最も頻度の高いG2019Sをはじめさまざまな変異が報告されている。相模原家系ではI2010T変異が見い出されている[14)15)]。Lrrk2はLRR、Ric、COR、MAPKKK、WD40の5つの機能的ドメインをもち、kinase活性に影響を与えていることが予想されている。神経病理学的にはLB形成が観察される場合もあればない症例もあり一定見解がない。またタウ蛋白、TDP-43の蓄積症例など多様性の病理像を示すことが報告されている。臨床的にもPD、進行性核上性麻痺、前頭側頭型認知症とさまざまな臨床像を呈しておりpleiomorphic pathologyを呈する疾患としての位置づけがある。同一家系でも病理像が異なるのも特徴であり、多彩な症状を呈する。

機序としてはLrrk2がさまざまな蛋白の上流に作用していることが予想される。またkinaseに対する影響もさまざまな臨床型を生んでいる可能性があると推定されている[16)]。

6 PARK9

*ATP13A2*の変異により常染色体劣性遺伝形式で発症し、L-ドパ反応性のakinetic-rigid parkinsonismに加え、錐体路徴候、認知機能障害、核上性眼球運動障害、微細なmyoclonusなどを呈し進行が早い。MRIは脳のびまん性の萎縮と脊髄の萎縮を示す。ATP13A2は10個の膜貫通ドメインをもつP typeのATPaseでlysosomeに局在する[17)]。変異型ATP13A2はlysosomeではなく小胞体に蓄積する。この局在変化がlysosomeの機能不全を引き起こしPD発症に関与することが推測される。ほかにも点変異が報告されているが遺伝形式からloss-of function効果で発症していることが推定される。

7 PARK14

PLA2G6(phospholipase A2, group VI)の変異により、常染色体劣性遺伝形式で発症するPDである。*PLA2G6*変異はもともとinfantile neuroaxonal dystrophy(INAD)、neurodegeneration associated with brain iron accumulation(NBIA)と関係し、軸索変性をきたすことが報告されていたが、2009年にPaisan-Ruizらはジストニア・パーキンソニズムを呈する劣性遺伝家系にてホモ接合体マッピングを行い、22q12.3-22q13.1に原因遺伝子座を同定し、さらに*PLA2G6*遺伝子から2種類の変異(p.R741Qおよびp.R747W)が発見されPARK14の原因遺伝子として報告した[18)]。既報の*PLA2G6*変異症例は若年発症であり、ジストニア・パーキンソニズムのほか小脳失調、錐体路徴候を呈し、さらに認知機能障害や精神症状も合併していた。病理で

はLBはみられたが、脳の鉄沈着は認めなかった。われわれの研究グループはジストニアを認めないakinetic-rigid parkinsonismの2家系3症例において*PLA2G6*変異を見い出した[19]。この3症例はすべて前頭側頭葉が萎縮し認知機能障害を認め、2症例は精神症状を呈していた。*PLA2G6*変異症例がPD以外の神経変性を呈し多様な表現型をもつことから、*PLA2G6*-associated neurodegeneration（PLAN）という概念が生まれている。遺伝子産物であるphospholipase A2はリン脂質から脂肪酸を放出するのを触媒する酵素であり、リン脂質のリモデリング、アラキドン酸放出、ロイコトリエンやプロスタグランディンの合成、アポトーシスなどに関与することが知られているが、パーキンソニズム発症への関連はほとんどわかっていない。

▶ PARK15

8 PARK15

▶ *FBXO7*の変異

*FBXO7*の変異により常染色体劣性遺伝形式で若年発症する。L-ドパに反応するパーキンソニズムと錐体路徴候を呈す。認知機能障害はない例が多い。FBXO7はF-box-containing protein（FBP）familyの1つであり、SCF（Skp-1、Cullin1、F-box）複合体ubiquitin ligaseを構成する。ParkinはSCF複合体ubiquitin ligaseにおいて細胞周期制御蛋白質であるcyclin Eを基質として分解し、アポトーシスを抑制することが以前から報告されており[20]、今後のさらなる研究が待たれる領域である。

▶ PARK16

9 PARK16

▶ SNCA
▶ Lrrk2

ゲノム関連分析で1q32にPD感受性遺伝子座があることが判明した。わが国と欧米諸国で共通した感受性遺伝子座としてPark16が登録された。*SNCA*、*Lrrk2*は人種を越えてPD発症の危険因子になることがわかっている。一方、MAPに関しては白人では危険因子となるが日本人では危険因子とならないことがわかっている。人種共通の危険因子と人種によって異なる危険因子がある[4)5)]。

▶ 遺伝性パーキンソン症候群

以上の病気は、症状は孤発型PDに似ており、抗PD薬の効果もあり一見すると孤発型PDとの区別がつきにくい。PDの最大の特徴であるLBを認めるものと認めないものがあるが、これは病理解剖でしか確認することができない。臨床的にはすべてを"遺伝性パーキンソン病"といってよいであろう。一方、遺伝性の発症でパーキンソン症状以外に認知症や眼球運動障害、不随意運動などさまざまな症状を合併し、抗PD薬の効果がはっきりしない病気も存在する。それらは"遺伝性パーキンソン症候群"と呼ぶのが適当であろう。以下に遺伝性パーキンソン症候群をきたす疾患について述べる。

3 遺伝性パーキンソン症候群をきたす疾患

1 前頭側頭型認知症

▶FTDP-17

　17番染色体に連鎖する前頭側頭型認知症パーキンソニズム（FTDP-17）はタウ遺伝子の変異により発症する常染色体優性遺伝形式をとる認知症とパーキンソン症候群を主症状とする疾患として最初に報告された。連鎖解析により原因遺伝子が17番染色体17q21-22に存在することが明らかになりFTDP-17と呼ばれている。この17q21-22

▶タウ遺伝子

に存在するタウ遺伝子の解析によりFTDP-17の原因遺伝子がタウ遺伝子と決定された。タウ遺伝子の遺伝子シンボルはMAPT（microtubule-associated protein tau）である。この疾患はWszolekが"Rapidly progressive autosomal dominant parkinsonism and dementia with pallido-ponto-nigral degeneration"というタイトルで初めて報告した。発症年齢は32〜58歳、平均43歳で、初発症状はパーキンソニズム、人格変化、知能低下、乱暴・攻撃的な行動などである。2〜3年のうちにパーキンソニズム、認知症、核上性垂直性眼球運動障害が揃い、前頭葉徴候、錐体路徴候、開眼失行などがみられる。L-ドパなどの抗PD薬の効果は不良である。病理解剖では黒質緻

▶神経細胞脱落
▶グリオーシス

密層、淡蒼球、橋・中脳被蓋に高度の神経細胞脱落とグリオーシスがみられる。線条体、視床の変化は軽い。大脳皮質の細胞脱落は軽度であるが、グリオーシスが強く認

▶ballooned neuron

められる。また、ballooned neuronがみられるのが特徴である。このballooned neuronはタウ蛋白が沈着することにより形成される。近年の考え方としてはタウ遺伝子に伴うものだけではないので、神経病理学的検討でfrontotemporal lober degeneration（FTLD）として捉えられており、さらに封入体の種類によって大きく2

▶ユビキチン陽性TDP-43
▶タウ陽性封入体
▶progranulin

つに分けられ、①ユビキチン陽性TDP-43と、②タウ陽性封入体、に分類される。筋萎縮性側索硬化症を合併するケースもあり、多様性の高い疾患群といえる。最近、さらにprogranulinによる変異で起こるタイプも報告され、タウとprogranulin変異に伴うケースが、若くして認知症を発症する家族性ケースの約半分を占めるとされている。そのほかに*VCP*、*CHMP2B*、*TARDP*そして*FUS*遺伝子に伴うケースもあるが、極めて稀である[21]。

▶Perry症候群

2 Perry症候群

　これはPerryらが1975年に"タウリン欠損に伴う家族性の抑うつとパーキンソニズム"として最初に報告した常染色体優性遺伝形式が疑われる病気である。臨床的特徴はパーキンソン症状に無気力、睡眠障害、抑うつ状態および進行する体重減少が合併

する。呼吸不全による突然死が起こり全経過4〜8年である。発症は35〜57歳でやや若年発症で、パーキンソン症状は仮面様顔貌、小声、無動、固縮、安静時振戦、姿勢反射障害など、典型的なPDに近い。また、初期にはL-ドパの効果がみられる症例もあるが、多くは効果を認めない。病理学的には中脳黒質と青斑核の神経変性と基底核のグリオーシスと細胞死がみられる。

最近日本でもこの病気が存在することが報告された。われわれの日常診療でも、うつを伴う遺伝性パーキンソン症候群で薬の効果が不十分な患者を診たときはこの病気の可能性を疑い、呼吸不全による突然死に注意しなければならない。また、報告された病名は統一されておらず、ここでは最初の報告者であるPerryの名からPerry症候群とした。LBはみられない代わりにTDP-43陽性封入体を認める。ダイナクチン遺伝子の変異で発症することが明らかにされた[22]。

3 遺伝性ジストニア・パーキンソニズム[23]

現在までに遺伝子座の判明している単一遺伝子異常に伴うジストニアは19の遺伝子座が同定されており、*DYT1*、*2*、*4*、*6*、*16*、*17*は若年発症で*DYT7*、*13*は成人発症型である。*DYT*の一覧を示す(表2)。この中でパーキンソニズムは*DYT3*と*DYT12*および*DYT5a*の3つがある。

*DYT3*はlubag dystoniaやX-linked dystonia-parkinsonism(XDP)とも呼ばれフィリピンのPanay島にみられる遺伝性ジストニア・パーキンソニズムである。発症者はすべて男性で伴性劣性でありXq13.1に連鎖が確認されている。発症者は12〜64歳で平均39.48歳である。初発症状はジストニアで、下肢(33%)、顔(27%)、頸と肩(25%)、上肢(14%)、体幹(1%)などさまざまな部位に出現し、他の部位に進展する。パーキンソニズムで発症する例もわずかではあるが(6%)存在する。経過を通して全体の14%の症例にパーキンソニズムを認める。L-ドパの効果はないが、進行は緩徐である。画像所見は正常か軽度の萎縮を認めるのみである。病理所見は尾状核と被殻外側にみられ細胞消失とアストロサイトの増生がモザイク状にみられる。小脳白質と内包、外包、最外包の軽度のグリオーシスもみられる。黒質の神経細胞変性はみられない。パーキンソニズムに対する治療はないがジストニアに対してボツリヌスが使用される。

DYT5a(*GCH1*)は瀬川病である。1971年に瀬川らにより初めて報告された。この遺伝子座は*DYT5*として登録されていたが遺伝子が*GTP cyclohydrolase 1*であることが明らかになり*GCH1*となった。瀬川病の特徴は、多くは10歳以下の発症で初発症状は足のジストニアである。著明な日内変動を認めるが年齢とともに減少する。姿勢時振戦と突進歩行もみられる。パーキンソニズムはみられないがこのジストニアに対してL-ドパが有効である。*GTP cyclohydrolase 1*の異常によりドパミン合成の障

▶家族性ジストニア・パーキンソニズム

▶アストロサイト
▶グリオーシス
▶ボツリヌス
▶瀬川病

表2. 遺伝性ジストニアの分類

Designation	Dystonia type	Mode of inheritance	Gene locus	Gene	OMIM number
DYT1	Early-onset generalized TD	Autosomal dominant	9q	GAG deletion in DYT1, TorsinA	128100
DYT2	Autosomal recessive TD	Autosomal recessive	Unknown	Unknown	224500
DYT3	X-linked dystonia parkinsonism；'lubag'	X-chromosomal recessive	Xq	Gene transcription factor TAF1	314250
DYT4	'Non-DYT1' TD；whispering dysphonia	Autosomal dominant	Unknown	Unknown	128101
DYT5a／DYT14 DYT5b	Dopa-responsive dystonia；Segawa syndrome	Autosomal dominant Autosomal recessive	14q 11p	GTP-cyclohydrolase Tyrosine hydroxylase	128230
DYT6	Adolescent-onset TD of mixed type	Autosomal dominant	8p	THAP1	602629
DYT7	Adult-onset focal TD	Autosomal dominant	18p	Unknown	602124
DYT8	Paroxysmal non-kinesigenic dyskinesia	Autosomal dominant	2q	Myofibrillogenesis regulator 1	118800
DYT9	Paroxysmal choreoathetosis with episodic ataxia and spasticity	Autosomal dominant	1p	Unknown	601042
DYT10	Paroxysmal kinesigenic choreoathetosis	Autosomal dominant	16p-q	Unknown	128200
DYT11	Myoclonus-dystonia	Autosomal dominant	7q	Epsilon-sarcoglycan	159900
DYT12	Rapid-onset dystonia parkinsonism	Autosomal dominant	19q	Na／K ATPase alpha 3	128235
DYT13	Multifocal/segmental dystonia	Autosomal dominant	1p	Unknown	607671
DYT14／DYT5	Dopa-responsive dystonia	Autosomal dominant	l4q	GTP-cyclohydrolase	607195
DYT15	Myoclonus-dystonia	Autosomal dominant	18p	Unknown	607488
DYT16	Young-onset dystonia-(parkinsonism)	Autosomal recessive	2p	Stress-response protein PRKRA	603424
DY717	Autosomal recessive primary TD	Autosomal recessive	20pq	Unknown	612406
DYT18	Paroxysmal exertion-induced dyskinesia 2	Autosomal dominant	1p	Glucose transporter SLC2A1	612126
DYT19	Episodic kinesigenic dyskinesia 2	Autosomal dominant	16q	Unknown	611031
DYT20	Paroxysmal non-kinesigenic dyskinesia 2	Autosomal dominant	2q	Unknown	607488

TD：torsion dystonia
(Adapted from http://www.ncbi.nlm.nih.gov/omim/. New designations/loci/genes from 2008 are highlighted)

▶ DYT12
▶ rapid-onset dystonia-parkinsonism

害が起こりジストニアが発症するためL-ドパの治療に反応する。瀬川病は常染色体優性遺伝形式であるがloss of function型の発症である。

　DYT12は19q13に連鎖し、rapid-onset dystonia-parkinsonismという名で報告されている常染色体優性遺伝の疾患である。今までに北米で2家系、アイルランドで1家系報告されている。発症年齢は8〜55歳、平均約22歳である。構音障害、嚥下障害および上肢の片側に優位のジストニア、無動、姿勢反射障害などの症状が数時間〜数週間で完成する。その後の進行は軽度かほとんどみられない。約半数は精神的なストレ

スを契機に発症する。パーキンソニズムに対してのL-ドパの効果は明らかでない。また、間欠性のジストニアが最初に存在しその後にこれらの症状が出現する症例も存在する。

おわりに　近年の遺伝子解析の進歩は目を見張るものがある。ゲノムプロジェクトによりヒトの遺伝子の配列のほとんどは明らかとなった。これら遺伝性PDの遺伝子も近い将来すべて明らかになるであろう。遺伝子が明らかになるとその遺伝子の機能により黒質神経細胞の機能や、神経細胞死の原因に対してのアプローチが可能となる。遺伝性PDは全PDの約10％の頻度とされていたが、最近のデータでは20％は遺伝性であるとする考えもあり、遺伝子の関与は少なくないことがわかっている。さらに遺伝子の機能がわかれば黒質神経変性の共通機構の全貌を解明することも可能であり、孤発型PDの原因解明という点においても非常に重要であり、日常診療においても遺伝性PDを見逃さないよう注意深い診療が必要である。

▶ ユビキチン-プロテアソーム系

▶ オートファジー-リソソーム系

　今までに遺伝子が確認された遺伝性PDから神経変性とユビキチン-プロテアソーム系との関与が明らかになってきた。また、以前よりLBにはユビキチンが存在することが確認されている。さらにオートファジー-リソソーム系の関与が推定されており、神経変性疾患には蛋白分解系の関与が重要であると考えられている。PDではα-synucleinをはじめとするプロテアソーム系で分解されるべき物質が、分解されずに蓄積し、LBを形成し、最終的に黒質神経細胞死をきたすと考えられる。また、Parkin蛋白の異常はやはり蛋白分解系の異常であるが、ユビキチン化されるべき蛋白のユビキチン化が起こらないためにLBが形成されない。UCH-L1の変異はユビキチン化された蛋白の脱ユビキチン化の障害によりユビキチン化された蛋白が蓄積する可能性が考えられる。PDに対しての治療のターゲットとしてこれらユビキチン-プロテアソーム系やオートファジー-リソソーム系が注目されるであろうし、PDのみならずユビキチン陽性の封入体が認められる多くの神経変性疾患の治療薬としてのターゲットとしても重要である。今後も遺伝性PDの遺伝子が明らかとなれば、PDに対しての根本治療の可能性も広がっていくであろう。

（服部信孝、河尻澄宏）

【文献】

(1) Hatano T, Kubo S, Sato S, et al：Pathogenesis of familial Parkinson's disease；new insights based on monogenic forms of Parkinson's disease. J Neurochem 111(5)：1075-1093, 2009.

(2) Polymeropoulos MH, Lavedan C, Leroy E, et al：Mutation in the α-synuclein gene identified in families with Parkinson's disease. Science 276：2045-2047, 1997.

(3) Nishioka K, Hayashi S, Farrer MJ, et al：Clinical heterogeneity of alpha-synuclein gene dupli-

cation in Parkinson's disease. Ann Neurol 59 (2) : 298-309, 2006.
(4) Satake W, Nakabayashi Y, Mizuta I, et al : Genome-wide association study identifies common variants at four loci as genetic risk factors for Parkinson's disease. Nat Genet 41 (12) : 1303-1307, 2009.
(5) Simón-Sánchez J, Schulte C, Bras JM, et al : Genome-wide association study reveals genetic risk underlying Parkinson's disease. Nat Genet 41 (12) : 1308-1312, 2009.
(6) Scholz SW, Houlden H, Schulte C, et al : SNCA variants are associated with increased risk for multiple system atrophy. Ann Neurol 65 (5) : 610-614, 2009.
(7) Kitada T, Asakawa S, Hattori N, et al : Mutations in the parkin gene cause autosomal recessive juvenile parkinsonism. Nature 392 (6676) : 605-608, 1998.
(8) Shimura H, Hattori N, Kubo S, et al : Familial Parkinson disease gene product, parkin, is a ubiquitin-protein ligase. Nat Genet 25 (3) : 302-305, 2000.
(9) Kawajiri S, Saiki S, Sato S, et al : PINK1 is recruited to mitochondria with parkin and associates with LC3 in mitophagy. FEBS Lett 584 (6) : 1073-1079, 2010.
(10) Matsuda N, Sato S, Shiba K, et al : PINK1 stabilized by mitochondrial depolarization recruits Parkin to damaged mitochondria and activates latent Parkin for mitophagy. J Cell Biol 189 (2) : 211-221, 2010.
(11) Geisler S, Holmstrom KM, Skujat D, et al : PINK1/Parkin-mediated mitophagy is dependent on VDAC1 and p62/SQSTM1. Nat Cell Biol 12 (2) : 119-131, 2010.
(12) Samaranch L, Lorenzo-Betancor O, et al : PINK1-linked parkinsonism is associated with Lewy body pathology. Brain 133 (Pt 4) : 1128-1142, 2010.
(13) Irrcher I, Aleyasin H, Seifert EL, et al : Loss of the Parkinson's disease-linked gene DJ-1 perturbs mitochondrial dynamics. Hum Mol Genet 19 : 3734-3746, 2010.
(14) Funayama M, Hasegawa K, Kowa H, et al : A new locus for Parkinson's disease (PARK8) maps to chromosome 12p11.2-q13.1. Ann Neurol 51 (3) : 296-301, 2002.
(15) Funayama M, Hasegawa K, Ohta E, et al : An LRRK2 mutation as a cause for the parkinsonism in the original PARK8 family. Ann Neurol 57 (6) : 918-921, 2005.
(16) Moore DJ : The biology and pathobiology of LRRK2 ; implications for Parkinson's disease. Parkinsonism Relat Disord 14 (Suppl 2) : S92-S98, 2008.
(17) Ramirez A, Heimbach A, Gründemann J, et al : Hereditary parkinsonism with dementia is caused by mutations in ATP13A2, encoding a lysosomal type 5 P-type ATPase. Nat Genet 38 (10) : 1184-1191, 2006.
(18) Paisan-Ruiz C, Bhatia KP, Li A, et al : Characterization of PLA2G6 as a locus for dystonia-parkinsonism. Ann Neurol 65 (1) : 19-23, 2009.
(19) Yoshino H, Tomiyama H, Tachibana N, et al : Phenotypic spectrum of patients with PLA2G6 mutation and PARK14-linked parkinsonism. Neurology 75 (15) : 1356-1361, 2010.
(20) Staropoli JF, McDermott C, Martinat C, et al : Parkin is a component of an SCF-like ubiquitin ligase complex and protects postmitotic neurons from kainate excitotoxicity. Neuron 37 (5) : 735-749, 2003.
(21) Seelaar H, Rohrer JD, Pijnenburg YA, et al : Clinical, genetic and pathological heterogeneity of frontotemporal dementia ; a review. J Neurol Neurosurg Psychiatry 82 : 476-486, 2011.
(22) Farrer MJ, Hulihan MM, Kachergus JM, et al : DCTN1 mutations in Perry syndrome. Nat Genet 41 (2) : 163-165, 2009.
(23) Schmidt A, Klein C : The role of genes in causing dystonia. Eur J Neurol 17 (Suppl 1) : 65-70, 2010.

3 パーキンソン病の病態生理

1 振　戦

　パーキンソン病(PD)の振戦は安静時にみられ、通常4〜6Hzである。上肢(特に手)、足、下顎にみられやすく、動作中には一時的に抑制されるのが特徴である。規則的な安静時振戦の存在はPDの診断に役立つ。

▶ 安静時振戦

　PD患者や動物モデルで後根を切断したり麻酔薬を用いて求心性入力を遮断しても振戦は消失しないことから、振戦を起こす機序は中枢神経内に存在することがわかる[1)-3)]。OhyeらはサルをⅢいた一連の研究で振戦を伝える機構を解明した[4)]。サルの中脳 Ventromedial tegmentum (VMT) に小破壊巣を作成すると2週間以内に反対側の肢に振戦が惹起される。その破壊巣の反対側橋の網様体脊髄路から下行性のインパルスが記録され、脊髄の後索、脊髄視床路からは上行性のインパルスが記録された。また破壊側の視床からも振戦リズムが記録され、おそらく大脳皮質レベルではarea 3a、4が関与しているだろうと推測した。このVMT lesionには黒質線条体ドパミン経路と上小脳脚(小脳視床路)が含まれており、これらの経路が振戦の発現に重要であるとした[4)]。小脳に関しては、視床中間腹側核(Vim核)を高頻度電気刺激するとパーキンソン振戦が抑制されるとともに小脳の血流低下を伴うことが示され、小脳視床大脳系が振戦に関与していることが示唆される[5)]。

▶ Ventromedial tegmentum

▶ 視床中間腹側核(Vim核)

▶ 定位脳手術

　一方、古くから定位脳手術の際にVim核から振戦リズムが記録されることが知られていた。しかしこのリズムは、振戦の生じている肢を押さえて振戦を止めると消失するため、振戦による末梢からの求心性入力によって生じているものであり、この細胞群が振戦の真のrhythm generatorではないことがわかる(図1)。Vim核はそれでも振戦リズムの維持において大切な場所であり、定位視床手術中にVim内で数Hzの低頻度刺激を行うと、それまで生じていた振戦の頻度が与えた刺激の頻度に変化する[6)]。またVim核を高頻度刺激または破壊すると振戦は直ちに消失する。

　それではPDの振戦のrhythm generatorはどこにあるのであろうか。脳磁図を用いた分析では前腕の振戦に約30〜40ms先行して脳深部に活動が生じ、続いて外側運動前野、運動野に活動が推移することが示された[7)]。またサルにMPTPを投与して実

389

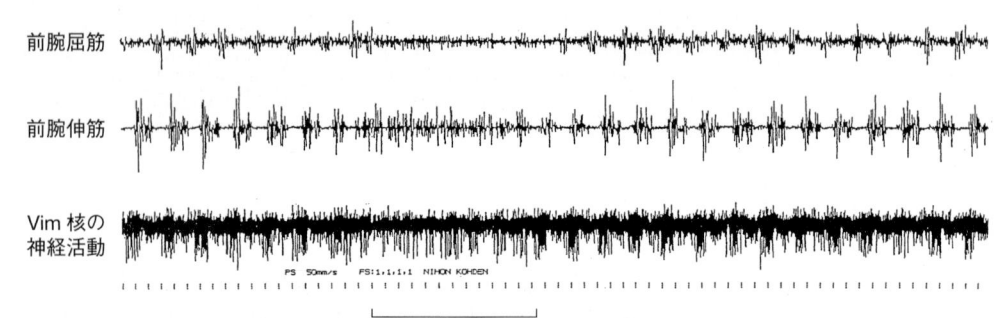

図1. 定位視床手術中の表面筋電図と視床 Vim 核内神経活動の同時記録
前腕筋の筋電図バースト（群化放電）と Vim 核の神経細胞の活動リズムが一致している。しかし前腕を検者の手で押さえて振戦を止めると、神経細胞の発射リズムも消失する。

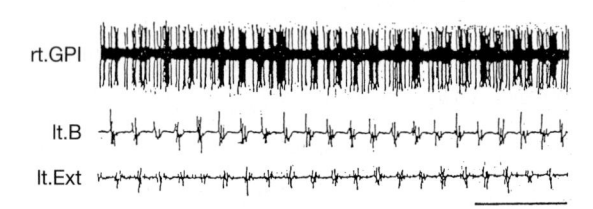

図2. 定位脳手術中の淡蒼球内節ニューロン活動と表面筋電図の同時記録
左上肢の振戦に対応した神経細胞活動リズムがみられる。
(Hayase N, et al：Neuronal activity in GP and Vim of Parkinsonian patients and clinical changes of tremor through surgical interventions. Stereotact Funct Neurosurg 71：20-28, 1998による)

験的パーキンソニズムを起こすと淡蒼球内節や視床下核から4(5)〜7(8)Hzの細胞活動と10〜16Hzのより高頻度のバーストが記録される[8)-10)]。前者はサルの振戦と一致するが、後者の頻度は振戦よりも高いので視床でパーキンソン振戦の頻度に変換されるメカニズムが提唱されている[11)]（ちなみに淡蒼球内節の投射を受ける視床の部位は Vim 核ではなく、腹外側核吻側部である）。さらに PD 患者淡蒼球内節からも律動性の群化発射が記録されている[12)]（図2）。現在のところ具体的にどこでリズムが形成されているのかは明らかにされていないが、ドパミン欠乏状態では淡蒼球-視床下核を中心とする大脳基底核に異常な同期化とリズム形成が生じると考えられている。

2 固縮（筋強剛）

▶固縮

固縮は筋を受動的に伸張したときに生ずる抵抗で、筋を伸張している間はほぼ一定

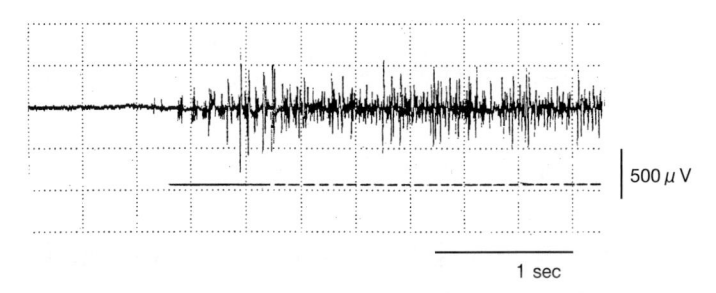

図3. パーキンソン病患者における筋伸張反射の亢進（固縮・筋強剛）
実線のタイミングで前腕伸筋を伸張し、点線のところでその状態を保持している。これは典型的な歯車様固縮で、伸張を行っているときに細かい群化放電がみられている。

▶ 歯車様の抵抗

の抵抗があるのが特徴である。PDではガクガクとした歯車様の抵抗があるのが特徴で、振戦の重畳と解釈されている。後根の切除によって固縮が消失するので、脊髄伸張反射弓が関与していると考えられている。図3にPD患者の筋伸張時の表面筋電図所見を示す。実線は手首伸筋をダイナミックに伸張している部分で、点線はその状態を保持していることを示す。伸張に伴い手首伸筋に持続性の筋放電がみられる。

▶ γ運動ニューロン

▶ α運動ニューロン

古くから固縮の発現にγ運動ニューロンの過剰活動が想定されていた。γ運動ニューロンの興奮は筋紡錘の感度を上げるため、わずかな筋伸張でもIa求心性線維のインパルスが増加しα運動ニューロンが興奮する。しかし（その後）BurkeやHagbarthらがPD患者の求心性発射を記録したところ、γ系の活動は健康人が弱い随意収縮をした際のパターンに類似しており、γ系に選択的な異常があるとは結論づけられなかった[13)14)]。

▶ 長潜時反射

カナダのTattonとLeeは、固縮のあるPD患者の前腕筋に素早い筋伸張を加えたところ、単シナプス潜時よりも遅い長潜時反射（long-latency reflex）の亢進を見い出した[15)16)]。パーキンソン振戦のみで固縮のみられない患者では亢進はみられなかった。長潜時反射の亢進はイギリスのグループによっても追試された。固縮の程度と長潜時反射亢進の程度は必ずしも相関しないが、固縮発現の1つのメカニズムと考えられている。

▶ MPTP

一方、視床腹外側核（VL核）や淡蒼球内節の破壊術でPDの固縮は消失する。FilionらはMPTPサルの淡蒼球内節のニューロン活動を記録し、四肢伸展による反応が正常サルに比べて異常に亢進しており、身体部位に対する選択性が落ちて受容領域が拡大していることを示した[17)]。淡蒼球内節の活動亢進が固縮の発現に関与していることが示唆されるが、いかなる機序で長潜時反射が亢進したり、脊髄レベルに異常な影響を及ぼすのかはわかっていない。

3 無動・動作緩慢

▶無動
▶動作緩慢

　無動・動作緩慢の発現についてはいくつかの要素的な障害の複合が指摘されている。PDでは短時間に十分量の筋出力を行えないことがよく知られている[18]。健康人に素早い動き（ballistic movement）をさせると三相性パターン（triphasic pattern）という筋電図パターンを呈する。これは主動筋-拮抗筋-主動筋の順にphasic dischargeが出現するものである。PD患者では健康人と同じ関節運動をする際に四相以上の筋電図パターンの繰り返しを必要とする[18]。一方あまり認知されていないが、PD患者には健康人と比較すると軽度の筋力低下が存在する[19]。拮抗筋の筋固縮やco-contractionもslowness of movementに関与する。注意力障害、思考の緩慢さ（bradyphrenia）も

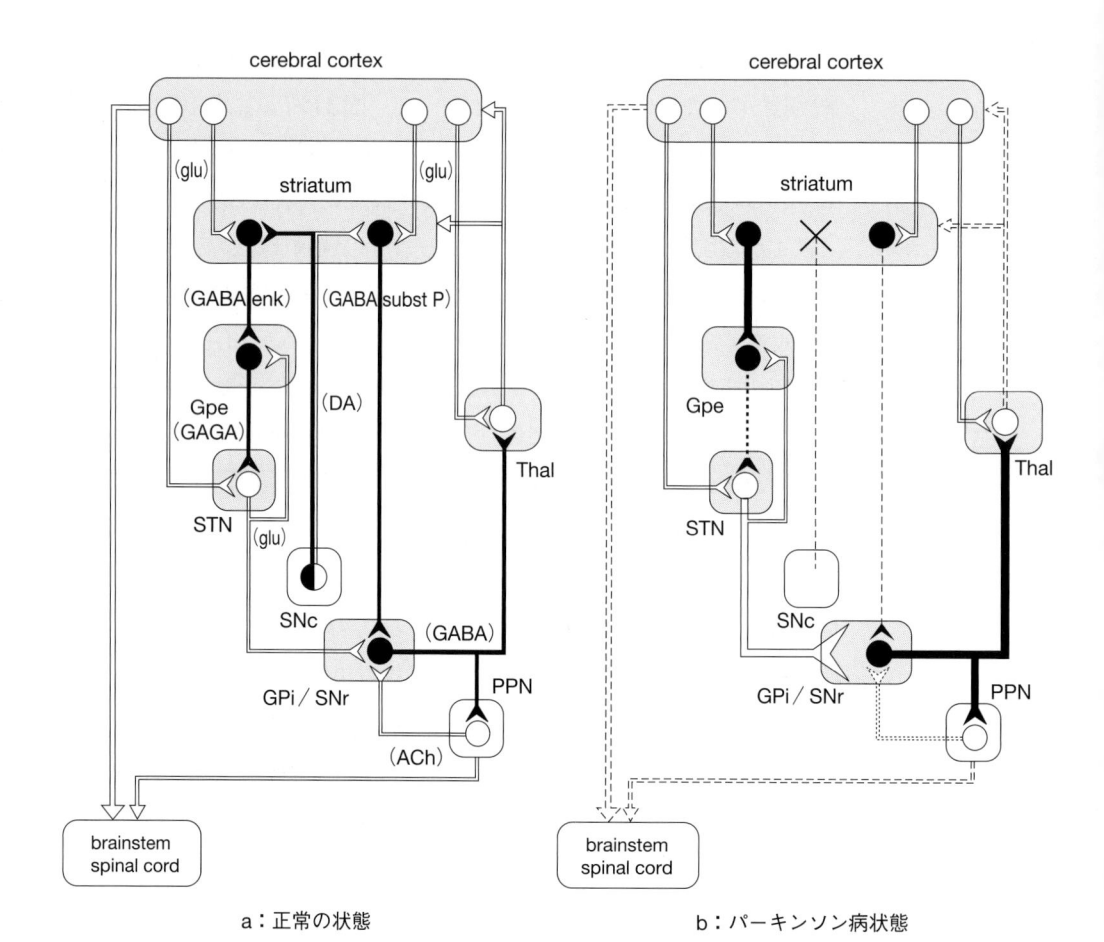

a：正常の状態　　　　　　　　　　　　b：パーキンソン病状態

図4. 大脳基底核の運動回路
白矢印・黒矢印はそれぞれ興奮性・抑制性の神経線維結合を示す。
Gpe：淡蒼球外節　Gpi：淡蒼球内節　STN：視床下核　SNc：黒質緻密層　SNr：黒質網様層　PPN：橋脚被蓋核　Thal：視床　DA：ドパミン　Glu：グルタミン酸　subst p：サブスタンスP　enk：エンケファリン　Ach：アセチルコリン

反応時間の延長として捉えられる[20)-22)]。

図4にAlexander and Crutcherの大脳基底核運動回路モデル（機能解剖）をもとにした運動障害モデルを示す[23)24)]。線条体は大脳皮質（一次運動野、補足運動野、前運動野など）から広範な入力を受け、淡蒼球外節、淡蒼球内節、黒質網様部に投射する。線条体から淡蒼球内節・黒質網様部に直接至る経路はdirect pathway、線条体から淡蒼球外節、さらに視床下核を経由し淡蒼球内節・黒質に至る経路はindirect pathwayと呼ばれている。淡蒼球内節と黒質網様部は基底核の出力部であり、視床の腹外側核吻側部に抑制性に投射し、視床から大脳皮質、線条体には興奮性の出力が出る。黒質緻密部のドパミンニューロンは線条体のdirect pathwayのニューロンにはD_1受容体を介して促通性に、またindirect pathwayのニューロンにはD_2受容体を介して抑制性に働くと考えられている（図4-a）。

▶ direct pathway
▶ indirect pathway

PD状態（図4-b）では、黒質の変性によって線条体ドパミンが欠乏し、direct pathwayの細胞は抑制され、indirect pathwayの細胞は興奮する。サルのMPTPパーキンソニズムでは視床下核や淡蒼球内節の活動は異常に亢進している[8)9)17)]。その結果、視床腹外側核吻側部のニューロンは抑制され、最終的に大脳皮質の運動発現に関与するニューロンが不活発になり無動、動作緩慢が生ずると説明される。

▶ 視床下核
▶ 淡蒼球内節

このように、ニューロンの発火頻度で説明するモデルを、firing rate modelという。ところがfiring rate modelだけでは説明できない病態も出てきた。一方、deep brain stimulationでPD患者に埋め込んだ電極と頭皮上脳波記録から、基底核-大脳皮質間で周期性同期性のニューロン活動が連動し、パーキンソニズムと関係していることが明らかになった[25)26)]。その代表的なものは10～30Hz前後のβ-oscillationであり、これは無動と関連し、オフ状態の淡蒼球内節・視床下核から記録される（図5）。L-ドパを投与するとβ-oscillationは減少し、代わりに70～85Hzのγ-oscillationが顕著にみられる（図5）。

▶ firing rate model

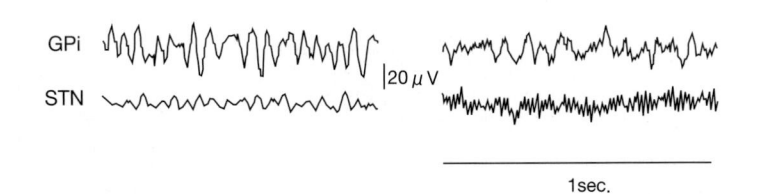

▶ β-oscillation

a：Off treatment   b：After ingestion of levodopa

図5. 定位脳刺激術時に記録した local potential signals
a：オフ時には特に淡蒼球内節（GPi）に30Hz以下のβ-oscillationがみられる。
b：levodopa投与後にはβ帯域は減少し、GPiと視床下核（STN）に70Hz以上のγ帯域の波形がみられる。

図6-Aは淡蒼球と大脳皮質補足運動野付近との位相を調べたもので、オン時にみられるγ帯域とオフ時の10 Hz以下の波は淡蒼球が先行し、オフ時のβ帯域は大脳皮質が先行することを見い出した[27]。これらの結果からBrownは、γ帯域のoscillationは基底核先行で運動促進的prokineticに働き、β帯域のoscillationは運動抑制的antikineticに働き大脳皮質先行であるという、図6-Bに示すような仮説を提唱した。

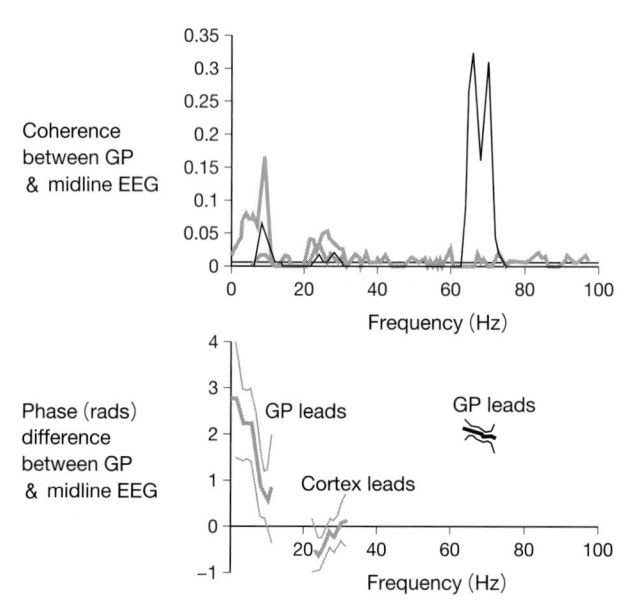

図6-A. 上段はオフ時（灰色）とオン時（黒）における、淡蒼球と頭皮上正中線（補足運動野付近）脳波振動のカップリング

オン時には60〜80 Hzのカップリングが、オフ時には10 Hz以下とβ帯域のカップリングがみられる。下段は位相の差で、右上がりが基底核先行、右下がりが淡蒼球先行。

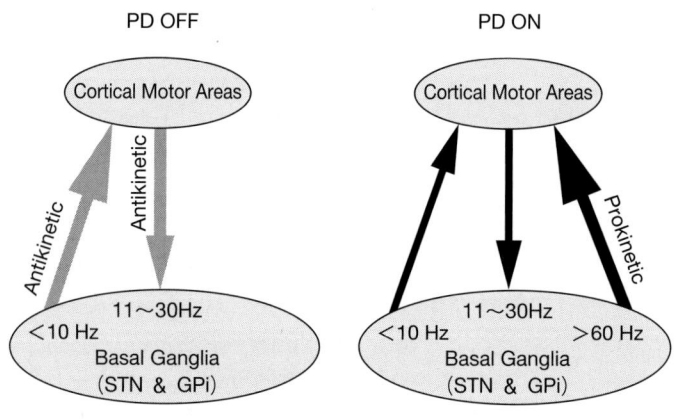

図6-B. 基底核と大脳皮質間の振動カップリングの模式図（説明は本文）

10Hz以下のoscillationは運動抑制的とされているが、最近ジスキネジアが出ているときの視床下核からγ帯域とともに4〜10Hzのoscillationが記録されるという報告もあり[28]、解釈は単純ではない。

運動関連電位(MRP)やポジトロンエミッショントモグラフィ(PET)を用いた研究ではPDでこれらの領域の活動が低下していることが明らかにされている。例えば自分のペースで示指の伸展を行うような運動をする際には頭皮上から運動準備電位が記録されるが、PDではその振幅が低下する[29)30)](**図7-左**)。この電位には補足運動野が関与しているとされている。また、そのようなセルフペースの運動時にPETを行うと健康人よりも補足運動野や帯状回前部、被殻などの賦活が減少している(**図7-右**)[30]。

▶運動準備電位

▶補足運動野

PDでは運動の選択性の障害も指摘されており、動作緩慢の原因となり得る。PDでco-contractionが生ずることは有名であるが、筋電図上は拮抗筋の活動がみられない状態でも同様の病態を調べることができる。健康人が足関節を背屈するときには拮抗筋であるヒラメ筋のH反射は小さくなるが、PD患者で同様の検査を行うと一過性に

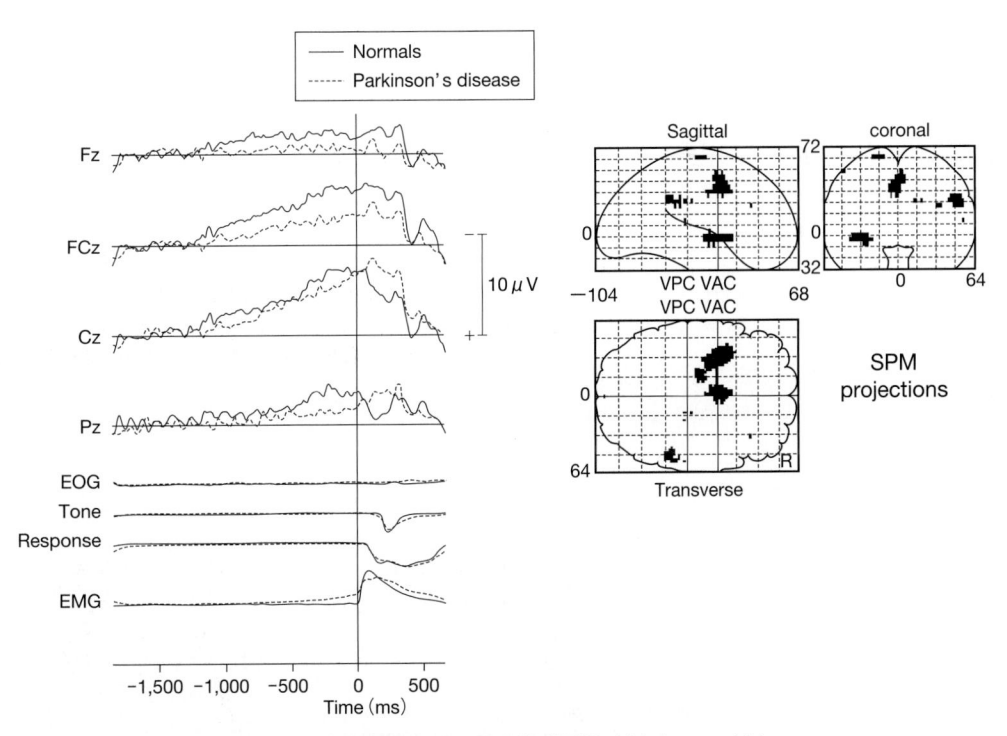

図7. 示指伸展運動時の運動準備電位(左)とPET(右)

左:最下段の指伸筋筋電図に1,500ms先行して運動準備電位が出現し増大しているが、パーキンソン病(点線)では健康人(実線)に比して振幅が小さい。

右:健康人でパーキンソン病よりもより賦活されている領域を三次元で示す。

(Jahanshahi M, et al: Self-initiated versus externally triggered movements; I. An investigation using measurement of regional cerebral blood flow with PET and movement related potentials in normal and Parkinson's disease. Brain 118: 913-933, 1995による)

▶ 相反性支配の障害

H反射が増大する[31]。PDの運動開始時には主働筋のみならず本来ならば抑制されるべき拮抗筋にも促通がきていることが示唆される（中枢性の相反性支配の障害）。

4 姿勢反射障害、歩行障害

▶ すくみ足

▶ 姿勢反射障害

▶ camptocormia

PDの姿勢・歩行障害は特徴的であり、前傾前屈姿勢、小歩、すり足歩行、加速現象（突進歩行）、すくみ足などを認める。PDでは身体を前、横、後ろへ引かれる・押されるといった外乱に対する姿勢反射障害を認める。進行すると外乱が加わらなくても立位を保持できなくなる。姿勢反射障害の機序については、下肢体幹の無動、体幹の失行[32]、前庭機能障害[33]、長潜時反射異常など[34]が提唱されている。PD患者の立位での重心位置は、初期にはむしろ健康人より後方にあるが、進行とともに前方に移動し[35]、姿勢も前屈してくる。イスラエルのMelamedらは前屈姿勢の強いものをcamptocormiaと称し、体幹の筋緊張異常（peculiar dystonia or extreme form of rigidity）が原因と推察した[36]。最近ではドパミンアゴニスト投与やミオパチーの関与も疑われているが、後者に関しては二次性の可能性がある。

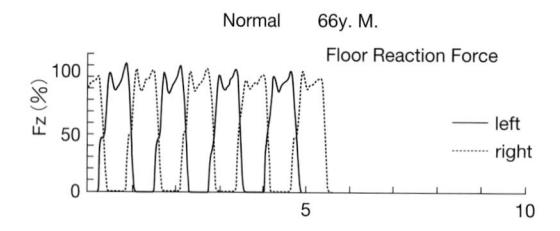

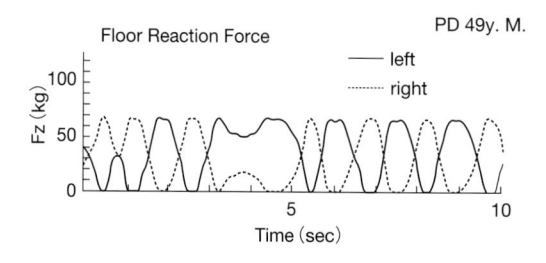

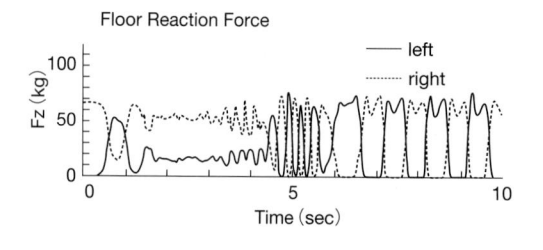

図8. 大型床反力計を用いたパーキンソン病の歩行分析
上段：健康人、二峰性のパターンがみられる。
中段：パーキンソン病、二峰性パターンが消失し、一峰性となっている。
下段：パーキンソン病ですくみ足の状態から解放される瞬間。
（上野エリ子：パーキンソンの歩行障害；小歩症，すくみ足，失行歩行．脳神経 43：720-729, 1991による）

PDの歩行解析には本邦の研究者の貢献が大きい。上野らは大型床反力計を用いてPDの歩行分析を行った（**図8**）[37)38)]。健康人では垂直方向の床反力は二峰性で山-谷-山の形をしており、はじめの山は踵が接地することを示し、次の山はつま先が床から離れることを示す。PDではこのパターンが崩れ一峰性となる（**図8-中段**）。これは足底全体で接地するためで、すり足の状態を示している。**図8-下段**には**中段**の同じ患者のオンの状態ですくみ足から突然正常に近い歩行に移行するところを示す。すくみ足の状態では床反力が4～5Hz（平均4.6Hz）に収束してしまい有効なステップを踏めず前進できない。

Giladiらのグループは、すくみ足を呈する患者では一歩一歩のストライドの変動が大きいことが明らかにした。これは歩行の unsteadiness, dysrhythmicity がすくみ足発現の一要因であることを示している[39)]。この変動は、mental dual tasking（例えば文章を暗記しながら歩く、500から7ずつ引き算をしながら歩く）で悪化する[40)]。さらに同じ研究グループは、歩行時の両側下肢の協調や歩行の左右差もすくみ足に関連していることを示した[41)]。

▶ dual tasking

すくみ足の機序の1つとしてリズム形成障害が挙げられる。Nakamuraらは、健康人に指タップを行わせると1Hzから数Hzの音刺激に追従できるが（**図9-a**）、PDでは2Hz以上の刺激に対してはいきなり4～5Hzに収束してしまうことを示した（hastening現象、**図9-b**）[42)]。この頻度は大型床反力計や表面筋電図で計測されたすくみ足の際のステップリズムと一致している。脳梗塞患者で同様の検査を行うと前頭葉皮質と線条体の障害で同様の hastening 現象がみられることから、同部位とその機能的結合がすくみ現象の責任病巣と考えられている[43)]。すくみ足から脱却して第一歩が

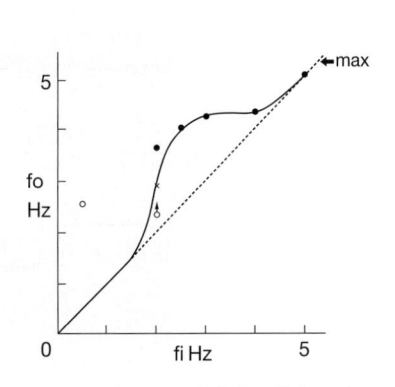

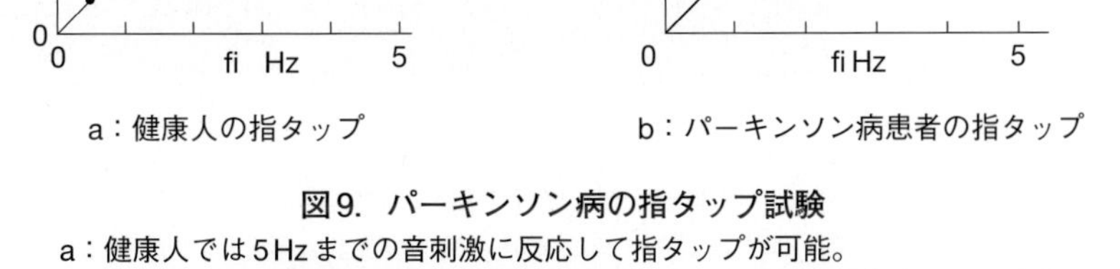

▶ hastening

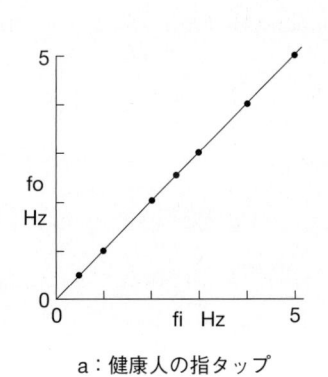

図9. パーキンソン病の指タップ試験
a：健康人では5Hzまでの音刺激に反応して指タップが可能。
b：パーキンソン病では2Hz以上の刺激でいきなり4～5Hzに収束してしまう（hastening現象）。
（Advances in Parkinsonism 1976による）

出る際、多くは非重症側に荷重し重症側の足を前に出すことが観察される。体重重心移動がスムーズに行えないと一歩を踏み出すことができないことの表れである。すなわちすくみ足と姿勢反射障害・平衡障害は無関係ではないと考えられる[38]。

▶ kinésie paradoxale
▶ 視覚や聴覚のキュー

すくみ足に特徴的な症状として kinésie paradoxale がある。これは視覚や聴覚のキューによってすくみが解除されることであり、映画「Awakenings」(レナードの朝)の中で白い床に白黒模様をつけるとパーキンソニズム患者がそれを目印にして途端に歩けるようになることが1例として挙げられる。SPECTを用いて歩行解析を行うと、PDでは健康人に比して前頭葉内側運動野の血流が低下している[44]。トレッドミルに引かれた横線を跨ぐ paradoxical gait の最中（横線条件、図10）はコントロールの条件（縦

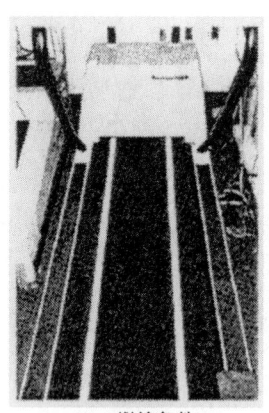

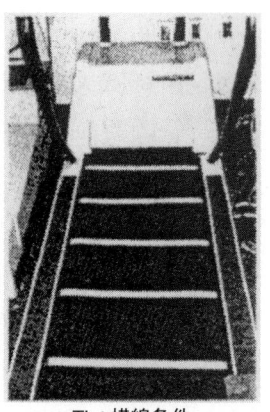

PL：縦線条件　　TL：横線条件

図10. パーキンソン病の paradoxical gait の際の脳賦活実験
(Hanakawa, et al：Enhanced lateral premotor activity during paradoxical gait in Parkinson's disease. Ann Neurol 45：329-336, 1999による)

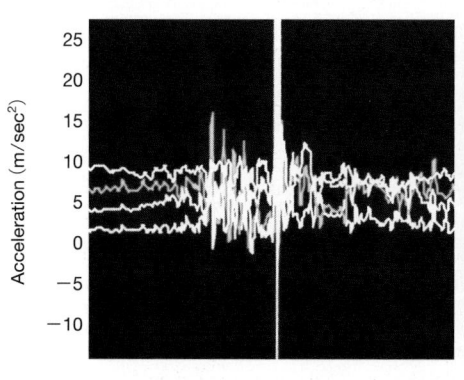

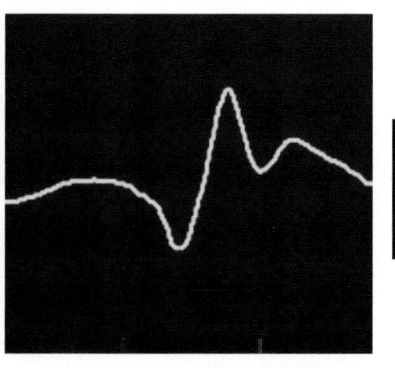

図11. 携帯歩行計（加速度計）を腰に装着し、実生活での転倒を記録したもの
左：すくみ足による転倒時の加速度変化。転倒による impact acceleration（ピーク）の直前1秒前に rapid oscillation がみられる。
右：身体の角度変化。上向きが前傾を、下向きが直立姿勢に近づくことを示している。転倒に伴い急速な身体の前傾が示されている。

線条件)に比して歩幅が大きくなり、健康人に比して外側運動前野の活動の高まりが大きいことが明らかにされた[45]。外部からのキューがある条件では基底核-補足運動野の機能低下を外側運動前野が代償していると解釈でき、kinésie paradoxaleの機序を考えるうえで示唆に富む研究結果である。

▶ 転倒

姿勢反射障害とすくみ足は転倒の原因として重要である[46]。日内変動のあるPD患者では、転倒はオン時とオンからオフへの移行時に多い[47]。オフ時と移行時の転倒にはすくみ足が関与し、オン時の転倒にはすくみ足のほかに、ジスキネジアやバランスの障害が関与していた[47]。携帯加速度計を用いて、日常生活におけるすくみ足と体角度変化を客観的に評価することができる。すくみ足転倒の場合、転倒に先んじて加速度のrapid oscillationが記録され、knee tremblingに伴う振動を現している(図11)[48]。

(大熊泰之)

【文献】

(1) Pollock LJ, Davis L : Muscle tone in parkinsonian states. Arch Neurol Psychiatry 23 : 303-319, 1930.
(2) Walshe FMR : Observations on the nature of muscular rigidity of paralysis agitans, and on its relationship to tremor. Brain 47 : 159-177, 1924.
(3) Ohye C, Bouchard R, Larochelle L, et al : Effect of dorsal rhizotomy on postural tremor in the monkey. Exp Brain Res 10 : 140-150, 1970.
(4) Ohye C : Neural circuits involeved in Parkinsonian motor disturbance studied in monkeys. Eur Neurol 26(suppl 1) : 41-46, 1987.
(5) Deiber MP, Pollock P, Passingham R, et al : Thalamic stimulation and suppression of parkinsonian tremor. Brain 116 : 267-279, 1933.
(6) Okuma Y, Yokochi F, Endo K, et al : Motor effects of low-frequency thalamic(Vim) stimulation in patients with extrapyramidal symptoms ; 10th International symposium on Parkinson's disease. Tokyo, 1991.
(7) Volkmann J, Joliot M, Mogilner A, et al : Central motor loop oscillations in parkinsonian resting tremor revealed by magnetoencephalography. Neurology 46 : 1359-1370, 1996.
(8) Filion M, Tremblay L : Abnormal spontaneous activity of globus pallidus neurons in monkeys with MPTP-induced parkinsonism. Brain Res 547 : 142-151, 1991.
(9) Bergman H, Wichmann T, Karmon B, et al : The primate suthalamic nucleus ll. Neuronal activity in the MPTP model of parkinsonism. J Neurophysiol 72 : 507-520, 1994.
(10) Bergman H, Wichmann T, Karmon B, et al : Physiological aspects of information processing in the basal ganglia of normal and parkinsonian primates. Trends Neurosci 21 : 32-38, 1998.
(11) Pare D, Curro'Dossi R, Steriade M : Neuronal basis of the parkinsonian resting tremor ; a hypothesis and its implications for treatment. Neurosciences 35 : 217-226, 1990.
(12) Hayase N, Miyashita N, Endo K, et al : Neuronal activity in GP and Vim of Parkinsonian patients and clinical changes of tremor through surgical interventions. Stereotact Funct Neurosurg 71 : 20-28, 1998.
(13) Burke D : Muscle spindle feedback in Parkinson's disease. Clinical Neurophysiology in Parkinsonism, Delwaide PJ, Agnoli A(eds), pp1-8, Elsevier Science Publishers B.V., Amsterdam, 1985.
(14) Hagbarth KE, Wallin G, Lofstedt L, et al : Muscle spindle activity in alternating tremor of Parkinsonism and in clonus. J Neurol Neurosurg and Psychiatry 38 : 636-641, 1975.

(15) Lee RG, Tatton WG : Motor responses to sudden limb displacements in primates with specific CNS lesions and in human patients with motor system disorders. Can J Neurol Sci 2 : 285-293, 1975.
(16) Tatton WG, Lee RG : Evidence for abnormal long-loop reflexes in rigid parkinsonian patients. Brain Res 100 : 671-676, 1975.
(17) Filion M, Tremblay L, Bedard PJ : Abnormal influences of passive movement on the activity of globus pallidus neurons in parkinsonian monkeys. Brain Res 444 : 165-176, 1988.
(18) Hallett M, Khoshbin S : A physiological mechanism of bradykinesia. Brain 103 : 301-314, 1980.
(19) Yanagawa S, Shindo M, Yanagisawa N : Muscular weakness in Parkinson's disease. Advances in Neurology vol. 53, Parkinson's disease, Anatomy, Pathology, and Therapy, Streiler MB, Korcyn AD, Melamed E, et al (eds), pp259-269, Raven Press, New York, 1990.
(20) Evarts EV, Teravainen H, Calne DB : Reaction time in Parkinson's disease. Brain 104 : 167-186, 195-269, 1981.
(21) Narabayashi H : Three types of akinesia in the progressive course of Parkinson's disease. Advances in Neurology vol. 60, Parkinson's disease ; From basic research to treatment, Narabayashi H, Nagatsu T, Yanagisawa N, et al (eds), pp18-24, Raven Press, New York, 1993.
(22) Yanagisawa N, Tamaru F, Shindo M, et al : Sensorimotor processing in Parkinson's disease. Advances in Neurology vol. 60, Parkinson's disease ; From basic research to treatment, Narabayashi H, Nagatsu T, Yanagisawa N, et al (eds), pp366-370, Raven Press, New York, 1993.
(23) Alexander GE, Crutcher MD : Functional architecture of basal ganglia circuits ; neural substrates of parallel processing. Trends Neurosci 13 : 266-271, 1990.
(24) DeLong MR : Primate models of movement disorders of basal ganglia origin. Trends Neurosci 13 : 671-674, 1990.
(25) Brown P, Oliviero A, Mazzone P, et al : Dopamine dependency of oscillations between subthalamic nucleus and pallidum in Parkinson's disease. J Neurosci 21 : 1033-1038, 2001.
(26) Williams D, Tijssen M, van Bruggen G, et al : Dopamine dependent changes in the functional connectivity between basal ganglia and cerebral cortex in the human. Brain 125 : 1558-1569, 2002.
(27) Brown P : Oscillatory nature of human basal ganglia activity ; relationship to the pathophysiology of Parkinson's disease. Mov Disord 18 : 357-363, 2003.
(28) Alonso-Frech F, Zamarbide I, Alegre M, et al : Slow oscillatory activity and levodopa-induced dyskinesias in Parkinson's disease. Brain 129 : 1748-1757, 2006.
(29) Dick JPR, Rothwell JC, Day BL, et al : The Bereitschafts potential is abnormal in Parkinson's disease. Brain 112 : 233-244, 1989.
(30) Jahanshahi M, Jenkins IH, Brown RG, et al : Self-initiated versus externally triggered movements ; I. An investigation using measurement of regional cerebral blood flow with PET and movement related potentials in normal and Parkinson's disease. Brain 118 : 913-933, 1995.
(31) Hayashi A, Kagamihara Y, Nakajima Y, et al : Disorder in reciprocal innervation upon initiation of voluntary movement in patients with Parkinson's disease. Exp Brain Res 70 : 437-440, 1988.
(32) Lakke JP : Axial apraxia in Parkinson's disease. J Neurol Sci 69 : 37-46, 1985.
(33) Reichert WH, Doolittle J, McDowell FH : Vestibular dysfunction in Parkinson disease. Neurology 32 : 1133-1138, 1982.
(34) Beckley DJ, Bloem BR, Remler MP : Impaired scaling of long latency reflexes in patients in Parkinson's disease. Electroencephalogr Clin Neurophysiol 89 : 22-28, 1993.
(35) Schieppati M, Nardone A : Free and supported stance in Parkinson's disease ; The effect of posture and "postural set" on leg muscle responses to perturbation, and its relation to the severity of the disease. Brain 114 : 1227-1244, 1991.
(36) Melamed E, Djaldetti R : Camptocormia in Parkinson's disease. J Neurol 253 (Suppl 7) : 14-16, 2006.

(37) 上野エリ子：歩行失行およびすくみ足の臨床ならびに生理学的検討. 臨床神経 29：275-283, 1989.
(38) 上野エリ子：パーキンソンの歩行障害；小歩症, すくみ足, 歩行失行. 脳神経 43：720-729, 1991.
(39) Hausdorff JM, Schaafsma JD, Balash Y, et al：Impaired regulation of stride variability in Parkinson's disease subjects with freezing of gait. Exp Brain Res 149：187-194, 2003.
(40) Yogev G, Giladi N, Peretz C, et al：Dual tasking, gait rhythmicity, and Parkinson's disease；Which aspects of gait are attention demanding? Eur J Neurosci 22：1248-1256, 2005.
(41) Plotnik M, Giladi N, Balash Y, et al：Is freezing of gait in Parkinson's disease related to asymmetric motor function. Ann Neurol 57：656-663, 2005.
(42) Nakamura R, Nagasaki H, Narabayashi H：Arrhythmokinesia in parkinsonism. Advances in Parkinsonism, Birkmayer W, Hornykievicz O (eds), pp258-268, Roche, Basel, 1976.
(43) Nagasaki H, Kosaka K, Nakamura R：Disturbance of rhythm formation in patients with hemispheric lesion. Tohoku J Exp Med 135：231-236, 1981.
(44) Hanakawa T, Katsumi Y, Fukuyama H, et al：Mechanism underlying gait disturbance in Parkinson's disease；a Single photon emission computed tomography study. Brain 112：1271-1282, 1999.
(45) Hanakawa T, Fukuyama H, Katsumi Y, et al：Enhanced lateral premotor activity during paradoxical gait in Parkinson's disease. Ann Neurol 45：329-336, 1999.
(46) Okuma Y, Yanagisawa N：The clinical spectrum of freezing of gait in Parkinson's disease. Mov Disord 23 (Suppl 2)：S426-S430, 2008.
(47) Okuma Y, Fukae J, Bloem BR：Prospective assessment of falls in patients with Parkinson's disease with motor fluctuations. Mov Disord 24 (Suppl 1)：S532-S533, 2009.
(48) Okuma Y, Mitoma H, Bloem BR：Detection of falls in fluctuated Parkinson's disease；combination of fall reports and motion recordings. Mov Disord 25 (Suppl 7)：S360, 2010.

和文索引

あ

アウエルバッハ神経叢　30
アストロサイト　385
アデノ随伴ウイルスベクター　266
アトロピン　260
アポトーシス　365, 371, 372
アポモルヒネ（アポモルフィン）　45, 113
アマンタジン　45, 64, 69, 70
アミロイドβ　303
アミロイド前駆体蛋白　303
アメンチア　176
アルツハイマー病　234, 303
悪性症候群　11
洗い出し率　237
安静時振戦　4, 347, 389

い

イミダフェナシン　109
依存症的行動　169
遺伝子治療　266
遺伝性　261
　　──ジストニア・パーキンソニズム　385
　　──パーキンソン症候群　384
　　──パーキンソン病　379
一次障害　202
一酸化炭素　335

う

うつ状態　10, 12, 77
運動合併症　9
運動準備電位　395
運動症状　3, 4, 6, 7
　　──の進行様式　5
運動問題症状　9, 39

え

エンタカポン　47, 63, 65
疫学　261
延髄巨大細胞網様体　138
塩酸ミドドリン　96, 100
鉛管様固縮　5

お

嚥下訓練　205
嚥下障害　205

オキシブチニン　108
オセロ症候群　166
オピオイド製剤　133
オリーブ・橋・小脳萎縮症　288
オートファジー　366
　　──-リソソーム系　387
悪心　92
殴打酩酊症候群　344
嘔吐　92
音楽療法　201
温熱刺激　116

か

カスパーゼ　366, 372, 374
カテコール-O-メチル転移酵素阻害薬　47, 63
カプグラ症候群　175
カベルゴリン　43, 62
カルビドパ　36, 131
カーボリン類　363
ガランタミン　304
下オリーブ核の仮性肥大　352
下外側背側核　138
下肢静止不能症候群　126
加速　278
仮面様顔貌　8
過活動膀胱　104
過食　167
　　──，強迫的　167
寡動症　5
顆粒モノアミントランスポーター　234
臥位高血圧　96
介護保険　249
外因性精神病　178
外傷　361
　　──性パーキンソニズム　344
外側橋被蓋　138
外尿道括約筋筋電図　106
外背側被蓋核　138

外発性随意運動　203
核上性眼球運動障害　268
覚醒　119
　　──機構　146
　　──障害　9, 77
　　──，中途　75
活性酸素　364, 365
感情障害　77
関係妄想　176
関心領域　236
関節可動域訓練　201
還元型グルタチオン　368
環境　261
　　──因子　264, 360
眼球運動障害　269, 310
　　──，核上性　268
　　──，衝動性　310
　　──，垂直性　269

き

キュー　8
　　──，視覚の　398
　　──，聴覚の　398
ギャバペンチン　133
奇形腫　266
起立性低血圧　11, 73, 97, 238
拮抗失行　282
喫煙　361
脚橋（橋脚）被蓋核　30, 138
逆流性食道炎　92
嗅覚　82, 238
　　──低下　75
嗅覚障害　6, 9
　　──の責任病変　84
強化現象　131
強迫神経症様行動　169
強迫的過食　167
筋力増強訓練　202

く

クエチアピン　184, 193
クエン酸モサプリド　91
クロザピン　184, 193
クロナゼパム　132, 142, 350

グリア細胞内封入体　287
グリオーシス　384, 385
グルタチオン　371
　　──，還元型　368
偶発性レビー小体病　29, 85, 243
首下がり　8

け

経頭蓋磁気刺激法　128, 195, 224
　　──，反復　224
軽躁状態　165
軽度認知機能障害　187
頸動脈小体　265
頸部交感神経節　265
血管（障害）性パーキンソニズム　239, 327
血中濃度半減期　62
幻覚　41, 67, 79, 174, 188
　　──，体感　175
　　──，通過　175
幻嗅　175
幻聴　175
言語障害　204
限局性アカシジア　129
原発性進行性非流暢性失語　299

こ

コエンザイム Q10　371
コリメーター　235
コリンエステラーゼ阻害薬　304
コリン作動性神経系　180
小刻み歩行　6, 8
小声　8
呼吸訓練　206
固縮　3, 4, 5, 7, 390
　　──，鉛管様　5
　　──，歯車様　5
孤発型パーキンソン病　371, 379
語義性失語　299
誤認　175
　　──，人物　175
交感神経終末　234
　　──密度　237
交感神経節後性障害　98
交感神経節後線維　116
抗うつ薬　91
抗コリン薬　91, 108, 193, 260

抗酸化薬　371
抗精神病薬　331
　　──，非定型　183, 184, 193
攻撃性　165
後腹側淡蒼球内節破壊術　218
後方突進現象　6
項部ジストニー　270
興奮　79, 174
黒質　26
　　──ドパミンニューロン　265, 368
　　──神経細胞死　366
　　──線条体系　170
骨格筋ミオクローヌス　350

さ

サイトカイン　375
サルソリノール　363
作業療法　203
在宅療養支援診療所　253
錯乱　79, 176
殺虫剤　264
三大症状　6
酸化(的)ストレス　3, 364, 367
残尿測定　106

し

シータバースト刺激法　228
シャルルボネ症候群　178
シルデナフィル　113
ジスキネジア　8, 9, 39, 47, 60, 61, 68, 214, 264, 380
　　──の治療薬　45
　　──，diphasic　9, 61
　　──，peak-dose　9, 61
ジストニア（ジストニー）　283, 313, 319, 323, 380
　　──，off-period　68
　　──，項部　270
　　──，四肢　282
　　──，姿勢　322, 323
　　──，著明な日内変動を呈する遺伝性進行性　322
　　──，動作　323
支援体制　199
四肢ジストニー　282
死亡率　263

姿勢異常　214
姿勢ジストニア　322, 323
姿勢時振戦　348
姿勢反射障害　3, 6, 269, 396
　　──優位型　238
脂質過酸化　369
視覚のキュー　398
視空間認知障害　188
視床 Vim 核（視床中間腹側核）　216, 389
　　──刺激術　217
　　──破壊術　211, 216
視床下核　220, 393
　　──脳深部刺激手術　163, 220
嗜眠性脳炎　338
　　──後パーキンソニズム　339
自律神経　128
　　──症状　11, 72
　　──障害　90
嫉妬妄想　166, 176
主治医意見書　250
腫瘍性パーキンソニズム　343
寿命　263
周期性下肢運動　119
修正電気痙攣療法　229
習慣形成　168
十字徴候　289
重症度評価スケール　17
純粋無動症　278
初発症状　4
除草剤　264
小脳遠心系　352
小脳性振戦　350
障害者自立支援法　251
衝動買い　168
衝動(性行動)制御障害　10, 42, 78, 114, 165, 167, 169
衝動性眼球運動障害　310
常染色体優性遺伝性小脳失調症　306, 308, 310
常染色体劣性若年性パーキンソニズム　371
情緒変動　165
食事性低血圧　99
心気妄想　176
心筋 MIBG uptake の障害　74, 234
心臓神経叢　241

心臓の交感神経　29
心弁膜線維症　41
身体障害者手帳　247
侵害妄想　176
神経因性膀胱　103
神経栄養因子　376
神経幹細胞　266
神経細胞　260, 265, 384
　　──移植療法　265
　　──脱落　384
　　──，中脳黒質の　260
神経保護　56
　　──作用　22, 40, 45, 46
振戦　3, 4, 7, 14, 319, 347, 389
　　──麻痺　3
　　──優位型　238
　　──，安静時　4, 347, 389
　　──，姿勢時　348
　　──，小脳性　350
　　──，生理的　348
　　──，赤核　350
　　──，中脳　350
　　──，動作時　348
　　──，羽ばたき　319
　　──，皮質性　350
　　──，本態性　234, 348
進行性核上性麻痺　239, 268
進行性自律神経不全症　289
進行性非流暢性失語　270, 282
　　──，原発性　299
進行抑制効果　38
診断基準　13, 16
新奇性追求　166
人物誤認　175

す

すくみ　278
　　──足　8, 69, 396
ストレッチ訓練　202
垂直性眼球運動障害　269
遂行機能検査　12
遂行機能障害　12, 188
睡眠　119
　　──機構　146
　　──時呼吸障害　119
　　──時無呼吸　76
　　──障害　6, 9, 75

──潜時　147
──のスケール　21
──発作　41, 145
──，突発的　77, 123, 145
髄液タウ蛋白　284

せ

せん妄　176
セルロプラスミン　317, 318
セレギリン　46, 63, 65
セロトニン　153, 179
　　──仮説　153
　　──系背側縫線核　129
　　──作動性神経系　179
　　──作動薬　331
瀬川症候群　325
瀬川病　322, 385
正常圧水頭症　345
生活機能障害度　17, 18
生活指導　199
生存期間　262
生物学的利用率　62
生理的振戦　348
性機能障害　11, 74, 112
性行動（性欲）亢進　10, 114, 166
青斑核　26, 30, 138
星状神経節　241
精神症状　10, 79
精神性発汗　116
赤核振戦　350
脊髄中間外側核　241
脊柱彎曲症候群　8
切迫性尿失禁　103
線条体黒質変性症　288
前嗅核　31
前屈前傾姿勢　6
前頭側頭型認知症　299, 384
前頭側頭葉変性症　299, 384
前頭葉性歩行失調　353

そ

ソリフェナシン　109
ゾニサミド　48, 64, 67
粗有病率　261
相反性支配の障害　396
損害回避　166

た

タウ　284, 300, 384
タウオパチー　271, 281
タダナフィル　113
タリペキソール　43
タルチレリン水和物　292
他人の手徴候　282
多系統萎縮症　239, 287
　　──診断基準　289, 290
体幹の回旋運動訓練　201
体感幻覚　175
体重増加　167
大建中湯　92
大脳皮質・大脳基底核ループ　228
大脳皮質基底核変性症　239, 281
　　──の臨床診断基準（暫定）　285
脱神経過敏　239
探索反応　282
淡蒼球黒質ルイ体萎縮症　295
淡蒼球内節　211, 218, 393
　　──刺激術　218
　　──破壊術　218
短軸断層像　236

ち

知的機能障害　79
蓄尿障害　103
中間外側核　129
　　──，脊髄　241
中心被蓋路　352
中途覚醒　75
中毒性パーキンソニズム　335
中脳黒質の神経細胞　260
中脳線条体系　170
中脳振戦　350
注意力障害　188
著明な日内変動を呈する遺伝性進行
　性ジストニア　322
長期 L-ドパ投与症候群　39
長軸面水平断層像　236
長軸面垂直断層像　236
長潜時反射　391
聴覚のキュー　398

つ

通過幻覚　175

通電療法　195

て

テトラハイドロイソキノリン類　363
デノパミン　100
低血圧　73, 94
　――, 起立性　11, 73, 97, 238
　――, 食事性　99
　――, 薬剤性　94
定位視床破壊術　211
定位脳手術　265, 350, 389
訂正有病率　262
鉄　126, 368
　――沈着　368
転倒　200, 399
　――後症候群　200
電気痙攣療法　195, 224
　――, 修正　229

と

トリプレットリピート　298
トルカポン　47
トルテロジン　109
ドネペジル　194, 304
ドパミン　126, 331
　―― D_1 受容体　105
　―― D_2 受容体　331
　―― D_3 受容体　162, 171
　――アゴニスト　40, 62, 66
　――過剰行動　169
　――機能低下　153
　――作動性神経系　179
　――産生細胞　265
　――脱炭酸酵素　36
　――補充治療　260
ドパミン調節(異常)障害　10, 78
　――症候群　165, 169
ドブタミン　239
ドロキシドパ　64, 70, 96
同期性四肢運動　127
動作緩慢　5, 392
動作時振戦　348
動作ジストニア　323
動脈硬化性パーキンソニズム　327
銅の代謝　317
特定疾患(難病)　3, 17, 245

特発性　261
突進現象　8
　――, 後方　6
突進歩行　8
突発的睡眠　123, 145

な

内因性精神病　178

に

ニューロトロフィン　376
二次障害　202
日本脳炎後パーキンソニズム　340
日本版 PDQ-39　21
日内変動　8, 214, 322
日中過眠(傾眠)　41, 76, 119, 145, 146, 189
入眠障害　75
尿意切迫　103
尿流測定　106
認知機能検査　12, 189
認知(機能)障害　9, 80
　――, 軽度　187
　――, 視空間　188
認知症　9, 263
　――を伴うパーキンソン病　186

ね

ネクローシス　371
眠気　67
年齢　261
　――, 平均死亡　263

の

ノルアドレナリン　97, 153, 234
　――静注試験　98
ノンレム睡眠行動異常症　76
能動的起立試験　98
脳炎後パーキンソニズム　338
　――, 嗜眠性　339
　――, 日本　340
脳画像検査　12
脳深部刺激療法(手術)　54, 109, 163, 211, 315
　――, 視床下核‐　163, 220
脳卒中　327
脳の可塑性　225

脳波　136
　――活動　128
農薬　360

は

ハンチントン病　297
バランス訓練　202
バルデナフィル　113
パーキンソニズム(パーキンソン症候群)　347
　――, 遺伝性　384
　――, 外傷性　344
　――, 血管(障害)性　239, 327
　――, 嗜眠性脳炎後　339
　――, 腫瘍性　343
　――, 常染色体劣性若年性　371
　――, 中毒性　335
　――, 動脈硬化性　327
　――, 日本脳炎後　340
　――, 脳炎後　338
　――, 片側性　327
　――, 薬剤性　331
パーキンソン精神病　174
　――, 外因性　178
　――, 内因性　178
　――, 薬剤起因性　179
パーキンソン病　234, 259
　――治療ガイドライン2002　48
　――治療ガイドライン2011　22, 52
　――, 遺伝性　379
　――, 孤発性　371, 379
　――, 認知症を伴う　186
　――, 発症前　331
羽ばたき振戦　319
歯車様固縮　5
歯車様の抵抗　391
排出障害　103
排尿筋・括約筋協調不全　106
排尿筋過活動　106
排尿障害　11, 103
廃用症候群　202
迫害妄想　176
発汗　74, 116
　――過多　117
　――障害　11
　――低下　117

──，精神性　116
発症前パーキンソン病　331
発生頻度　264
発生率　262
麦角製剤　131
　　──，非　131
麦角誘導体　40
　　──，非　40
反復・常同行動　10, 78, 165, 168
反復経頭蓋磁気刺激法　224
反復四連発刺激法　228

【ひ】

ヒッププロテクター　208
ビンスワンガー型皮質下脳症　328
皮質性振戦　350
非運動症状　3, 6, 7, 9, 21, 72, 174
　　──変動　165
非定型抗精神病薬　183, 184, 193
非麦角製剤　131
非麦角誘導体　40
疲労　11
　　──のスケール　21
病的賭博　10, 167
病の把握現象　282
頻尿　103

【ふ】

フリーラジカル　370
フルドロコルチゾン　96
フレゴリ症候群　175
ブロモクリプチン　42, 62, 265
プラナー正面像　236
プラミペキソール　44, 62, 131
プリミドン　349
プレセニリン1　303
プレセニリン2　303
プロピベリン　109
不随意運動　264
副交感神経系　30
副腎髄質　265
腹外側灰白質　138
物理療法　208

【へ】

ベンセラジド　36
ペルゴリド　42, 62, 265

平均死亡年齢　263
片側性パーキンソニズム　327
変性疾患　3
扁桃体　31
便秘　6, 11, 72, 90

【ほ】

ポリカルボフィルカルシウム　92
ポリソムノグラフィ　146
歩行　6, 8, 353, 355
　　──失行　353
　　──障害　6, 355
　　──，突進　8
補足運動野　395
芳香族アミノ酸脱炭酸酵素遺伝子治療　266
報酬系　170
膀胱内圧測定　106
本態性振戦　234, 348

【ま】

マイスネル神経叢　30
マイトファジー　367
マイネルト基底核　30
マンガン　335
麻痺性イレウス　11
末梢浮腫　67
幻の同居人　175
幻の同伴者　175

【み】

ミオクローヌス　282
　　──，骨格筋　350
ミトコンドリア　335, 364
　　──機能異常　3
　　──呼吸障害　365

【む】

むずむず脚症候群　76, 126
矛盾性運動　8, 278
無動（症）　3, 5, 7, 392
　　──，純粋　278

【め】

めまい　73
メマンチン　195, 304
メラトニン　142

迷走神経背側核　30

【も】

モダフィニル　149
モノアミン酸化酵素B阻害薬　46, 62
妄想　41, 67, 79, 174, 188
　　──，関係　176
　　──，嫉妬　166, 176
　　──，心気　176
　　──，侵害　176
　　──，迫害　176
　　──，物盗られ　176
物盗られ妄想　176

【や】

やる気スコア　160
薬剤起因性精神病　179
薬剤性低血圧　94
薬剤性白質脳症　331
薬剤性パーキンソニズム　331
薬物療法　265

【ゆ】

ユビキチン　28, 384
　　──-プロテアソーム系　387
有病率　3, 261
　　──，粗　261
　　──，訂正　262

【よ】

予後　264
抑肝散　184, 193

【り】

リスクファクター　261, 335
リズム音刺激　202
リバスチグミン　194, 304
離脱症状　166

【れ】

レストレスレッグス症候群　9, 75, 119, 126
レビー小体　3, 7, 27, 31, 243
　　──型認知症　10, 80, 174, 186, 234
レビー小体病　234
　　──，偶発性　29, 85, 243

レビー突起　29
レム睡眠行動異常症　76, 119, 136, 189, 238
　──, ノン　76

ろ

ロチゴチン　45
ロテノン　335, 360

ロピニロール　44, 62
老人斑　303

欧文索引

^{123}I-FP-CIT　329, 333
5-HT$_{2A}$受容体　41

α-synuclein　7, 28, 241, 287, 370, 380
α-synucleinopathy　370
α運動ニューロン　391
β-oscillation　393
βブロッカー　349
γ運動ニューロン　391

A

ABPM (ambulatory blood pressure monitoring)　95
AD (Alzheimer's disease)　234, 303
ADAS-cog. (AD Assessment Scale-Cognitive Subscale)　188
akinesia　3, 5, 7, 397
alien hand　282
anhedonia　10, 78, 154, 157, 157, 158, 159
anticipation　298
apathy　10, 78, 154, 157, 158
ApoE-ε4　303
APP (amyloid precursor protein)　303
applause sign　271
astrocytic plaques　281
Atmagupta　259
ATP7B　317
awakenings　340, 398
Ayurveda　259

B

ballooned neuron　281, 384
Bcl-2　373
Benedikt症候群　350
bent spine syndrome　8

bFGF (fibroblast growth factor)　377
Braak　139
　──仮説　7, 31, 85, 153
bradykinesia　5
British Brain Bankの診断基準　15
BST1　360

C

camptocormia　6, 396
carotid body　265
CBD (corticobasal degeneration)　239, 281
Charcot　259
CHMP2B　300
cogwheel rigidity　5
coiled body　271
compulsive eating　167
compulsive shopping　168
COMT阻害薬　47, 63
cortical tremor　350

D

D-penicillamine　320
DBS (deep brain stimulation)　54, 109, 163, 211, 315
　──, GPi-　218
　──, STN-　163, 220
DDS (dopamine dysregulation syndrome)　10, 78, 165, 169
delayed on　68
　──現象　9
DIP (drug-induced parkinsonism)　331
diphasic dyskinesia　9, 61
direct pathway　393
DLB (dementia with Lewy bodies)　10, 80, 174, 186, 234

DRD (dopa responsive dystonia)　322
dropped head　8
dual tasking　397
dyskinesia　8, 9, 39, 47, 60, 61, 68, 214, 264, 380
　──, diphasic　9, 61
　──, peak-dose　9, 61
dysthymia　152
DYT3　385
DYT5a (*GCH1*)　385
DYT12　386

E

EBM (evidence-based medicine)　55
ECT (electroconvulsive therapy)　195, 224
　──, modified　229
EDS (excessive daytime sleepiness)　41, 77, 119, 145, 146, 189
EGF (epidermal growth factor)　377
EL (encephalitis lethargica)　338
ELLDOPA study　38
end-of-dose　39
ES (embryonic stem) cell　266
ESS (Epworth Sleepiness Scale)　41, 147, 189
exocytosis　237
eye-of-tiger sign　314

F

fatigue　11
festination　8
finger taps　6
firing rate model　393
fluctuations　265
fMRI　126

forward bent posture　6
frozen gait　8
FTD (frontotemporal dementia)　299, 384
FTDP-17 (FTD and parkinsonism linked to chromosome 17q21-22)　300, 384
FTLD (frontotemporal lobar degeneration)　299, 384
FTLD-U (FTLD with ubiquitin-positive, tau-negative inclusions)　300

G
GBA　359
GCH (GTPシクロヒドロラーゼ) 1　322
GCI (glial cytoplasmic inclusion)　287
GDNF (glial cell line-derived neurotrohic factor)　377
GPi-DBS　218
Guillain-Mollaretの三角　351

H
H (heart)/M (mediastinum)　236
Haber-Weiss反応　367
harm avoidance　166
hastening　397
HD (Huntington disease)　297
head-up tilt試験　98
Hoehn & Yahr　262
　——重症度分類　17, 238, 263
　——修正重症度分類　17
Horsley-Clarkeの定位術　260
hot cross bun sign　289
HSS (Hallervorden-Spatz syndrome)　312
humming bird sign　272
hypersexuality　10, 114, 166
hypokinesia　5

I
ICD (impulse/impulsive control disorders)　10, 42, 78, 114, 165, 167, 169
IL (interleukin)-1β　375

ILBD (incidental Lewy body disease)　29, 85, 243
indirect pathway　393

J
James Parkinson　3, 259

K
Kampavata　259
Kayser-Fleischer ring　318
kinésie paradoxale　8, 278, 398

L
L-ドパ　39, 61, 68, 131, 262, 324, 325
　——製剤　36
　——治療法の導入　261
L-threo-DOPS　279
lead-pipe rigidity　5
Lewy bodies　3, 7, 27, 31, 243
Lewy neurites　29
lower body parkinsonism　327
LRRK2　360, 383
LSVT (Lee Silverman Voice Treatment)　204
LUNSERS (Liverpool University Neuroleptic Side-Effect Rating Scale)　333

M
Machado-Joseph病　308
MAO-B阻害薬　46, 62
MAPT　300, 360
marche á petit pas　6, 8
masked face　8
MCI (mild cognitive impairment)　187
MDS (Movement Disorder Society)　155, 160
MIBG心筋シンチグラフィ　12, 98, 107, 191, 234, 329, 334
micrographia　8
minor depression　152
MMSE (Mini-Mental State Examination)　188
modified ECT　229
morning dystonia　39
motor complications　9, 39

MPTP　335, 361, 391
　——中毒　339
MRI　329, 334, 336
MSA (multiple system atrophy)　239, 287
　——診断基準　289, 290
Myerson徴候　8

N
NA (noradrenaline)　97, 153, 234
　——トランスポーター　234
NBIA (neurodegeneration with brain iron accumulation)　312
neurofilament　241
NF-κB　374
NINDS-SPSPの診断基準　273
no on　68
　——現象　9, 39
novelty seeking　166
NPH (normal pressure hydrocephalus)　345

O
OAB (overactive bladder)　104
off-periodジストニア　68
OGC (oculogyric crises)　339
oligodendroglial microtubular tangle　287
on-off　68
　——現象　9, 39
OPCA (olivopontocerebellar atrophy)　288
OSIT-J (Odor-Stick Identification Test for Japanese)　82

P
PANK (pantothenate kinase) 2　312
　——欠損症　312
paralysis agitans　259
PARK1　380
PARK2　380
PARK4　243, 380
PARK6　381
PARK7　381
PARK8　381
PARK9　382
PARK14　382

PARK15 383
PARK16 360, 383
parkin 371
PARS (Parkinson-Associated Risk Syndrome) study 86
PD (Parkinson's disease) 234, 259
PD NMS QUESTIONNARIE 11, 21
PDAF (PD with autonomic failure) 292
PDD (Parkinson's disease with dementia) 80, 186
PDQ-39 (Parkinson's Disease Questionnaire) 21, 197
──, 日本版 21
peak-dose 39
── dyskinesia 9, 61
penguin silhouette sign 272
PEP (postencephalitic parkinsonism) 339
Perry症候群 384
PET (positron emission tomography) 12, 126, 266
PGRN 300
pill-rolling 4
PKAN (pantothenate kinase-associated neurodegeneration) 312
plasticity 225
PLMS (periodic limb movement during sleep) 119, 127
PNFA (progressive non-fluent aphasia) 270, 282
──, primary 299
PNLA (pallidonigroluysian atrophy) 295
progranulin 300, 384
progressive autonomic failure 289
PSP (progressive supranuclear palsy) 239, 268
──-P (parkinsonism) 268
──-PAGF (pure akinesia with gait freezing) 269, 278
pulsion 8
punding 10, 78, 165, 168

Q

QOL (quality of life) 197

quadri-pulse stimulation 228

R

RBD (REM sleep behavior disorder) 76, 119, 136, 189, 238
retropulsion 6
Richardson症候群 268
rigidity 3, 4, 5, 7, 390
RLS (restless legs syndrome) 9, 75, 119, 126
ROI (region of interest) 236
rTMS (repetitive TMS) 224

S

SCA (spinocerebellar ataxia) 306, 308, 310
──2 234, 310
──3 308
──17 306
SD (semantic dementia) 299
SF-36 197
SHAPS (Snaith-Hamilton Pleasure Scale) 157
──-D 160
Shy-Drager症候群 287, 289
sleep attack 145
slow ocular saccades 310
small voice 8
SNCA 360, 383
SND (striatonigral degeneration) 288
Sniffin-Sticks 82, 83
SNP (single-nucleotide polymorphism) 359
SOS (sudden onset of sleep) 77, 123, 145
SPECT (single photon emission [computed] tomography) 12, 126, 235
start hesitation 8
STN-DBS 163, 220
stooped posture 6

T

T&Tオルファクトメーター 82
tau 284, 300, 384

tauopathy 271, 281
TBP 306
TDP (transactive response DNA-binding protein)-43蛋白 300
TGF (transforming growth factor)-β_1 377
TH (tyrosine hydroxylase) 241
The Parkinson Fatigue Scale 11, 21
The Parkinson's Disease Sleep Scale 21
theta burst stimulation 228
TMS (transcranial magnetic stimulation) 128, 195, 224
──, repetitive 224
TNF (tumor necrosis factor)-α 375
tremor 3, 4, 7, 14, 319, 347, 389
Trousseau 260
tufted (tuaft-shaped) astrocytes 271

U

UPDRS (Unified Parkinson's Disease Rating Scale) 17, 199
UPSIT (University of Pennsylvania Smell Identification Test) 82

V

valproic acid 350
VAS (Visual Analogue Scale) 197
VCP (valosin-containing protein) 300
VMT (ventromedial tegmentum) 389
voxel-based morphometory 85
VP (vascular parkinsonism) 239, 327

W

wearing off 39, 64
──現象 8, 59, 154, 155, 265, 380
Westphal variant 8, 297
Wilson病 317
WR (washout rate) 237

よくわかる パーキンソン病のすべて　改訂第2版
ISBN978-4-8159-1887-3　C3047

平成16年 1 月15日	第 1 版発　行
平成19年 3 月10日	第 1 版第 3 刷
平成23年 8 月10日	改訂第 2 版発行

編　集──── 水　野　美　邦
　　　　　　 近　藤　智　善
発行者──── 松　浦　三　男
印刷所──── 株式会社 真　興　社
発行所──── 株式会社 永 井 書 店
〒553-0003 大阪市福島区福島 8 丁目21番15号
　　　　　　電話(06)6452-1881(代表)/Fax (06)6452-1882
東京店
〒101-0062 東京都千代田区神田駿河台 2-10-6(7F)
　　　　　　電話(03)3291-9717(代表)/Fax (03)3291-9710

Printed in Japan　Ⓒ MIZUNO Yoshikuni, KONDO Tomoyoshi, 2004

・本書の複製権・翻訳権・上映権・譲渡権・公衆送信権（送信可能化権を含む）は
　株式会社永井書店が保有します．
・ JCOPY ＜(社)出版者著作権管理機構 委託出版物＞
　本書の無断複写は著作権法上での例外を除き禁じられています．複写される場合
　には，その都度事前に(社)出版者著作権管理機構(電話03-3513-6969, FAX 03-
　3513-6979, e-mail:info@jcopy.or.jp)の許諾を得てください．